IOGA

para fazer em casa

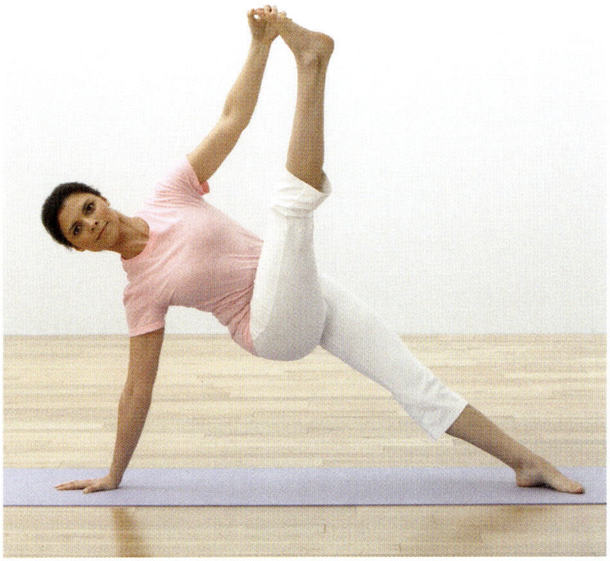

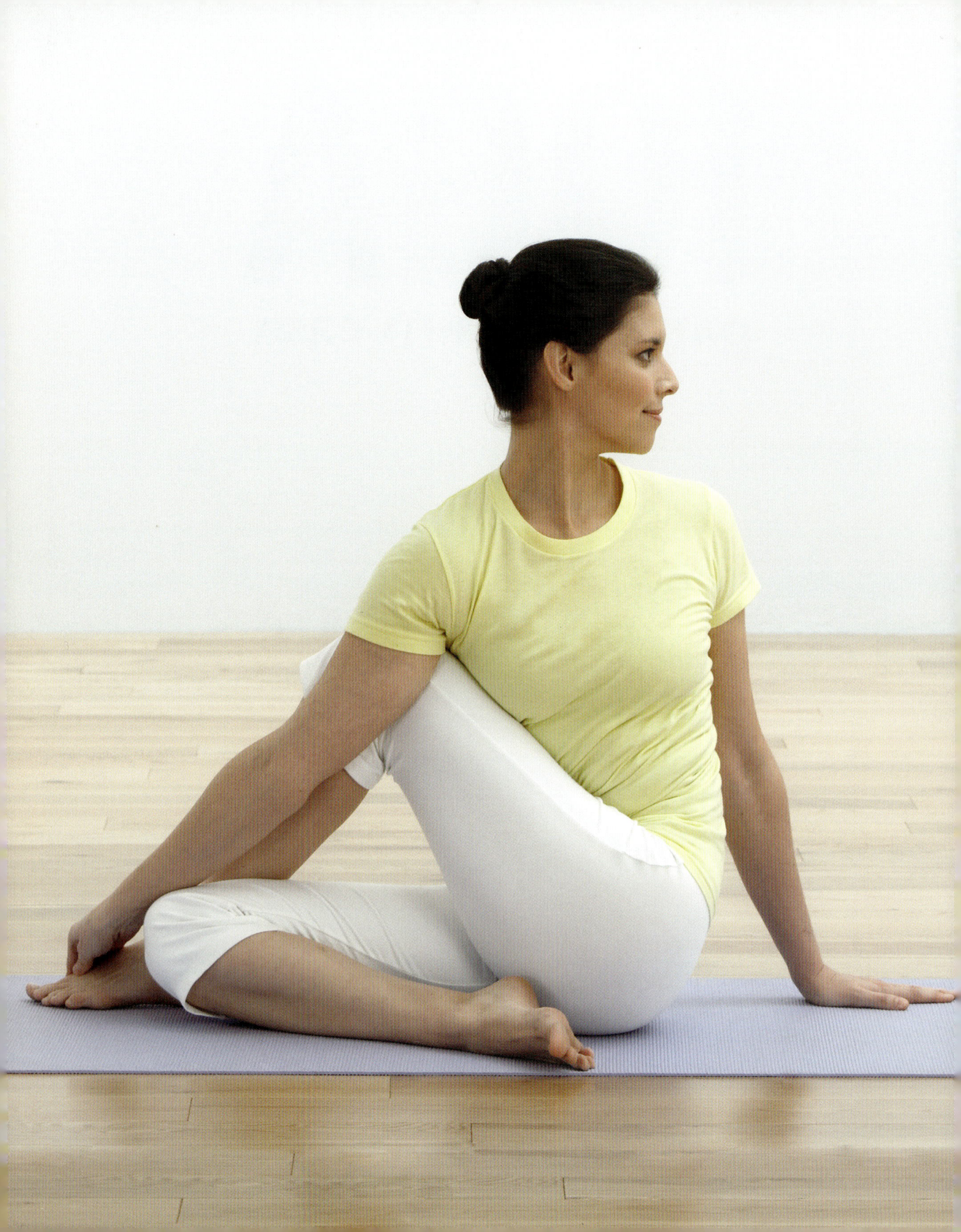

IOGA

para fazer em casa

Aprenda as ássanas, fortaleça
seu corpo e tranquilize sua mente

Sivananda Yoga
Vedanta Centre

PUBLIFOLHA

Um livro da Dorling Kindersley
www.dk.com

Para H. H. Swami Vishnudevananda

Título original: *Yoga – Your Home Practice Companion*

Publicado originalmente na Grã-Bretanha em 2010 pela Dorling Kindersley Limited.

Antes de seguir qualquer orientação sugerida neste livro, é recomendável consultar um médico, especialmente em caso de problema de saúde ou condição especial que demande atenção.

Pessoas com restrições alimentares devem ficar atentas aos ingredientes indicados nas receitas.

As fotos da seção de receitas deste livro podem conter acompanhamentos ou ingredientes meramente ilustrativos.

A grafia deste livro segue as regras do Novo Acordo Ortográfico da Língua Portuguesa.

Dados Internacionais de Catalogação na Publicação (CIP)
(Câmara Brasileira do Livro, SP, Brasil)

Ioga para fazer em casa / Sivananda
Yoga Vedanta Centre ; [tradução Cynthia Costa]. –
São Paulo : Publifolha, 2011.

Título original: *Yoga : your home practice companion.*
ISBN 978-85-7914-295-6

1. Corpo - Postura 2. Ioga 3. Ioga - Filosofia
I. Sivananda Yoga Vedanta Centre.

11-02507 CDD-613.7046

Índices para catálogo sistemático:
1. Ioga : Sabedoria e prática : Promoção da saúde 613.7046

Colaboradores do Sivananda Yoga Vedanta Centre
Swami Durgananda
Swami Kailasananda
Swami Sivasananda

COORDENAÇÃO DO PROJETO: PUBLIFOLHA
Editora-assistente Mell Brites
Coordenação de produção gráfica Mariana Metidieri

PRODUÇÃO EDITORIAL: ESTÚDIO SABIÁ
Edição Diego Rodrigues
Tradução Cynthia Costa
Preparação de texto Paola Morsello
Revisão Débora Tamayose e Hebe Lucas
Editoração eletrônica Carochinha Editorial

EDIÇÃO ORIGINAL: DORLING KINDERSLEY
Editora de projeto Hilary Mandleberg
Editora sênior Jennifer Latham
Editora de arte sênior Susan Downing
Designers Danaya Bunnag, Caroline de Souza, Mandy Earey, Anne Fisher, Helen McTeer
Gerente editorial Dawn Henderson
Gerente de arte Christine Keilty
Designer de capa sênior Nicola Powling
Diretor de arte Peter Luff
Editora responsável Mary-Clare Jerram
Designer de DTP Sonia Charbonnier
Controladora de produção sênior Alice Holloway
Editor de produção sênior Ben Marcus
Ilustrações Peter Bull Arts Studio

Sivananda Yoga Vedanta Centre
www.sivananda.org

PUBLIFOLHA
Divisão de Publicações do Grupo Folha
Al. Barão de Limeira, 401, 6º andar
CEP 01202-900, São Paulo, SP
Tel.: (11) 3224-2186/2187/2197
www.publifolha.com.br

Impresso na Star Standard, Cingapura.

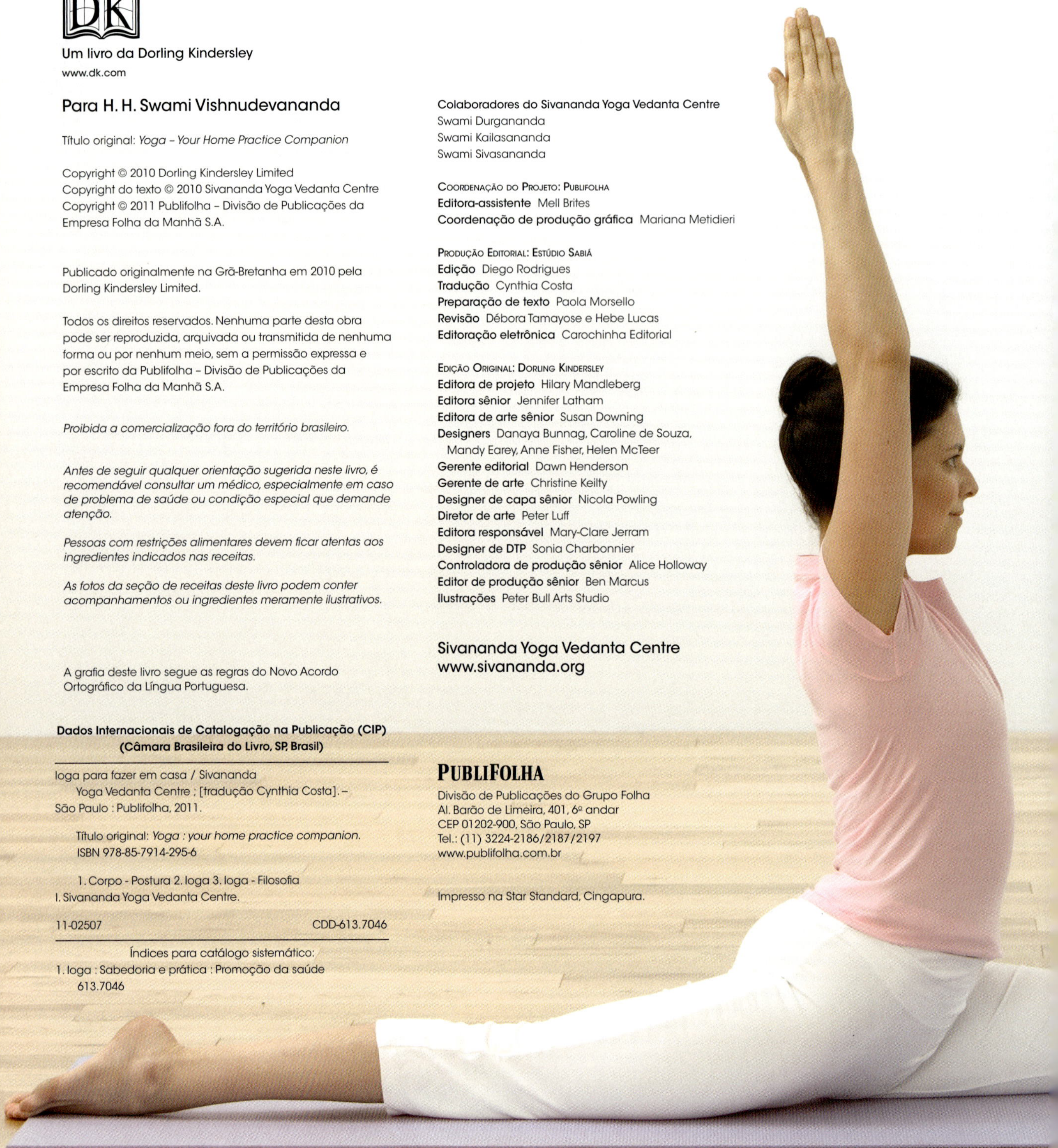

Sumário

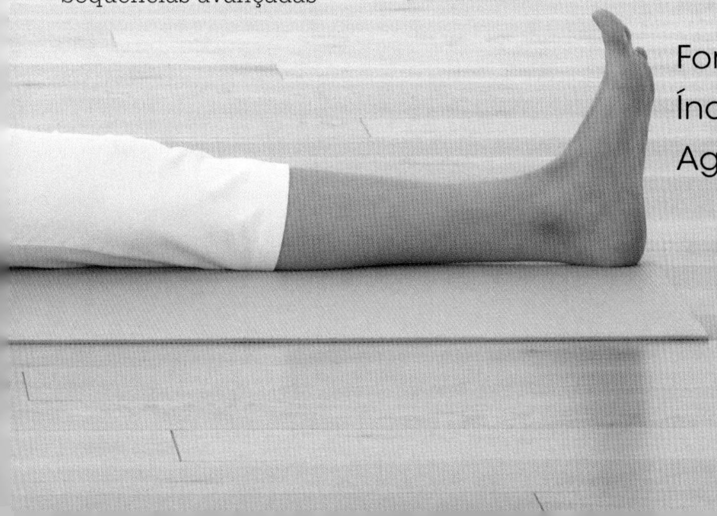

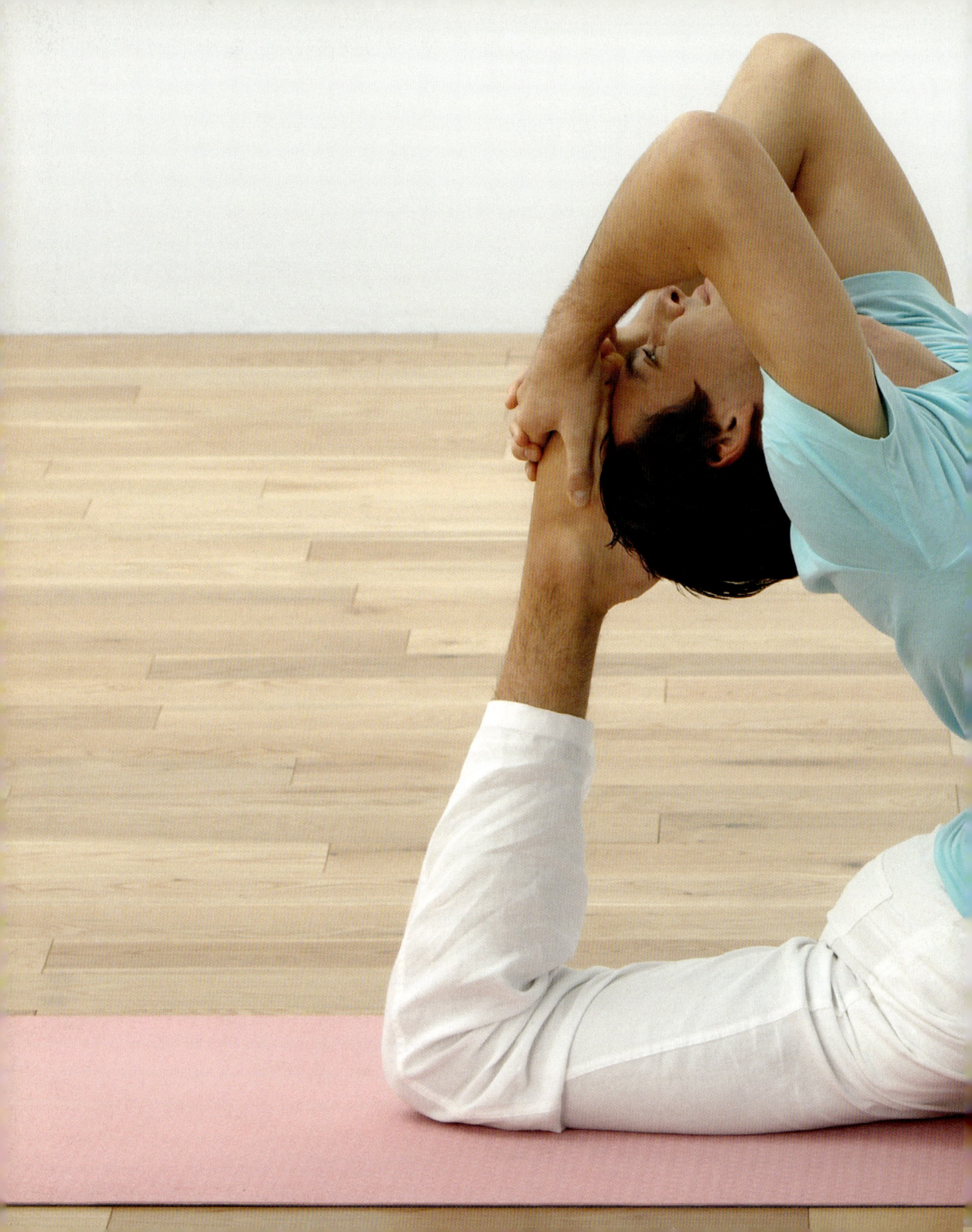

Introdução

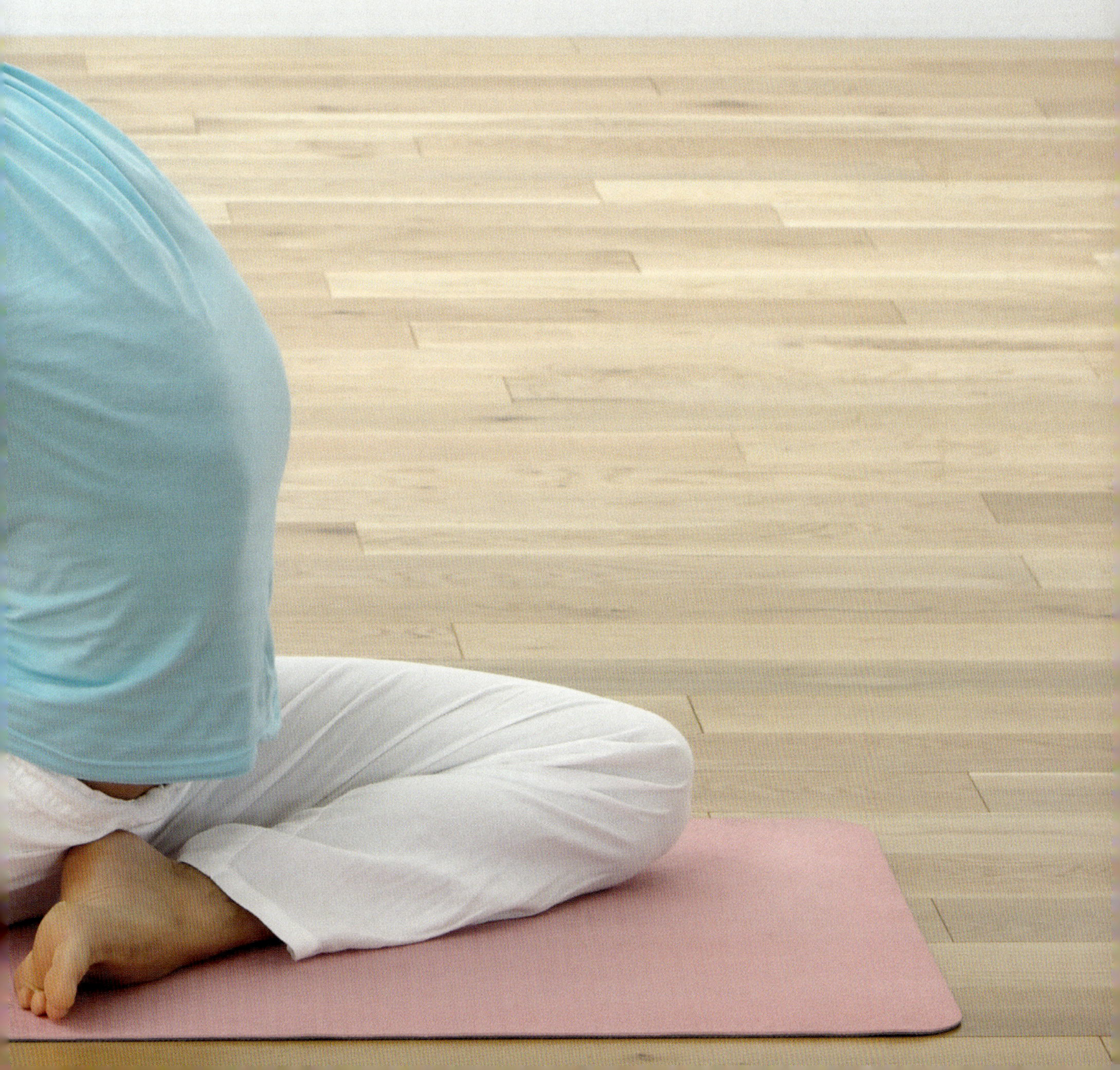

Um antigo guia para a vida saudável

Nascida há séculos, a ioga foi concebida por antigos sábios indianos como um guia para a vida saudável. Combinando exercícios físicos, trabalho psicológico e filosofia, a ioga pode ajudar você a harmonizar corpo, mente e espírito. Ela aborda a vida de maneira holística, trazendo a experiência do equilíbrio interno e externo.

Ioga para todos

Durante séculos, a ioga foi acessível apenas aos que podiam encontrar um instrutor na Índia e tradicionalmente atraía apenas pessoas dispostas a assumir um estilo de vida recluso, baseado no Karma Sannyasa, de renúncia ao trabalho e à vida em sociedade. H. H. Swami Sivananda (1887-1963) e Swami Vishnudevananda (1927-1993) foram dois dos primeiros mestres indianos de ioga que expandiram o acesso à prática a todas as pessoas, sem levar em conta origem, idade, status social ou país. Eles ajudaram, assim, a trazer a ioga para o Ocidente.

Swami Sivananda

Sri Swami Sivananda foi um médico preocupado em fazer tudo o que podia para amenizar o sofrimento humano. Nessa busca para aliviar o desconforto físico e mental de seus pacientes, ele decidiu olhar para dentro de si mesmo. Começou, então, sua jornada para se tornar um swami – monge andarilho – e, depois de longos anos de isolamento e prática no Himalaia, ele alcançou a maestria em ioga e meditação. Swami Sivananda criou a Sociedade da Vida Divina em Rishikesh, no Himalaia. Lá, ele ensinou a alunos de muitos países e diversas religiões a síntese para os caminhos-chave da ioga, aliando as iogas hata, raja, carma, bhakti e jnana (pp. 10-11). Também escreveu mais de 200 livros em inglês para explicar os aspectos mais complexos da ioga em termos simples e práticos.

Swami Vishnudevananda e o Ocidente

Swami Vishnudevananda foi um discípulo de Swami Sivananda e um adepto da hataioga e da rajaioga (p. 10). Em 1957, Swami Sivananda ordenou-lhe: "Vá para o Ocidente, há pessoas esperando".

"A ioga é uma ciência aperfeiçoada pelos antigos profetas da Índia, mas que não eram apenas da Índia, e sim da humanidade como um todo. É uma ciência exata, um sistema perfeito e prático de cultivo pessoal."

Swami Sivananda

Sem meios de sustento além da fé e da admirável energia, Swami Vishnudevananda viajou para os Estados Unidos, a Europa e várias outras partes do mundo, tornando-se um pioneiro da ioga e disseminando os ensinamentos de seu mestre.

Swami Vishnudevananda fundou os Centros Internacionais Sivananda de Ioga Vedanta no coração de muitas metrópoles mundiais. Também abriu diversos ashrams (retiros de ioga) em meio a lindas paisagens naturais, como as florestas montanhosas do Canadá e a Paradise Island, nas Bahamas. Promoveu, ainda, retiros de ioga durante as férias, para que as pessoas pudessem aprender as disciplinas iogues ao mesmo tempo em que aproveitavam uma viagem saudável e relaxante.

Após ter tido uma visão enquanto meditava, Swami Vishnudevananda sentiu-se impelido a iniciar uma campanha pela paz mundial, que ficou conhecida como T.W.O. (True World Order), ou Ordem do Mundo Verdadeiro. Seus lemas eram "Unidos vivemos, separados perecemos" e "Cruze fronteiras humanas com flores e amor, não com bombas e armas". Swami Vishnudevananda aprendeu a pilotar um pequeno avião e visitou muitas zonas de conflito pelo mundo, deixando cair, enquanto pilotava, chuvas de pétalas e folhas para incentivar o amor universal ensinado pelas grandes religiões. Num de seus voos memoráveis, ele cruzou o canal de Suez durante a guerra do Sinai em 1971. Em outro, voou sobre o Muro de Berlim, da Alemanha Ocidental em direção à Oriental, em 1983.

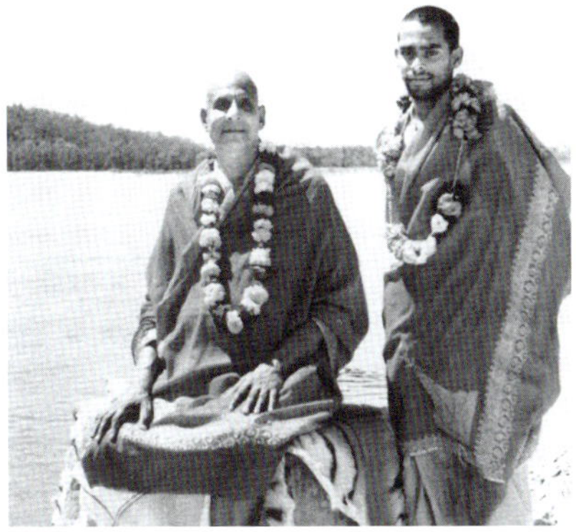

UMA JORNADA COMEÇA
Um pouco antes de sua partida para o Ocidente, Swami Vishnudevananda posa com seu mestre Swami Sivananda.

Treinamento para instrutores

Por considerar a ioga um instrumento para promover a paz mundial, Swami Vishnudevananda decidiu dar seu primeiro curso para professores de ioga no Ocidente em 1969. Além de oferecer um estudo abrangente da filosofia da ioga e de técnicas de ensino, o programa de quatro semanas, a ser realizado em casa, enfatizava a prática personalizada de ioga e meditação. Hoje em dia, o curso é ainda mais popular do que na época desse grande mestre. Desde que foi fundado, já formou mais de 25 mil professores, e em todos os continentes é possível encontrar os ensinamentos de ioga de Swami Vishnudevananda e de Swami Sivananda.

O aspecto mais marcante dessa abordagem da ioga é a sua simplicidade: independentemente da idade, do tipo físico e do estilo de vida, todos podem se beneficiar desse guia passo a passo de ássanas (exercícios), pranaiama (respiração), relaxamento, dieta, pensamento positivo e meditação. Esses ensinamentos-chave são expostos ao longo dos capítulos deste livro para ajudá-lo a conhecer esse antigo modo de trazer equilíbrio a todas as áreas de sua vida.

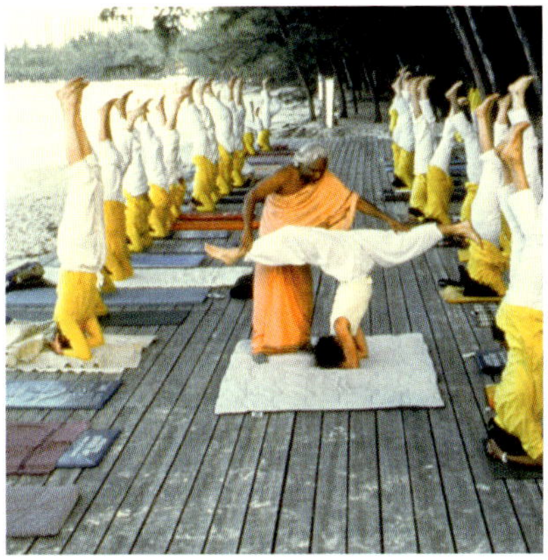

TREINANDO PROFESSORES
Uma aula de ássanas durante um treinamento de professores em Nassau, nas Bahamas. Swami Vishnudevananda orienta um aluno.

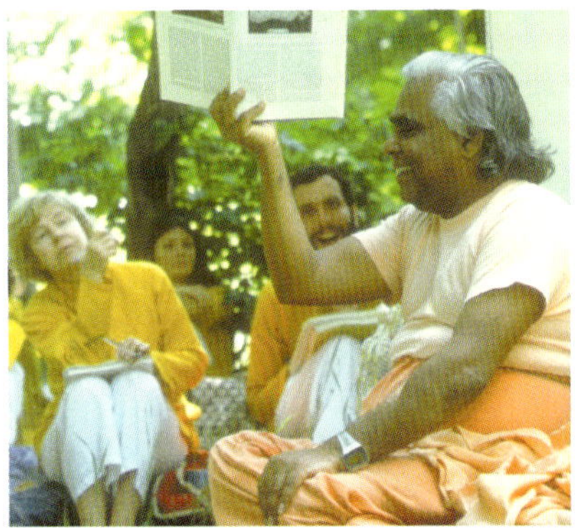

TRABALHO PIONEIRO
Swami Vishnudevananda foi um dos primeiros mestres indianos a popularizar a ioga no Ocidente.

O que é ioga?

Tradicionalmente, existem quatro tipos de ioga. Embora todos sejam completos e independentes, o ideal é adotar mais de um. Combinando as quatro práticas, sua vida se desenvolverá de maneira harmoniosa sob os aspectos emocional, intelectual e físico.

Os quatro tipos de ioga

O tipo de ioga mais popular e praticado no Ocidente costuma ser o ramo que trabalha com a hataioga e a rajaioga, com ênfase no trabalho físico e mental por meio de posturas e exercícios de respiração.

HATAIOGA E RAJAIOGA Esta é a conduta iogue para o controle do corpo e da mente. É mais conhecida por seus aspectos práticos, sobretudo as ássanas (posturas) e o pranaiama (exercícios de respiração). Esse tipo de ioga ensina maneiras de controlar o corpo e a mente, incluindo a meditação silenciosa. Sua prática transforma gradualmente a energia do corpo e da mente em energia espiritual. É indicada para quem busca transformação interior e exterior.

CARMAIOGA Esta é a conduta iogue de ação, e você a pratica quando age de maneira altruísta, sem pensar em sucesso ou recompensa. Essa conduta é valorizada por purificar o coração e reduzir a influência do ego em suas palavras, suas ações e sua interação com os outros. Praticar a carmaioga é a melhor forma de se preparar para a meditação silenciosa (p. 204). Combina com pessoas de temperamento ativo e extrovertido.

BACTIIOGA Esta é a conduta iogue para a religiosidade. Envolve orações, idolatria e rituais que incluem cantos de devoção. Seus praticantes chegam a entrar em contato com Deus por meio da corporificação do amor. Praticantes emotivos por natureza sentem-se atraídos por esse tipo de ioga.

JNANAIOGA Esta é a conduta iogue para a sabedoria e o conhecimento e envolve estudos da filosofia de Vedanta – uma das seis filosofias indianas clássicas. Ensina caminhos para o autoexame e a análise da natureza humana. A meta desse tipo de ioga é reconhecer o Eu Supremo em si mesmo e em todos os outros seres. É mais adequado a pessoas mais inclinadas ao lado intelectual e é considerado por muitos o mais desafiador.

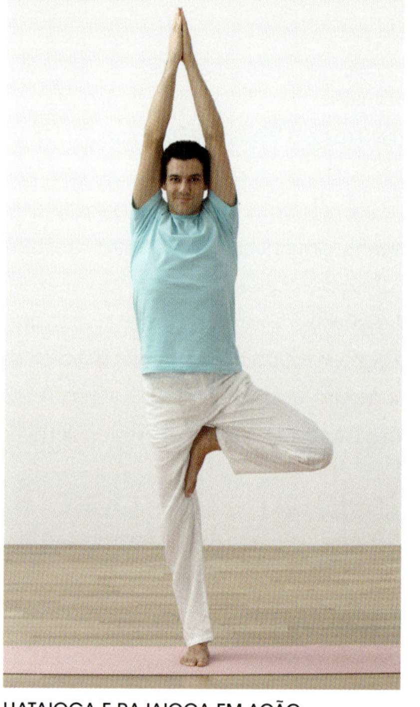

HATAIOGA E RAJAIOGA EM AÇÃO
Este ramo inclui a prática de ássanas, sendo que cada uma exige um determinado equilíbrio entre postura, respiração e relaxamento.

Os oito passos da Hataioga e da Rajaioga

Este ramo foi decomposto em oito passos pelo antigo sábio Patanjali, em seu livro *Yoga Sutras*. Trata-se de um sistema de treinamento para o corpo e a mente chamado por ele de Ashtanga Ioga (em sânscrito, *ashta* significa "oito" e *anga*, "divisão" ou "membro"). Os passos purificam o corpo e a mente até o estágio de iluminação.

1 YAMA Define as ações a serem evitadas pelos iogues. Prega uma vida pautada pela verdade e sem violência nem roubos, além da sublimação da energia sexual e da recusa a presentes e gratificações.

2 NIYAMA Detalha as ações que um iogue deveria adotar. Prega limpeza interna e externa, satisfação, autodisciplina, leitura de textos espirituais e devoção a Deus. Juntos, os yamas e os niyamas compõem um código de conduta altamente moral e ético. Segui-los torna a mente mais positiva e a purifica, preparando-a para a meditação profunda.

3 ÁSSANA Este terceiro passo diz respeito às posturas. As 12 ássanas básicas e suas variações preparam o corpo para as posturas meditativas aplicadas nos passos 6, 7 e 8 (abaixo).

4 PRANAIAMA O quarto passo refere-se ao controle do prana, ou energia da vida. É alcançado por meio de exercícios de respiração profunda, que incluem a prática de retenção do ar (pp. 182-185).

5 PRATYAHARA Os passos 3 e 4 conduzem o praticante a um mundo de intensa percepção interna. O passo 5 ensina a estabilizar o desligamento dos sentidos e prepara para a concentração.

6 DHARANA É o passo da concentração. A mente se fixa num objeto real ou imaginário, excluindo todos os outros pensamentos. Esta é a prática-chave de todas as técnicas iogues de meditação (pp. 200-204).

7 DHYANA O passo 6 leva ao passo 7, de meditação. Esse fluxo ininterrupto de ondas de pensamento pode ser comparado a um filete de óleo constante passando de um recipiente a outro.

8 SAMADHI O passo final ocorre sem esforço, durante a meditação, quando a mente é absorvida na Consciência Absoluta, um estado além da vigília, do sono ou do sono profundo (p. 198).

"Praticando ioga, pode-se alcançar uma tranquilidade mental constante e um sono restaurador. Pode-se elevar o nível de energia e conquistar mais vigor, vitalidade, longevidade e uma ótima saúde. Em pouco tempo, pode-se realizar um trabalho de forma eficiente. Você pode obter sucesso em todos os aspectos da vida."

Swami Sivananda

O caminho iogue para o bem-estar

Swami Vishnudevananda ensinou os cinco princípios da ioga, todos explicados em capítulos deste livro. Eles aliam as filosofias e os ensinamentos dos antigos iogues da Índia, muitas vezes considerados complexos, de maneira fácil e simples de entender e adaptar no dia a dia, onde quer que você esteja.

Os cinco princípios da ioga

Segundo Swami Vishnudevananda, seguindo estes cinco princípios, você vai melhorar sua saúde física e mental e aprofundar sua conexão com os aspectos espirituais da vida.

Exercícios

As ássanas (pp. 42-169) rejuvenescem o corpo como um todo. Acima de tudo, trabalham a coluna e o sistema nervoso central. A coluna se fortalece e ganha flexibilidade, enquanto a circulação sanguínea é estimulada, distribuindo nutrientes e oxigênio para todas as células do corpo. As ássanas aumentam a mobilidade das juntas e a flexibilidade dos músculos, dos tendões e dos ligamentos. Também massageiam os órgãos internos, melhorando suas funções.

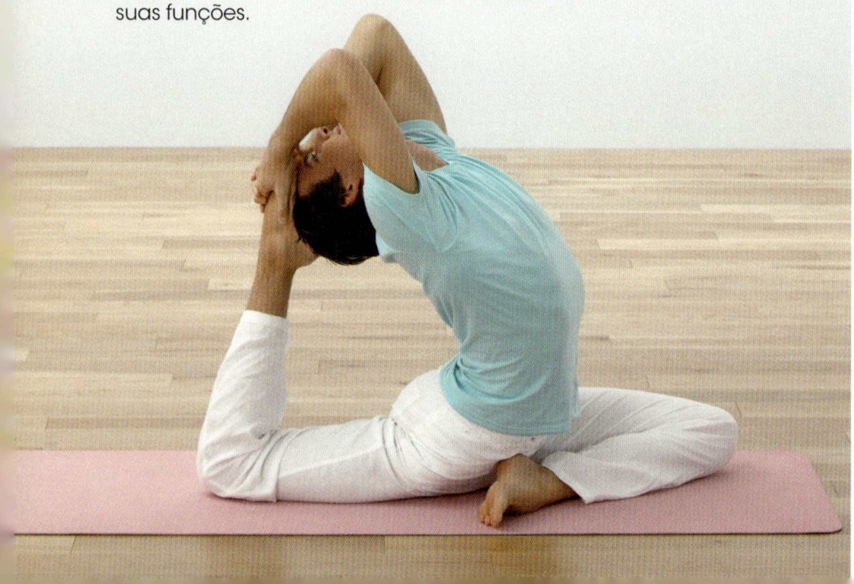

Respiração

O pranaiama (pp. 176-185) estimula as reservas de energia do plexo solar, revitalizando o corpo e a mente. Regular a respiração ajuda a armazenar o prana, gerando reservas de força e vitalidade. A respiração profunda e consciente ajuda a superar a depressão e o estresse, e o controle do prana – por meio do controle da respiração – pode aliviar sintomas de doenças de maneira similar à acupuntura.

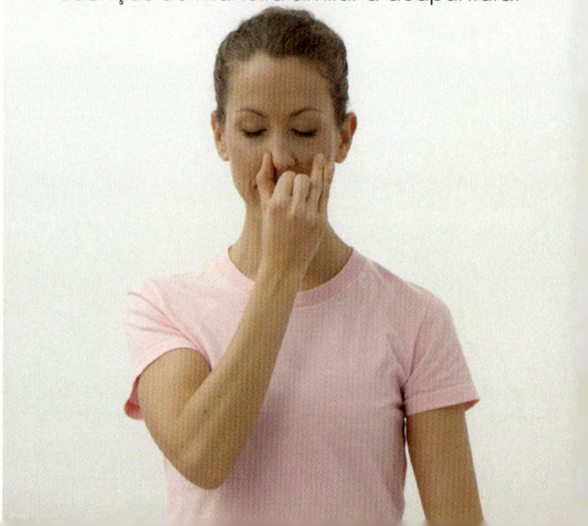

Relaxamento

O relaxamento profundo funciona em três níveis – físico, mental e espiritual – e é a maneira mais natural de recompor as energias do corpo e da mente. Ele funciona como o sistema de resfriamento do carro, impedindo o hiperaquecimento do motor e garantindo que o veículo funcione de forma eficiente. Durante o relaxamento profundo, ao final da sessão de ioga, o corpo usa apenas prana suficiente para manter as atividades metabólicas do corpo. A energia restante que foi ganha durante a prática é armazenada.

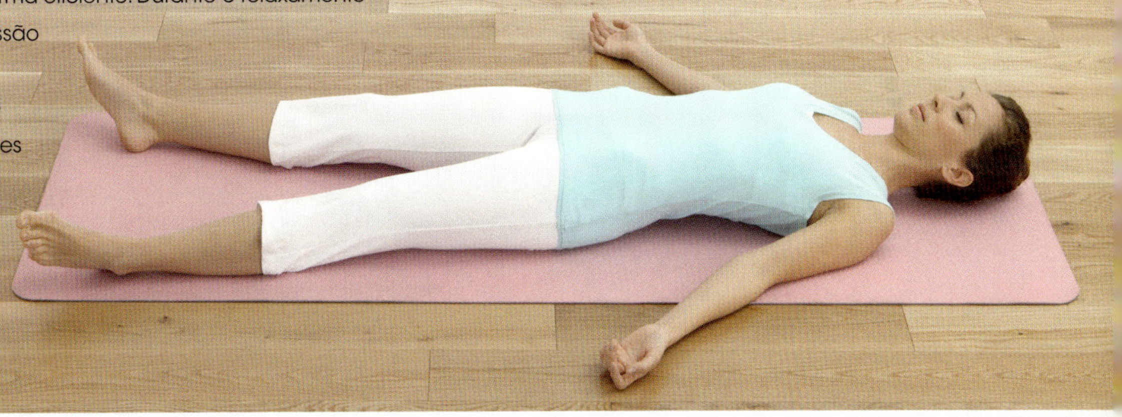

Dieta

A conduta iogue em relação à alimentação (pp. 208-249) considera que se deve comer para viver, e não viver para comer. Os iogues optam por alimentos que façam bem ao corpo e à mente e que não provoquem tantos efeitos negativos ao meio ambiente e aos outros seres vivos. Uma dieta lactovegetariana é recomendada. Os alimentos frescos e preparados de forma simples, para preservar a maior parte dos nutrientes, são considerados os melhores.

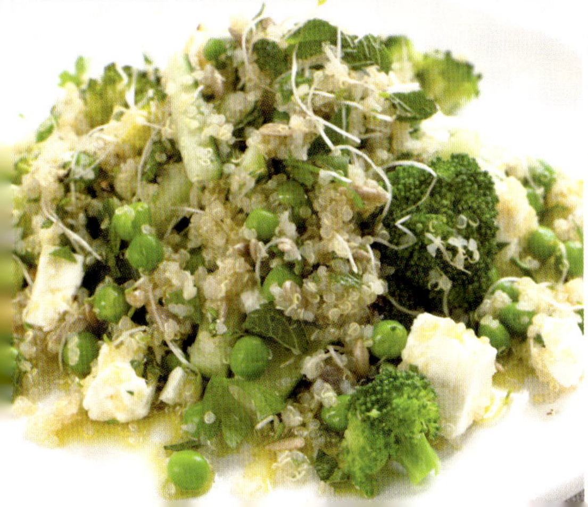

Pensamento positivo e meditação

O pensamento positivo e a meditação (pp. 196-207) são as práticas-chave para a conquista da paz mental. Técnicas de meditação acalmam a mente e aumentam a capacidade de concentração, além de promoverem bem-estar físico, espiritual e mental. Antes de meditar, os praticantes de ioga limpam a mente de pensamentos e sentimentos negativos por meio de exercícios de concentração e pensamento positivo.

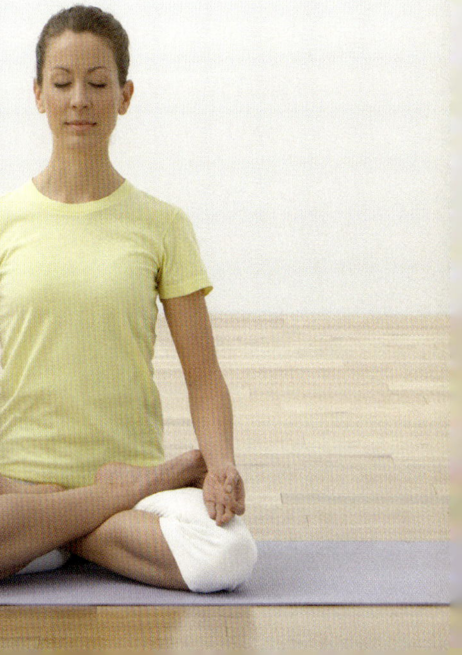

O Hata Ioga Pradipika

O mais antigo texto conhecido sobre hataioga, o *Hata Ioga Pradipika*, tem sua autoria atribuída a Swatmarama Yogi, do século 15, embora seja derivado de outras fontes ainda mais antigas. Apesar de ter mais de cinco séculos de existência, seus conselhos sobre posturas, exercícios de respiração e filosofia iogue são relevantes ainda hoje, seja você um iniciante ou um praticante experiente.

Trechos selecionados

Estas seis passagens do *Hata Ioga Pradipika*, que pode ser traduzido como "Luz sobre Hataioga", foram selecionadas para inspirar a sua prática. Há também sugestões de como usar os comentários para aprofundar a experiência na ioga.

Swatmarama Yogi, após saudar seu mestre, apresenta a hata vidya [conhecimento] unicamente para que se alcance a rajaioga. I 2

Esta passagem acentua a importância de encarar a prática como um modo de controlar a mente – é este o caminho da hataioga e rajaioga (p. 10). Muitos ocidentais veem as ássanas apenas como formas de exercício físico, mas deve-se evitar praticá-las com essa visão. É impossível dominar a mente sem antes controlar seu contraponto físico, o corpo. Esse deve ser o objetivo ao praticar as posturas. A conexão entre corpo e mente é um dos aspectos mais fascinantes da ioga.

Ássanas trazem firmeza, afastam doenças e dão leveza aos membros. I 17

Aqui são explicados os benefícios da prática de ássanas. A "firmeza" pode ser entendida de diversas formas, incluindo a melhora da postura, da resistência ao calor, ao frio, à fome e à sede, e da capacidade de autocura. A leveza dos membros não se refere apenas ao peso físico (embora a prática de fato ajude a manter o peso ideal), mas à elevação do nível vibratório de energia do corpo. Isso pode ser notado nos movimentos: ao praticar as ássanas, mesmo quem tem uma constituição física maior transmite leveza nos movimentos.

Uma dieta moderada é definida pela ingestão de alimentos agradáveis e suaves, deixando um quarto do estômago vazio, como forma de reverência a Shiva. I 58

Este trecho indica que uma dieta moderada, nutritiva e leve é a chave do sucesso na ioga. Por serem fáceis de digerir, acredita-se que vegetais frescos e cozidos de forma simples fornecem o prana, a fonte da vida. Swami Sivananda dizia que o caminho para a felicidade constante é sentir sempre um pouco de fome.

Quando a respiração vacila, ela se desestabiliza, e a mente também se desequilibra; mas, quando a respiração é regular, assim também fica a mente, e o iogue vive mais. Deve-se dominar a respiração. II 2

O controle da respiração é fundamental para a ioga: o termo *hata* significa "união do sol (ha) e da lua (ta)", em que sol e lua referem-se à inspiração e à expiração, respectivamente. As ássanas e o pranaiama fornecem um excelente treino para a respiração, elevando a energia vital e a sintonia do sistema nervoso e conduzindo, enfim, ao controle da mente.

Ele deve inspirar o ar gradualmente, assim como o expira gradualmente. Ele deve também controlá-lo gradualmente. II 18

Este trecho lança luz sobre a verdadeira marca de um praticante de ioga experiente. Força e flexibilidade nas posturas não são, por si sós, sinais de progresso. A respiração suave, ritmada e equilibrada o é. Mas nunca se esforce demais para controlar a respiração em sua prática de ioga, pois isso pode afetar o sistema nervoso.

O iogue alcança o sucesso por meio da alegria, da perseverança, da coragem, do conhecimento, de uma crença firme nas palavras de seu mestre e do abandono de más companhias. I 16

Tomar posse de sua prática de ioga e, portanto, do direito ao "conhecimento" e à "crença firme" (dos cinco princípios, pp. 12-13) abre portas para novas amizades com pessoas com as quais você se identifique. O objetivo da ioga é arrancar sua força de vida de um estado dormente e estático e torná-la dinâmica. Isso exige perseverança, autodisciplina e coragem.

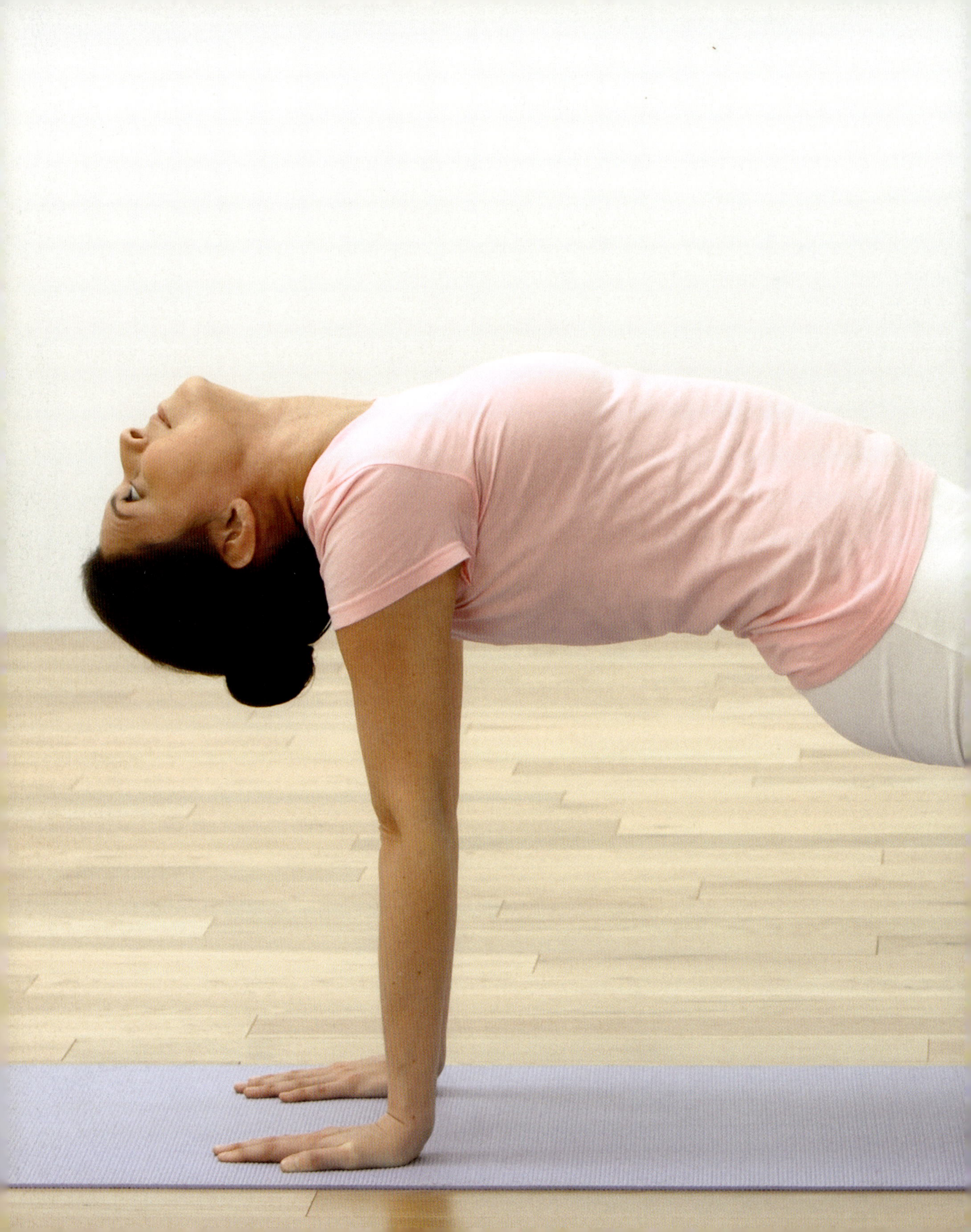

Os benefícios da ioga

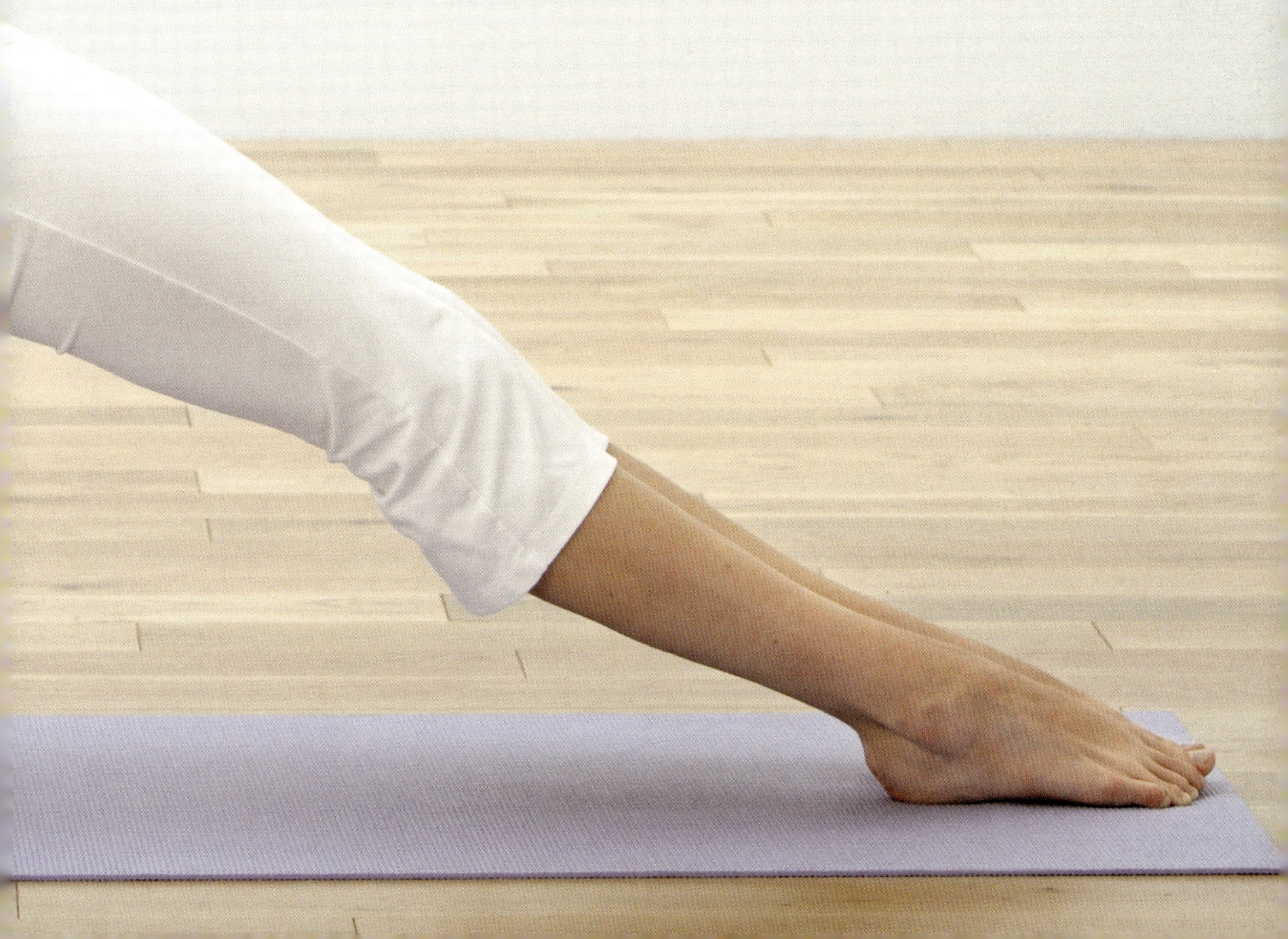

Facilite a autocura

O corpo humano é inteligentíssimo e consegue manter um complexo equilíbrio fisiológico dia e noite, por toda a vida. Praticar ioga ajuda o corpo a manter esse equilíbrio, estimulando sua capacidade de autocura.

Estudos fisiológicos mostram que os sistemas nervoso e endócrino (pp. 34-37) garantem que os outros principais sistemas do corpo, como o digestório e o respiratório, cooperem de maneira inteligente. O resultado é a "homeostase", que deriva do grego e significa "manter-se igual". Alcançando a homeostase, conquista-se também o equilíbrio perfeito entre as variadas funções do corpo, que, enquanto receber alimento e água suficientes e desde que não seja sobrecarregado, tende a se curar naturalmente. Iogues antigos descreviam um sistema diferente, porém igualmente complexo, de homeostase do corpo, baseado numa sintonia fina dos cinco elementos: terra, água, fogo, ar e "éter", ou espaço (veja à direita). Quando esses elementos entram em equilíbrio, corpo e mente também caminham para a autocura.

As causas das doenças

Por que o corpo sucumbe a doenças, mesmo em partes do mundo em que não há escassez de alimentos e água, nem se realiza demasiado trabalho físico? De acordo com a ioga, a causa principal são as emoções difíceis, como ansiedade, desejo, raiva, ódio e ciúme, que perturbam o equilíbrio natural do corpo e podem levar a más escolhas de estilo de vida, como comer demais e fumar. Essas escolhas, por sua vez, são desencadeadoras de muitos males das sociedades modernas, como doenças cardiovasculares e diabetes.

Equilibrando as emoções

Praticar pensamento positivo e meditação (pp. 196-207) afasta as emoções negativas e as escolhas de vida às quais elas conduzem. Mas é mais fácil meditar e pensar de maneira positiva se primeiro se prestar atenção ao corpo, praticando as ássanas ou posturas (pp. 42-169), o pranaiama ou exercícios de respiração (pp. 176-185) e o relaxamento (pp. 186-195). Também se pode ajudar a saúde comendo bem (pp. 208-249).

Todos esses elementos reúnem-se na ioga. A palavra ioga, do sânscrito, significa "união". Praticar ioga ajuda o corpo a encontrar o equilíbrio e ensina a mente a se tornar um guia responsável e inteligente do corpo.

Os cinco elementos

Textos iogues tradicionais descrevem o corpo como uma "camada protetora de alimentos" (*anayamaya kosha*), composta por cinco elementos. Mantemos a saúde ajustando o corpo constantemente para harmonizá-los.

Terra Ossos, músculos e pele contêm esse elemento. As ássanas movimentam o elemento terra em todas as direções.

Água Refere-se, sobretudo, ao sangue. As ássanas melhoram a circulação, equilibram a pressão sanguínea e fortalecem o coração.

Fogo O corpo deve se manter a uma temperatura interna de 36–39°C para sobreviver. Praticar ioga adapta o corpo às mudanças climáticas.

Ar A ioga melhora a circulação de ar no corpo. Os exercícios de respiração aumentam a troca de gases nos pulmões, e as ássanas estimulam a circulação sanguínea, mantendo níveis ideais de oxigênio e dióxido de carbono nas células.

Éter ou Espaço É a lacuna quase vazia do núcleo da matéria, como descrito pela física quântica. É nele que o prana (p. 178) circula. As posturas permitem que o prana flua livremente, e a respiração aumenta seu nível vibratório.

Benefícios ao coração

A ciência moderna está descobrindo agora os muitos benefícios que as posturas clássicas de ioga trazem ao corpo e à mente e, por consequência, ao coração.

Todo exercício físico melhora a circulação sanguínea e fortalece o coração. A ioga, porém, é mais suave do que a maioria deles, embora não deixe de exigir um bom trabalho cardíaco. Além disso, praticando posturas invertidas, como a sobre a cabeça (pp. 62-75) ou sobre os ombros (pp. 76-79), o coração beneficia-se de forma única do estímulo que recebe nessas posturas.

Nas posturas invertidas, de ponta-cabeça, a gravidade faz o sangue descer das pernas e da parte inferior do tronco em direção ao coração. Esse fluxo de sangue enche o músculo cardíaco, que, por isso, contrai-se com mais força, bombeando uma quantidade maior de sangue para todo o corpo.

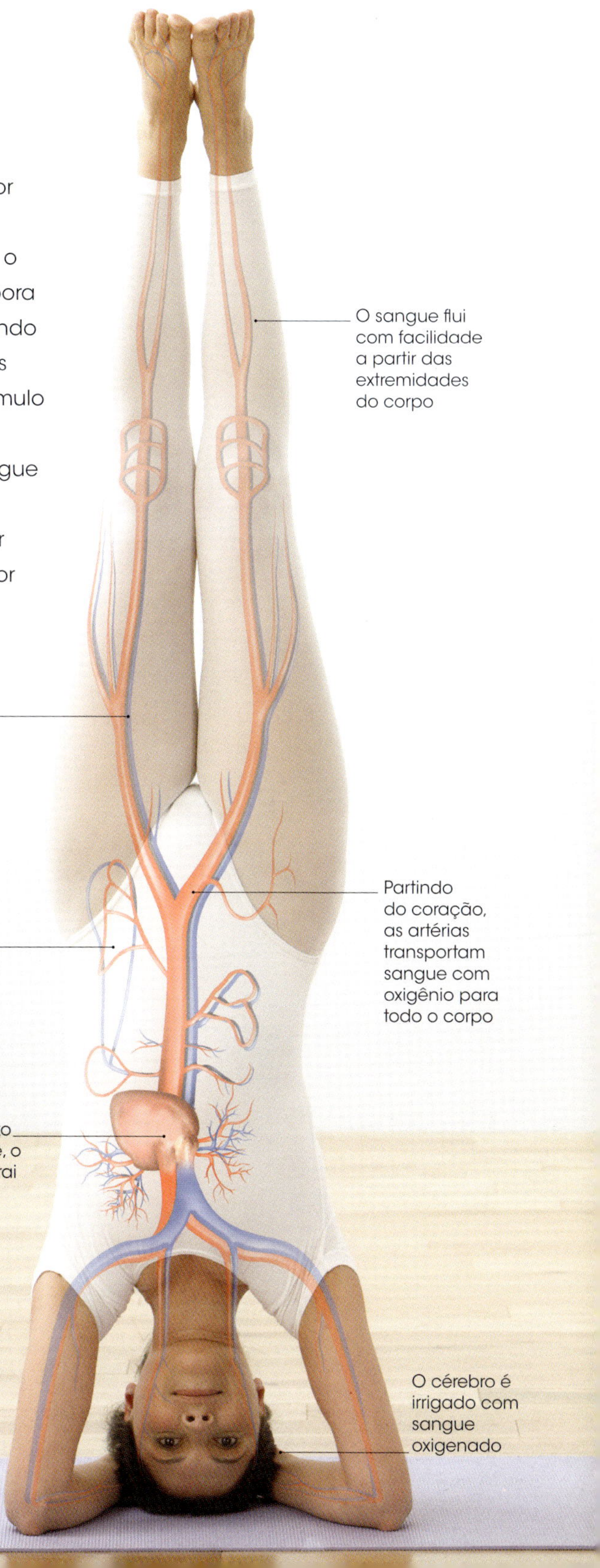

INVERSÃO SAUDÁVEL
Em posições invertidas, como nesta sobre a cabeça, há aumento do fluxo de sangue para o coração, garantindo um trabalho cardíaco sem esforço.

Músculos e movimentos

As ássanas aumentam a variedade de movimentos nas juntas, aumentando a mobilidade do corpo. Na maioria das juntas, os músculos posicionam-se em pares opostos, e o movimento ocorre quando um músculo se contrai e o outro relaxa ou se alonga.

AGONISTAS GERAM MOVIMENTO
No camelo (veja a postura na p. 128), os músculos glúteos máximos das nádegas e os tendões das coxas são antagonistas e projetam os quadris para a frente.

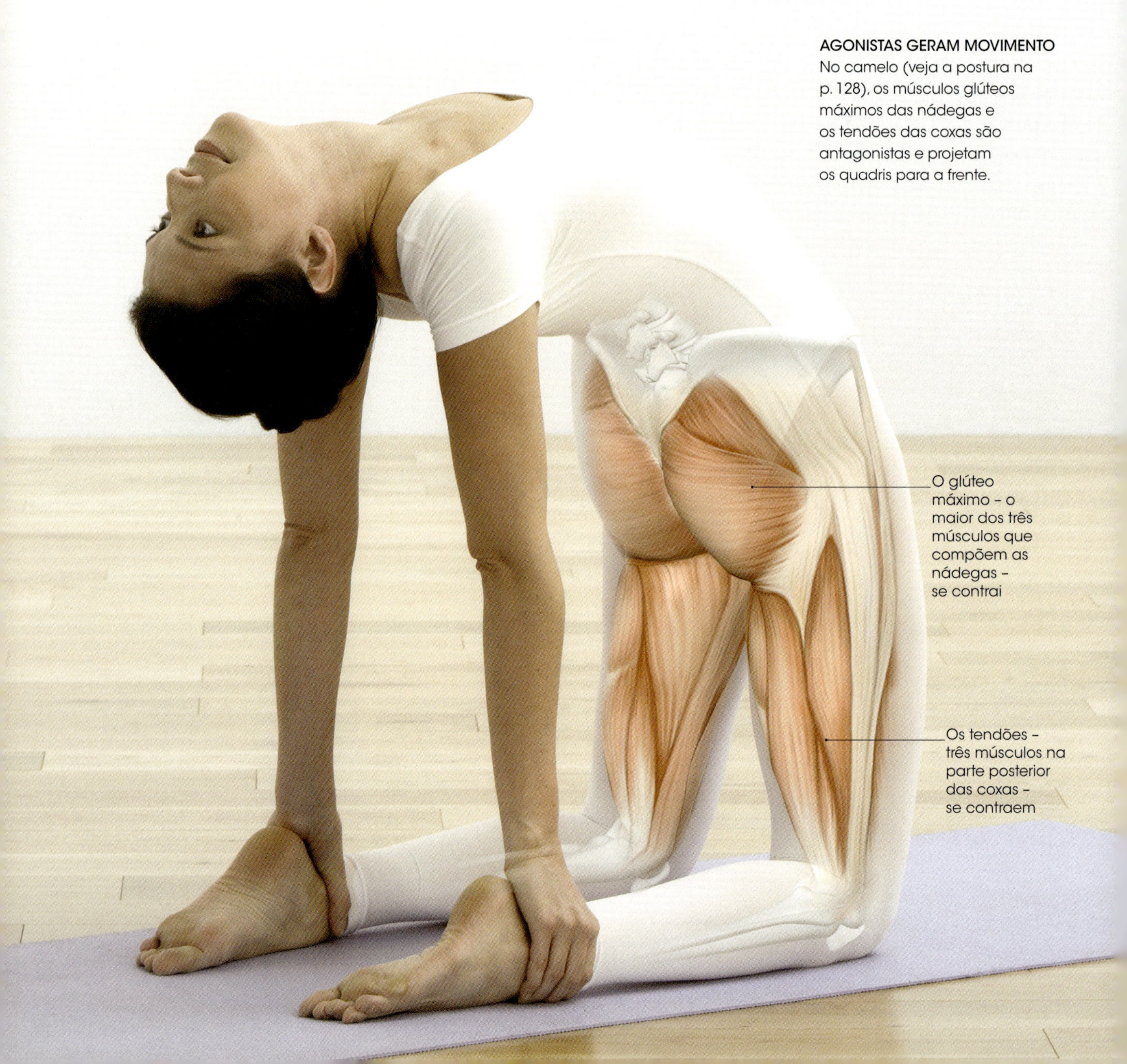
O glúteo máximo – o maior dos três músculos que compõem as nádegas – se contrai
Os tendões – três músculos na parte posterior das coxas – se contraem

Contração e relaxamento

MÚSCULOS AGONISTAS Um músculo é chamado "agonista" quando, ao se contrair, movimenta uma junta. Por exemplo, na postura do camelo, a contração do glúteo máximo funciona como agonista, fazendo a coxa se mover na junta do quadril. Se o glúteo máximo não é forte o suficiente para se contrair por completo, não se consegue movimentar totalmente a junta do quadril.

MÚSCULOS ANTAGONISTAS Um músculo é "antagonista" quando sua função no movimento é relaxar ou alongar-se. No camelo, o iliopsoas (músculo de flexão do quadril) funciona como antagonista. Se ele não se alongar o suficiente, mesmo que o agonista (no caso, o glúteo máximo) se contraia fortemente, não se alcançará o movimento total da junta do quadril.

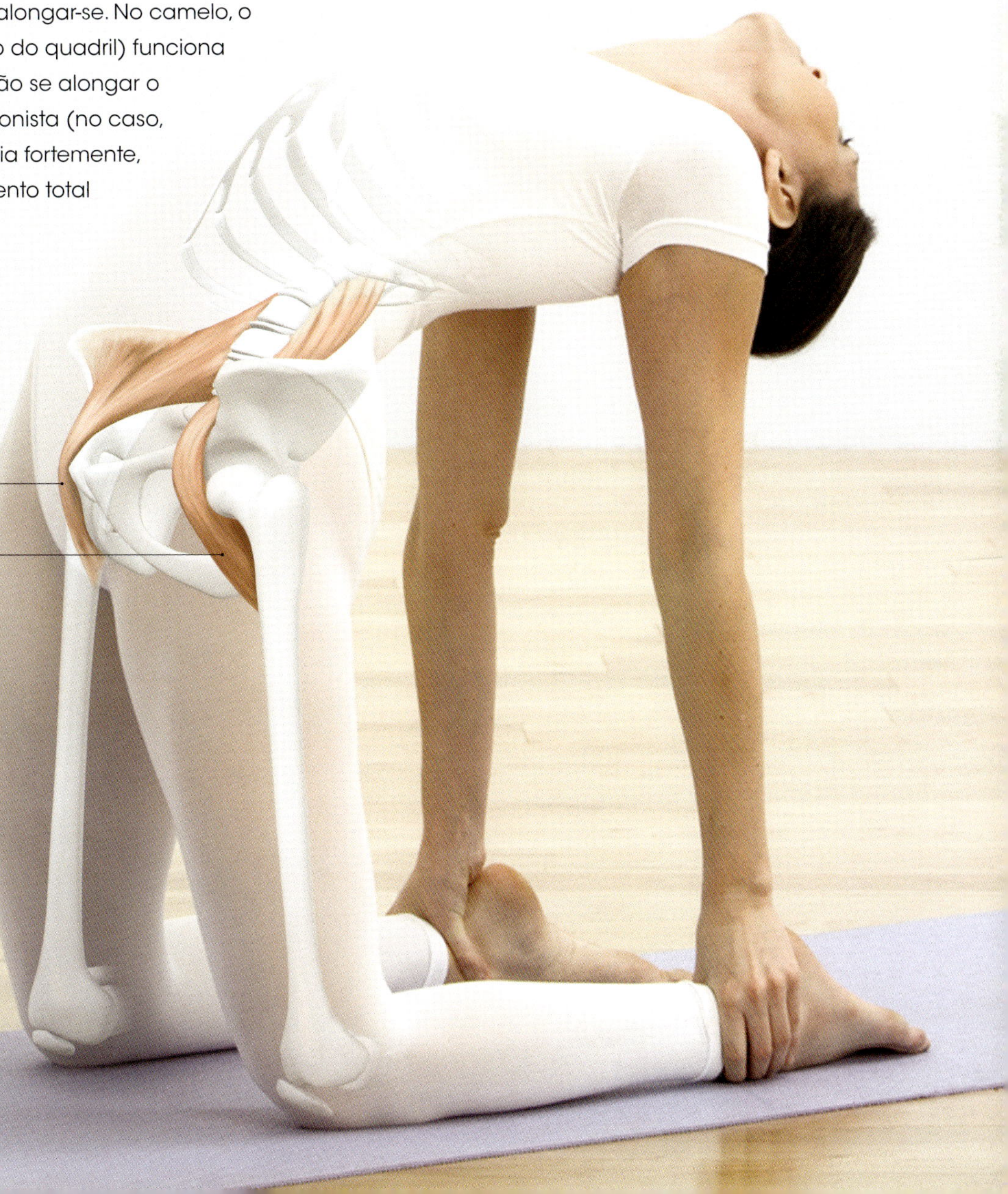

ANTAGONISTAS RELAXAM
No camelo, o músculo iliopsoas do quadril trabalha como antagonista: o quadril só se projeta para a frente quando esse músculo relaxa e se alonga.

O iliopsoas, que vai da região lombar ao quadril, alonga-se para permitir o movimento da junta do quadril na postura do camelo

CONTRAÇÃO ISOMÉTRICA Em geral, o músculo diminui quando se contrai. Neste tipo de movimento, porém, o músculo se contrai sem diminuir. Por exemplo, na variação da postura do triângulo com joelho flexionado (abaixo e na p. 168), o quadríceps (músculo frontal da coxa) da perna flexionada se contrai fortemente. Na maioria das vezes, isso faria o joelho e a perna se estenderem, mas, com a contração isométrica, o joelho permanece flexionado enquanto os músculos da perna se contraem com força para resistir à gravidade.

RESISTÊNCIA ISOMÉTRICA
Nesta variação da postura do triângulo, a contração isométrica faz o músculo da coxa esquerda resistir à força da gravidade sem movimentar o joelho.

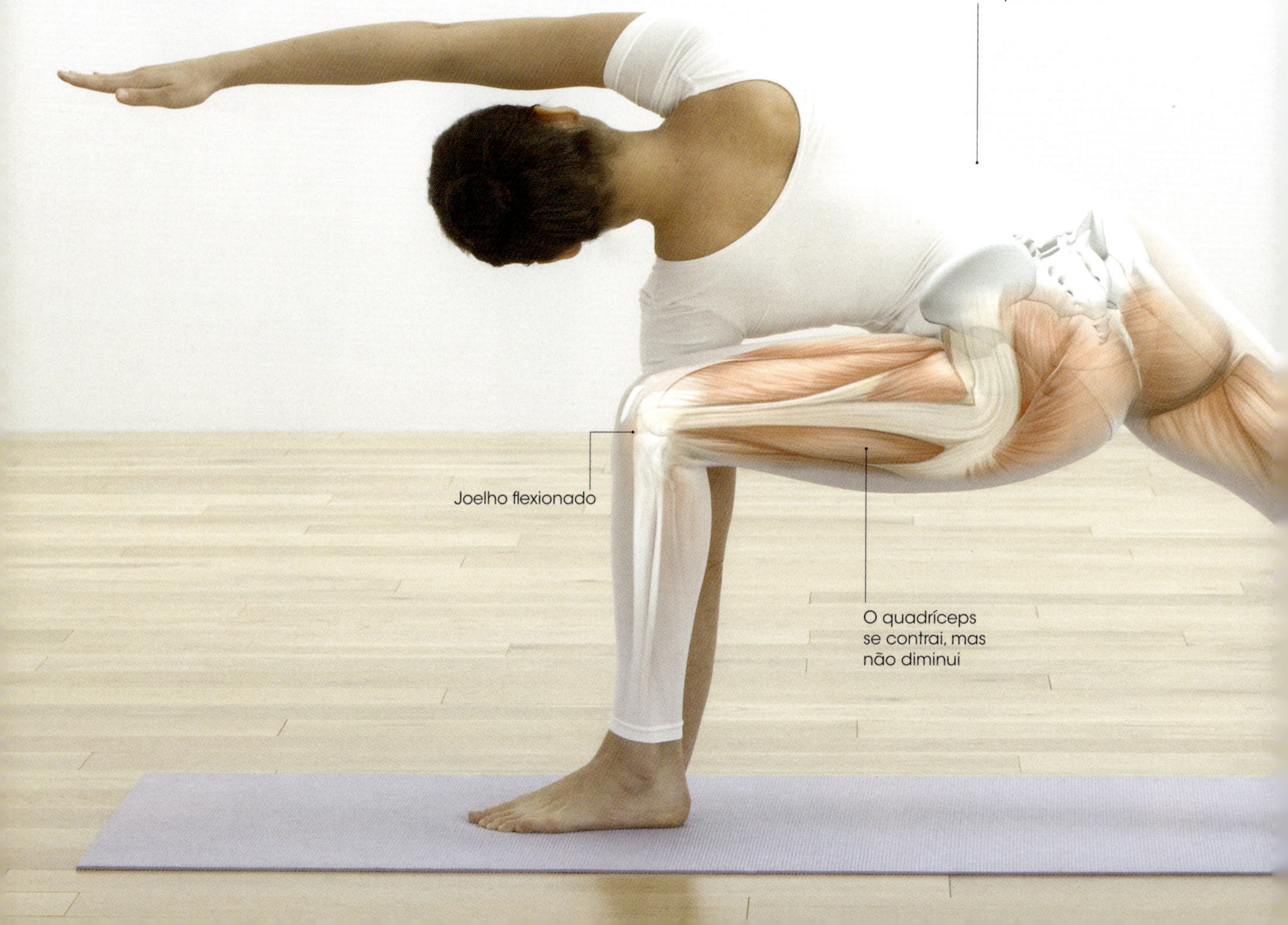
Concentre-se em manter um alongamento lateral completo, do pé até a mão
Joelho flexionado
O quadríceps se contrai, mas não diminui

CONTRAÇÃO ISOTÔNICA

Nesta forma de contração, o músculo diminui e causa o movimento da junta. Por exemplo, na postura invertida sobre os ombros (abaixo e na p. 78), os bíceps se contraem, fazendo os cotovelos flexionarem. Esta é a forma mais comum de contração muscular.

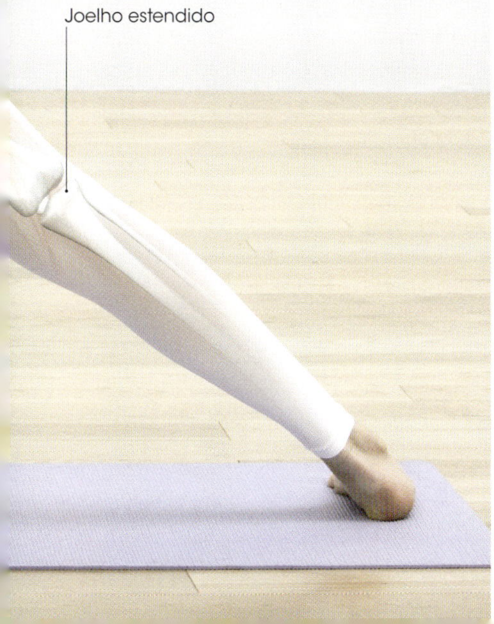
Joelho estendido

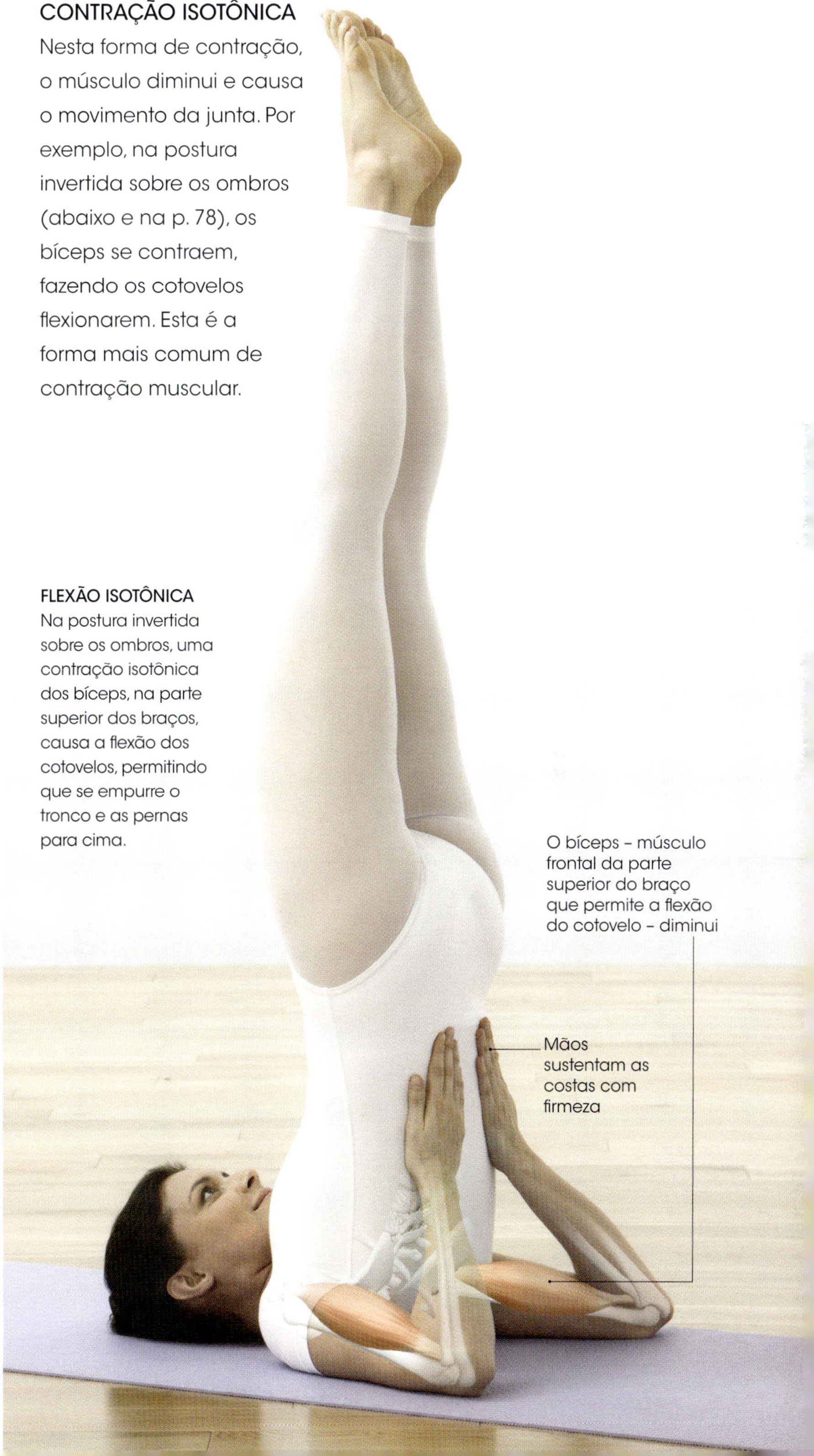
O bíceps – músculo frontal da parte superior do braço que permite a flexão do cotovelo – diminui
Mãos sustentam as costas com firmeza

FLEXÃO ISOTÔNICA
Na postura invertida sobre os ombros, uma contração isotônica dos bíceps, na parte superior dos braços, causa a flexão dos cotovelos, permitindo que se empurre o tronco e as pernas para cima.

CONTRAÇÃO EXCÊNTRICA Esta forma de contração ocorre quando o músculo contrai-se e estende-se ao mesmo tempo. Na postura do triângulo (aqui e na p. 165), a flexão lateral da coluna provoca um profundo alongamento do músculo iliopsoas da pélvis. Ao mesmo tempo, o tronco fica paralelo ao chão, e o braço de baixo não deve sustentar o peso do corpo. Isso faz as fibras do músculo iliopsoas se contraírem enquanto são estendidas.

Para ser realizada de maneira ideal, a contração excêntrica exige boa consciência corporal, por isso a postura do triângulo e suas variações são praticadas ao final da sessão de ioga.

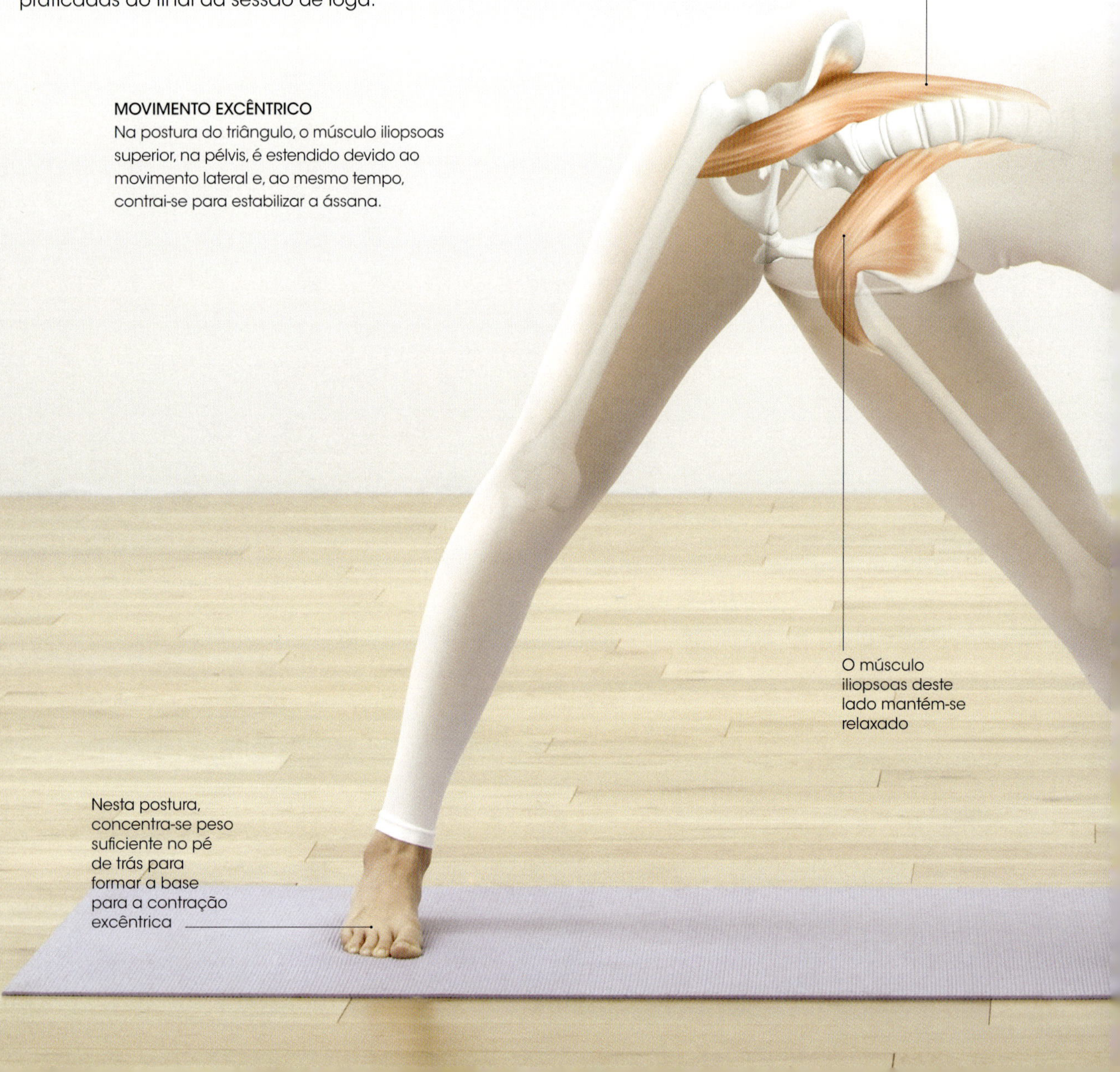
Alongar o músculo iliopsoas deste lado melhora a flexibilidade da junta do quadril e da região lombar
O músculo iliopsoas deste lado mantém-se relaxado
Nesta postura, concentra-se peso suficiente no pé de trás para formar a base para a contração excêntrica

MOVIMENTO EXCÊNTRICO
Na postura do triângulo, o músculo iliopsoas superior, na pélvis, é estendido devido ao movimento lateral e, ao mesmo tempo, contrai-se para estabilizar a ássana.

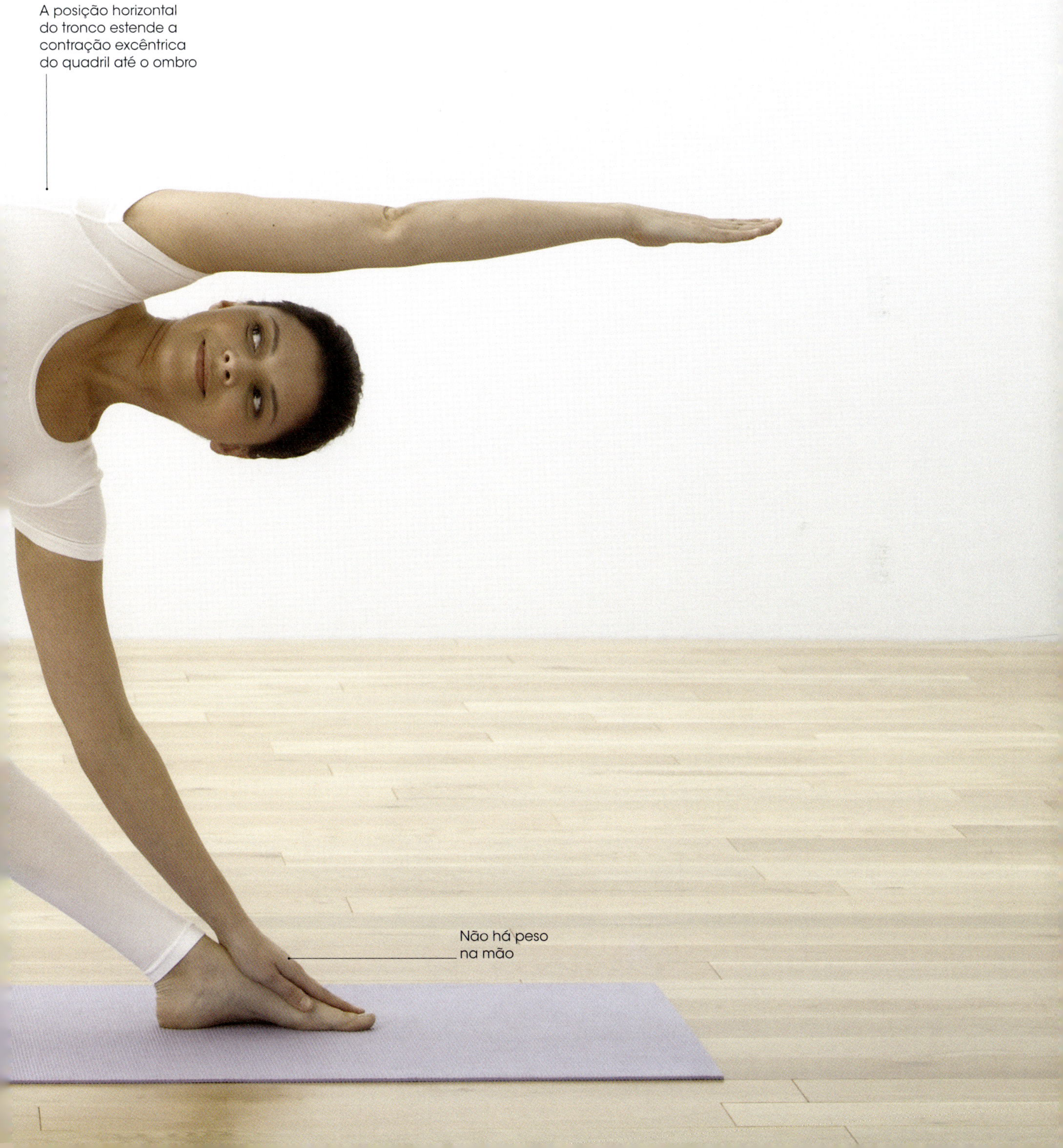
A posição horizontal
do tronco estende a
contração excêntrica
do quadril até o ombro
Não há peso
na mão

ALONGAMENTO DOS PÉS À CABEÇA Os músculos não só geram e impedem o movimento em determinadas juntas (veja agonista e antagonista, pp. 20-21), mas também podem formar longas cadeias que transmitem ou um alongamento muscular, ou uma contração de uma ponta do corpo à outra. Elas são criadas por uma forma especial de tecido conjuntivo chamada "fáscia", a qual envolve todas as células dos músculos e cada músculo como um todo. Também conecta um músculo a outro e permite o alongamento poderoso e completo de toda a parte posterior do corpo na flexão para a frente em pé (veja p. 163). Para mais informações sobre o tecido conjuntivo, veja p. 28.

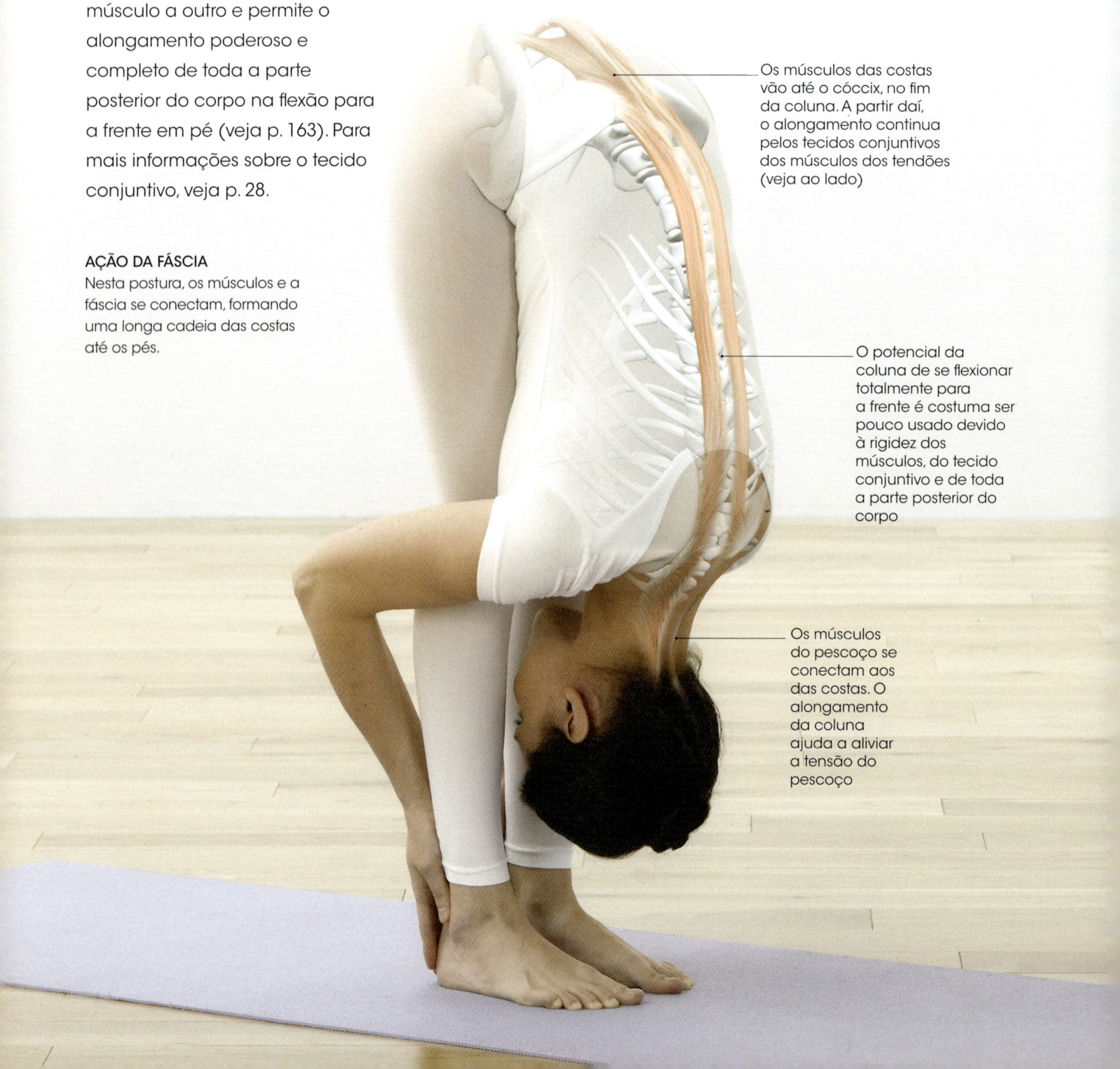

Os músculos das costas vão até o cóccix, no fim da coluna. A partir daí, o alongamento continua pelos tecidos conjuntivos dos músculos dos tendões (veja ao lado)
O potencial da coluna de se flexionar totalmente para a frente é costuma ser pouco usado devido à rigidez dos músculos, do tecido conjuntivo e de toda a parte posterior do corpo
Os músculos do pescoço se conectam aos das costas. O alongamento da coluna ajuda a aliviar a tensão do pescoço

AÇÃO DA FÁSCIA
Nesta postura, os músculos e a fáscia se conectam, formando uma longa cadeia das costas até os pés.

ALONGAMENTO PARA A MOBILIDADE

A flexão para a frente alonga os tendões, ajudando a prevenir dor lombar. Os músculos da panturrilha são responsáveis pelo impulso que nos permite andar. Como são ligados, quando os tendões estão alongados, os músculos da panturrilha se alongam também, ficando mais flexíveis.

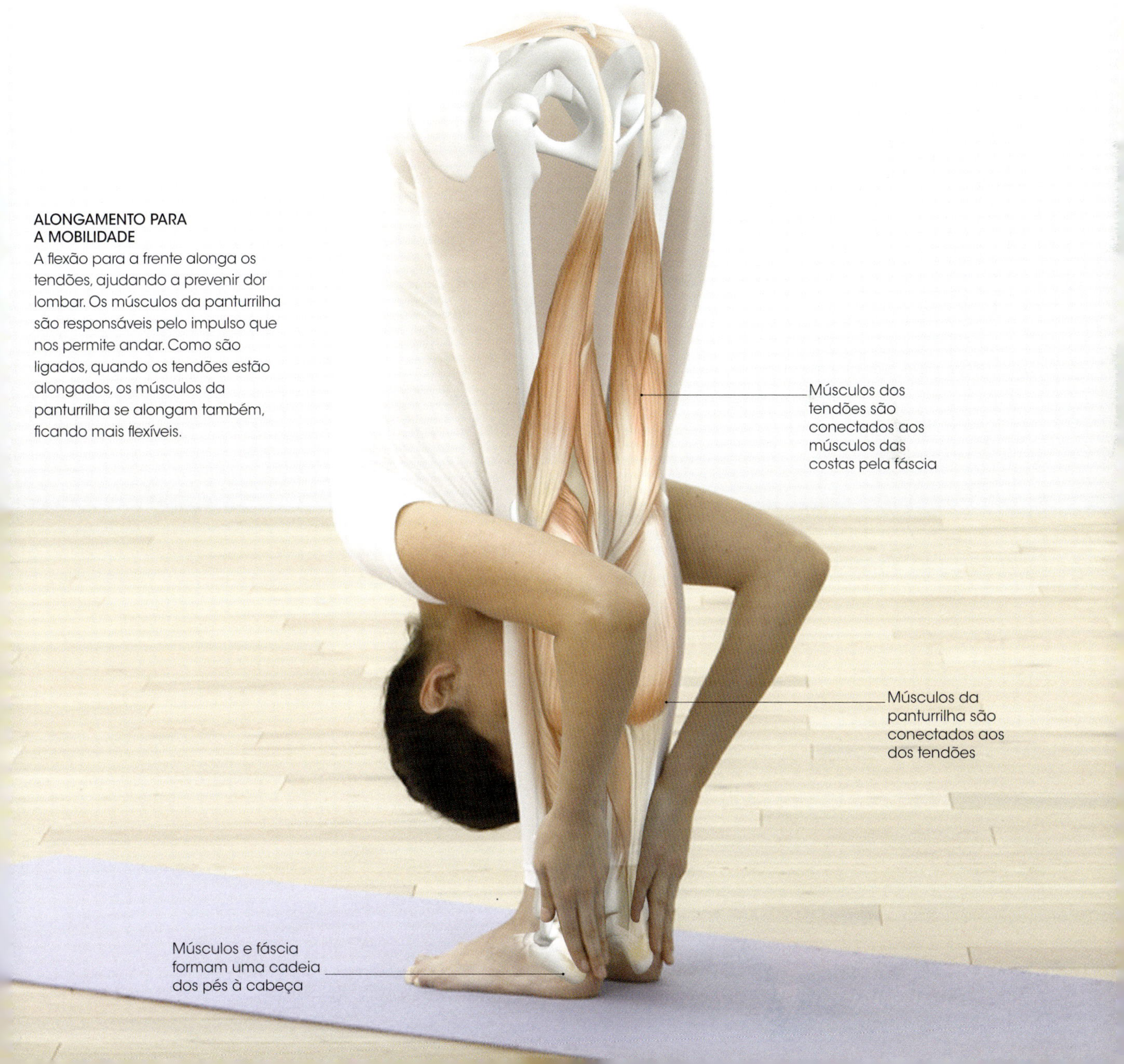
Músculos dos tendões são conectados aos músculos das costas pela fáscia
Músculos da panturrilha são conectados aos dos tendões
Músculos e fáscia formam uma cadeia dos pés à cabeça

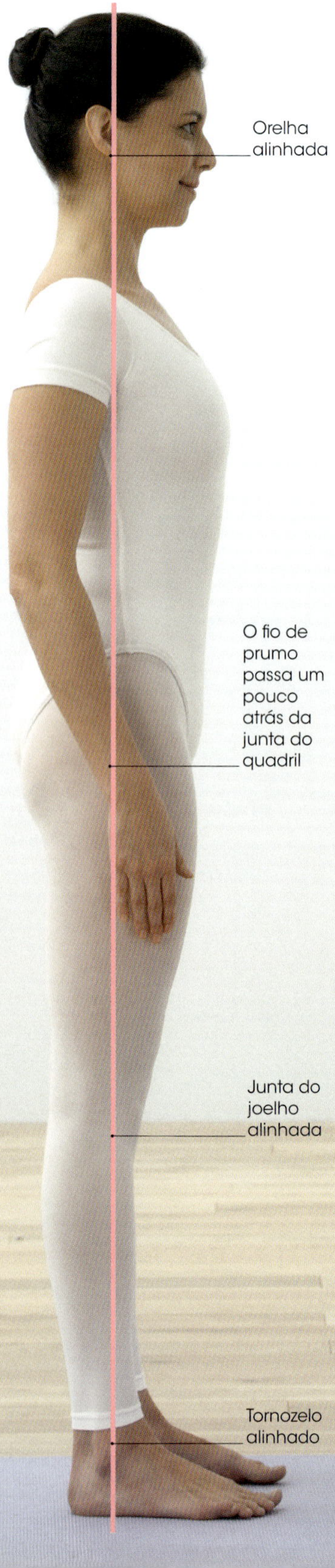

Alinhando a postura

A maioria das pessoas não possui boa postura. A prática das ássanas concentra-se no fortalecimento e no alongamento de músculos importantes, o que ajudará a corrigir aos poucos os erros posturais, sobretudo nas costas.

Benefícios para o corpo

Alinhar a postura envolve uma melhora no equilíbrio entre a extensão dos músculos e sua força. A ioga estimula esse equilíbrio com perfeição, porque, ao manter-se por minutos na ássana e depois praticar sua contrapostura, a maioria dos músculos da parte frontal e posterior do corpo é alongada e fortalecida. Assim, ganha-se tônus e flexibilidade. As ássanas também causam um efeito positivo no tecido conjuntivo, ou fáscia (pp. 26-27). Como os músculos são elásticos, após se alongarem ou se contraírem, as fibras retornam à sua extensão original. A fáscia, no entanto, é plástica, mas não elástica, o que significa que é necessária pressão suficiente para mudar a sua forma, e ela não voltará à forma original quando a pressão for retirada. Repetições constantes de determinados movimentos e posturas, como carregar a bolsa num só ombro ou curvar-se diante do computador, deixam o tecido conjuntivo numa estrutura de cinto, não elástica, causando problemas posturais. Quando você permanece na ássana por mais de um minuto, o tecido conjuntivo enrijecido começa a ser remodelado, alinhando a postura de maneira correta.

BOM ALINHAMENTO
Quando uma pessoa com postura correta fica em pé ao lado de um fio de prumo, os tornozelos, os calcanhares, o quadril e as orelhas ficam perfeitamente alinhados, um acima do outro, formando uma linha reta.

Ássanas corretivas para cifose

A cifose, curvatura exagerada da parte superior das costas, é um problema postural comum, agravado pelas longas horas que o corpo passa sentado em frente ao computador. Estas ássanas ajudam a alinhar suavemente a coluna.

Cifose

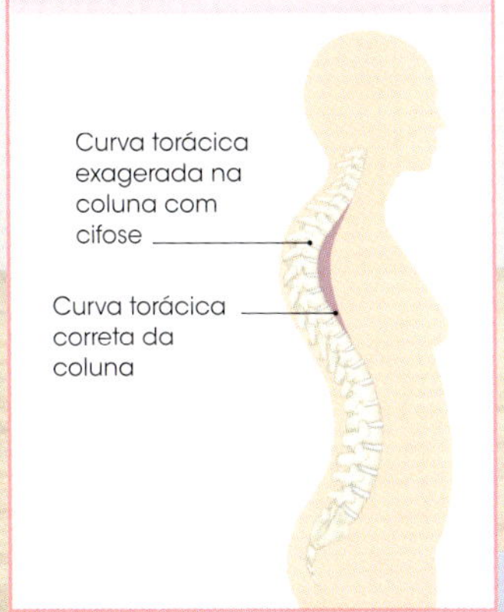

Arco
Na cifose, os ombros curvam-se para a frente. O arco (p. 135) faz o movimento contrário, puxando os ombros para trás e abrindo o peito.

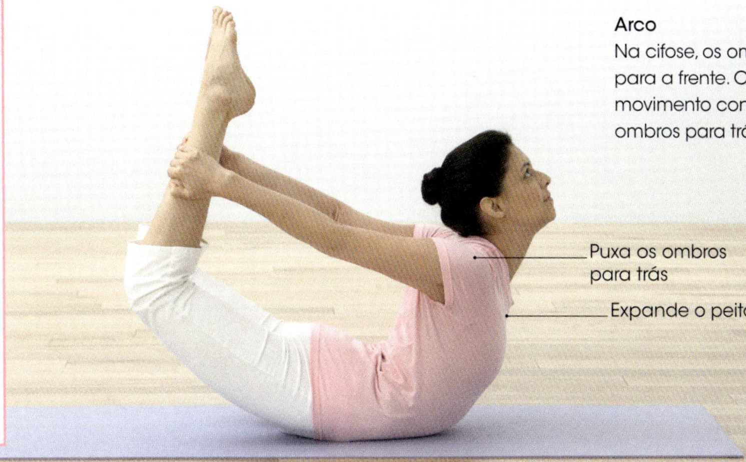
Puxa os ombros para trás
Expande o peito

Peixe
Esta postura (p. 93) alonga os músculos encurtados dos ombros e da parte superior do peito, além de relaxar o tecido conjuntivo (a fáscia) enrijecido nessas áreas.

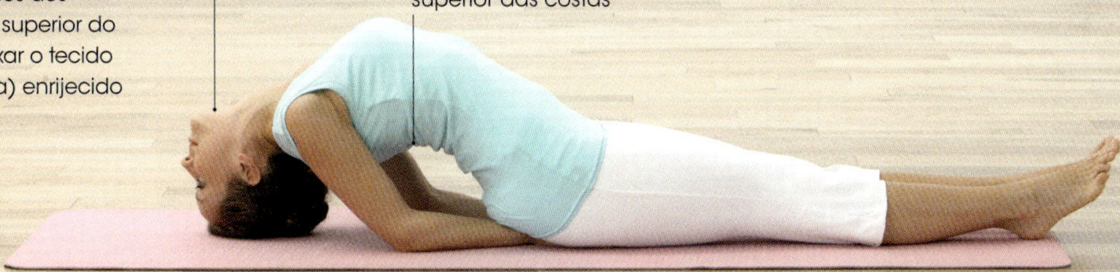
A fáscia e os músculos ligam-se do queixo à pélvis
Alonga os músculos da parte superior das costas

Cobra
Estender os braços para trás nesta versão da cobra (p. 119) fortalece a parte superior das costas e os músculos do pescoço.

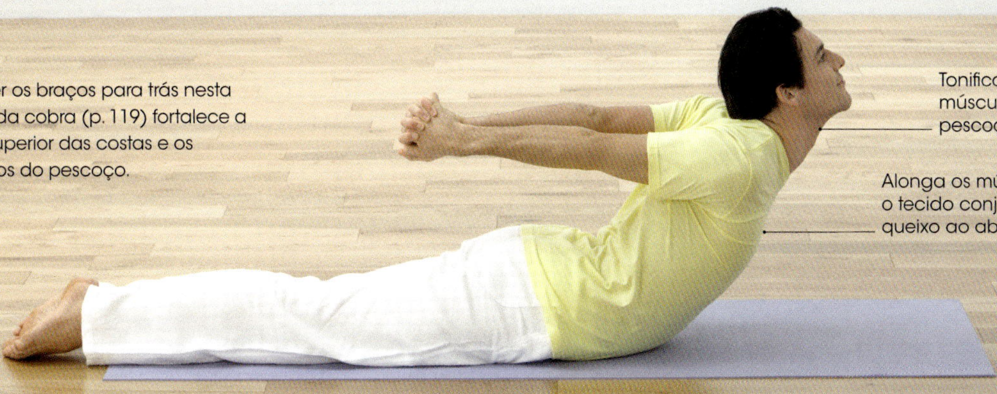
Tonifica os músculos do pescoço
Alonga os músculos e o tecido conjuntivo do queixo ao abdome

Ássanas corretivas para lordose

Neste caso, os músculos do abdome tendem a ser fracos, e os dos tendões e da região lombar encurtaram. O tecido conjuntivo (pp. 26-27) na parte posterior das pernas e das costas enrijeceu. Estas posturas ajudam a fortalecer e alongar os músculos, além de tornar o tecido mais flexível.

Lordose

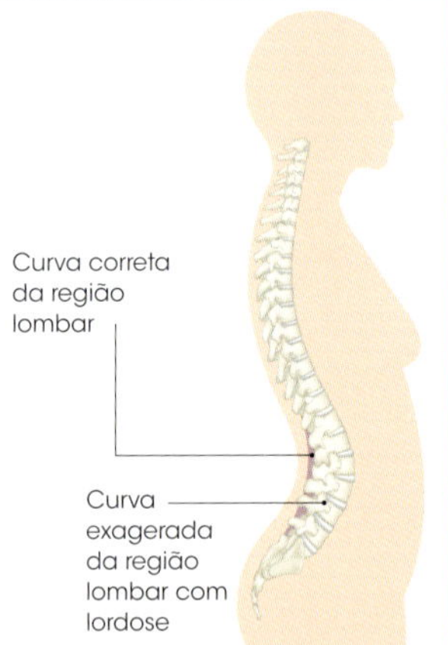

ELEVAÇÃO DAS DUAS PERNAS

Ajuda a fortalecer o abdome (p. 61). Se forem fortes, os músculos do abdome sustentarão a coluna na região lombar, mantendo-a alinhada.

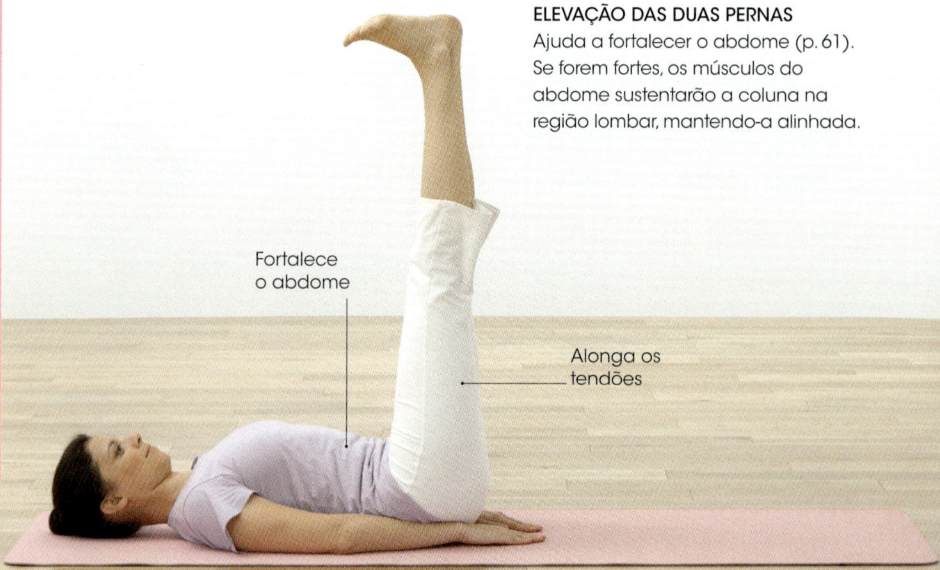
Fortalece o abdome
Alonga os tendões

FLEXÃO PARA A FRENTE SENTADO

Esta postura (p. 99) alonga bem os músculos da parte posterior do corpo, que se encontra encurtada. Tente manter a postura por algum tempo, alongando lenta e gradualmente. Enquanto a dor natural do alongamento puder ser dissolvida pela respiração abdominal rítmica e pelo relaxamento, é seguro ficar na postura. Qualquer outra dor deve ser entendida como um aviso para não forçar mais.

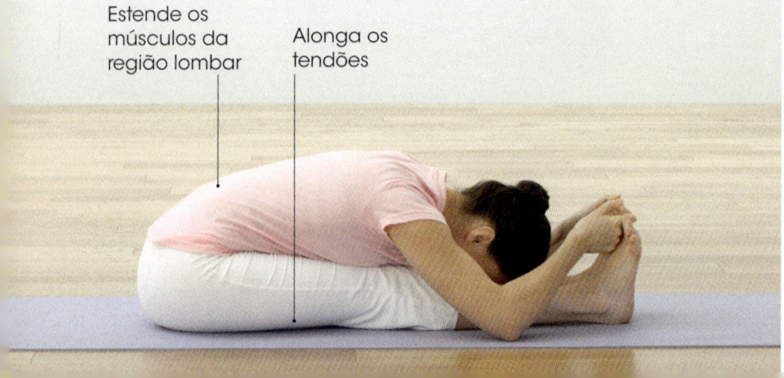
Estende os músculos da região lombar
Alonga os tendões

FLEXÃO PARA A FRENTE EM PÉ

Outro alongamento para estender a parte posterior inteira do corpo (p. 163). Conforme se alonga, respire lenta e controladamente e relaxe. Com a prática, as dores vão passar, e a flexibilidade, melhorar bastante.

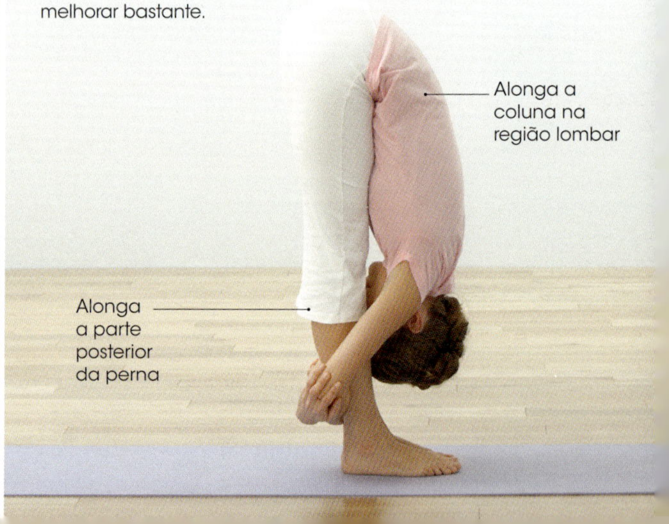
Alonga a coluna na região lombar
Alonga a parte posterior da perna

Ássanas corretivas para escoliose

Quando os músculos da coluna diagonalmente opostos encurtam de um lado e alongam demais do outro, pode-se desenvolver a escoliose. Por exemplo, o lado esquerdo da lombar e o lado direito da coluna torácica podem se desalinhar. Realizar ássanas para a direita e para a esquerda pode recalibrar os músculos.

Escoliose

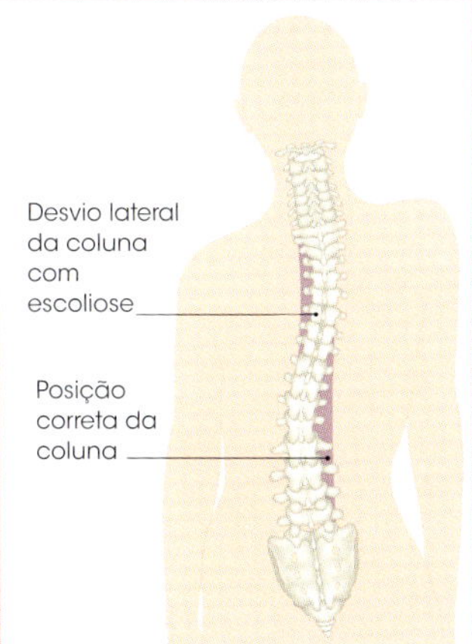

MEIA TORÇÃO DA COLUNA
Permaneça nesta (p. 148) e nas outras posturas desta página por algum tempo de cada lado. Assim você alonga e fortalece as áreas indicadas.

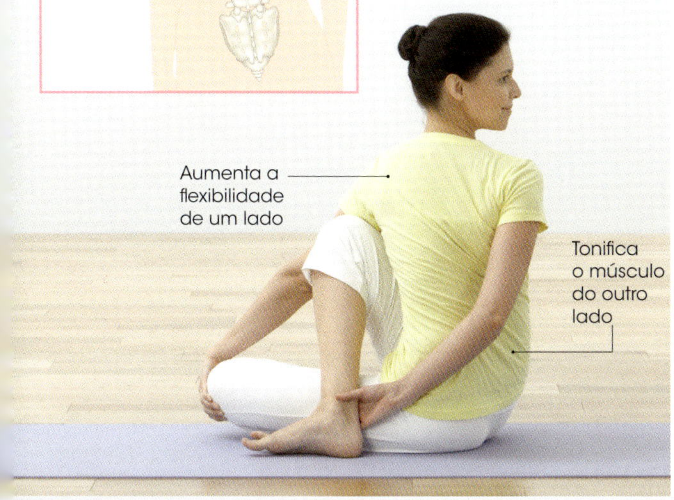
Aumenta a flexibilidade de um lado
Tonifica o músculo do outro lado

TRIÂNGULO
Ássanas como o triângulo (p. 165), praticadas dos dois lados, restauram o equilíbrio correto de flexibilidade e força nos músculos dos dois lados da coluna. Também ajudam a relaxar o tecido conjuntivo enrijecido.

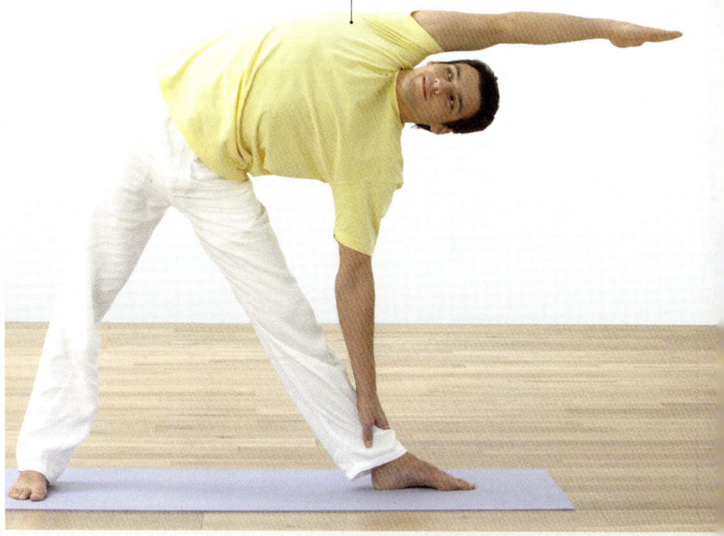
Alonga os músculos do lado direito

FLEXÃO LATERAL COM TORÇÃO
Alongamentos laterais como este (p. 107) ajudam a restaurar o equilíbrio dos músculos encurtados do outro lado da coluna, na diagonal. Sempre se movimente lentamente, para superar aos poucos a resistência dos músculos.

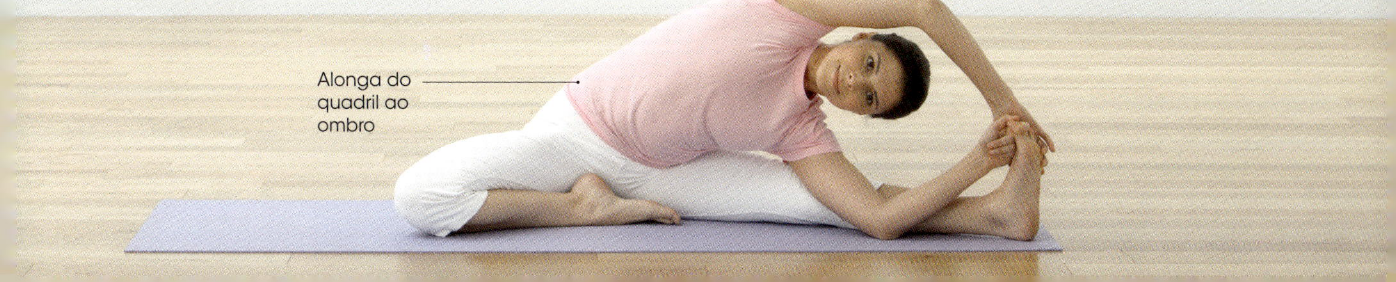
Alonga do quadril ao ombro

O ar da vida

Respirar é uma função do corpo diferente de todas as outras, pois nos conecta ao ambiente. As plantas absorvem gás carbônico e liberam oxigênio, enquanto seres humanos e animais inspiram o ar rico em oxigênio e expiram o ar cheio de gás carbônico. Exercícios iogues de respiração ajudam a aumentar a troca de gases nos pulmões e em todas as células do corpo.

Respiração involuntária

Na maior parte do tempo, respiramos involuntariamente, graças aos centros de controle respiratório localizados no cérebro. A média respiratória de um adulto gira, em geral, em torno de 12-20 respirações por minuto em descanso, movimentando cerca de ½ litro de ar para dentro e para fora dos pulmões – esta é a capacidade vital. Quando um adulto se exercita, a média sobe para 35-45 respirações por minuto, aumentando a capacidade vital para 4 litros de ar. Essa respiração rápida e profunda é ocasionada pelo aumento repentino de liberação de gás carbônico nos músculos, causada pelo exercício.

DURANTE A INSPIRAÇÃO
Durante uma respiração iogue profunda, o diafragma contrai-se e desce. Isso faz com que o ar seja aspirado pelos pulmões, projetando o abdome para a frente.

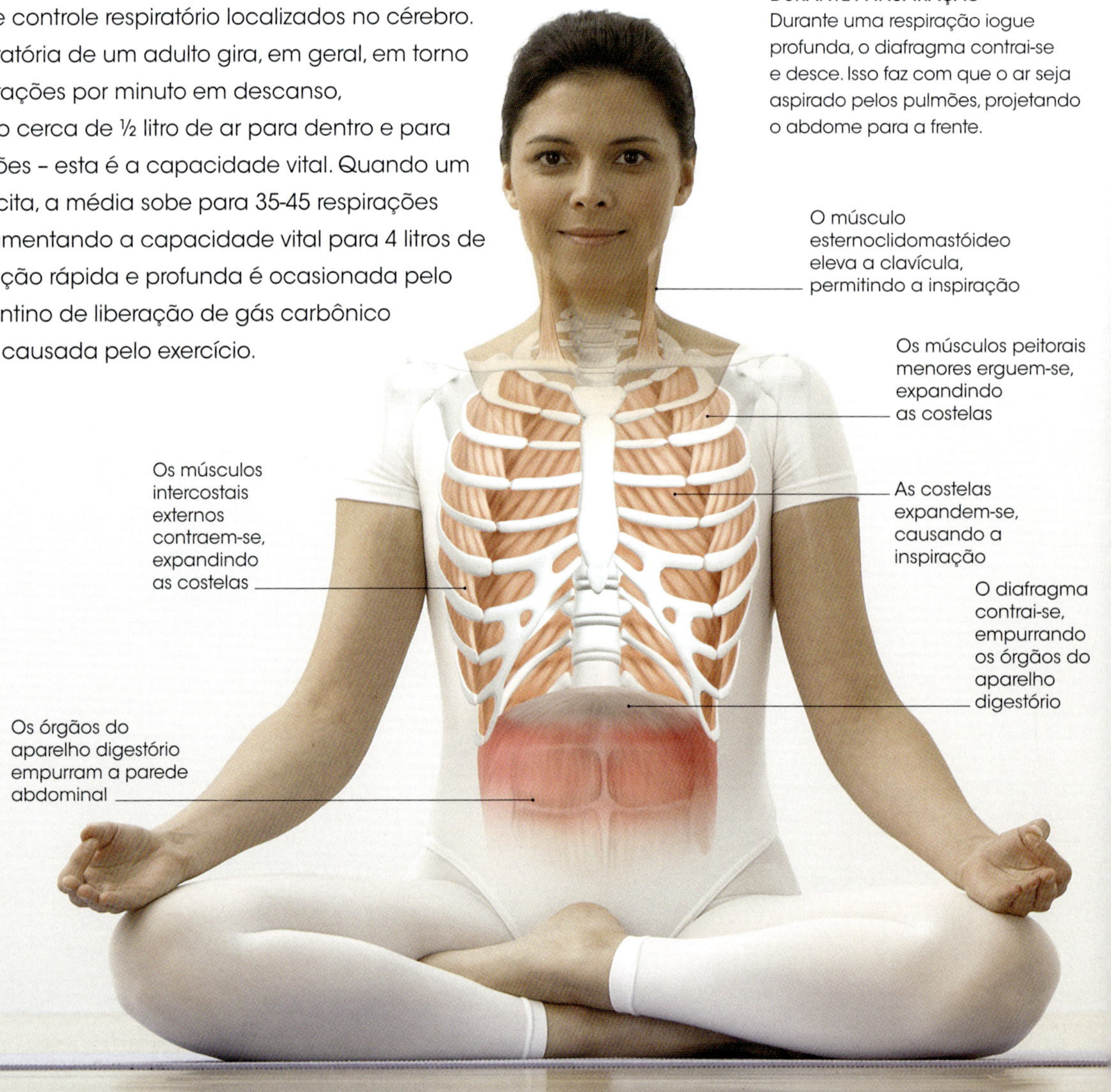
O músculo esternoclidomastóideo eleva a clavícula, permitindo a inspiração
Os músculos peitorais menores erguem-se, expandindo as costelas
Os músculos intercostais externos contraem-se, expandindo as costelas
As costelas expandem-se, causando a inspiração
O diafragma contrai-se, empurrando os órgãos do aparelho digestório
Os órgãos do aparelho digestório empurram a parede abdominal

Controle voluntário da respiração

A ioga incentiva o controle voluntário da respiração. Durante a prática de ássanas, a respiração desacelera para 10-12 inspirações/expirações por minuto. No relaxamento e na meditação, respira-se apenas 6-8 vezes por minuto e inspira-se apenas 3-6 vezes por minuto durante a respiração nasal alternada (pp. 182-183). Todo o treino respiratório em ioga enfatiza a completa expiração, para eliminar o máximo possível de ar saturado e permitir uma inspiração mais profunda.

Assim, o ar rico em oxigênio que acabou de ser inspirado mistura-se menos com o ar já usado do que na respiração involuntária, trazendo mais oxigênio para nutrir as células. Durante o pranaiama, a concentração de oxigênio no sangue fica mais elevada quando inspiramos e muito mais baixa quando prendemos a respiração. Estudos do pesquisador russo Dr. Arkadi F. Pokop sugerem que a exposição alternada a concentrações altas e baixas de oxigênio rejuvenesce as células, acelerando a renovação das mitocôndrias – organelas celulares responsáveis pela produção da energia. Muitas ássanas geram pressão no peito e no abdome. A respiração iogue completa (p. 181) age contra essa resistência, fortalecendo os músculos respiratórios e ajudando a respirar com mais consciência no dia a dia.

DURANTE A EXPIRAÇÃO
O diafragma relaxa e sobe, empurrando o ar para fora dos pulmões e permitindo que o abdome volte à posição normal.

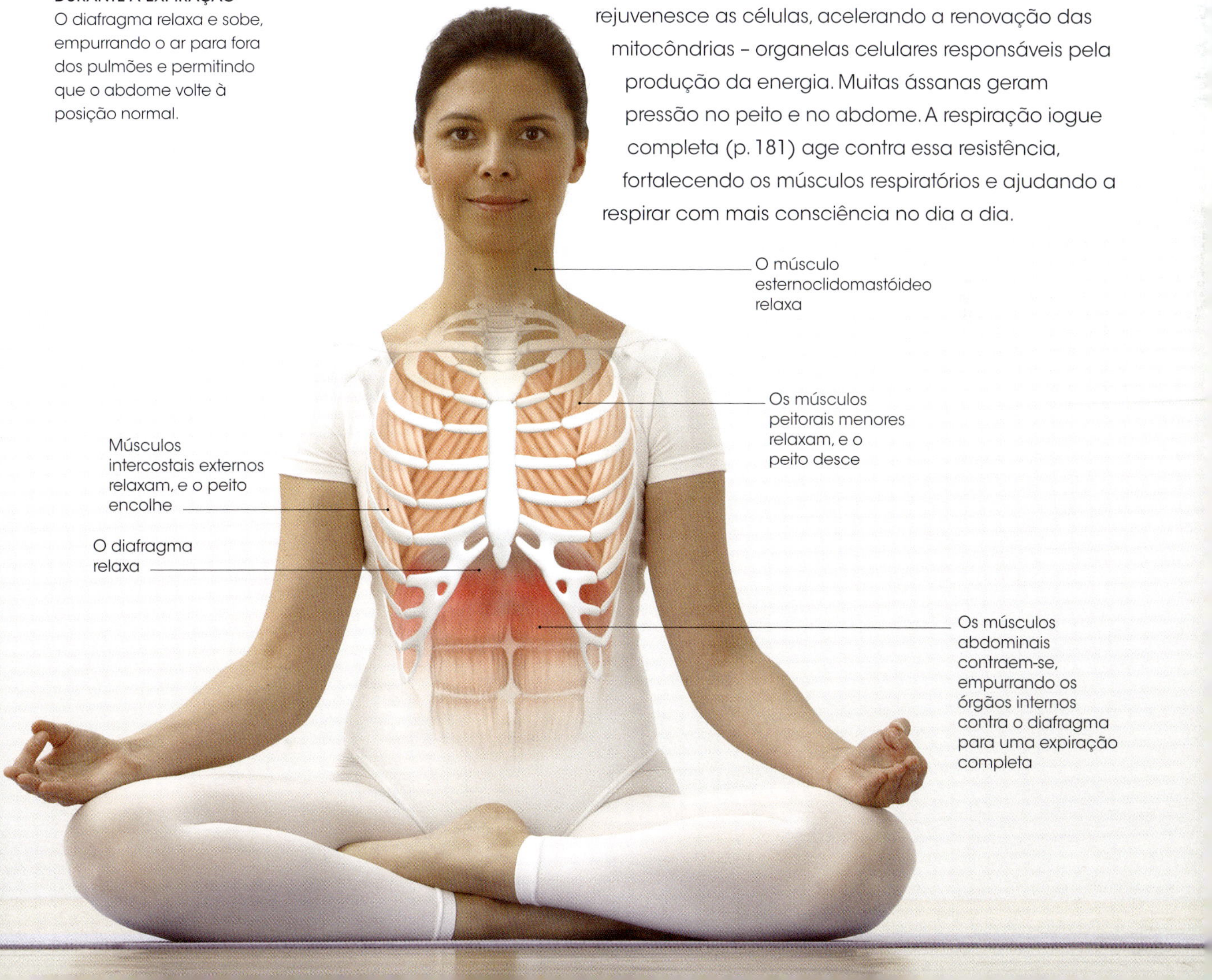

Apoio ao sistema nervoso

A ioga ajuda o sistema nervoso, mantendo-o em equilíbrio para lidar melhor com os estresses inevitáveis do dia a dia. A sequência das 12 posturas básicas (pp. 42-169) e a concentração, a respiração e o relaxamento em cada uma delas colaboram para as funções do sistema nervoso, levando à sensação de total relaxamento e rejuvenescimento.

O que é o sistema nervoso autônomo?

O sistema nervoso autônomo sintoniza as atividades dos órgãos vitais do corpo, como o coração, e também dos sistemas respiratório, digestório e endócrino (p. 37). Além disso, controla a homeostase (p. 18). Esse sistema funciona de maneira involuntária, garantindo que os nervos transmitam mensagens do cérebro para os órgãos, os músculos e as glândulas através do sistema nervoso central no cérebro e na coluna vertebral. O sistema nervoso autônomo é dividido em dois: simpático e parassimpático.

SISTEMA NERVOSO SIMPÁTICO Manda impulsos nervosos em resposta a possíveis perigos físicos ou psicológicos, que também levam à liberação de hormônios, entre os quais a adrenalina e a noradrenalina, que preparam o corpo para lutar contra o perigo ou fugir dele (a "resposta de luta ou fuga"), estimulando a frequência cardíaca e a pressão sanguínea, levando o sangue para os músculos esqueléticos e reduzindo a função da digestão e do funcionamento dos rins, entre outras reações. Essas respostas ao estresse continuam até que o corpo lute ou fuja ou até que o sistema nervoso parassimpático domine. Se nenhuma resposta for dada, com o tempo esse processo pode prejudicar o corpo e a mente.

SISTEMA NERVOSO PARASSIMPÁTICO A outra ramificação do sistema nervoso autônomo garante descanso, conservação de energia e absorção de nutrientes para manter a saúde estável. Também ajuda no funcionamento normal dos sistemas cardiovascular, digestório e excretor, além de outros processos vitais, e age como um antídoto à resposta de luta ou fuga. Praticar as ássanas (pp. 42-169), o pranaiama (pp. 176-185) e a meditação (pp. 196-207) ativa a ramificação de "descanso e recuperação" do sistema nervoso autônomo.

Atividade simpática e parassimpática

Os dois sistemas são complementares. Quando o cérebro detecta um perigo, os neurônios simpáticos na coluna vertebral liberam transmissores químicos que avisam órgãos, músculos e glândulas para que se preparem para lidar com o estresse, reagindo como indicado abaixo. Quando estimulados, os nervos parassimpáticos cancelam aos poucos essas respostas.

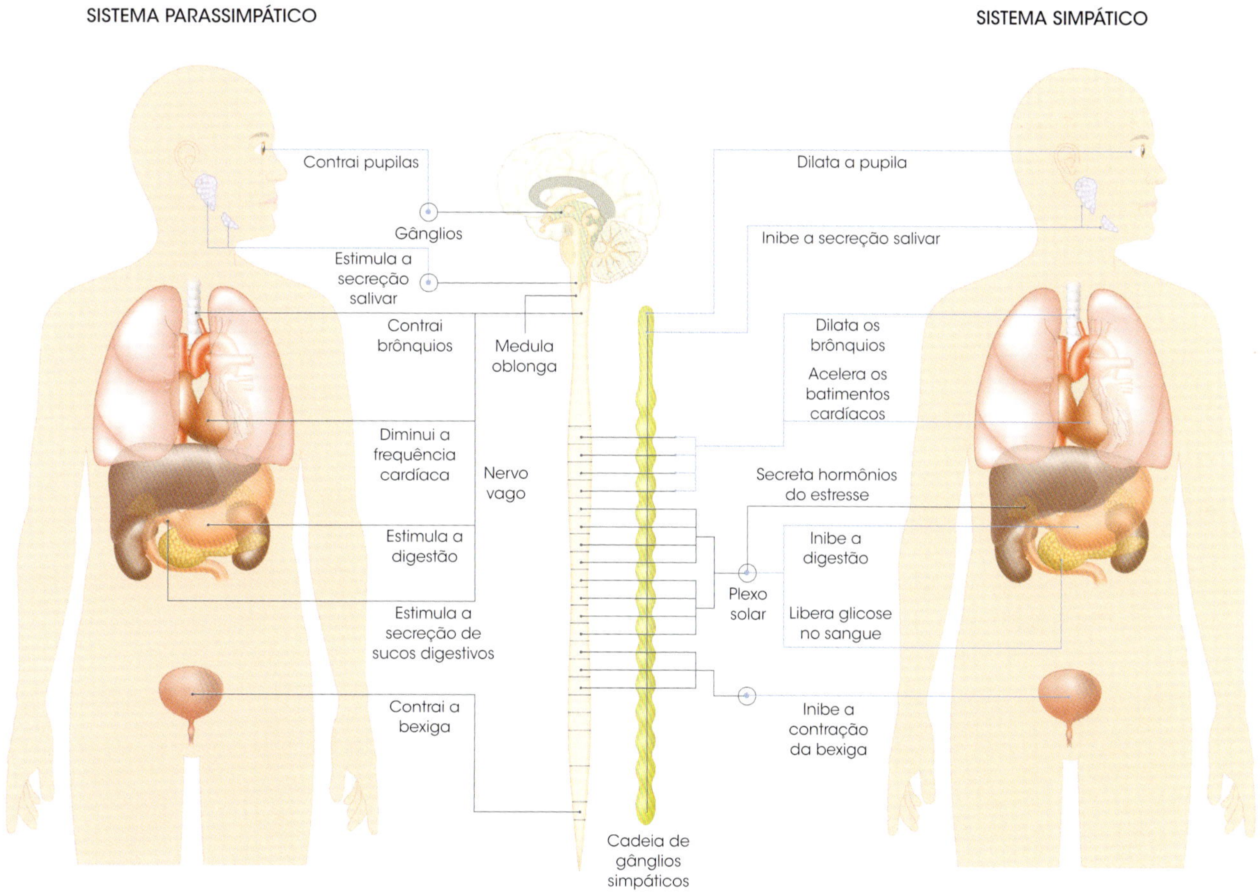

O SISTEMA NERVOSO AUTÔNOMO

O sistema simpático é importante porque nos prepara para lidar com situações estressantes, ativando a agilidade física e mental. Mas, quando o sistema parassimpático entra em ação depois de um período de atividade simpática, ele garante boas condições para uma saúde ideal.

Equilíbrio do sistema nervoso

Estruturar a prática de ássanas como indicada abaixo ajuda a restaurar o equilíbrio entre os sistemas nervoso simpático e parassimpático.

SAUDAÇÃO AO SOL Inicie a prática com a saudação ao sol (pp. 50-57) para começar a reduzir os impulsos nervosos simpáticos.

ALONGAMENTO E RELAXAMENTO MUSCULAR ALTERNADOS Passe depois para a prática das ássanas que melhoram a flexibilidade (pp. 58-115), seguidas pelas posturas corretas de relaxamento. Alternar a leve dor do alongamento com o relaxamento estimula o sistema parassimpático, ajudando a relaxar.

CONTRAÇÃO E RELAXAMENTO MUSCULAR ALTERNADOS Agora você precisa realizar contrações musculares rápidas e intensas (pp. 116-169), seguidas pelo relaxamento consciente que desperta impulsos de "descanso e recuperação" no sistema parassimpático.

RELAXAMENTO FINAL Durante o relaxamento final (pp. 192-193), o corpo é invadido por impulsos nervosos parassimpáticos. Quando voltar ao ambiente estressante do dia a dia, os impulsos nervosos simpáticos podem ser novamente ativados, mas, graças à força dos impulsos de descanso e recuperação que você experimentou durante a prática, eles terão pouco efeito sobre você.

Alongamento e relaxamento dos músculos

Repare como a dor sentida durante o alongamento desaparece completamente durante a postura de relaxamento que o procede. Você está literalmente se livrando do estresse.

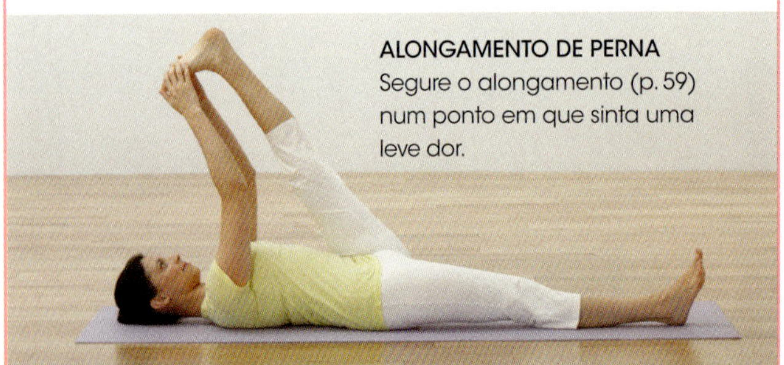

ALONGAMENTO DE PERNA
Segure o alongamento (p. 59) num ponto em que sinta uma leve dor.

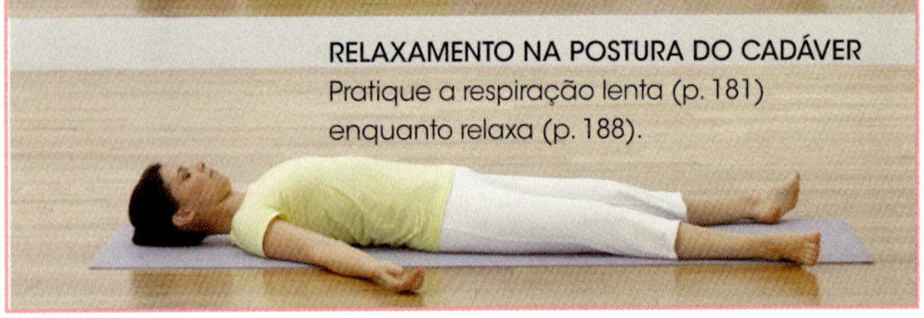

RELAXAMENTO NA POSTURA DO CADÁVER
Pratique a respiração lenta (p. 181) enquanto relaxa (p. 188).

Contração e relaxamento dos músculos

Algumas ássanas exigem um trabalho muscular mais dinâmico. Quando seguida imediatamente pela postura correta de relaxamento, o sistema nervoso parassimpático é estimulado.

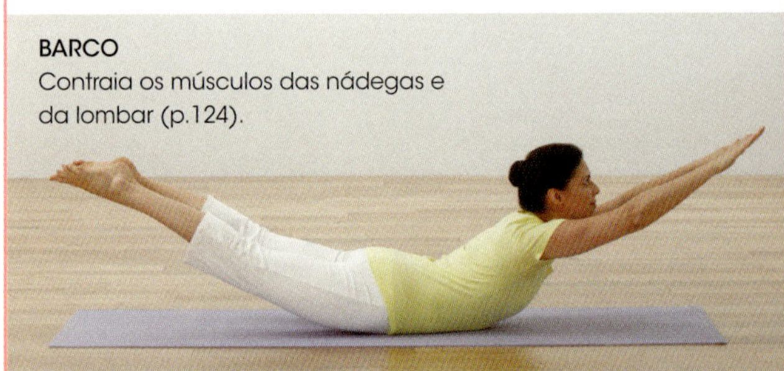

BARCO
Contraia os músculos das nádegas e da lombar (p.124).

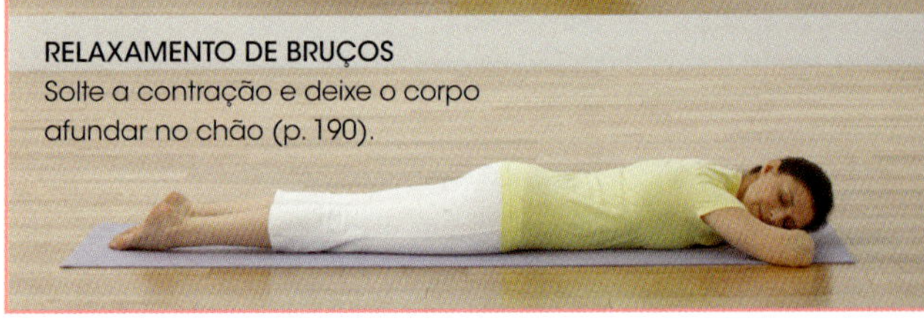

RELAXAMENTO DE BRUÇOS
Solte a contração e deixe o corpo afundar no chão (p. 190).

A ioga e o sistema endócrino

As glândulas endócrinas secretam hormônios na corrente sanguínea. Esses mensageiros químicos alcançam todas as células do corpo, desencadeando e regulando diversas funções. A ioga mantém esse sistema em boa forma.

Quais são suas funções?

A principal glândula endócrina é a hipófise, que fica no cérebro. Outras glândulas incluem a epífise, que produz a melatonina, a qual controla o ciclo do sono, e a tireoide, no pescoço, que libera hormônios responsáveis pelo crescimento e pelo metabolismo. Atrás dessa glândula está a paratireoide, que cuida da absorção do cálcio. A glândula timo, na parte superior do peito, regula a imunidade; as suprarrenais, sobre os rins, cuidam do equilíbrio de fluidos, da distribuição da gordura e dos hormônios do estresse. O pâncreas regula a concentração de glicose no sangue, e os ovários e os testículos liberam os hormônios sexuais.

Benefícios para o cérebro

A prática de ássanas ajuda a equilibrar as funções do cérebro e, através da hipófise, o corpo todo. Em algumas posturas, como a invertida sobre a cabeça, mais sangue circula no cérebro, nutrindo-o com oxigênio e nutrientes, o que melhora o trabalho do hipotálamo.

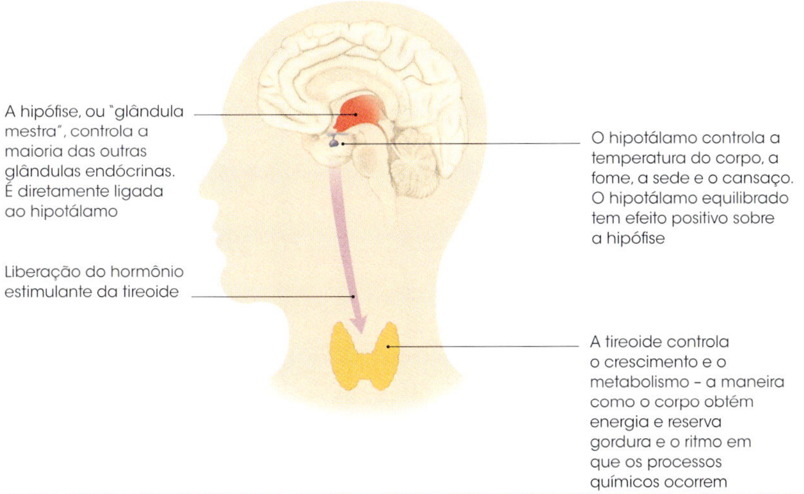

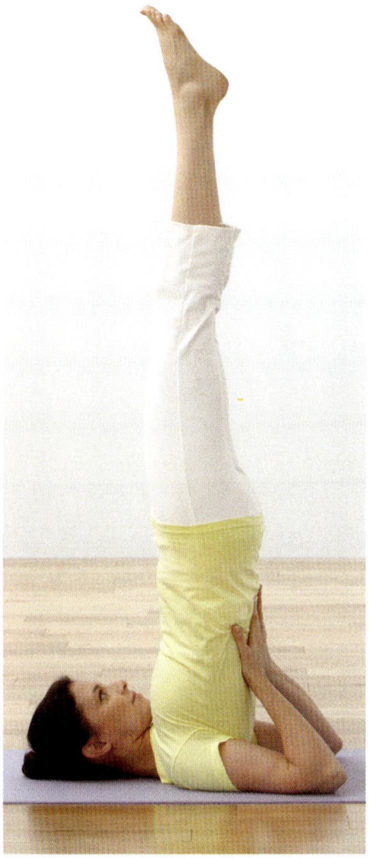

POSTURA INVERTIDA
Quando permanece nesta postura (p. 78), você aumenta a circulação sanguínea na glândula tireoide, localizada no pescoço, o que melhora o metabolismo.

Relaxamento

A ioga ensina a alcançar o relaxamento muscular profundo, primeiro realizando a contração muscular numa ássana e depois praticando o relaxamento muscular total que a complementa. Ao fim, usando a autossugestão no relaxamento final (pp. 192-194) e solicitando a cada parte do corpo que relaxe até experimentar a sensação de total liberação.

Uma contração muscular forte exige que um grande número de impulsos nervosos comande o encurtamento das fibras musculares; já o completo relaxamento exige o menor número possível de impulsos dirigidos às fibras. Esses processos parecem opostos, mas, quanto mais você relaxar antes de passar para a postura seguinte, mais eficiente será a concentração na contração muscular e mais profunda será a respiração. Realize a ássana e a postura de relaxamento, pois a completa soltura da contração, somada à respiração lenta, estimula o relaxamento profundo.

Como usar a autossugestão

Para conquistar o relaxamento muscular profundo no relaxamento final (pp. 192-194), deite-se confortavelmente e crie um retrato mental dos músculos do corpo, um por vez, enviando-lhes comandos de relaxamento, que viajarão pelos impulsos a partir do córtex motor do cérebro. O comando é logo seguido pela sensação de relaxamento.

Localização dos córtices

O córtex motor e o córtex somático sensorial ficam um ao lado do outro no cérebro.

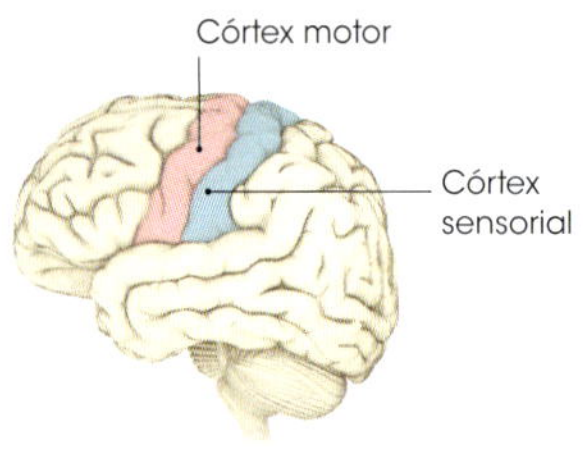

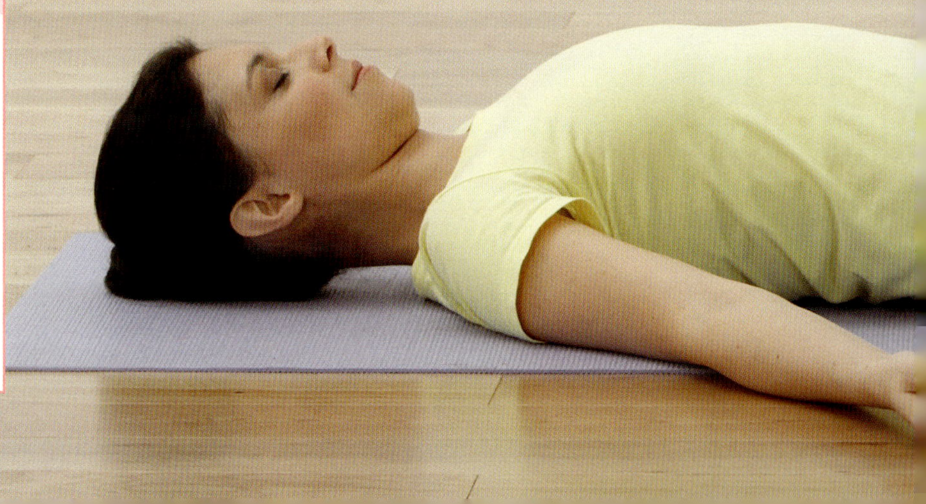

RELAXAMENTO COMPLETO
Partindo dos pés em direção à cabeça, você pode usar o relaxamento muscular passo a passo com autossugestão para alcançar a sensação de total relaxamento.

Mapeamento do cérebro

A sequência de autossugestão é mapeada pelo córtex motor (veja sua localização no cérebro na página ao lado). A sensação de relaxamento que vem depois corresponde ao "mapa" do córtex somático sensorial. Embora não haja um controle direto para os órgãos internos do abdome, a autossugestão alcança-os por meio do subconsciente.

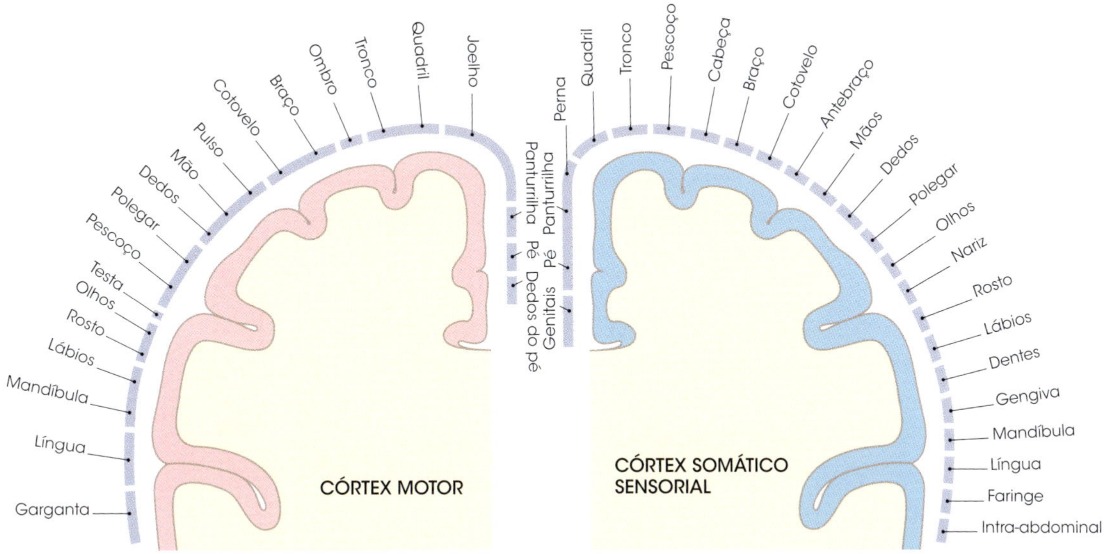

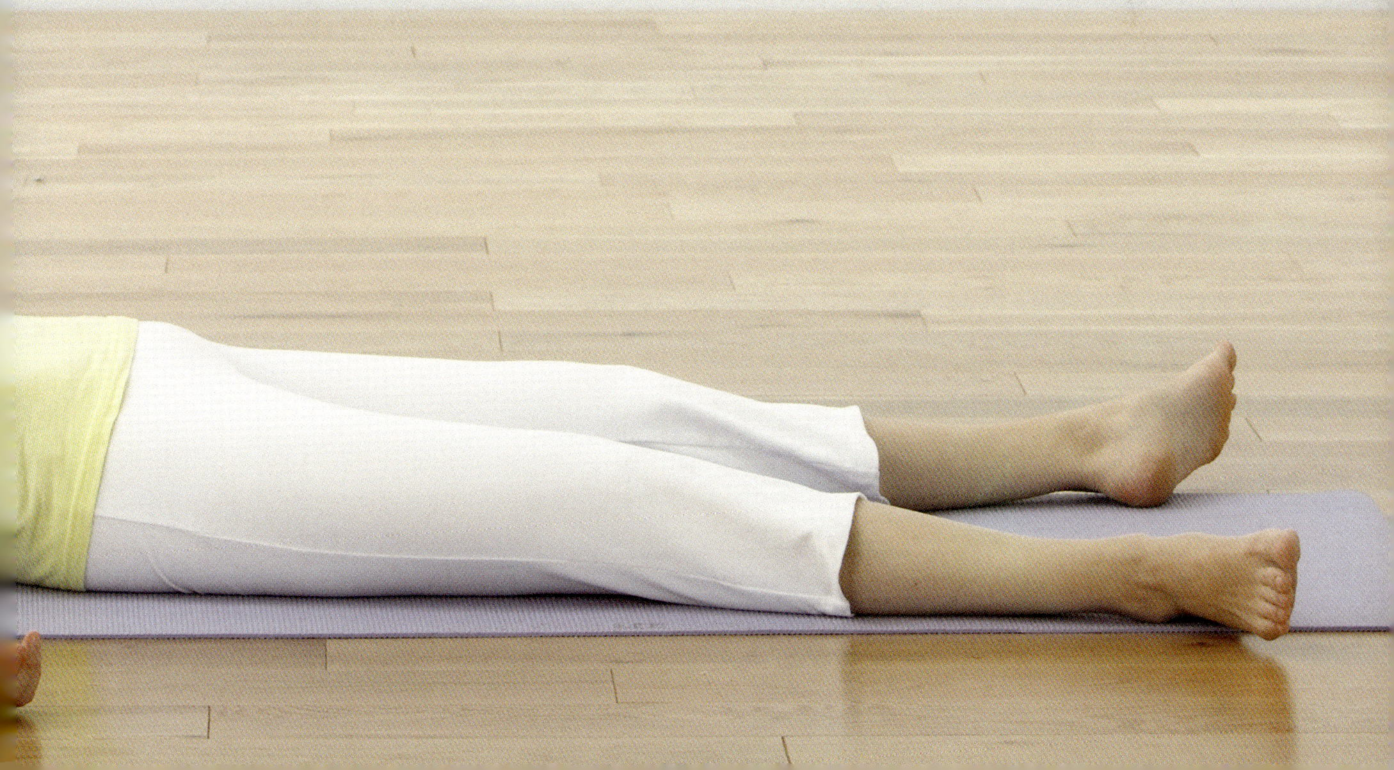

Uma postura, muitos benefícios

As ássanas agem simultaneamente em vários sistemas do corpo. Entender melhor como alguns desses benefícios complementam uns aos outros o deixará mais perto de compreender a palavra sânscrita ioga, que pode ser traduzida como "união". Aqui vemos os benefícios que uma única ássana pode trazer para várias partes do corpo e para a mente.

Efeitos no corpo

Praticar esta variação da postura do triângulo (p. 167) beneficia a todos os 10 sistemas do corpo, desde o esqueleto até o aparelho reprodutor, mas estes são os principais beneficiados:

SISTEMA MUSCULAR Os músculos frontais das coxas se contraem para manter a perna estável, enquanto os da parte posterior se alongam. Equilibrar a força muscular com o alongamento mantém a mobilidade das juntas. Repetir a postura dos dois lados exercita a coluna por igual e melhora a postura.

SISTEMA NERVOSO A coluna, na qual fica o sistema nervoso central, alonga--se bem, melhorando a comunicação entre os nervos da coluna e o cérebro. O cerebelo controla os movimentos suaves, o alinhamento e a postura estável.

SISTEMA ENDÓCRINO O sangue flui facilmente para o cérebro nesta postura, irrigando a hipófise (p. 37), que regula as secreções hormonais do corpo. Mais especificamente, a pressão da postura estimula as glândulas suprarrenais, melhorando sua função de "resposta de lutar ou fugir" (p. 34), o processamento de alimentos e a regulação de energia.

SISTEMA DIGESTÓRIO Quando o tronco é torcido, os órgãos digestivos recebem uma mensagem que estimula o funcionamento do sistema. A pressão nos órgãos empurra o sangue estagnado para fora e, quando se sai da postura, um novo suprimento de sangue invade os órgãos.

SISTEMAS CARDIOVASCULAR E RESPIRATÓRIO Como esta postura requer bastante esforço, ela exercita os músculos do coração e aumenta a capacidade vital dos pulmões (pp. 32-33). Os músculos respiratórios também são movimentados, pois devem se expandir apesar da compressão da torção. Ambas as ações garantem a boa oxigenação no cérebro, melhorando a concentração e a vitalidade.

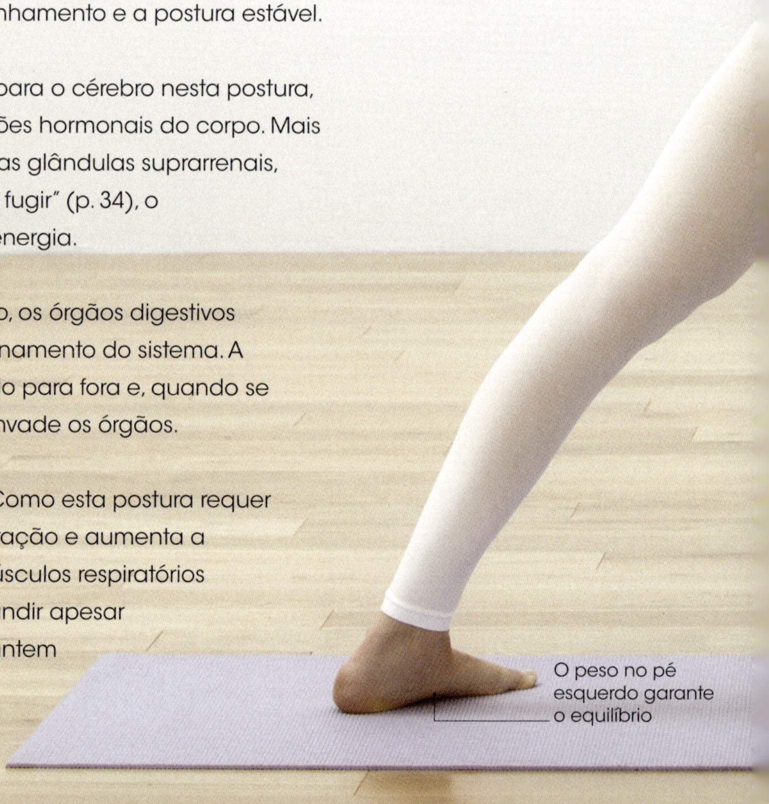

O que acontece no cérebro

Esta postura ativa o cerebelo para manter o equilíbrio. Também massageia as glândulas suprarrenais, sobre os rins, cuja função é controlada pela hipófise, no cérebro.

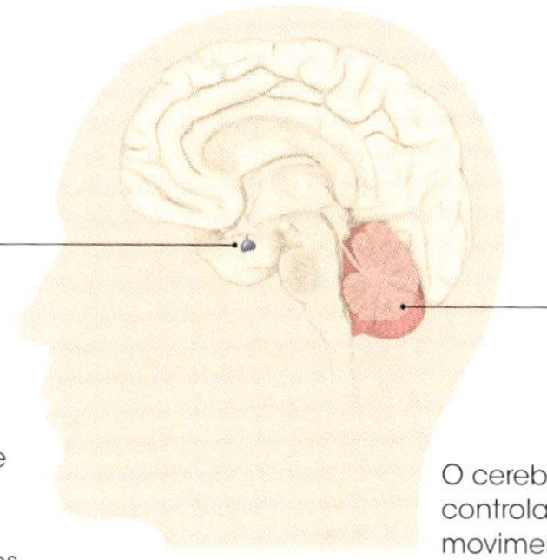

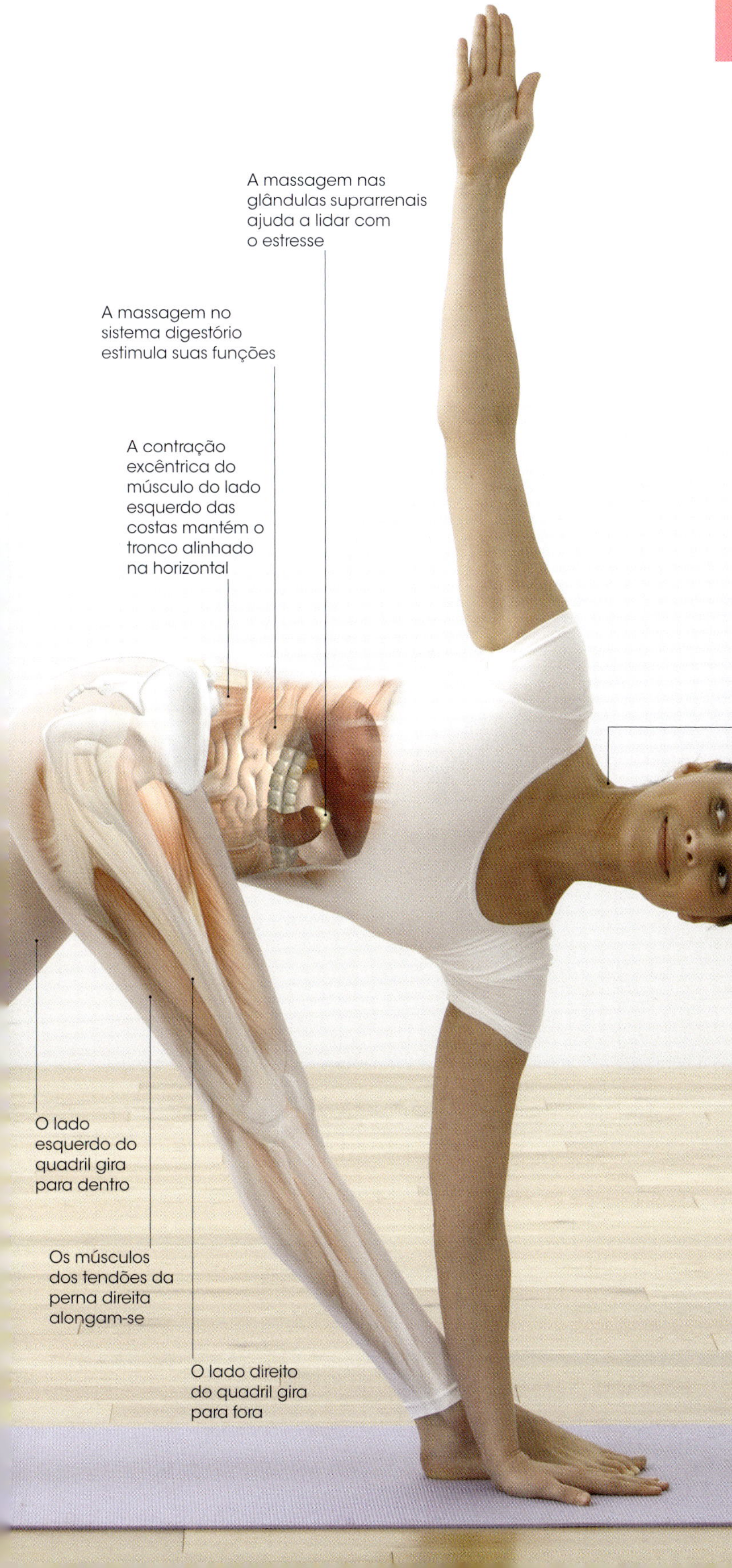
A massagem nas glândulas suprarrenais ajuda a lidar com o estresse
A massagem no sistema digestório estimula suas funções
A contração excêntrica do músculo do lado esquerdo das costas mantém o tronco alinhado na horizontal
A rotação da coluna tonifica os nervos e melhora a comunicação com o cérebro
O cerebelo é estimulado a controlar o equilíbrio
A hipófise controla as secreções das glândulas suprarrenais
O lado esquerdo do quadril gira para dentro
Os músculos dos tendões da perna direita alongam-se
O lado direito do quadril gira para fora

POSTURA DO TRIÂNGULO
Além dos benefícios proporcionados aos diversos sistemas do corpo, esta ássana melhora o equilíbrio e a noção espacial.

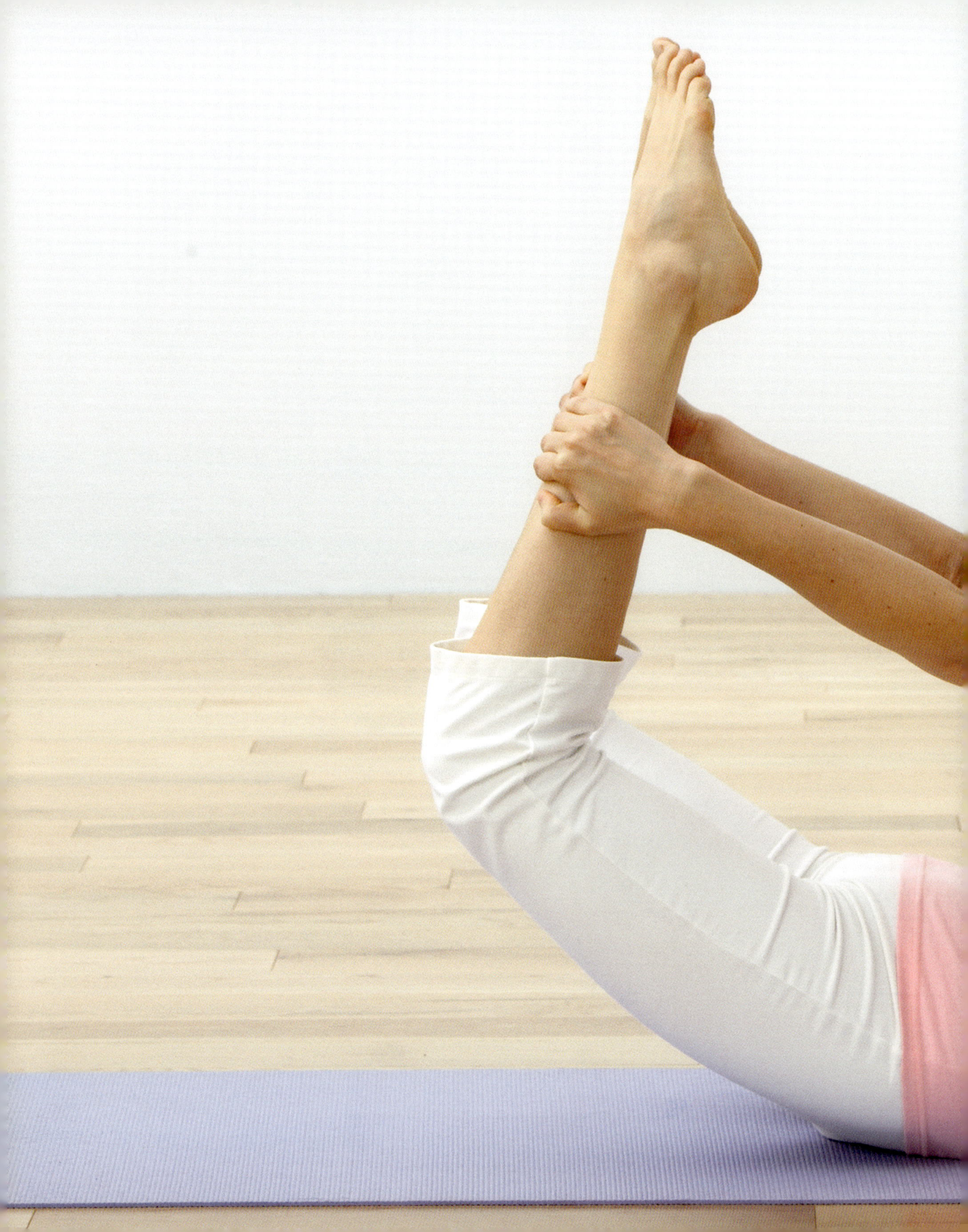

Exercícios

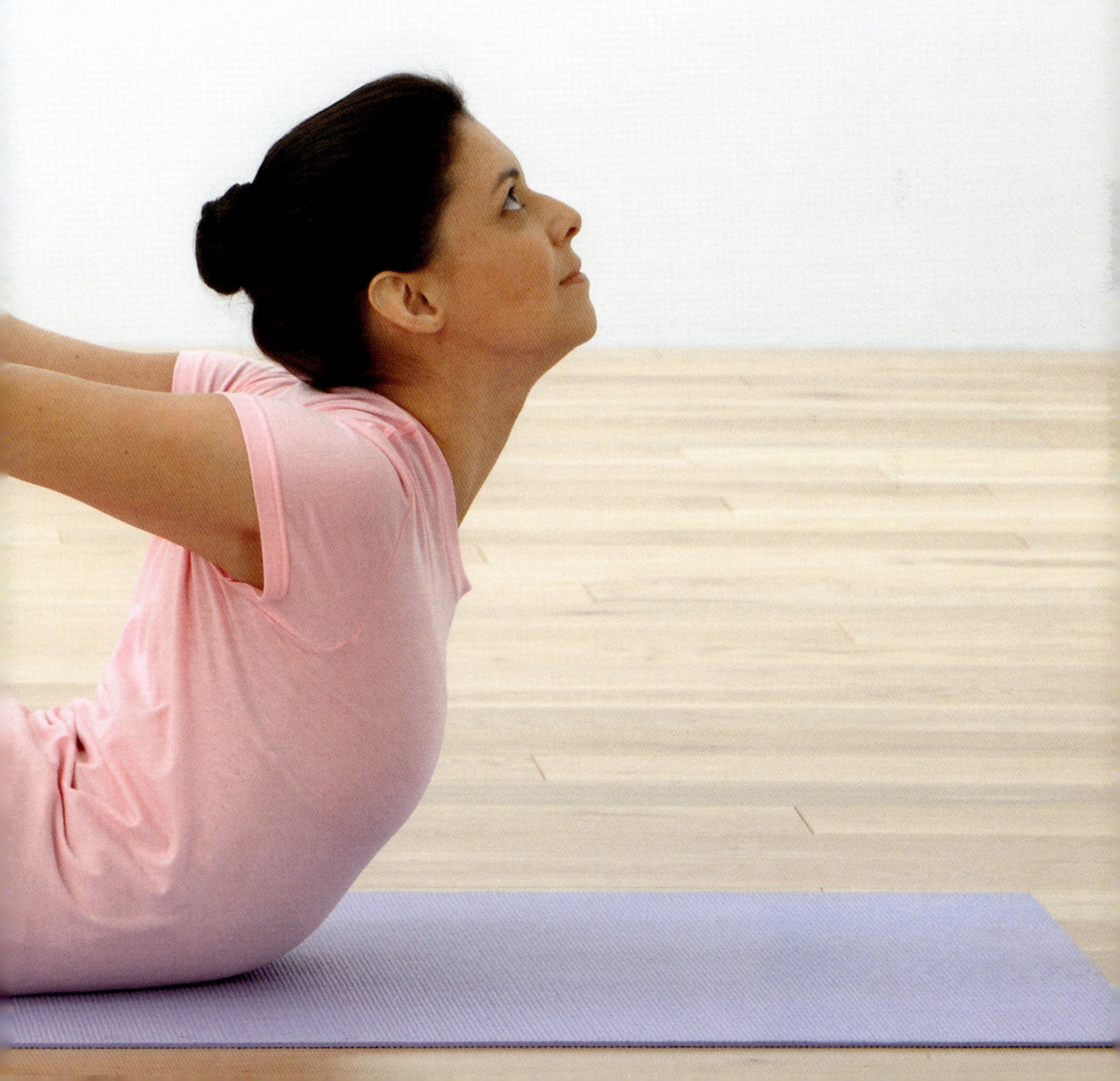

Como fazer os exercícios iogue

As 12 posturas principais, chamadas ássanas, devem ser praticadas numa ordem específica. A meta é conquistar a saúde e despertar a energia sutil – prana (p. 178) – do corpo. Após finalizar a prática de ioga, você sentirá um profundo bem-estar físico e emocional.

Uma sequência lógica

A sequência de 12 ássanas básicas foi elaborada especialmente para que o corpo e a mente conquistem o maior número de benefícios. Elas devem ser praticadas na sequência apresentada aqui e em todas as sessões. Siga também as instruções de respiração e as posturas de relaxamento a serem realizadas entre uma ássana e outra.

RELAXAMENTO INICIAL Sempre comece o relaxamento com a postura do cadáver (p. 46), para focar a mente e evitar se distrair com questões cotidianas. Passe depois para a postura fácil (p. 47), que proporciona uma posição sentada firme para realizar os exercícios de olho e pescoço (pp. 48-49), assim como o início dos exercícios de respiração (pp. 180-185). Em seguida, vem a saudação ao sol (pp. 50-57), que estimula o coração e a circulação sanguínea e funciona como aquecimento para as posturas seguintes.

A PRIMEIRA METADE DA PRÁTICA Depois da saudação ao sol, você passa para as ássanas com ênfase no alongamento dos músculos. O alongamento é sempre seguido por um relaxamento correspondente. Além disso, as posturas invertidas dessa primeira etapa aumentam o fluxo de sangue para a cabeça, o que melhora as funções do cérebro e da tireoide.

A SEGUNDA METADE DA PRÁTICA A partir da postura da cobra (p. 116), as ássanas passam a enfatizar ainda mais o alongamento dos músculos. Para tanto, os músculos são contraídos e relaxados. Posturas como a do arco (pp. 134-143), da torção lateral (pp. 144-149) e do pavão (pp. 154-161) exercem mais pressão sobre os órgãos internos, o que ajuda a desintoxicar os tecidos e aumenta o fluxo sanguíneo.

RELAXAMENTO FINAL Finalize deitando-se na postura do cadáver (pp. 192-193). Não deixe de realizar essa etapa da prática. Ao relaxar nessa postura, os músculos voluntários e os órgãos internos relaxam completamente. O relaxamento final também ajuda a absorver os benefícios das ássanas que acabou de praticar.

Quando praticar

Você pode praticar ioga em qualquer horário, de manhã até a noite. Os fatores mais importantes a considerar são:

- Não se deve comer nas 2-3 horas anteriores à prática.
- Exceto se for tarde da noite, você deve fazer uma refeição ou um lanche saudável logo após a prática.
- Uma chuveirada logo antes da prática pode trazer benefícios, mas não é recomendada imediatamente após os exercícios, pois neutraliza o prana (p. 178).
- Escolha um horário em que não será interrompido por telefonemas.

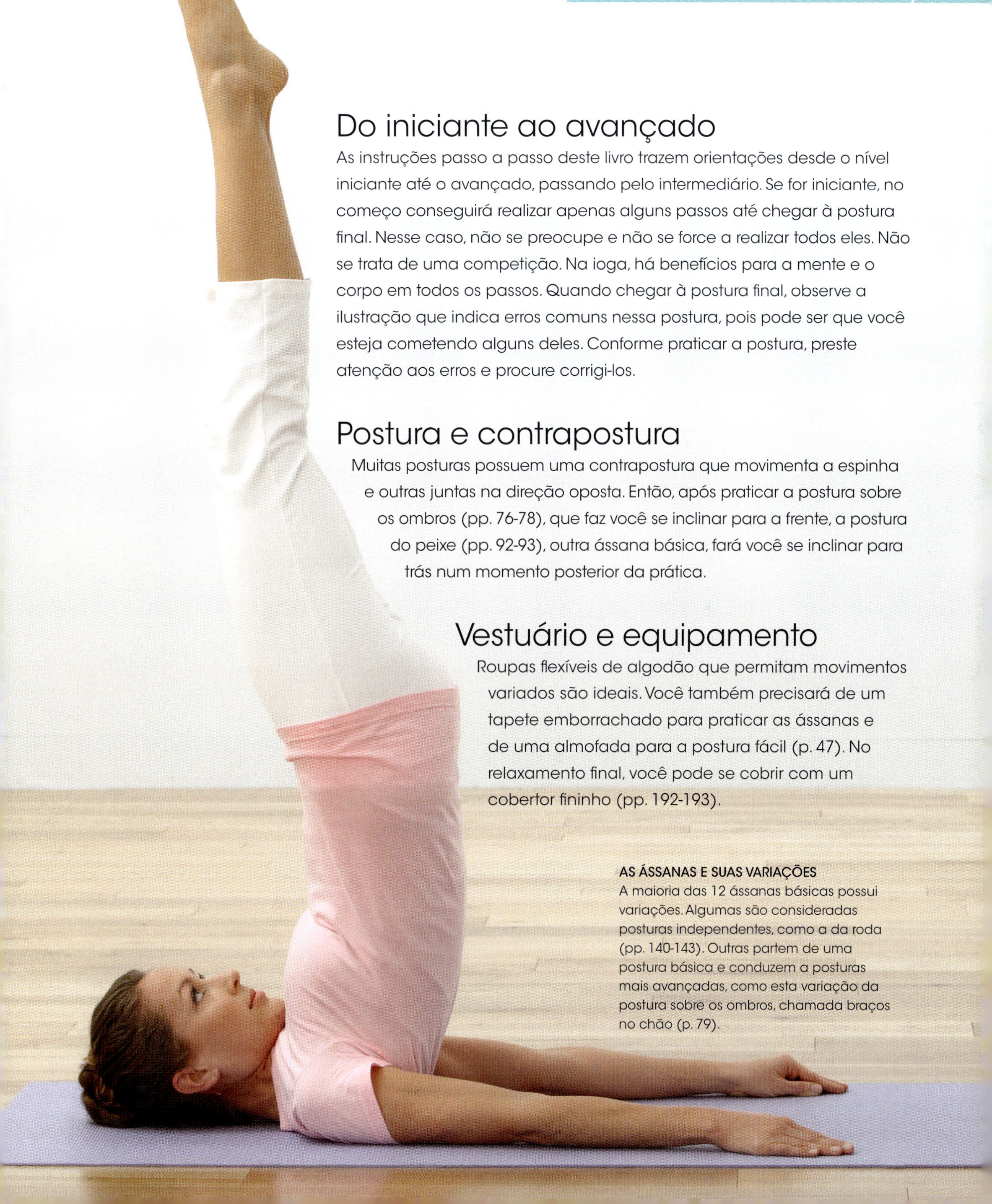

Do iniciante ao avançado

As instruções passo a passo deste livro trazem orientações desde o nível iniciante até o avançado, passando pelo intermediário. Se for iniciante, no começo conseguirá realizar apenas alguns passos até chegar à postura final. Nesse caso, não se preocupe e não se force a realizar todos eles. Não se trata de uma competição. Na ioga, há benefícios para a mente e o corpo em todos os passos. Quando chegar à postura final, observe a ilustração que indica erros comuns nessa postura, pois pode ser que você esteja cometendo alguns deles. Conforme praticar a postura, preste atenção aos erros e procure corrigi-los.

Postura e contrapostura

Muitas posturas possuem uma contrapostura que movimenta a espinha e outras juntas na direção oposta. Então, após praticar a postura sobre os ombros (pp. 76-78), que faz você se inclinar para a frente, a postura do peixe (pp. 92-93), outra ássana básica, fará você se inclinar para trás num momento posterior da prática.

Vestuário e equipamento

Roupas flexíveis de algodão que permitam movimentos variados são ideais. Você também precisará de um tapete emborrachado para praticar as ássanas e de uma almofada para a postura fácil (p. 47). No relaxamento final, você pode se cobrir com um cobertor fininho (pp. 192-193).

AS ÁSSANAS E SUAS VARIAÇÕES
A maioria das 12 ássanas básicas possui variações. Algumas são consideradas posturas independentes, como a da roda (pp. 140-143). Outras partem de uma postura básica e conduzem a posturas mais avançadas, como esta variação da postura sobre os ombros, chamada braços no chão (p. 79).

Relaxamento inicial

Cada passo da sessão de ioga exige uma sintonização com o sistema nervoso. Por isso, você sempre deve fazer pelo menos 5 minutos de relaxamento completo na postura do cadáver,

Postura do cadáver

Deite-se de costas com braços e pernas separados e olhos fechados. Chacoalhe os ombros para liberar a tensão. Gire a cabeça delicadamente para um lado algumas vezes, aproximando a orelha do chão, depois repita do outro lado. Traga a cabeça de volta ao centro. Permaneça nessa postura concentrando-se na respiração e utilizando a técnica da respiração abdominal profunda como descrita abaixo.

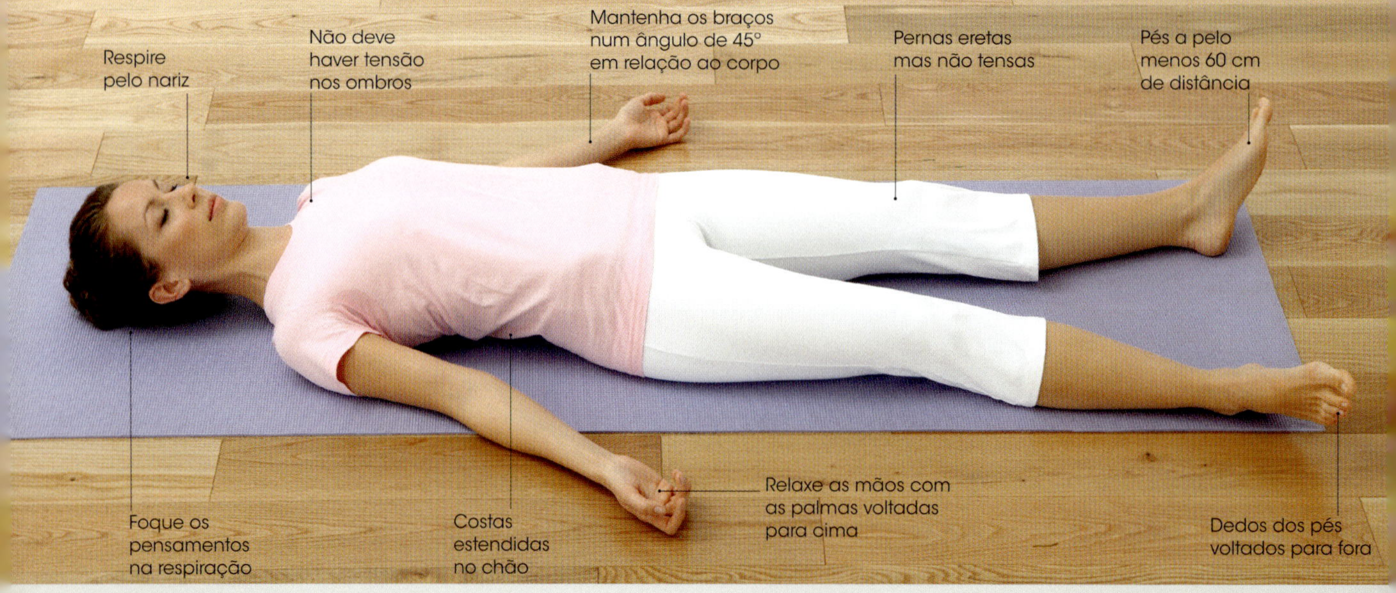

Respire pelo nariz
Não deve haver tensão nos ombros
Mantenha os braços num ângulo de 45° em relação ao corpo
Pernas eretas mas não tensas
Pés a pelo menos 60 cm de distância
Foque os pensamentos na respiração
Costas estendidas no chão
Relaxe as mãos com as palmas voltadas para cima
Dedos dos pés voltados para fora

Respiração abdominal profunda

Apoie as duas mãos sobre o abdome com os dedos separados. Tente respirar de modo ritmado, inspirando por 3-5 segundos e expirando pelo mesmo tempo. Sinta o corpo ficar mais pesado e relaxado a cada respiração.

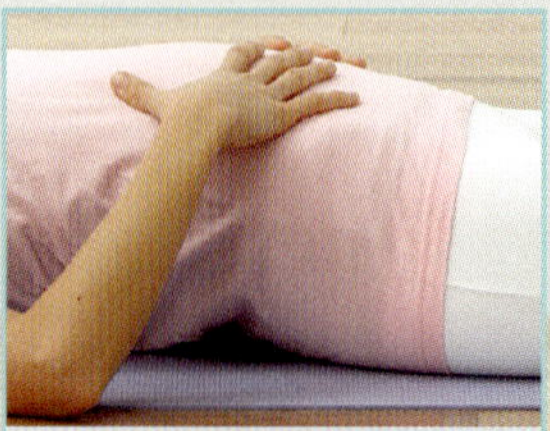

Conforme inspira, sinta o abdome e as mãos subindo.

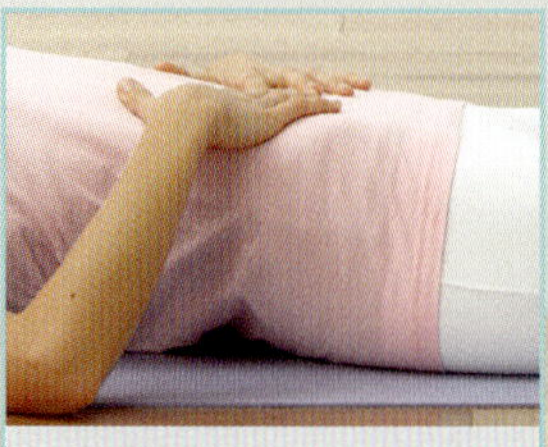

Conforme expira, sinta o abdome e as mãos descendo.

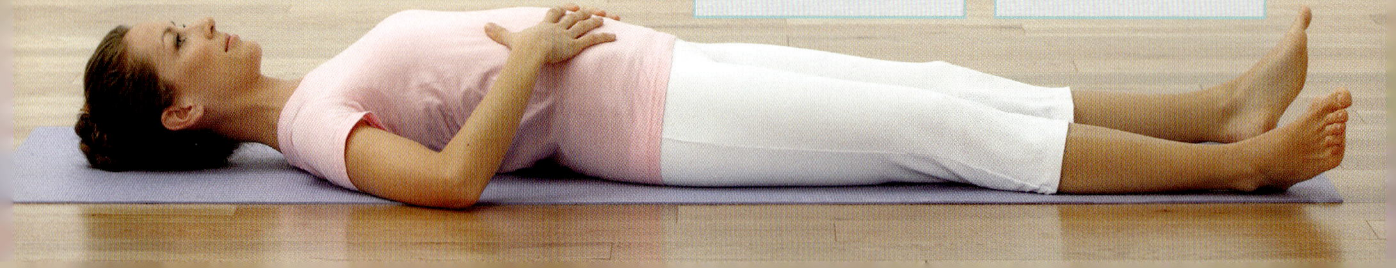

utilizando a respiração abdominal profunda, antes de iniciar a prática. Depois disso, sente-se na postura fácil por 2 minutos, posicionando-se para os exercícios de olho e pescoço (pp. 48-49).

Postura fácil

Sente-se com as pernas cruzadas para se preparar para os exercícios de olho e pescoço. Esta postura garante uma base firme e estável, ajudando a manter a energia centrada.

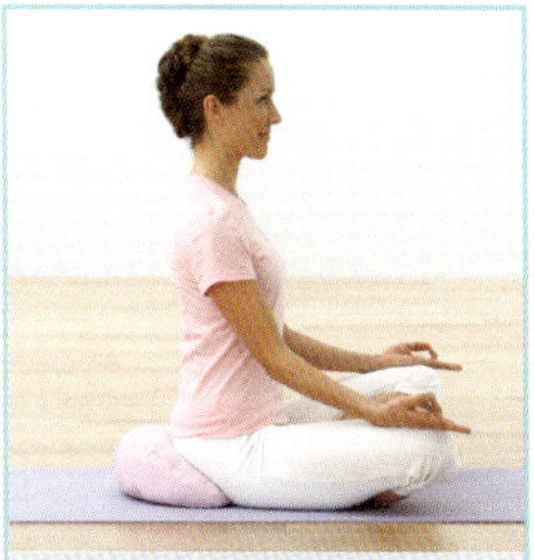

Sentar sobre uma almofada ajuda se a região lombar ou os joelhos estiverem tensos.

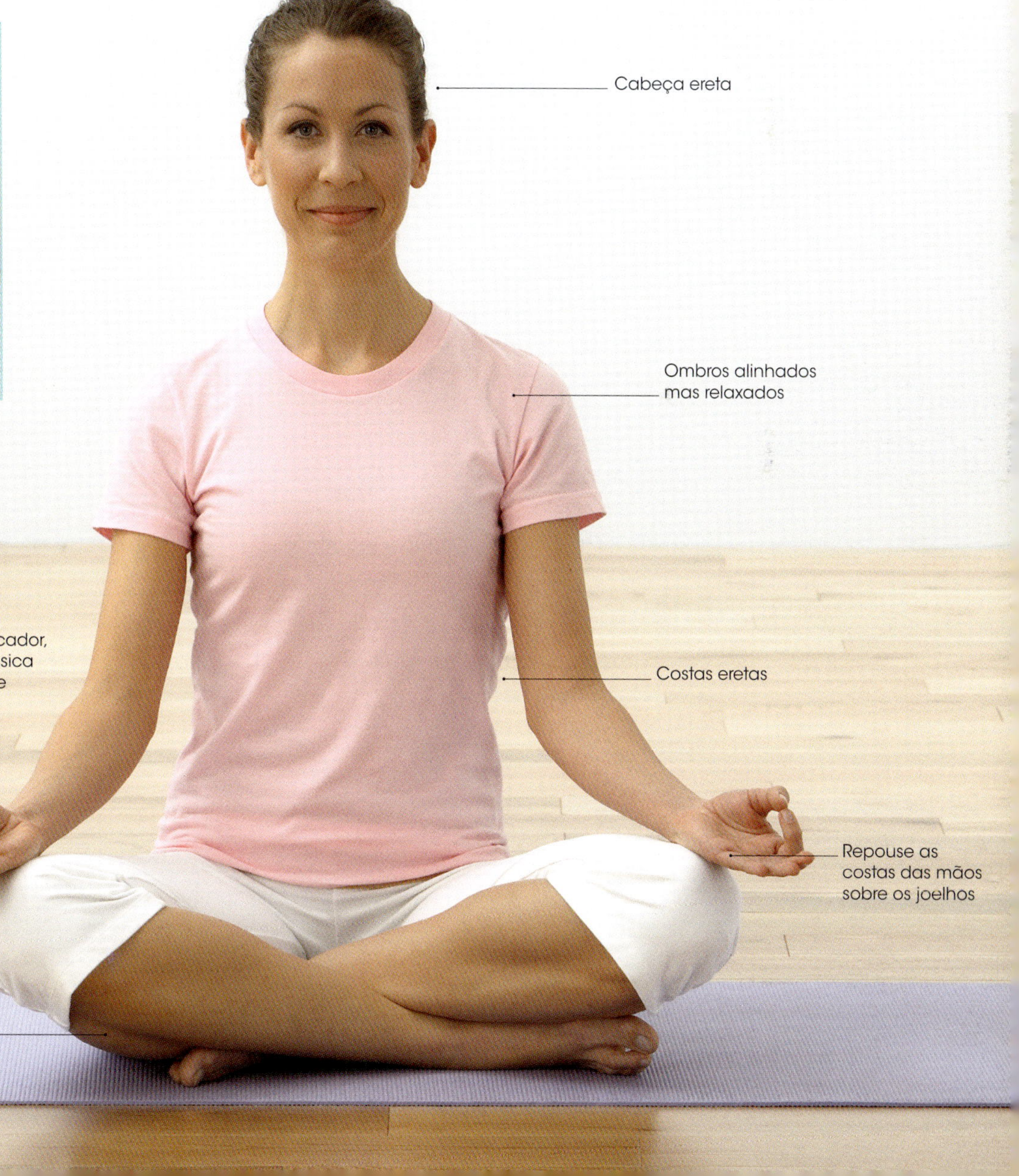
Cabeça ereta
Ombros alinhados mas relaxados
Una as pontas do polegar e do indicador, compondo a clássica postura "mudra de Chin" (p. 204)
Costas eretas
Repouse as costas das mãos sobre os joelhos
Cruze as pernas

Exercícios de olho

No mundo moderno, os olhos são expostos diariamente à tela do computador e da TV, à rapidez do trânsito e a luzes artificiais. Exercícios iogues para os olhos relaxam e fortalecem.

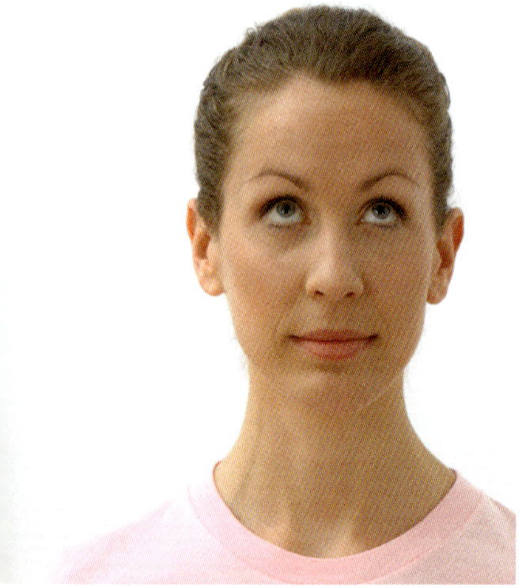

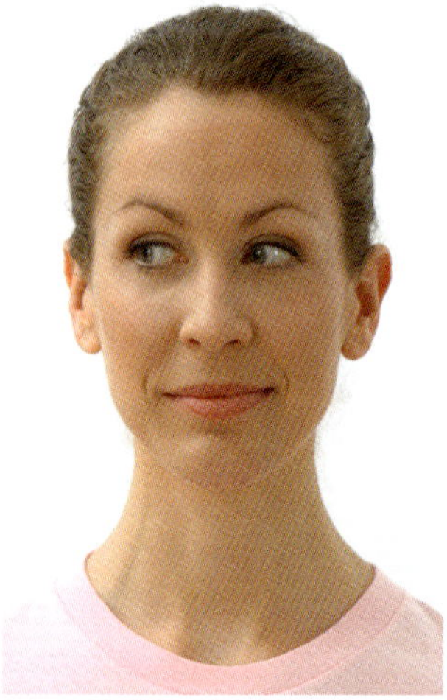

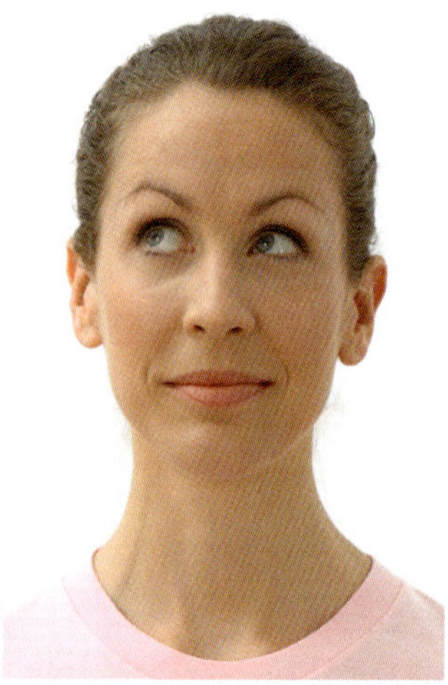

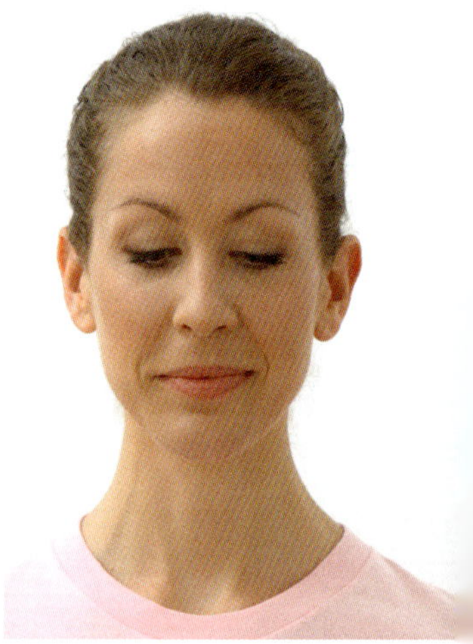

1 Com as costas e o pescoço eretos e a cabeça firme no lugar, olhe para cima o mais alto que puder, depois para baixo também. Repita ao menos 10 vezes; a seguir feche os olhos por 30 segundos para relaxá-los.

2 Arregalando os olhos, olhe para a direita o mais longe que conseguir, depois para a esquerda. Repita ao menos 10 vezes; a seguir, feche os olhos por 30 segundos para relaxá-los.

3 Movimente os olhos na diagonal, olhando para o canto superior direito e depois para o canto inferior esquerdo. Repita 10 vezes e refaça olhando para o canto superior esquerdo e depois para o direito. Feche e relaxe os olhos.

4 Vire os olhos em sentido horário, fazendo círculos grandes. Comece devagar e aumente aos poucos a velocidade, até movimentar os olhos o mais rápido que conseguir. Faça ao menos 10 círculos; a seguir, feche os olhos e relaxe um pouco. Repita no sentido anti-horário. Feche e relaxe os olhos.

Relaxando os olhos

Para acalmar os olhos depois dos exercícios, cubra-os com as mãos aquecidas para que se beneficiem do calor e da escuridão.

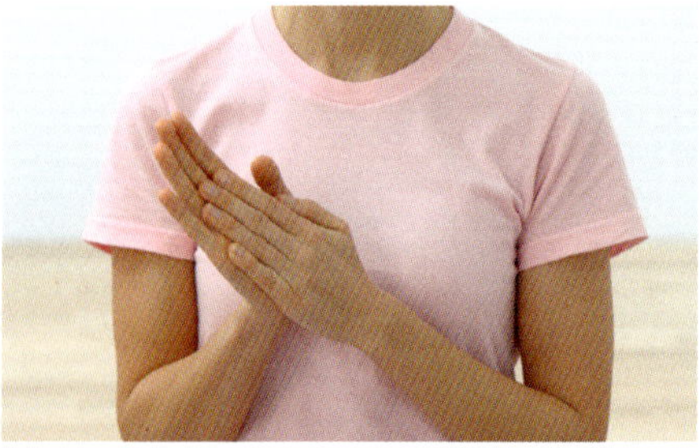

AQUEÇA AS MÃOS
Quando tiver finalizado os exercícios, esfregue as mãos vigorosamente até aquecer as palmas.

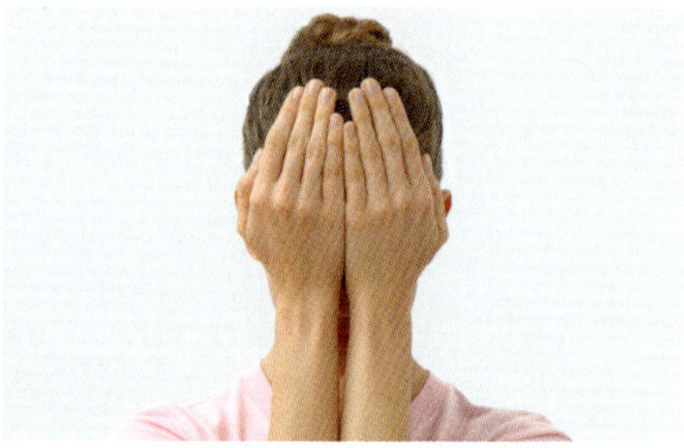

CUBRA OS OLHOS
Com as mãos, cubra os olhos delicadamente, sem tocar nas pálpebras. Fique assim por cerca de 30 segundos.

Exercícios de pescoço

Estes exercícios visam liberar qualquer tensão do pescoço, ombros e parte superior das costas. Ao fazê-los, movimente apenas a cabeça e o pescoço, mantendo as costas e os ombros parados.

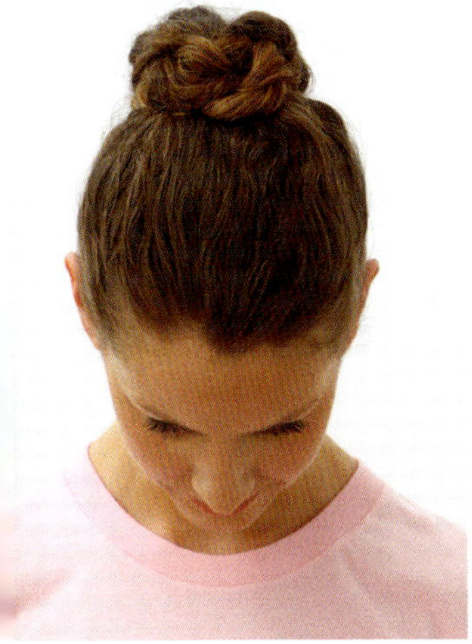

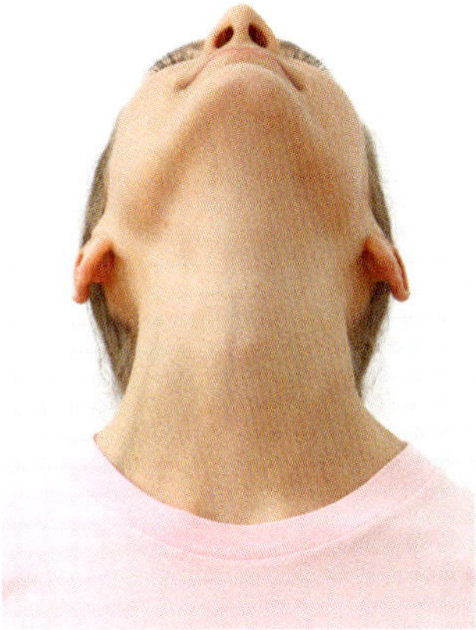

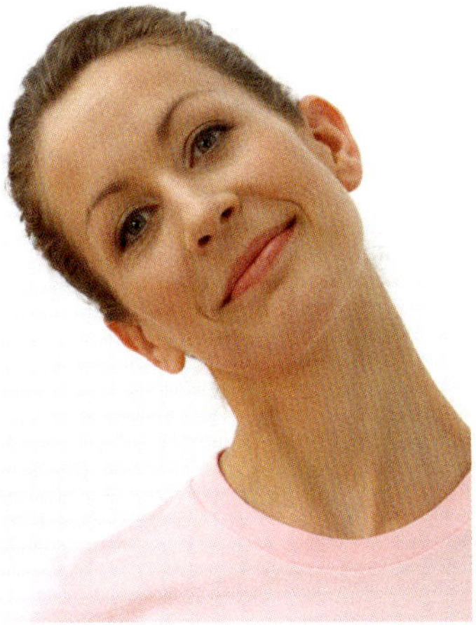

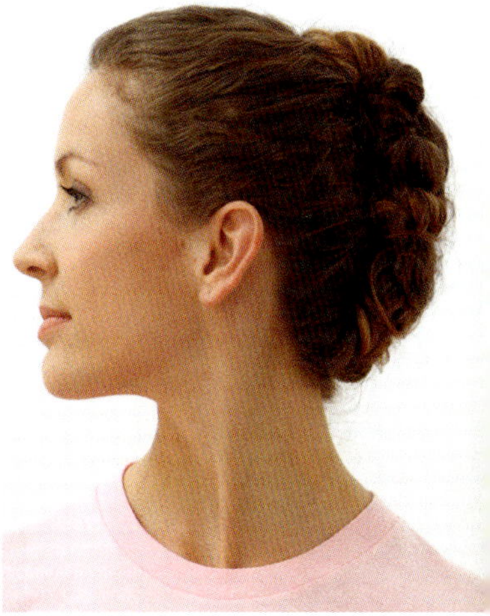

1 Comece na postura fácil (p. 47), com as costas e o peito eretos. Incline devagar a cabeça para a frente, em direção ao peito, alongando bem a parte posterior do pescoço.

2 Após alguns momentos, levante a cabeça e incline-a para trás, esticando a frente do pescoço o máximo que conseguir.

3 Aproxime a orelha direita do ombro direito, depois repita do outro lado. Mantenha os ombros alinhados. Repita o exercício 5-10 vezes.

4 Vire a cabeça para o lado direito. Contraia os músculos do lado direito do pescoço e sinta o alongamento no lado esquerdo. Repita do outro lado. Faça o exercício 5-10 vezes.

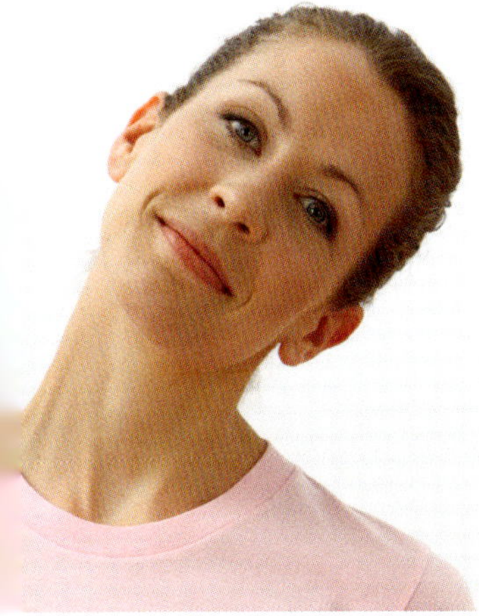

5 Aproxime o queixo do peito e gire a cabeça em sentido horário 2-3 vezes. Traga a cabeça de volta para o centro e comece de novo, girando 2-3 vezes em sentido anti-horário.

CUIDADO Se sentir tontura ou pressão demais no pescoço, diminua a intensidade do alongamento até se sentir confortável. Repita o exercício 5-10 vezes.

Saudação ao sol
Todos os níveis

No início da saudação ao sol, você deve ficar de pé na parte da frente do tapete de ioga. Assim você deixa espaço atrás para os passos seguintes. Observe como os movimentos envolvem contra-alongamentos –

Observe

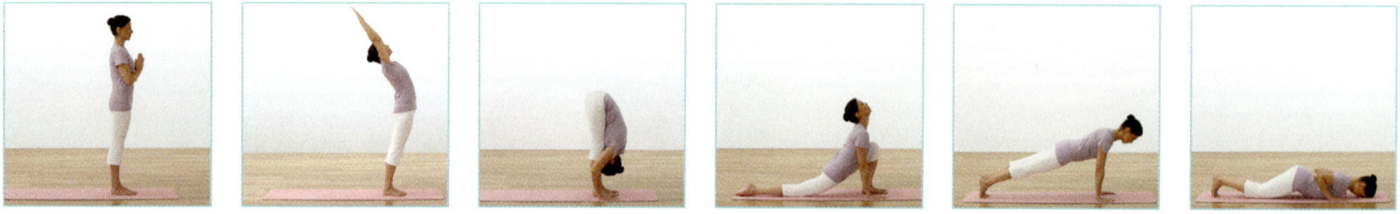

BENEFÍCIOS

FÍSICOS

- Eleva ligeiramente a circulação sanguínea.
- Recarrega o plexo solar, embora seja um exercício físico.
- Alonga e fortalece dezenas de músculos do corpo.
- Dá flexibilidade à coluna e aos membros.
- Regula a respiração.
- Aumenta a capacidade respiratória.

MENTAIS

- Graças à sequência simétrica e circular de movimentos, promove a sensação clara de estar naquele lugar naquela hora.
- Olhar para cima e para baixo no espaço faz a mente se expandir.
- O progressivo estado de alerta do corpo estimula o desapego. O corpo é visto como um veículo da mente e da alma.

1 Expire unindo as mãos em frente ao peito na postura da prece.

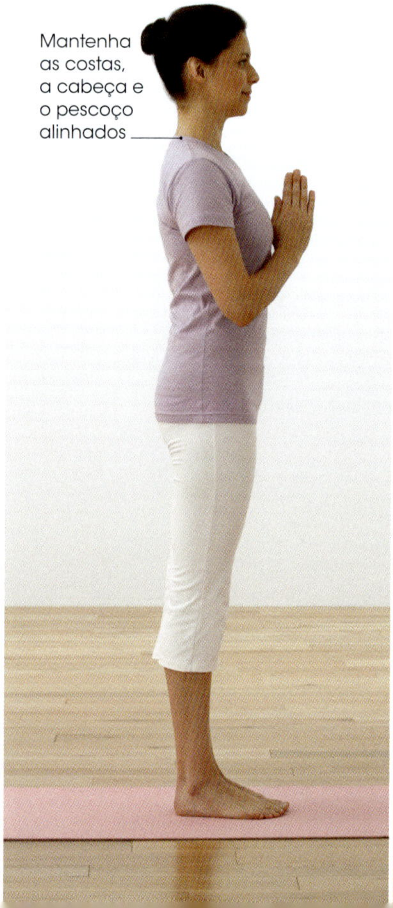
Mantenha as costas, a cabeça e o pescoço alinhados

Transição para o passo 2

Comece a inspirar enquanto levanta os braços para cima, ao lado das orelhas, com as palmas voltadas para a frente. Evite forçar o pescoço ao levantar os ombros.

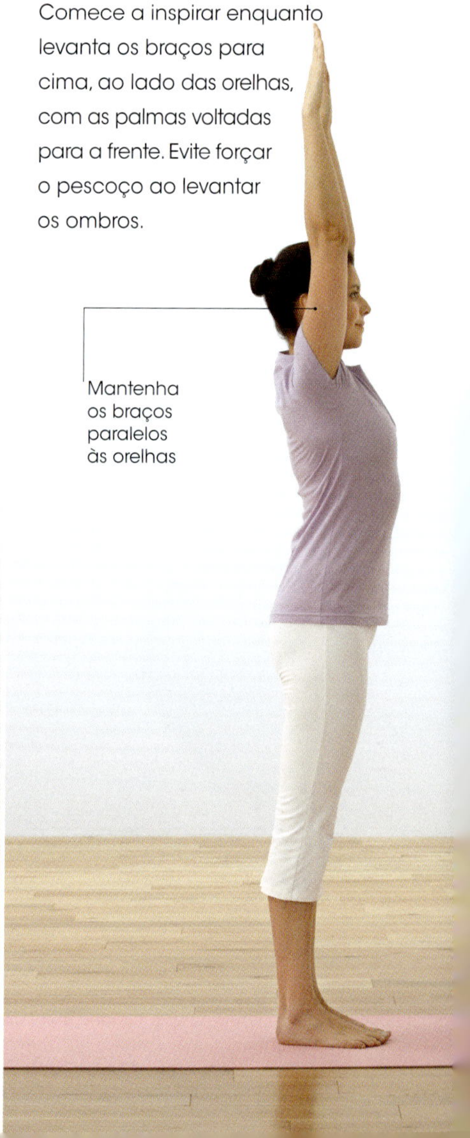
Mantenha os braços paralelos às orelhas

uma inclinação para trás é seguida por uma inclinação para a frente, depois de novo por uma inclinação para trás. Estes movimentos melhoram a flexibilidade da coluna e são benéficos para praticantes de todos os níveis.

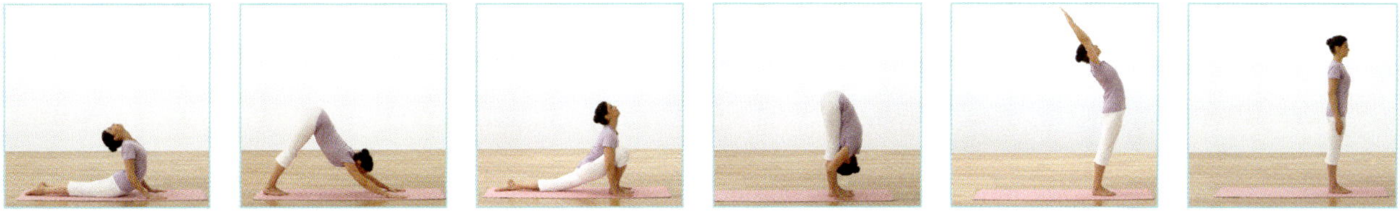

2 Ainda inspirando, transfira o peso para os calcanhares, olhe para cima e arqueie os braços, a cabeça e o peito para trás. Alongue o peito e o abdome.

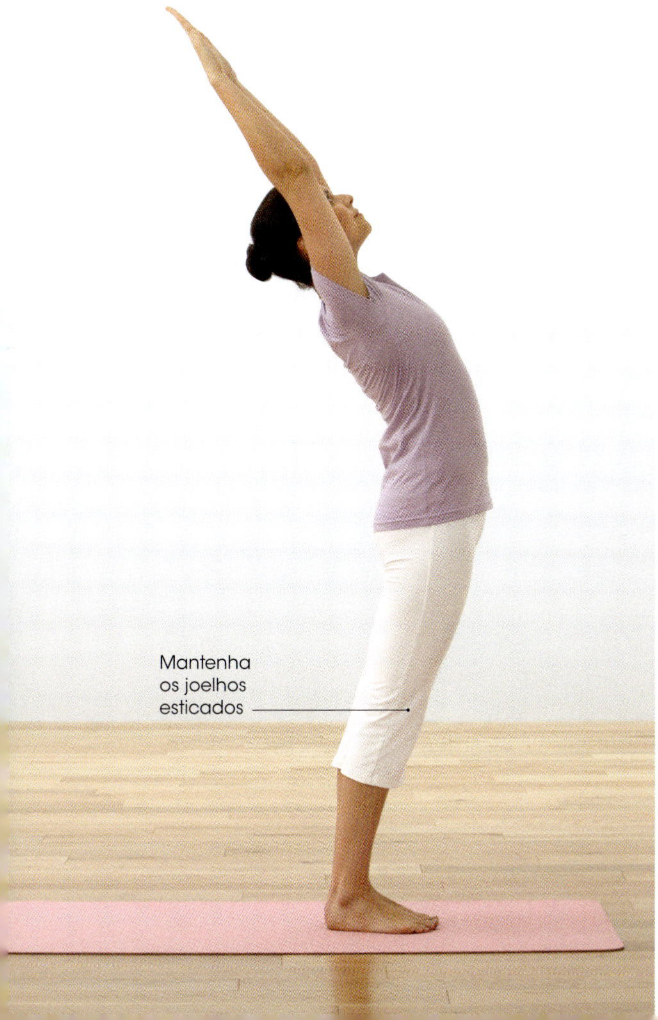
Mantenha
os joelhos
esticados

Transição para o passo 3

Comece a expirar e incline-se para a frente a partir da cintura, mantendo as pernas esticadas. Use os músculos das costas para formar uma linha horizontal com a coluna, a cabeça e os braços.

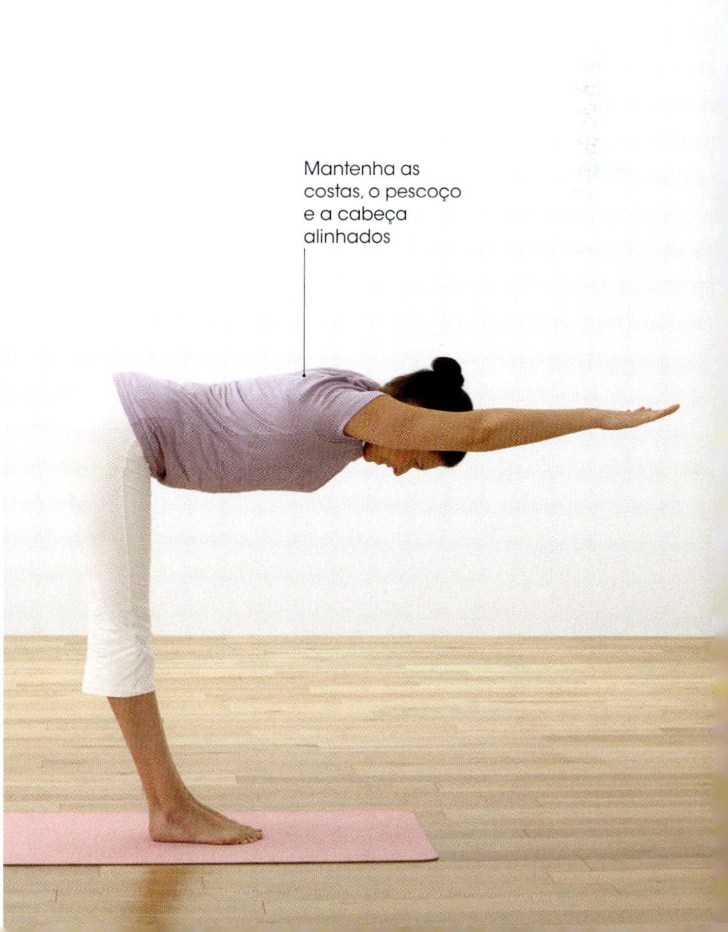
Mantenha as
costas, o pescoço
e a cabeça
alinhados

Saudação ao sol
(continuação)

3
Enquanto continua a expirar, flexione o tronco para a frente o máximo que puder. Tente apoiar as mãos no tapete, paralelamente aos pés. Se necessário, flexione os joelhos até encostar a cabeça neles.

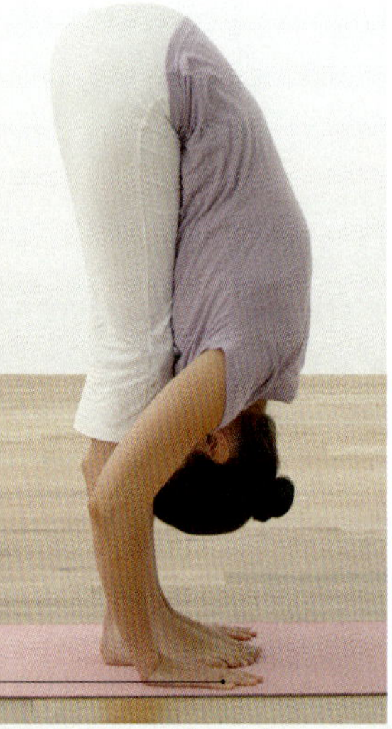
Alinhe os dedos dos pés e das mãos

Transição para o passo 4
Comece a inspirar enquanto apoia o joelho direito para trás, no tapete. Mantenha o joelho esquerdo sobre o tornozelo esquerdo.

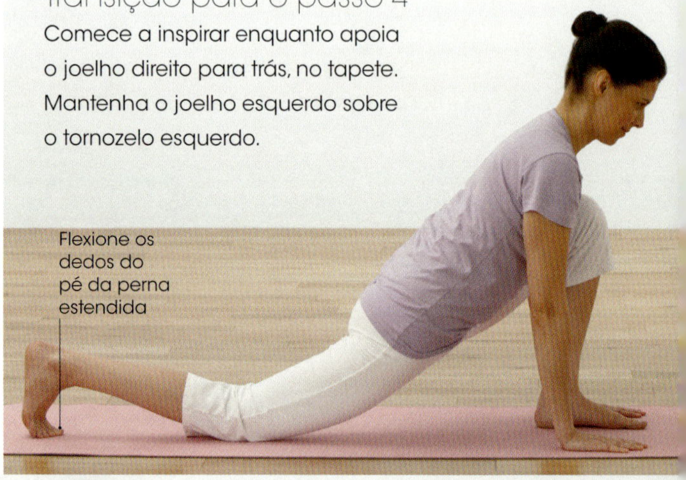
Flexione os dedos do pé da perna estendida

4
Enquanto continua a inspirar, alongue o pé direito. Tente manter as mãos apoiadas no tapete. Olhe para cima com a boca fechada. Procure não mover o quadril.

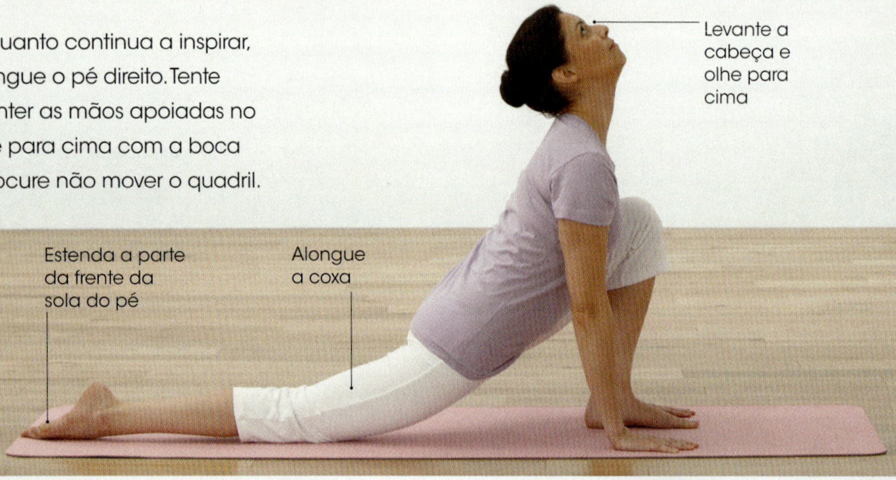
Levante a cabeça e olhe para cima
Estenda a parte da frente da sola do pé
Alongue a coxa

Transição para o passo 5
Prendendo a respiração, flexione os dedos do pé direito, levante o joelho e estenda a perna. Olhe para baixo.

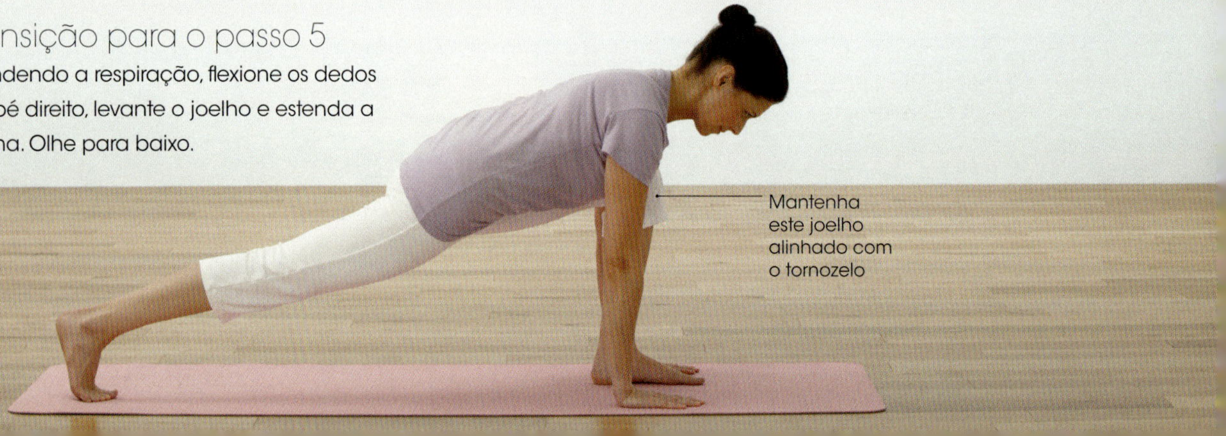
Mantenha este joelho alinhado com o tornozelo

5

Continue prendendo a respiração e leve a perna esquerda para trás, paralela à direita. Alinhe a cabeça, as costas, o quadril e as pernas. Estenda as pernas e olhe para o chão.

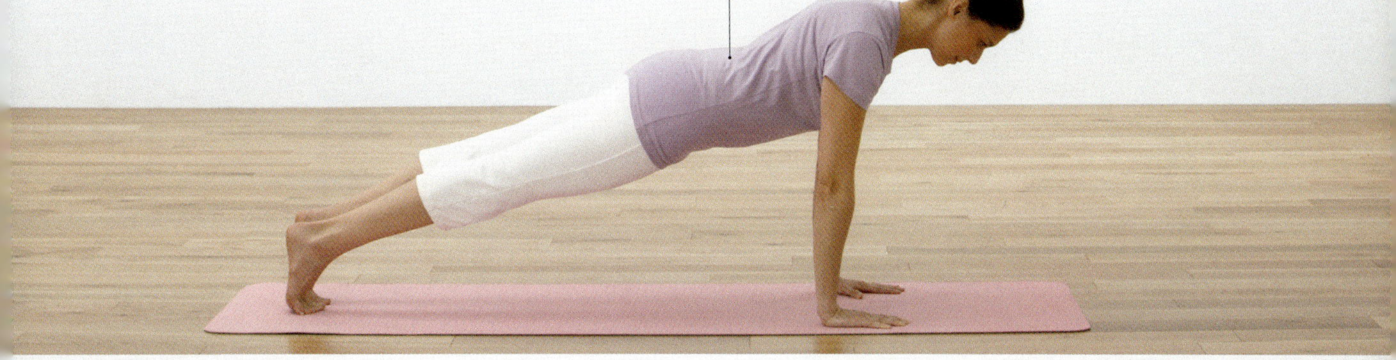
Mantenha
o corpo
estendido

Transição para o passo 6

Comece a expirar enquanto apoia os joelhos no tapete.

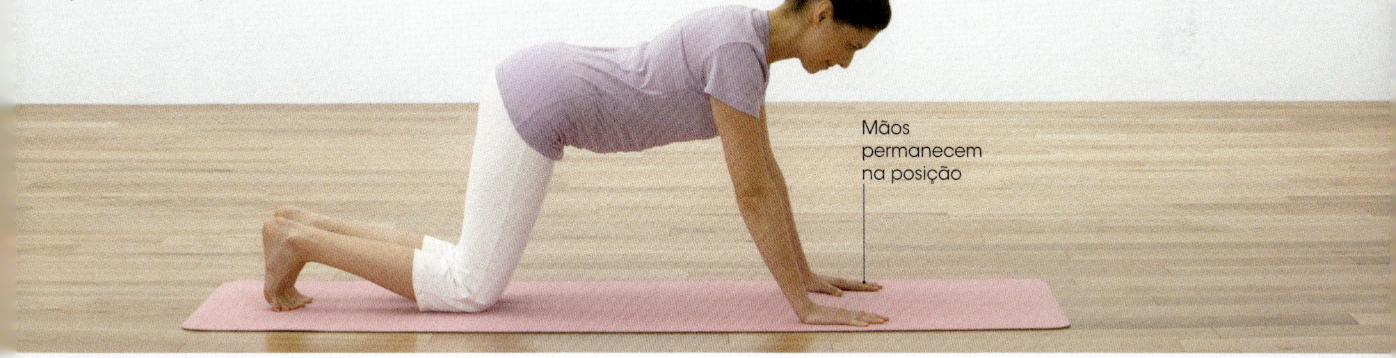
Mãos
permanecem
na posição

6

Enquanto expira, abaixe o peito e alinhe os ombros com as pontas dos dedos. Apoie a testa no tapete, mantendo o quadril elevado.

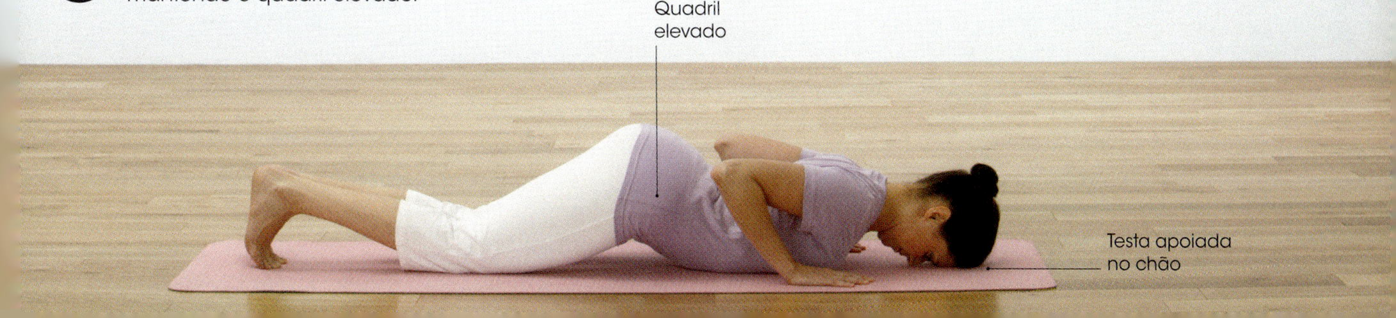
Quadril
elevado
Testa apoiada
no chão

Saudação ao sol
(continuação)

Transição (a) para o passo 7

Comece a inspirar mantendo o peito, as mãos e a testa na posição. Abaixe o quadril e apoie no tapete. Estenda as pernas e os pés.

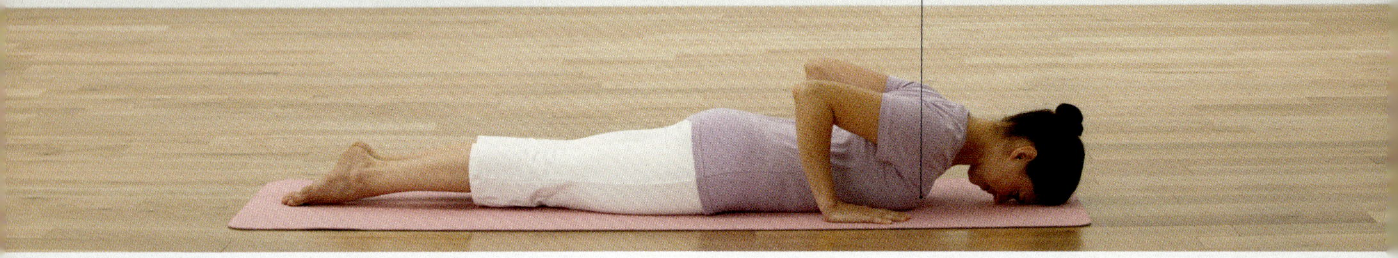
Cabeça e peito começam a deslizar para a frente

Transição (b) para o passo 7

Enquanto começa a inspirar, eleve a cabeça e os ombros. Mantenha o peito no chão, aproxime os cotovelos do corpo e aproxime as escápulas. Olhe para cima.

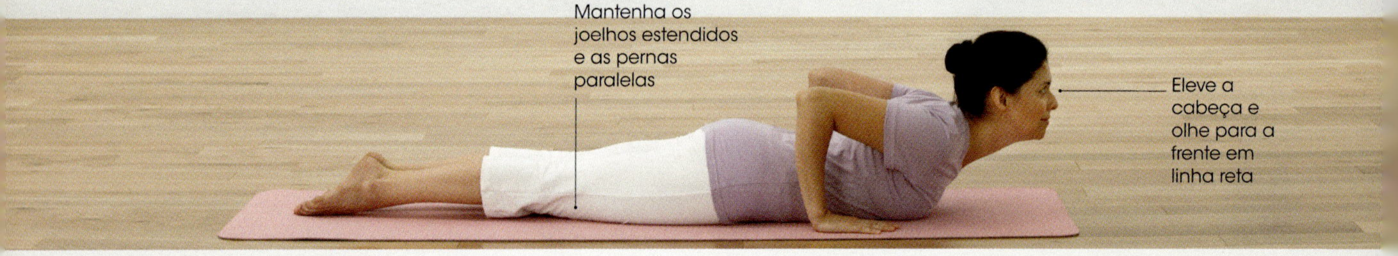

7 Continue inspirando e arqueie a cabeça e a parte superior da coluna para trás, mantendo o quadril no tapete e os ombros afastados das orelhas. Olhe para cima.

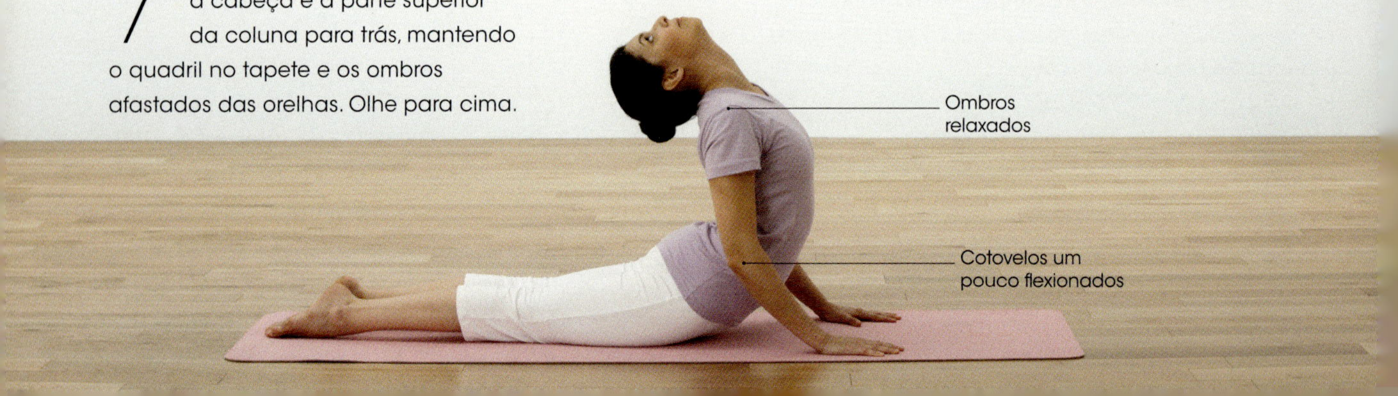
Ombros relaxados
Cotovelos um pouco flexionados

Transição para o passo 8

Comece a expirar enquanto solta o pescoço e a parte superior das costas. Flexione os dedos dos pés, estenda as pernas e desencoste os joelhos do chão.

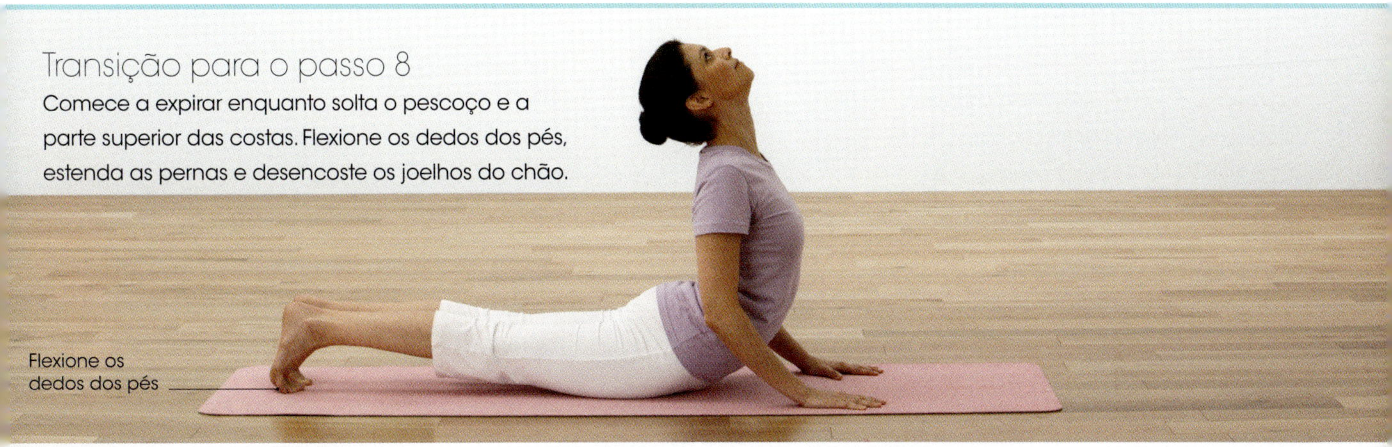

8 Continue inspirando, eleve o quadril, estenda os braços e empurre o corpo para trás. Olhe para o chão.

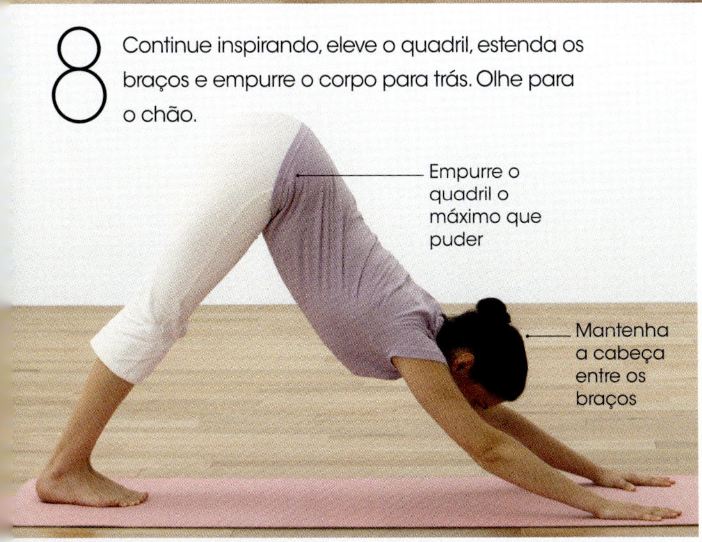

Transição para o passo 9

Comece a inspirar enquanto dá um passo para a frente com a perna direita, trazendo o pé direito entre as mãos e posicionando o joelho direito sobre o tornozelo direito. Apoie o joelho esquerdo no tapete.

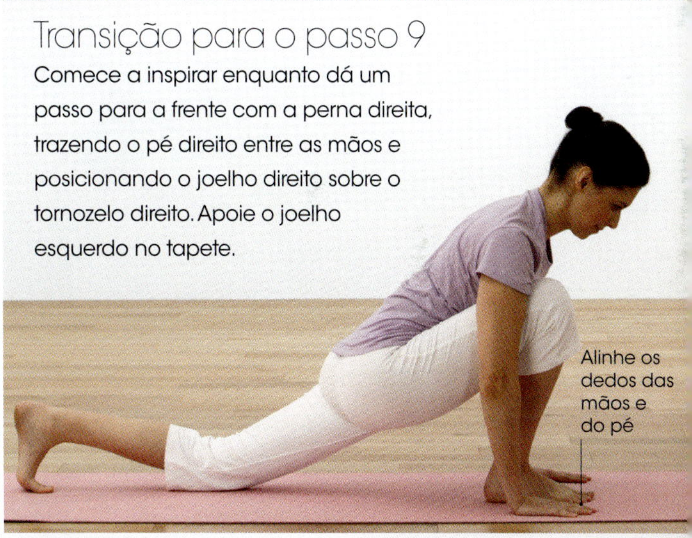

9 Enquanto inspira, estenda o pé esquerdo para trás. Tente manter as mãos bem apoiadas no tapete. Olhe para cima com a boca fechada, alongando o pescoço e a parte superior das costas. Mantenha o quadril alinhado.

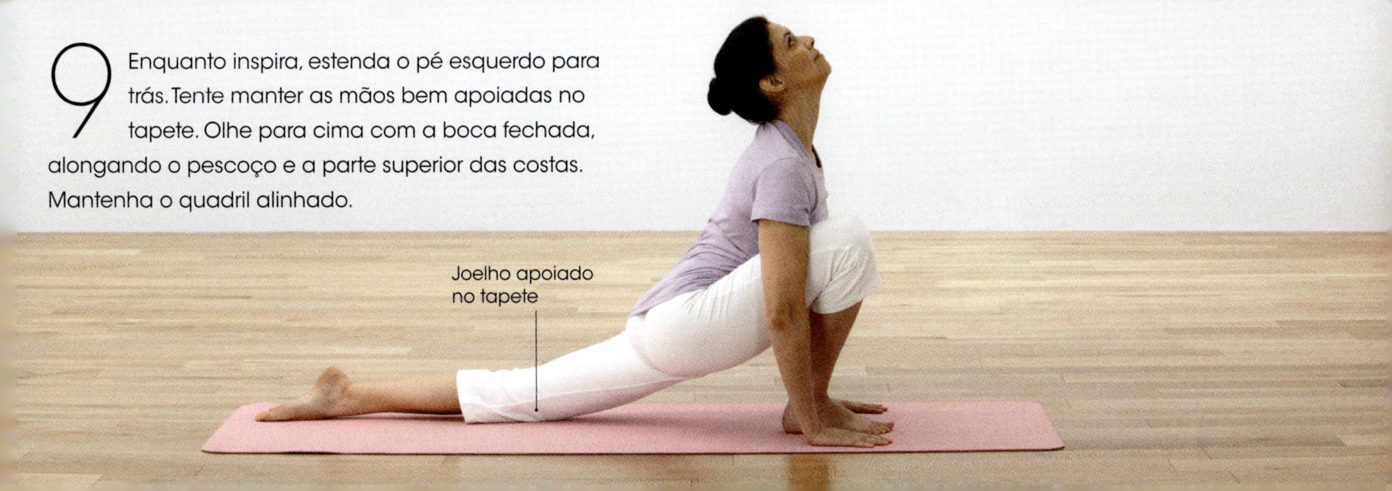

Saudação ao sol
(continuação)

Transição para o passo 10

Comece a expirar trazendo a perna esquerda para a frente, ao encontro da direita. Alinhe os dedos dos pés e das mãos e mantenha os joelhos estendidos. Incline--se para a frente a partir da cintura, procurando não curvar a parte superior das costas. Olhe para o chão à sua frente.

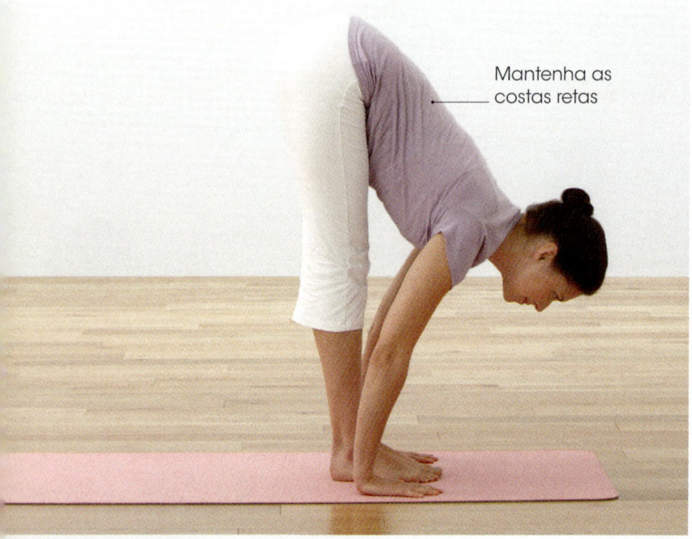

10

Continue a expirar flexionando o tronco para a frente o máximo que puder, alongando os músculos das pernas e da região lombar. Se preciso, flexione os joelhos até conseguir encostar a cabeça neles.

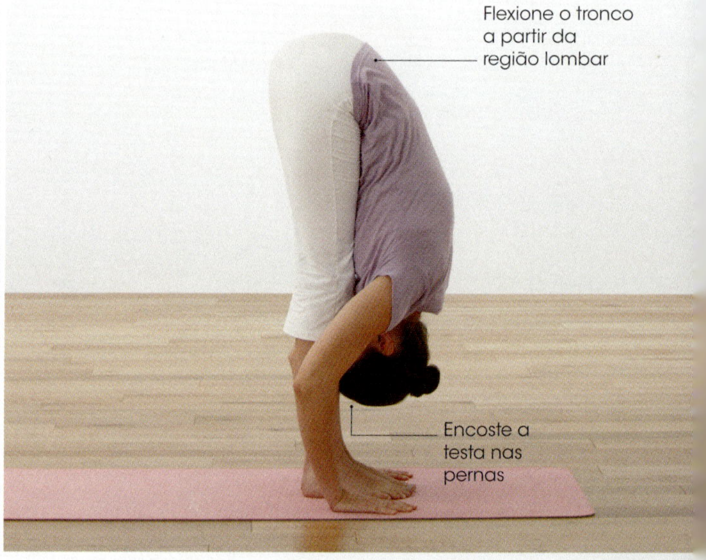

Transição (a) para o passo 11

Comece a inspirar enquanto estica as costas para a frente a partir da cintura, mantendo as pernas estendidas. Alinhe os braços com as orelhas. Use os músculos das costas, dos ombros e do pescoço para formar uma linha horizontal com a coluna, a cabeça e os braços.

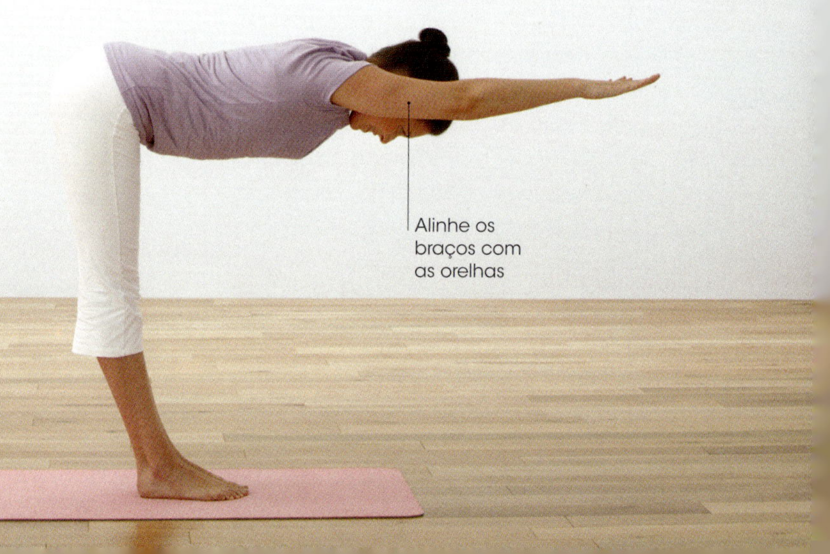

Transição (b) para o passo 11

Continuando a inspirar, estique os braços para cima, ao lado das orelhas, com as palmas viradas para a frente. Evite forçar o pescoço ao elevar os ombros.

11

Ainda inspirando, transfira o peso para os calcanhares, olhe para cima e arqueie os braços, a cabeça e o peito para trás. Alongue o peito e o abdome.

12

Expire enquanto abaixa os braços ao longo do corpo. Mantenha a coluna ereta e olhe para a frente em linha reta. Inspire profundamente e faça uma segunda saudação ao sol, começando pelo passo 1. Desta vez, apoie o joelho esquerdo no tapete no passo 4 e o joelho direito no passo 9.

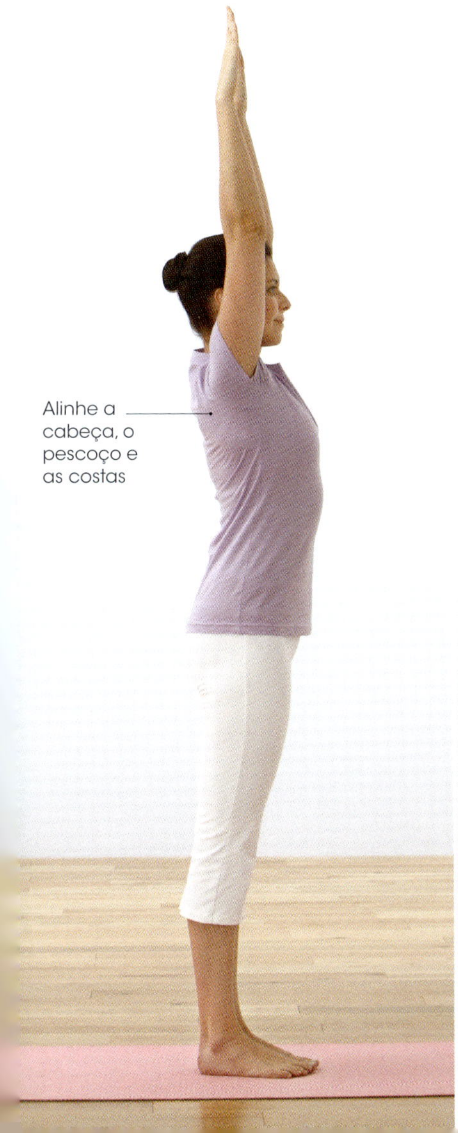
Alinhe a cabeça, o pescoço e as costas

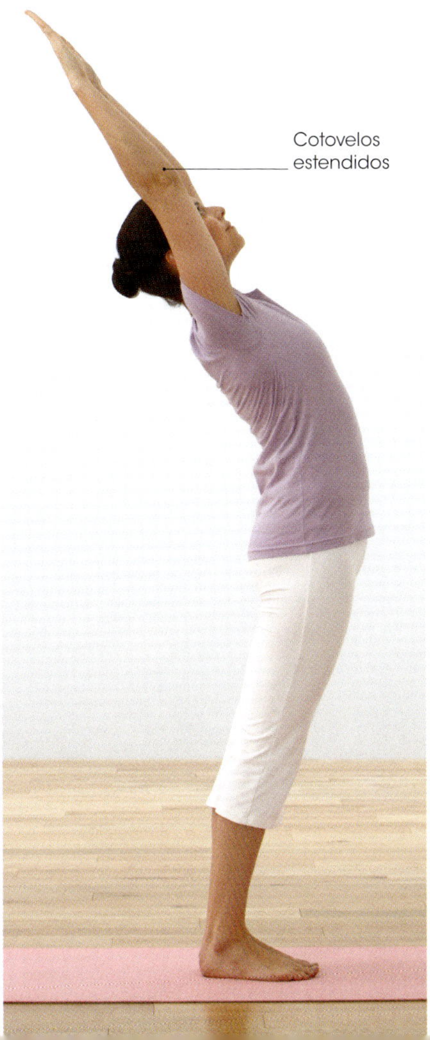
Cotovelos estendidos

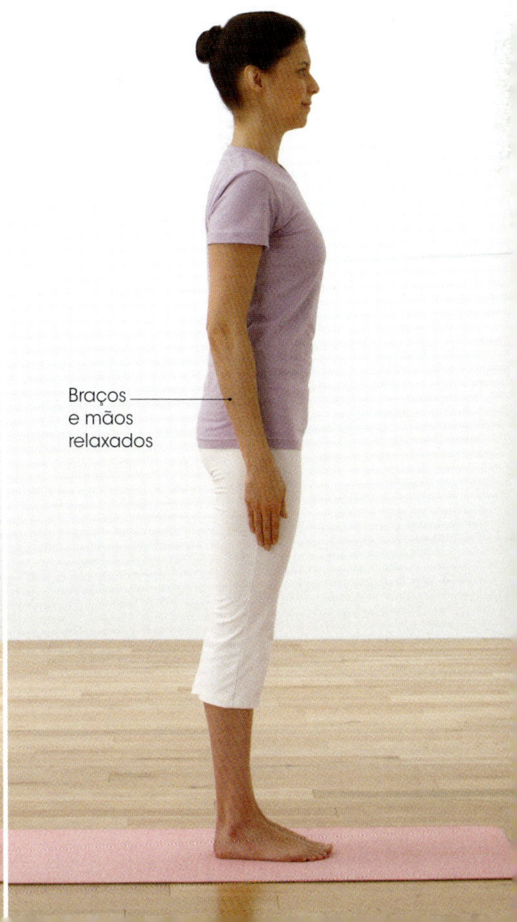
Braços e mãos relaxados

Elevação de uma perna
Todos os níveis

Estes exercícios melhoram a flexibilidade dos músculos da panturrilha e do tendão, preparando para o alongamento dos músculos das costas solicitado em muitas posturas de inclinação para a frente.

Elevação simples
Iniciante

1 Deite-se de costas, com as pernas unidas, os braços ao longo do corpo e as palmas para baixo.

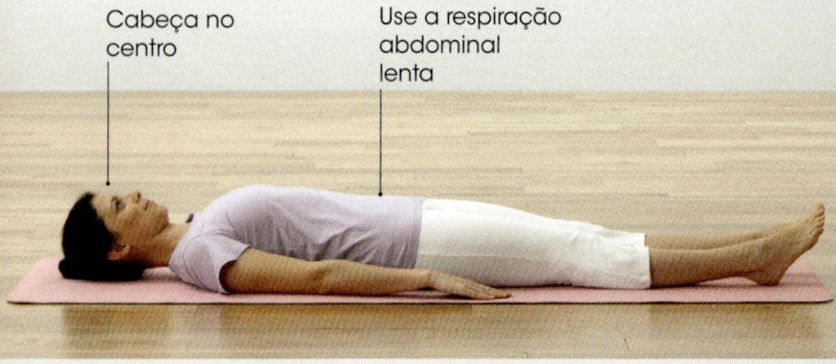
Cabeça no centro
Use a respiração abdominal lenta

2 Inspire e levante a perna esquerda, mantendo o joelho estendido e os dedos virados para a cabeça. Expire e recoloque a perna na posição inicial. Repita até 5 vezes de cada lado, depois passe para a elevação de cabeça e joelho ou para a elevação alongada de perna.

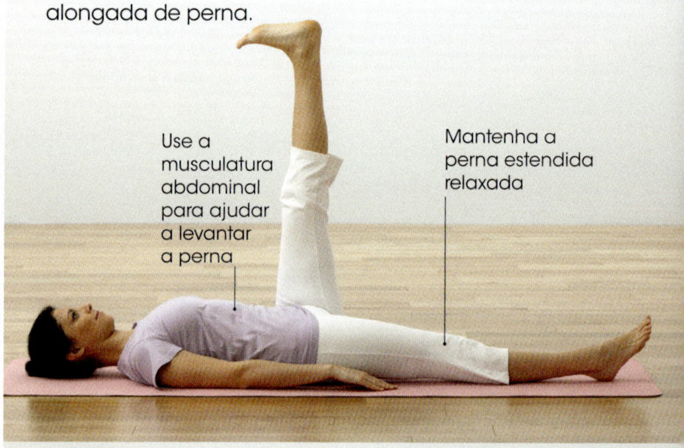
Use a musculatura abdominal para ajudar a levantar a perna
Mantenha a perna estendida relaxada

Elevação de cabeça e joelho
Iniciante

1 Começando pelo passo 2 da elevação de perna (acima), expirando, flexione o joelho da perna esquerda e com as mãos pressione-o contra o abdome.

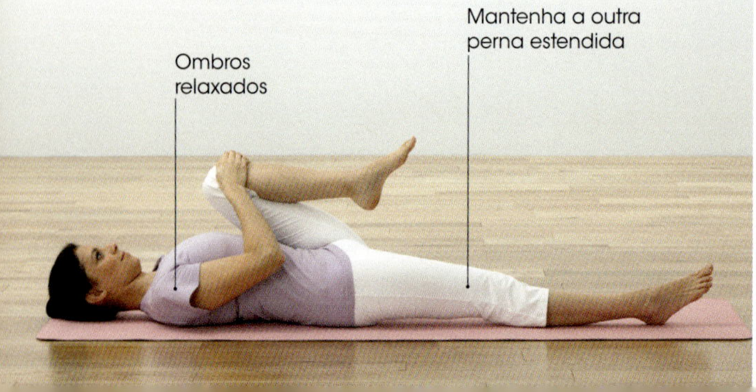
Ombros relaxados
Mantenha a outra perna estendida

2 Inspirando, erga a cabeça e tente tocar a testa com o joelho esquerdo. Expirando, estenda a cabeça, os braços e a perna. Repita do outro lado. Pratique 3 vezes de cada lado.

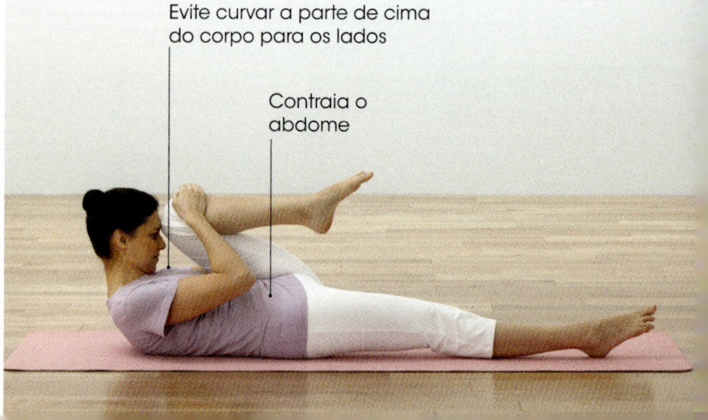
Evite curvar a parte de cima do corpo para os lados
Contraia o abdome

Elevação alongada de perna
Intermediário

1 Começando pelo passo 2 da elevação de perna, expirando, puxe a perna ou o pé esquerdo com as duas mãos levantando as costas do tapete. Tente aproximar o peito e a cabeça da perna levantada.

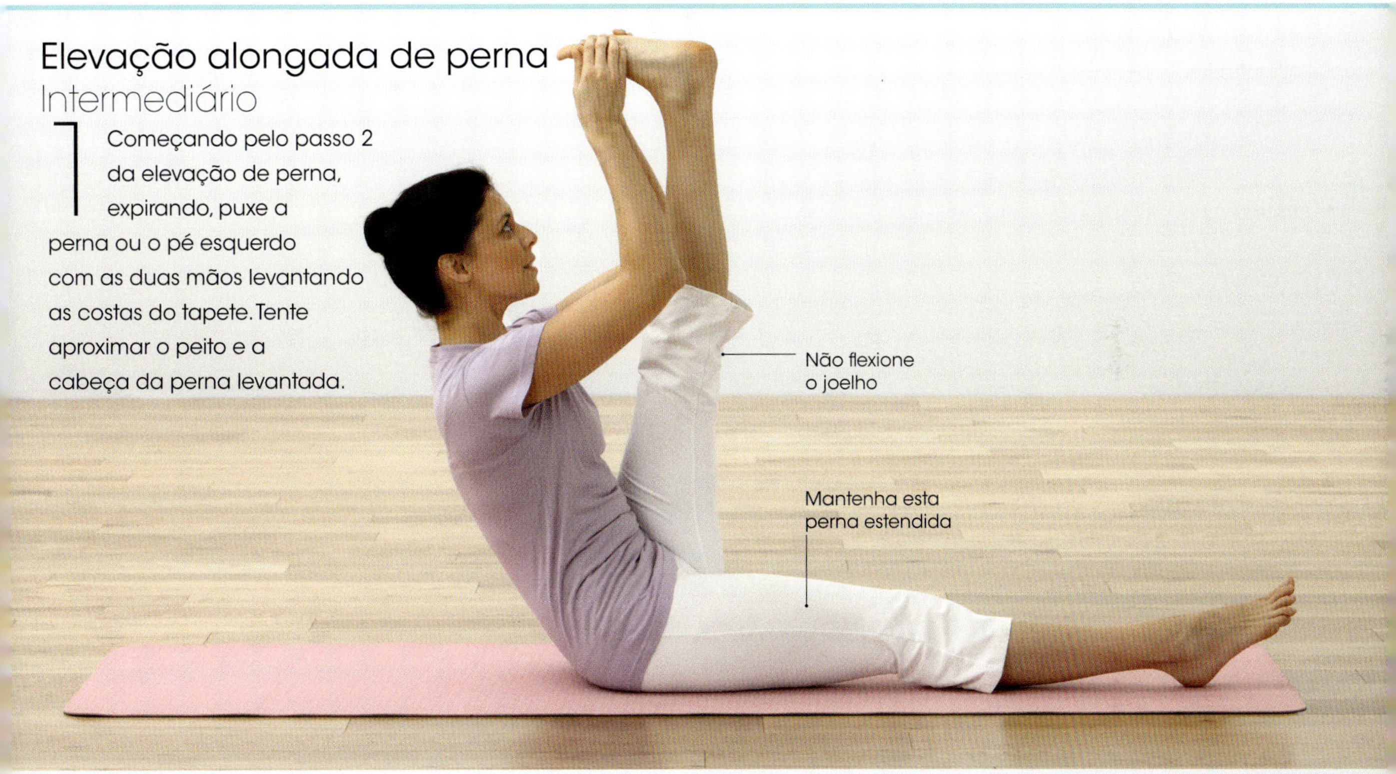
Não flexione o joelho
Mantenha esta perna estendida

2 Inspire e vá deitando a cabeça e as costas no tapete enquanto puxa a perna em direção à cabeça. Expire e desça a perna e os braços à posição inicial. Para alongar mais, segure a perna por mais de 1 minuto enquanto pratica a respiração abdominal rítmica. Abaixe a perna expirando e repita do outro lado.

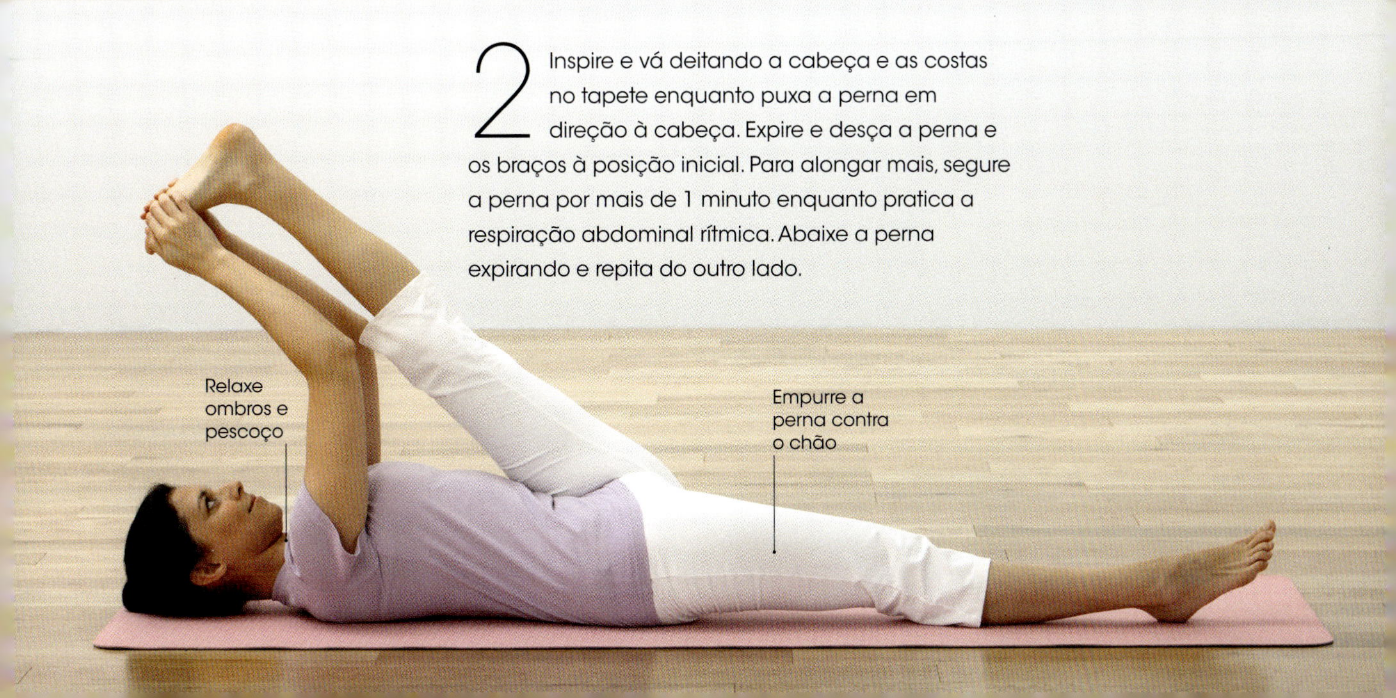
Relaxe ombros e pescoço
Empurre a perna contra o chão

Elevação das duas pernas
Intermediário e avançado

Estes levantamentos de perna dão a força necessária ao abdome para realizar posições como a invertida sobre a cabeça (pp. 62-71). Depois de fazer a elevação simples e a dupla, relaxe na postura do cadáver (p. 188).

Braços estendidos
Intermediário

1 Deite de costas com as pernas unidas, braços ao longo do corpo e palmas viradas para baixo. Respire devagar e ritmadamente.

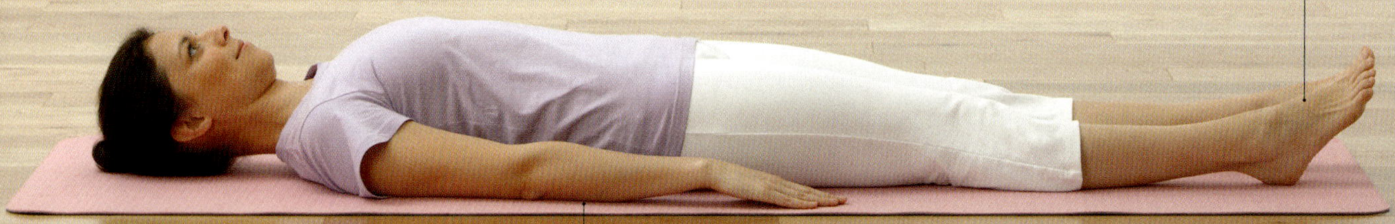
Relaxe os pés
Aproxime a região lombar o máximo possível do chão

2 Coloque os braços embaixo das costas para evitar tensão na região lombar. Inspire e levante as duas pernas simultaneamente, formando um ângulo de 90° com o chão. Expire e desça as pernas até o chão. Repita 5-10 vezes. Se não sentir tensão na região lombar, pratique com os braços ao longo do corpo e as palmas viradas para baixo.

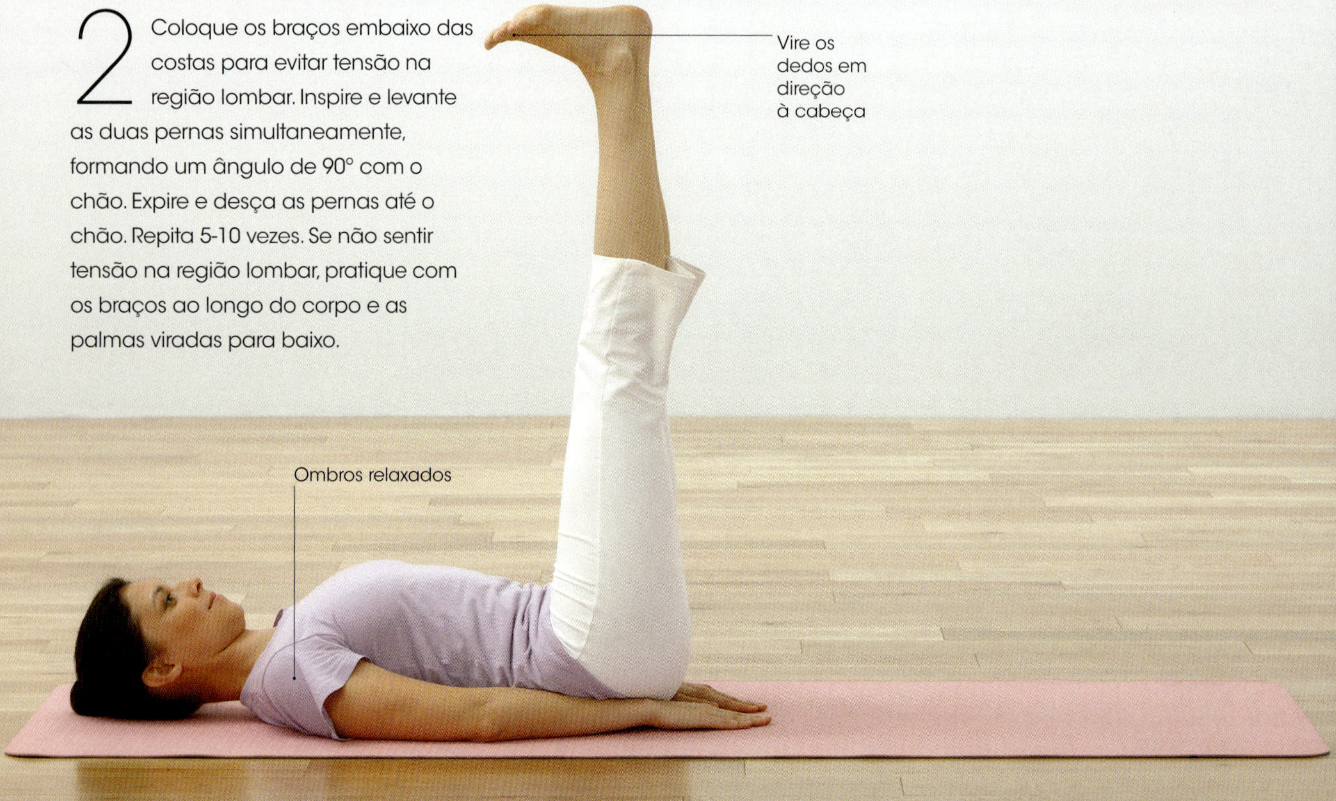
Vire os dedos em direção à cabeça
Ombros relaxados

Braços atrás da cabeça

Avançado

1 Deite de costas, estenda os braços para trás e segure os cotovelos. Respire devagar e ritmadamente.

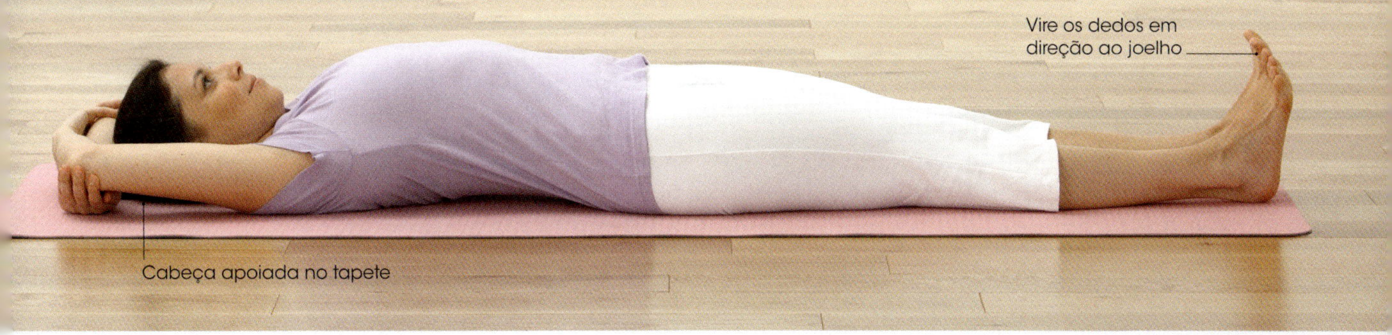
Vire os dedos em direção ao joelho
Cabeça apoiada no tapete

2 Inspire e levante as duas pernas simultaneamente, formando um ângulo de 90°. Expirando, abaixe as pernas, mas sem chegar a encostar os calcanhares no chão. Repita 5-10 vezes.

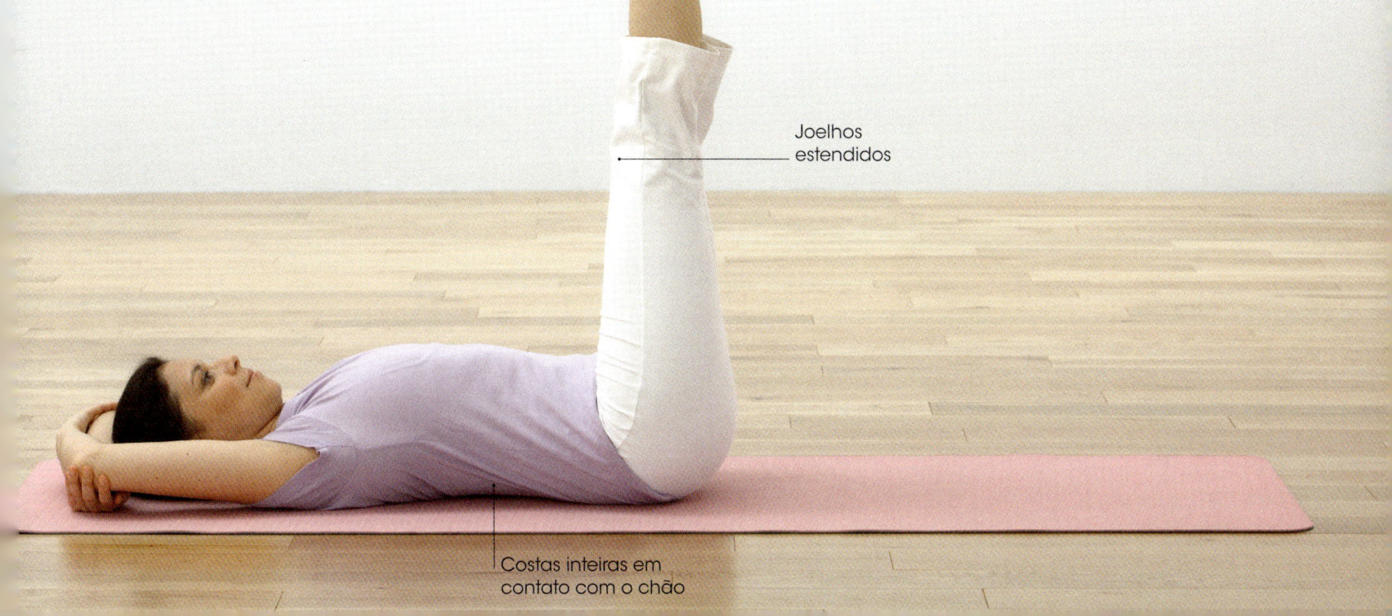
Joelhos estendidos
Costas inteiras em contato com o chão

1 Postura invertida sobre a cabeça – *Sirshasana*

Conhecida como "Rainha das Ássanas", a postura invertida sobre a cabeça é poderosa para o corpo e a mente. O equilíbrio nessa postura requer coordenação dos impulsos recebidos no cérebro vindos do interior da orelha, da pele dos braços e das mãos, dos olhos e de vários músculos e juntas. Relaxe depois na contrapostura, a postura da criança (p. 191).

BENEFÍCIOS

FÍSICOS
- Fortalece as batidas do coração.
- Alivia as veias varicosas.
- Reduz a pressão na região lombar.
- Fortalece a musculatura dos ombros.
- Melhora a coordenação das funções voluntárias e involuntárias do corpo.

MENTAIS
- Melhora a memória e a concentração.
- Melhora a coordenação entre mente e corpo.
- Estimula as habilidades intelectuais.

CUIDADO Não pratique essa postura: se sofrer de pressão alta ou doença nos olhos, como glaucoma e descolamento de retina; durante a menstruação; se tiver alguma inflamação na região da cabeça; se sofrer de dores no pescoço devido a um acidente ou a outras causas. Em caso de dúvida, consulte um médico.

Golfinho

Exercício preparatório para todos os níveis

1 Este exercício prepara você física e mentalmente para a postura invertida sobre a cabeça. Ajoelhe-se, incline-se para a frente e apoie os braços no chão, cerca de 20 cm à frente dos joelhos. Entrelace os dedos com firmeza e feche as palmas.

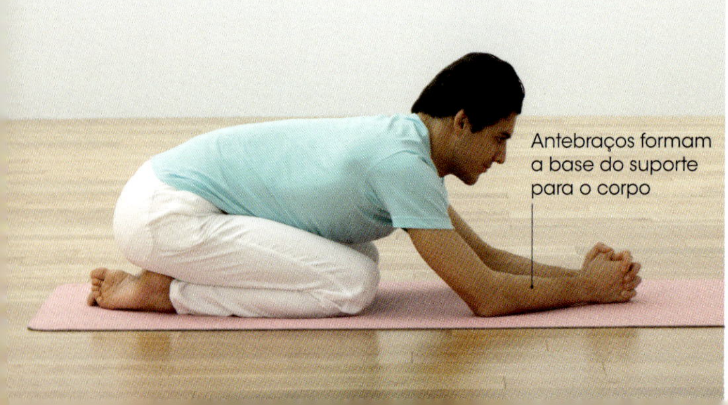
Antebraços formam a base do suporte para o corpo

2 Sem tirar os pés do lugar, inspire e eleve o quadril.

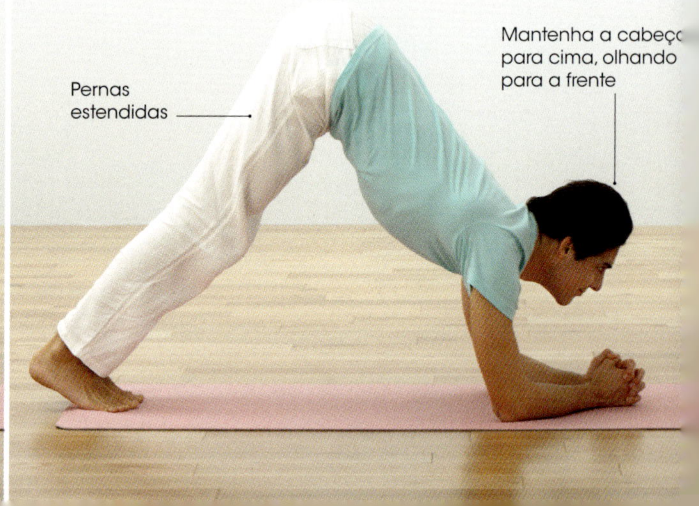
Mantenha a cabeça para cima, olhando para a frente
Pernas estendidas

3 Expirando, mexa o corpo inteiro para a frente e abaixe a cabeça e os ombros, aproximando-os do chão. O quadril ficará mais baixo.

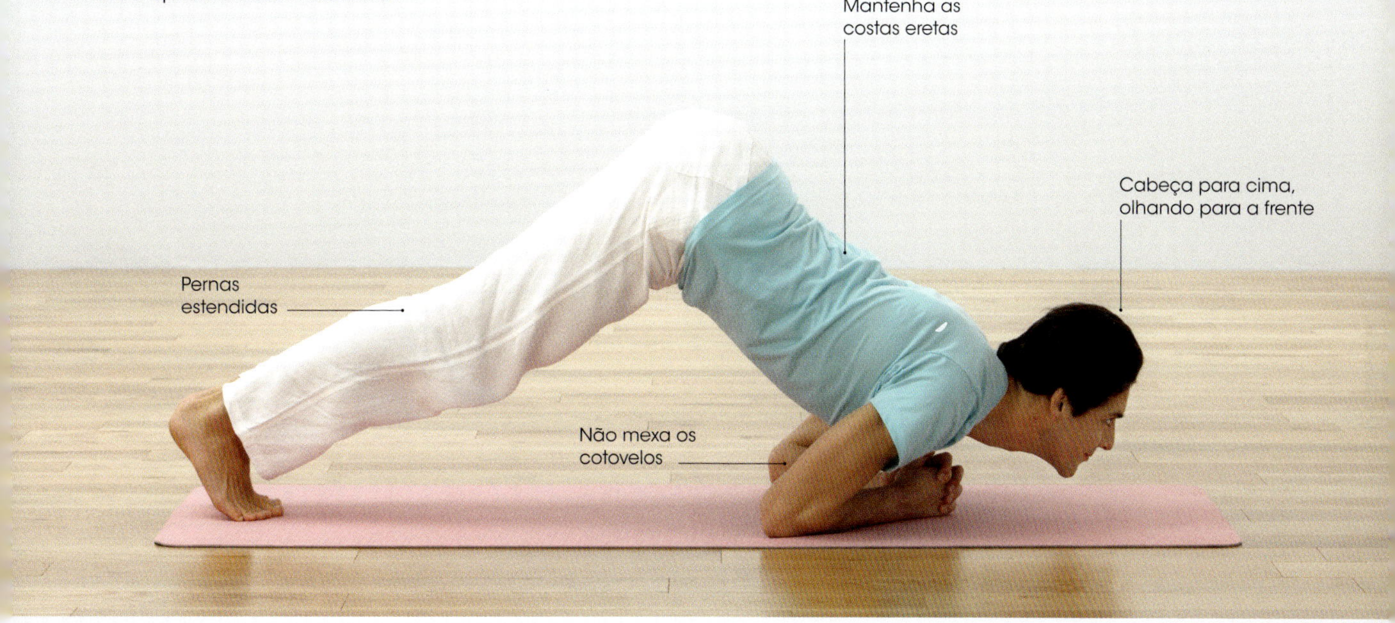
Mantenha as costas eretas
Cabeça para cima, olhando para a frente
Pernas estendidas
Não mexa os cotovelos

4 Inspire e puxe a cabeça e o pescoço para cima de novo. O quadril subirá também. Repita os passos 1-4 por 5-10 vezes, depois ajoelhe.

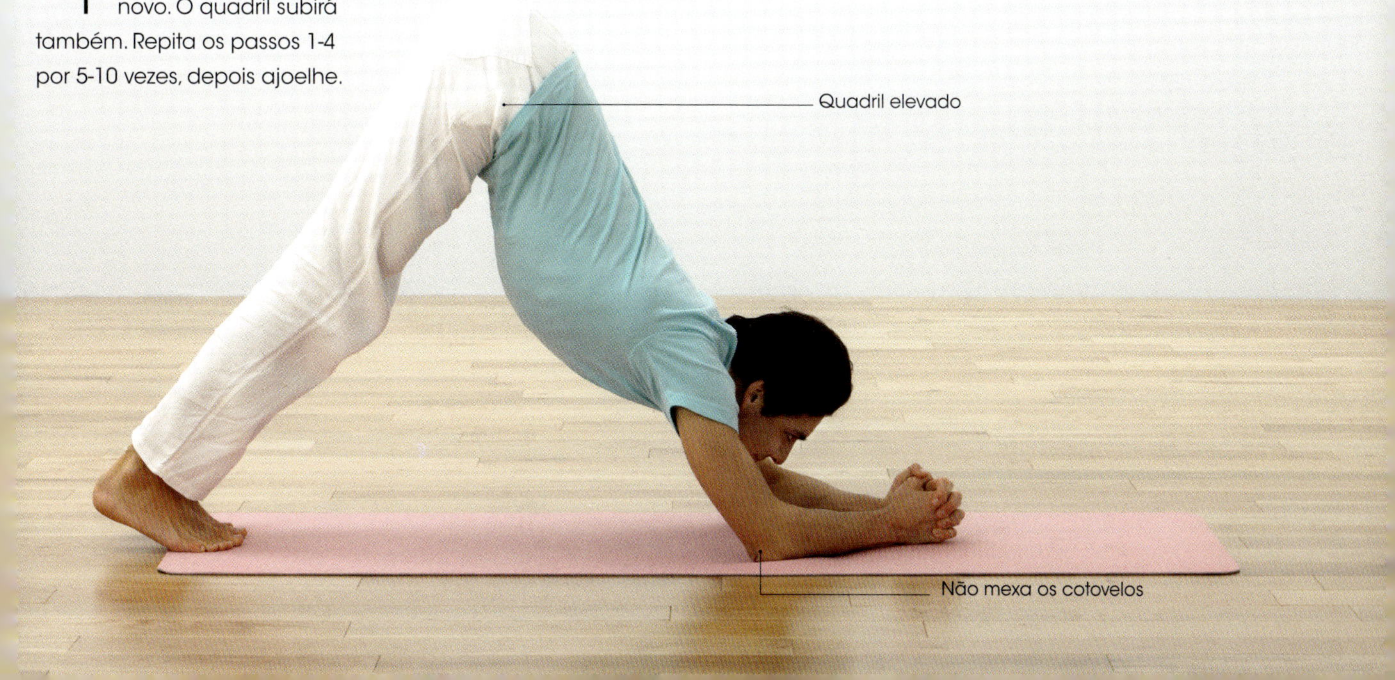
Quadril elevado
Não mexa os cotovelos

Postura invertida sobre a cabeça

Iniciante

Pense: "Meus braços são as minhas pernas". Era com esta instrução que Swami Vishnudevananda ajudava seus alunos a se concentrar no tripé formado por cotovelos e mãos desta postura.

POSIÇÃO INICIAL Relaxe na postura da criança (p. 191) por alguns instantes antes de praticar o exercício.

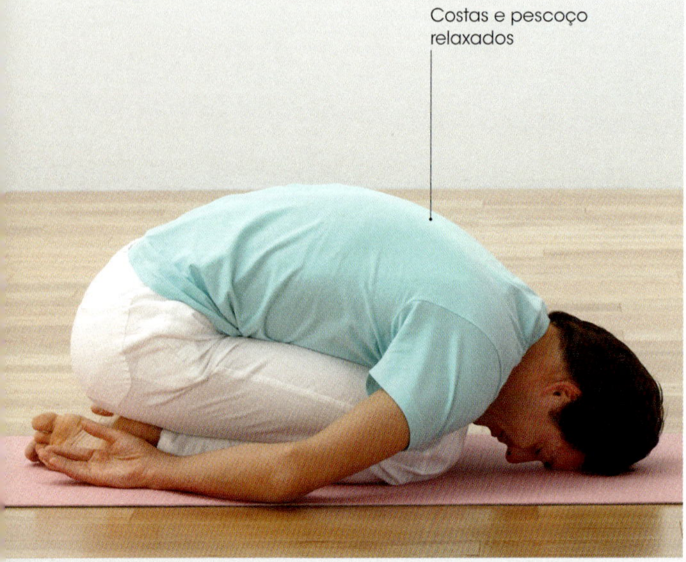

1 Incline-se para a frente, segurando os cotovelos com as mãos opostas a eles e posicionando os braços cerca de 20 cm adiante dos joelhos.

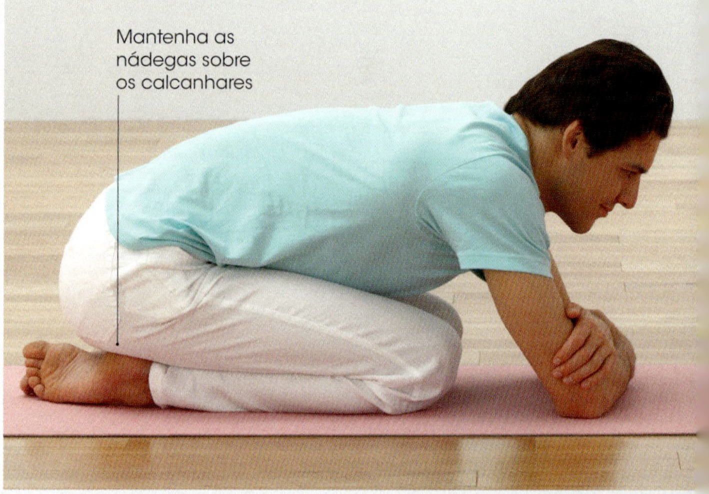

2 Sem mudar a posição dos cotovelos, entrelace os dedos, mantendo as palmas abertas. Mãos e cotovelos devem formar um tripé firme de base para a postura invertida.

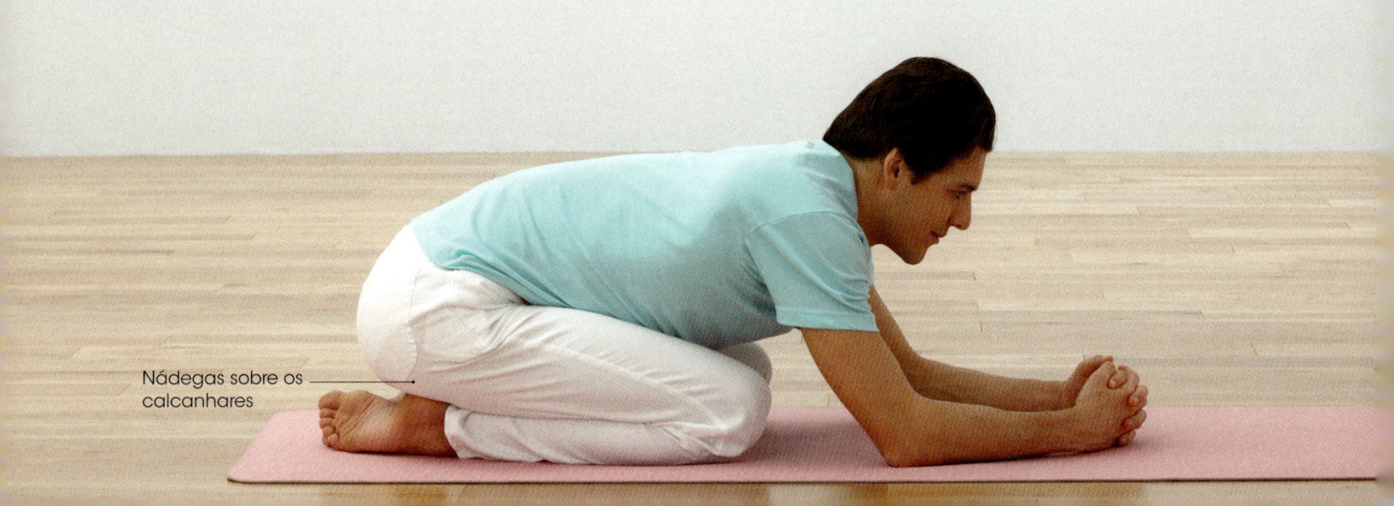

3 Erga o quadril e apoie o topo da cabeça no chão, pressionando com firmeza o tripé de mãos e cotovelos contra o chão.

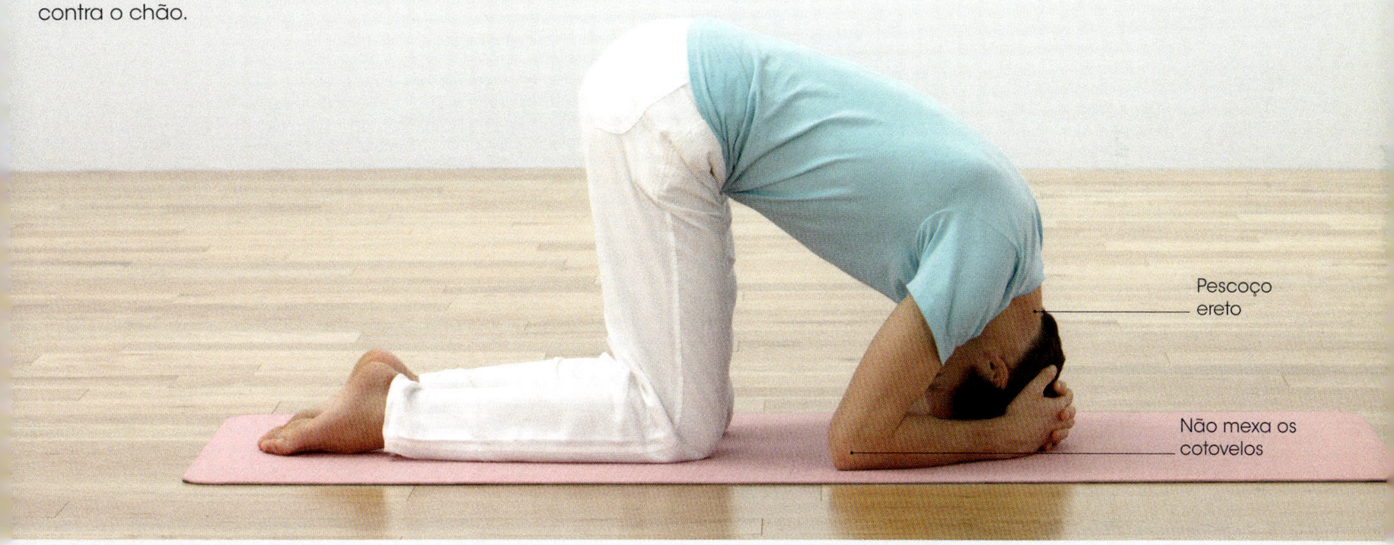
Pescoço
ereto
Não mexa os
cotovelos

4 Levante os joelhos do chão e empurre o quadril para cima. Fique assim por algumas respirações ritmadas, depois retorne à postura da criança (veja ao lado). Se as pernas ficarem rígidas demais ou os cotovelos começarem a levantar do chão, não continue para o passo 5. Em vez disso, pratique o golfinho de novo (pp. 62-63) e a elevação de perna (p. 58).

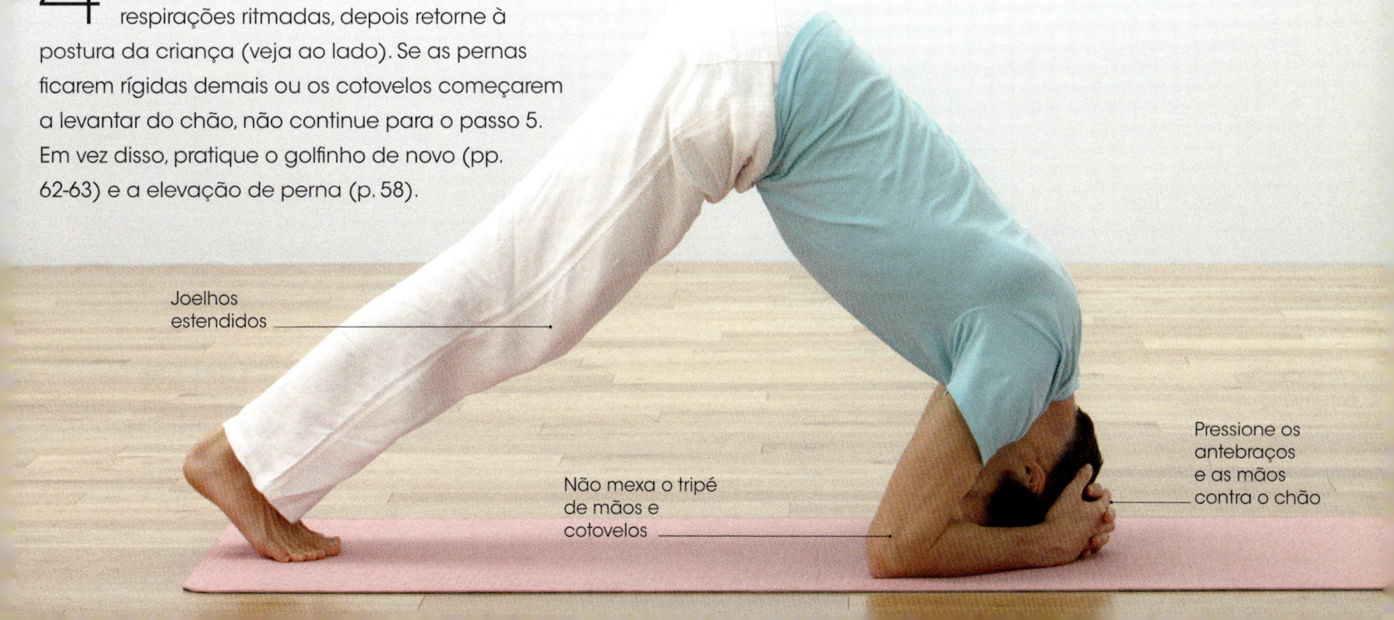
Joelhos
estendidos
Não mexa o tripé
de mãos e
cotovelos
Pressione os
antebraços
e as mãos
contra o chão

Postura invertida sobre a cabeça
Intermediário e avançado

Não pratique esta postura contra uma parede. O segredo do sucesso está na concentração no tripé de base formado por cotovelos e mãos e no ponto de equilíbrio na região lombar.

Comece com

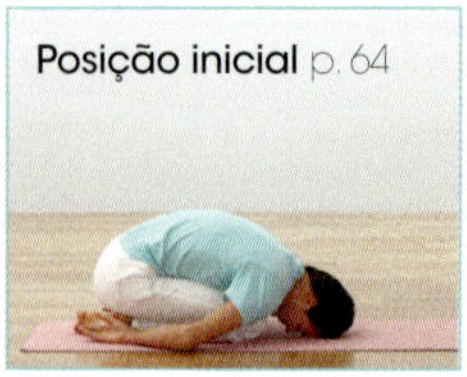
Posição inicial p. 64

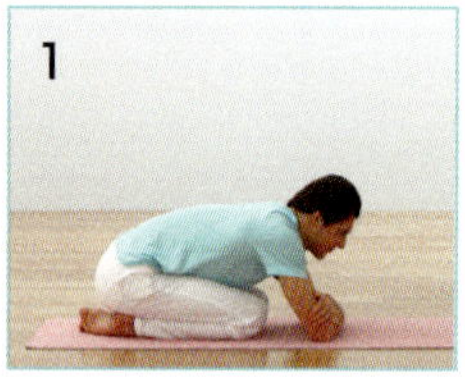
1

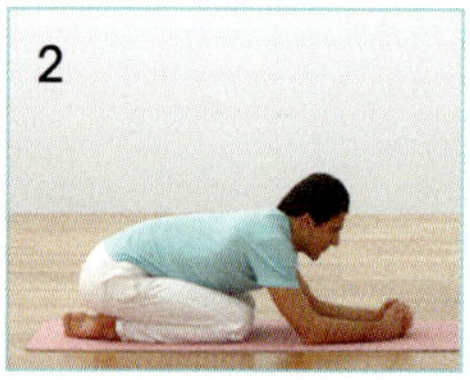
2

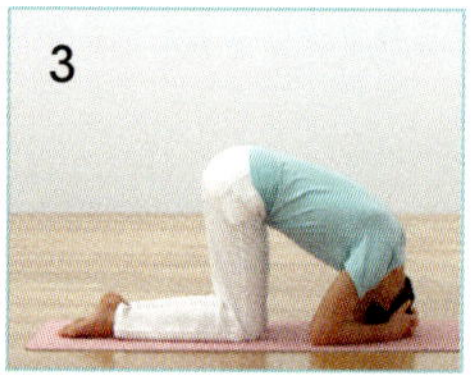
3

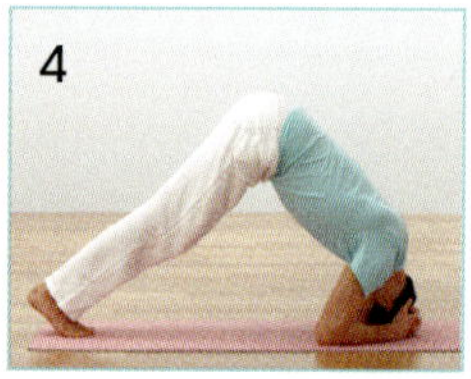
4

5 Começando com o passo 4 e mantendo as pernas estendidas, traga os dedos dos pés o mais próximo da cabeça que puder. Mantenha as costas eretas.

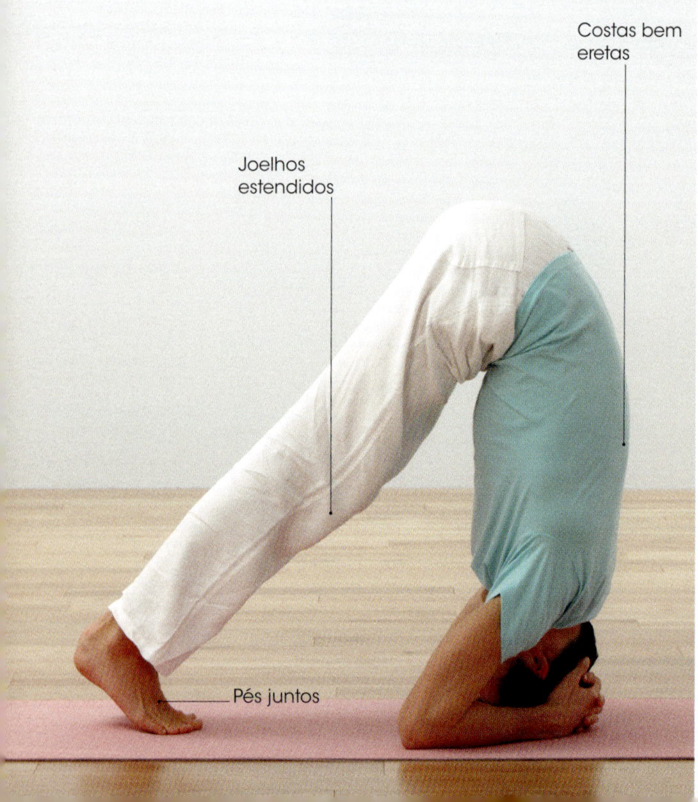

6 Respirando devagar e ritmadamente, flexione as pernas e use os músculos da região lombar para manter as pernas e a pélvis para cima até encontrar o equilíbrio sobre o tripé de base. Contrair os músculos do abdome pode prevenir uma queda.

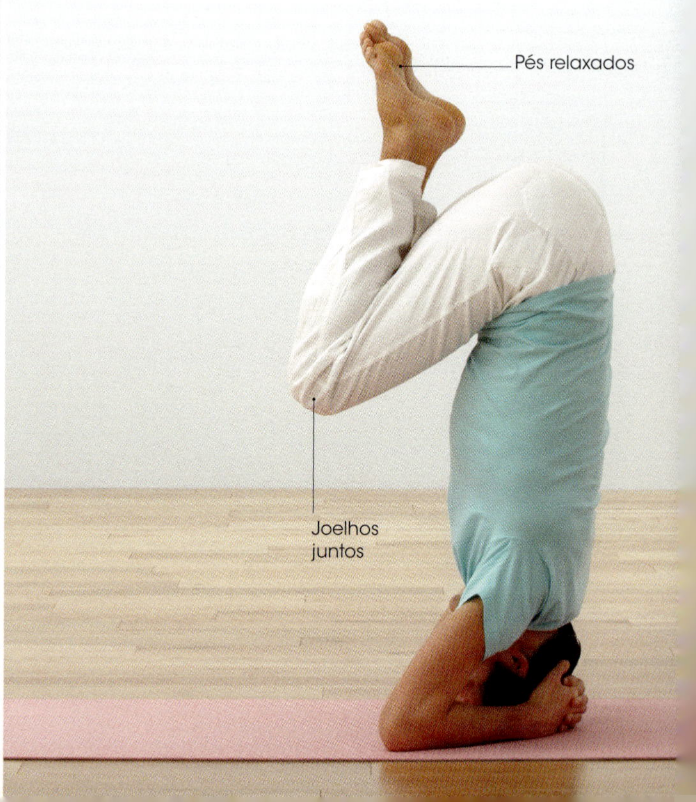

"A sirshasana [postura invertida sobre a cabeça] revigora, energiza e vivifica. É uma verdadeira bênção e um néctar. Você encontrará prazer real e alegria espiritual nesta ássana."

Swami Sivananda

7 Continue respirando ritmadamente. Pressione o tripé de cotovelos e mãos com firmeza contra o chão. Concentre-se no ponto de equilíbrio na região lombar e comece a erguer lentamente os joelhos até as coxas ficarem em posição vertical, e os pés atrás de você.

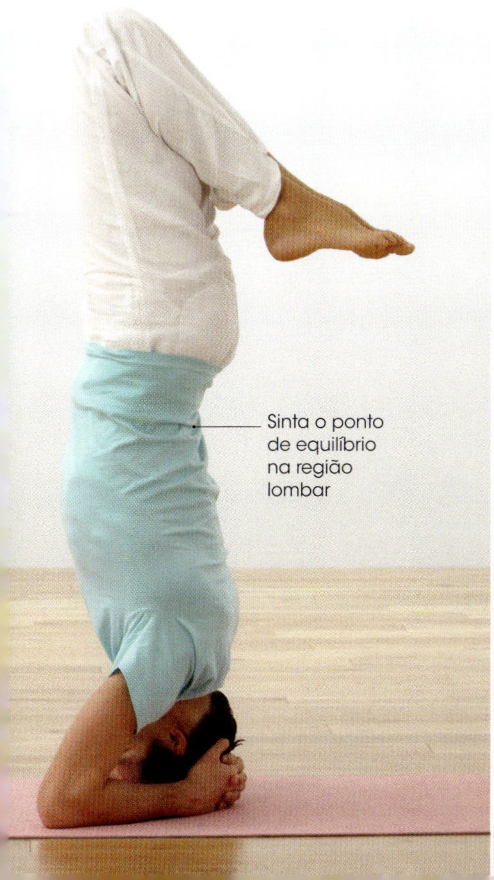

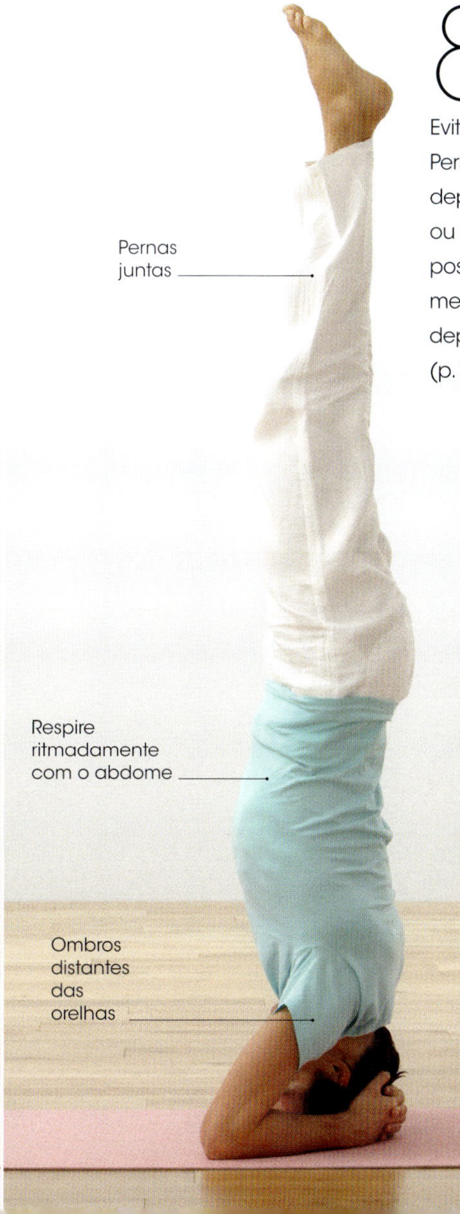

8 Para completar a postura, estique os joelhos, deixando as pernas na posição vertical. Evite tensão nas pernas e nos pés. Permaneça assim por 1-5 minutos, depois abaixe seguindo os passos 7-1, ou seja, na ordem inversa. Relaxe na postura da criança (p. 191) pelo menos por 6 respirações profundas, depois deite na postura do cadáver (p. 188) por 1 minuto.

ERROS COMUNS

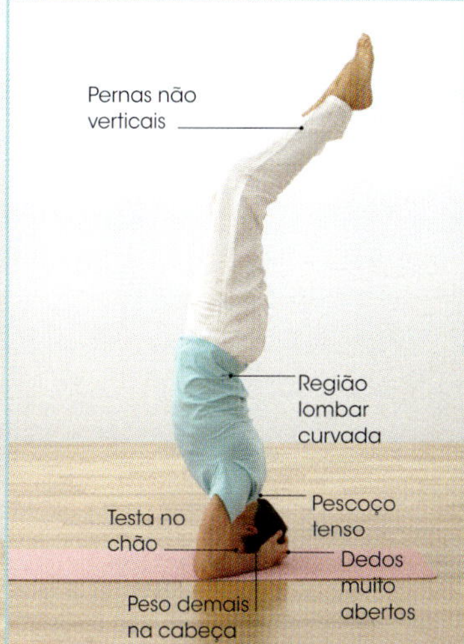

Postura invertida sobre a cabeça
Variações

Estas variações ajudam a melhorar o equilíbrio, a coordenação e o poder de concentração. Movimente-se com cuidado até que, ao final, suas pernas estejam se mexendo livremente como se fossem os braços.

Comece com

Posição inicial p. 64

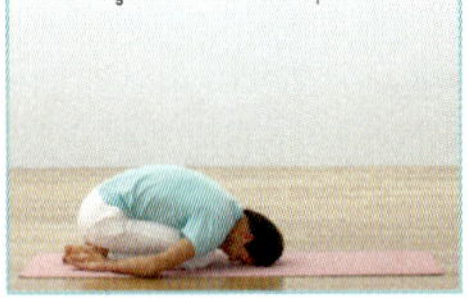

1

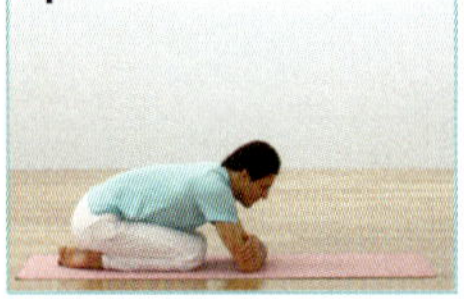

2

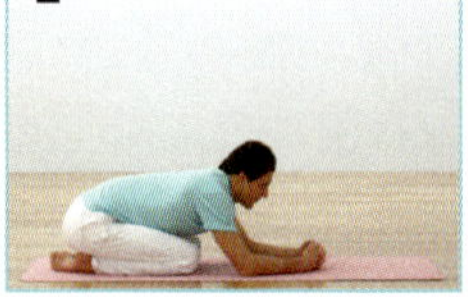

3

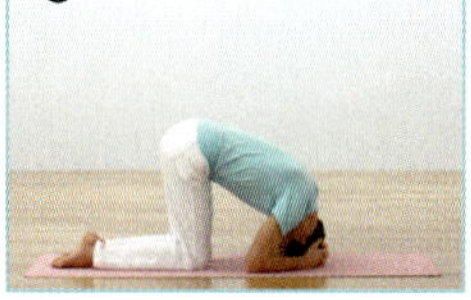

4

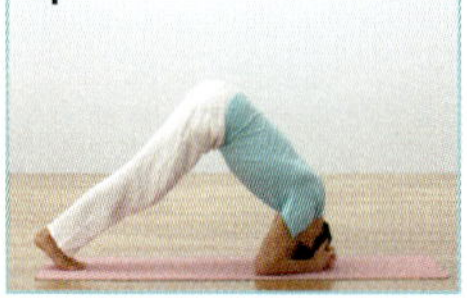

Pernas para os lados
Avançado

Começando pelo passo 8 da postura invertida, expire e abra as pernas lateralmente, deixando a gravidade puxá-las em direção ao chão. Segure por até 1 minuto, respirando profunda e ritmadamente.

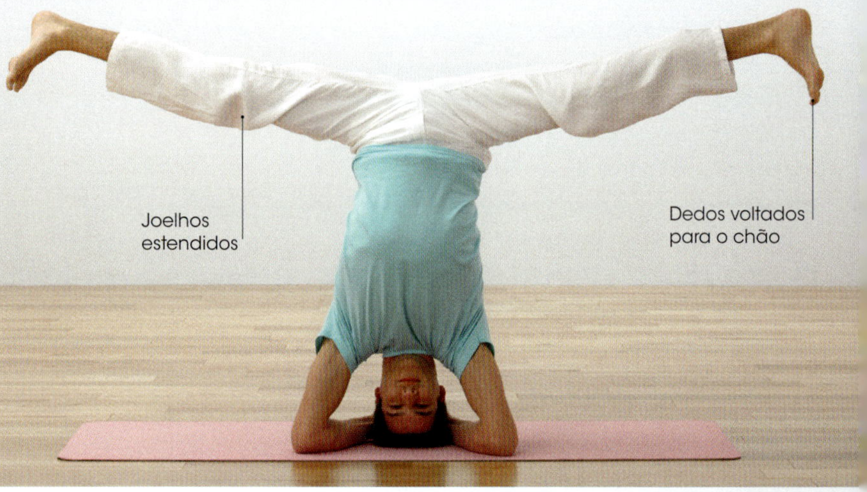

Pernas para a frente e para trás
Avançado

Começando pelo passo 8 da postura invertida, expire e traga lentamente uma perna para a frente e a outra para trás. Inverta as pernas. Se sua postura estiver bem equilibrada, alterne as pernas ininterruptamente, seguindo uma respiração profunda e ritmada, por até 1 minuto.

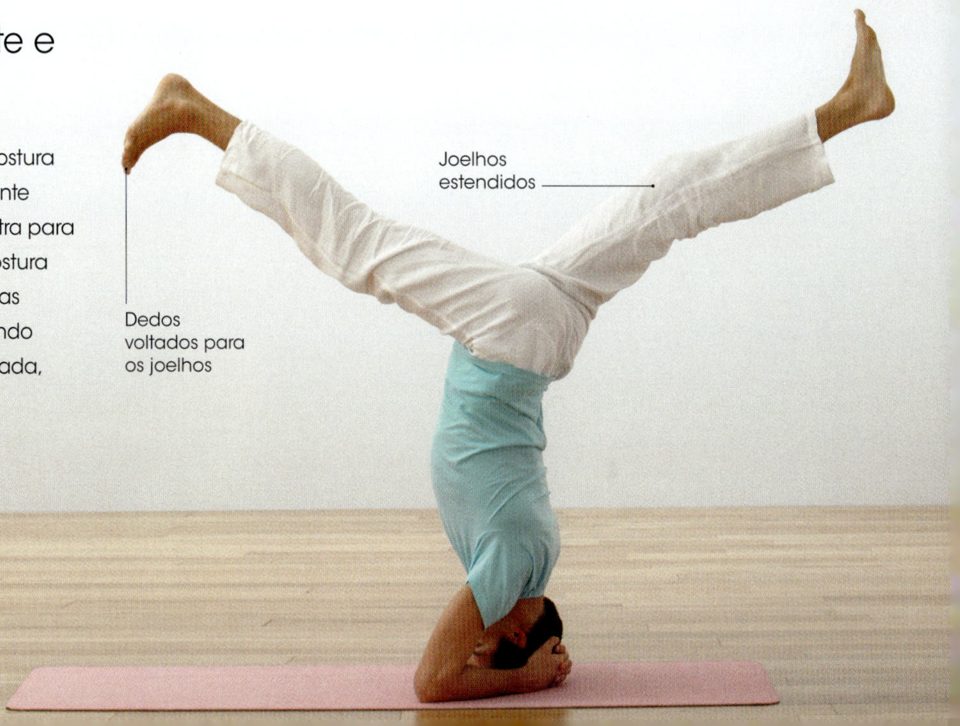

Após cada variação, junte novamente as pernas, voltando ao passo 8 da postura invertida. A seguir, pratique outra variação ou realize os passos 7-1, na ordem invertida. Relaxe na postura da criança (p. 191).

5
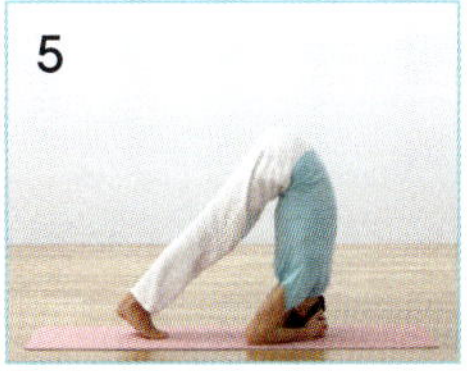

6
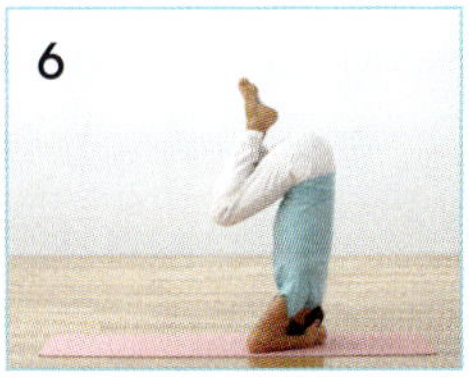

7
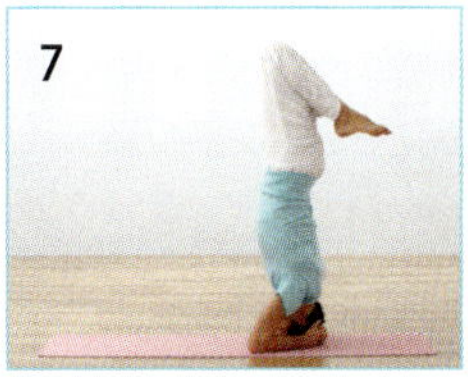

8
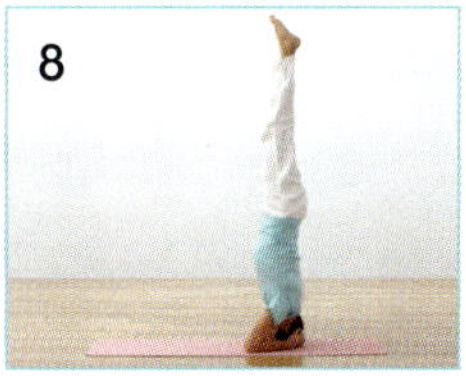

Joelhos flexionados para os lados

Avançado

Começando pelo passo 8 da postura invertida, expire e flexione os joelhos lateralmente, juntando com cuidado as solas dos pés. Segure por até 1 minuto, respirando profunda e ritmadamente.

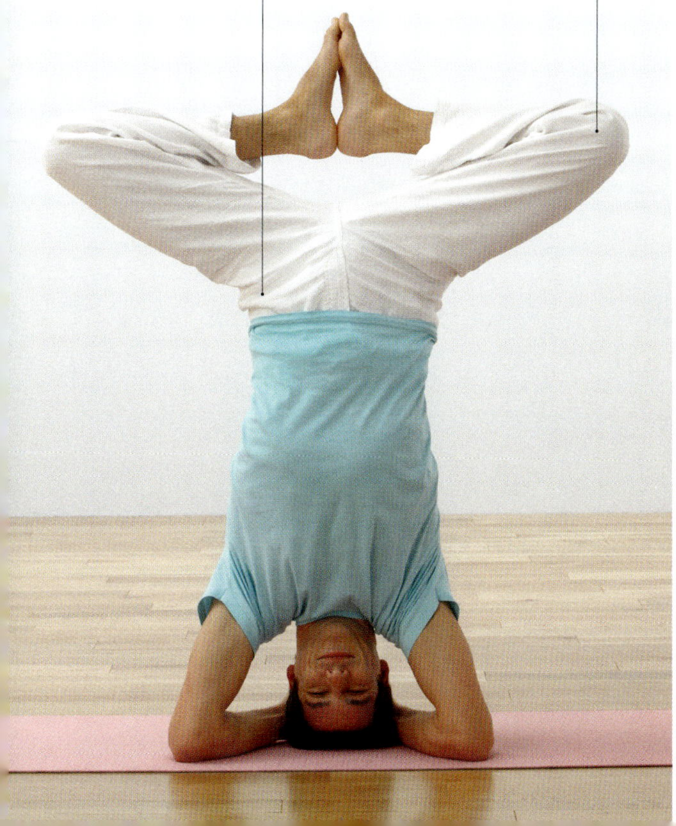
Coluna ereta
Mantenha as pernaas alinhadas verticalmente

Uma perna para baixo

Avançado

Começando pelo passo 8 da postura invertida, expire e abaixe a perna direita em direção ao chão o máximo que puder. Inspire e erga de novo a perna. Repita com a outra perna. Continue por até 1 minuto. Respire profunda e ritmadamente.

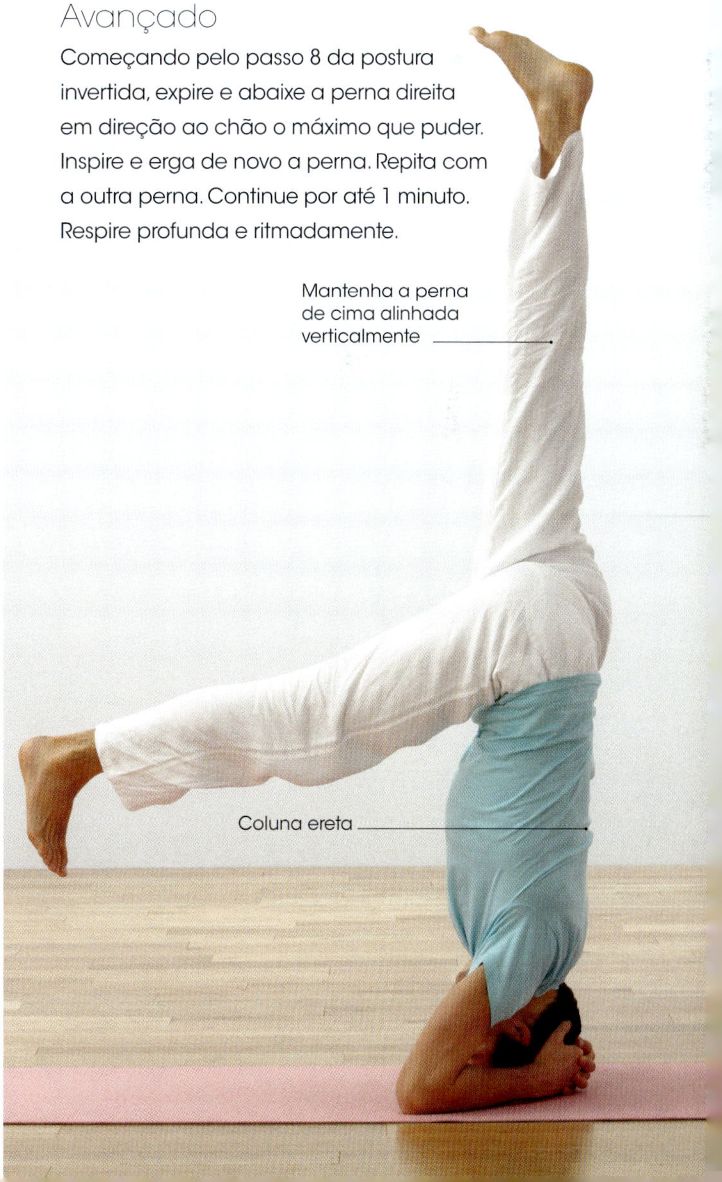
Mantenha a perna de cima alinhada verticalmente
Coluna ereta

Postura invertida sobre a cabeça

Variações (continuação)

Estas variações avançadas ensinam a fazer torções na postura invertida. Movimentos da coluna como estes trabalham muito bem as costas, mesmo quando se está apoiado sobre a cabeça.

Comece com

Posição inicial p. 64

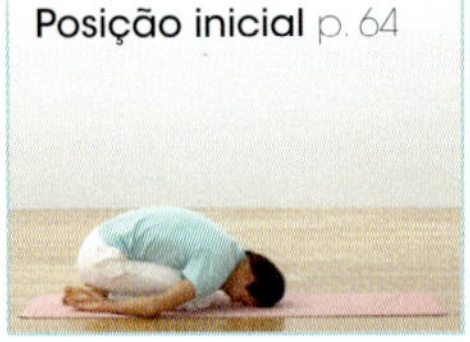

1

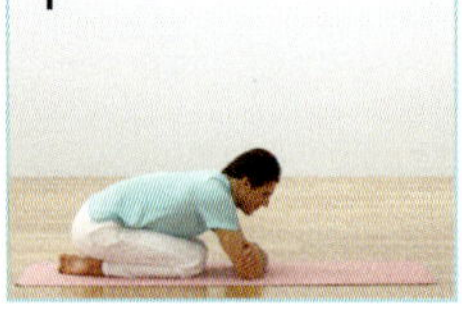

2

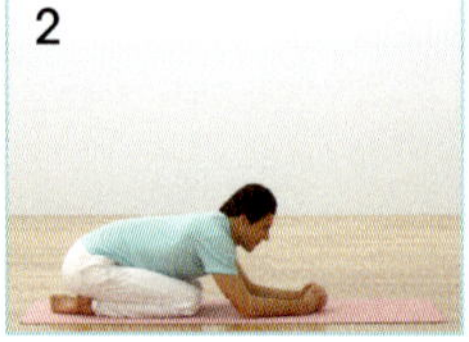

3

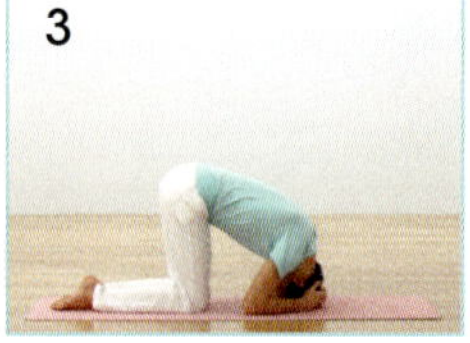

4

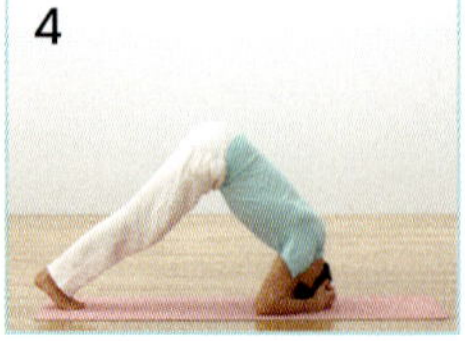

Pernas para baixo

Avançado

Começando pelo passo 8 da postura invertida, expire e mantenha as pernas juntas. Abaixe as pernas de maneira controlada em direção ao chão o máximo que puder. Ao inspirar, traga as pernas para cima de novo. Repita o movimento 5 vezes.

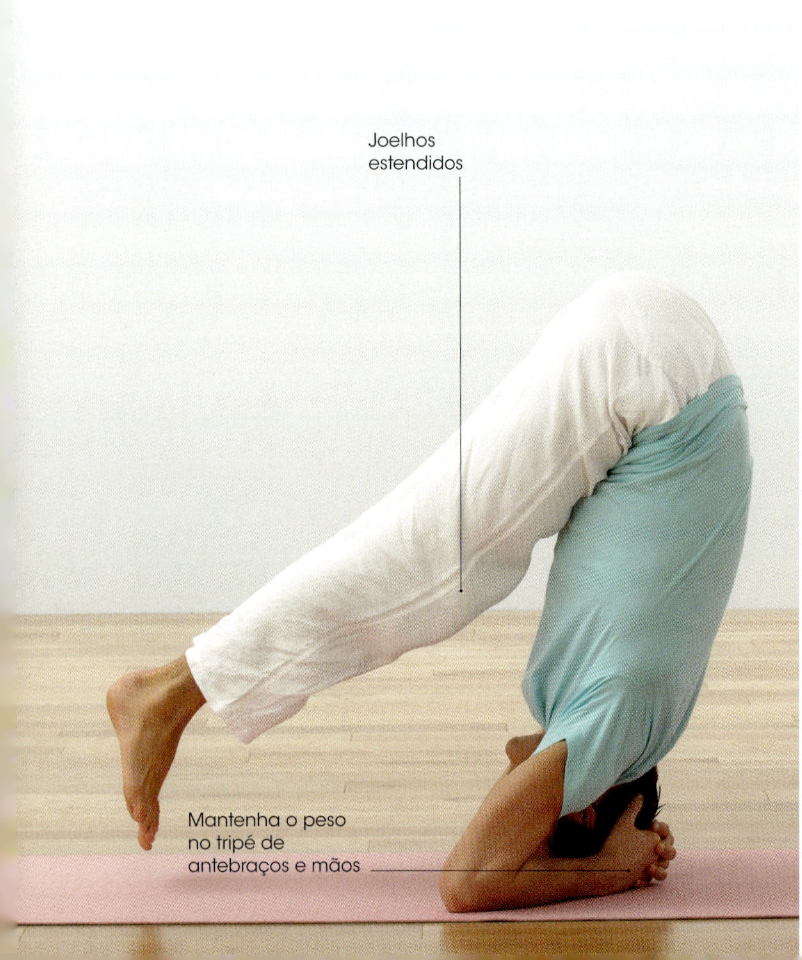
Joelhos estendidos
Mantenha o peso no tripé de antebraços e mãos

Lótus em postura invertida

Avançado

Começando pelo passo 8 da postura invertida, expire e traga as pernas para a posição de lótus (p. 114). Segure por 1 minuto, respirando ritmadamente, e descruze as pernas. Cruze-as invertendo a posição das pernas e segure por mais 1 minuto.

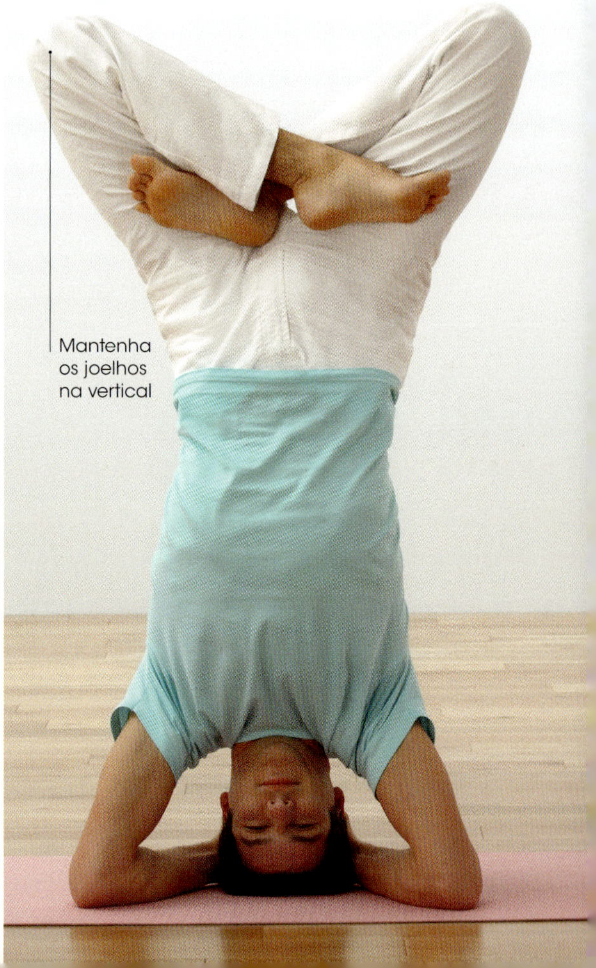
Mantenha os joelhos na vertical

Após cada variação, junte novamente as pernas, voltando ao passo 8 da postura invertida. Em seguida, pratique outra variação ou volte realizando os passos 7-1, nesta ordem. Relaxe na postura da criança (p. 191).

5

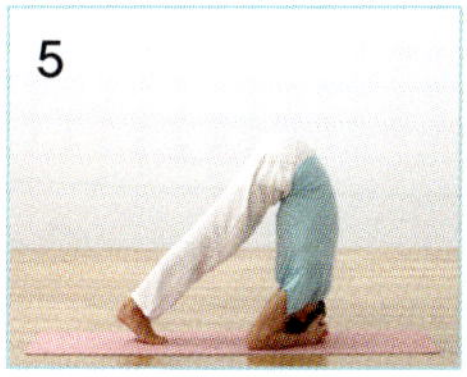

6

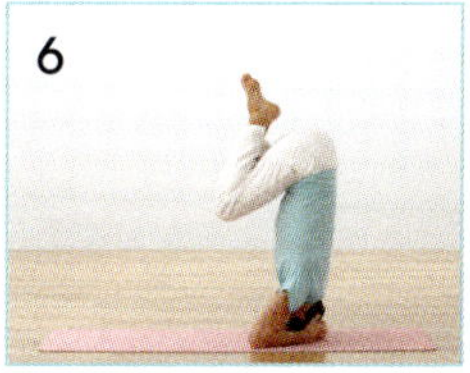

7

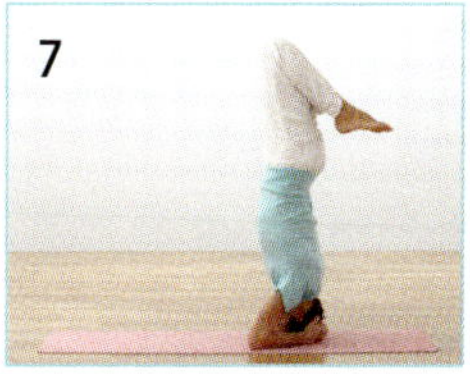

8

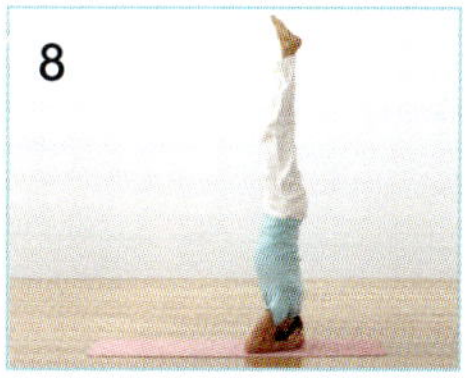

Lótus com torção

Avançado

Começando pelo lótus em postura invertida (ao lado), expire e torça a coluna para um lado. Respire algumas vezes e torça para o outro lado. Descruze as pernas, cruze de novo com a outra perna na frente e repita.

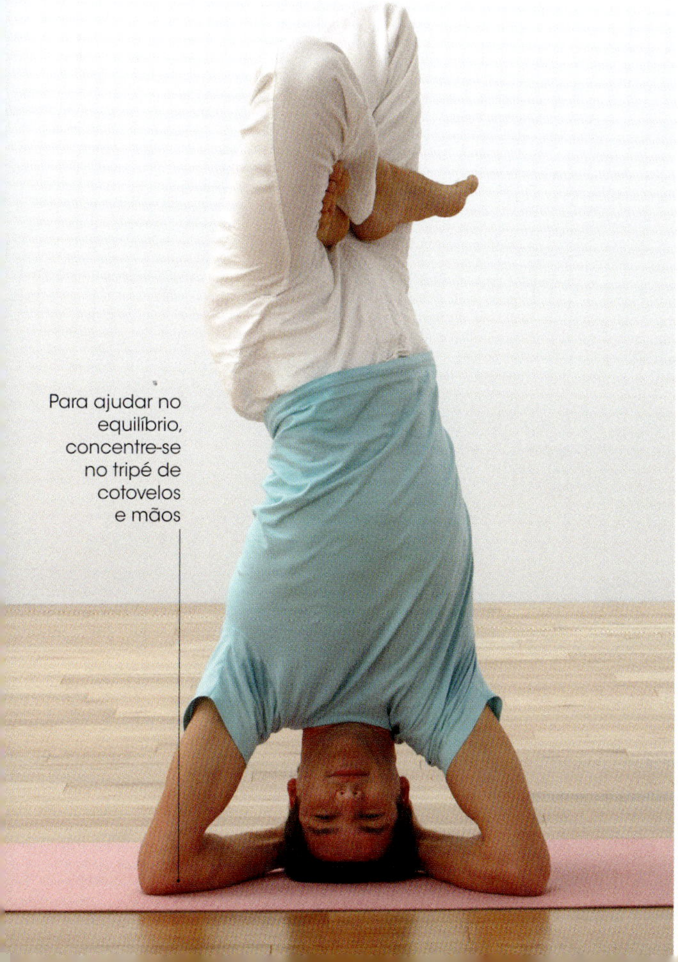
Para ajudar no equilíbrio, concentre-se no tripé de cotovelos e mãos

Lótus flexionado para a frente

Avançado

Começando pelo lótus em postura invertida (ao lado), expire e flexione as pernas para a frente a partir do quadril. Segure por 3 respirações e tente, a cada expiração, abaixar um pouco mais as pernas. Inspire e volte à postura de lótus. Repita duas vezes.

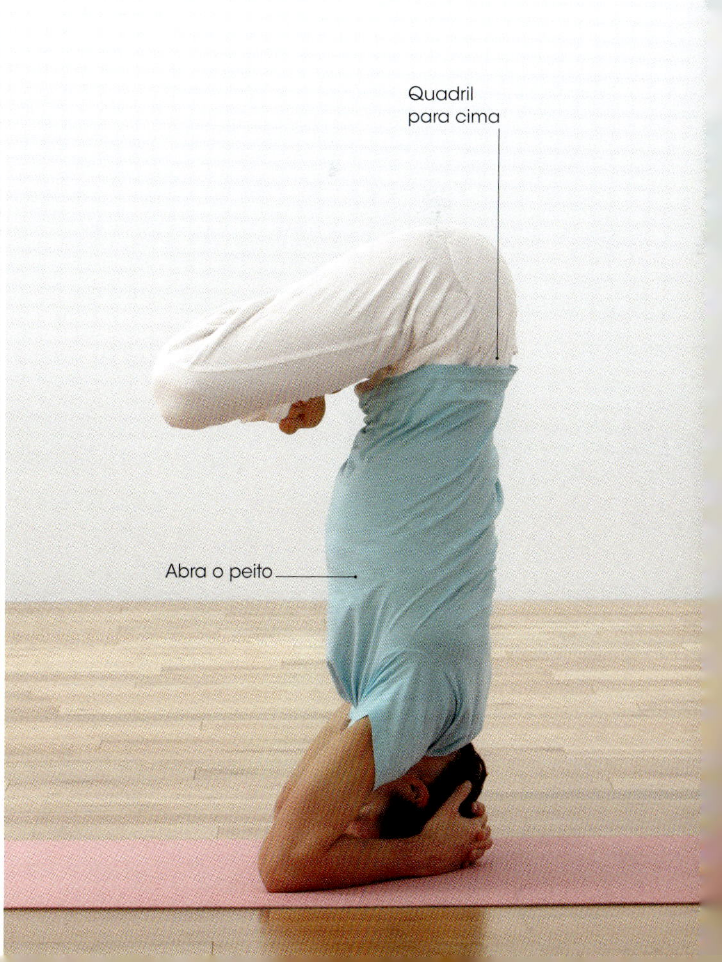
Quadril para cima
Abra o peito

Escorpião
Avançado

Quando tiver segurança na postura invertida e conseguir segurá-la por pelo menos 2 minutos, tente o escorpião. Acostume-se primeiro a arquear o corpo para trás. Logo você conquistará o equilíbrio para o escorpião.

Comece com

Posição inicial p. 64

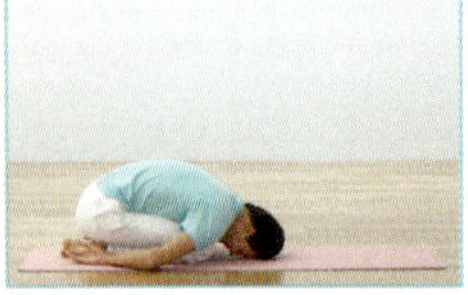

1

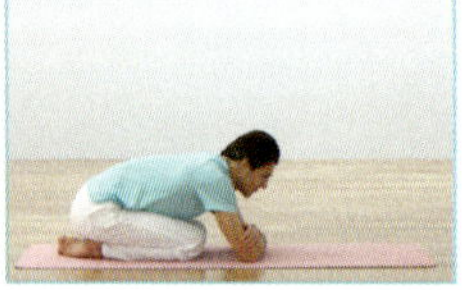

2

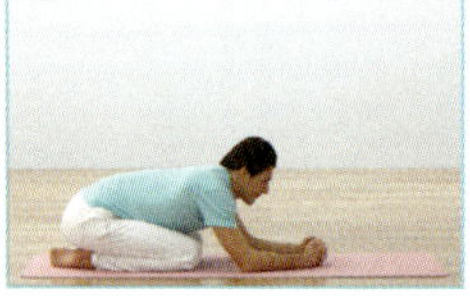

3

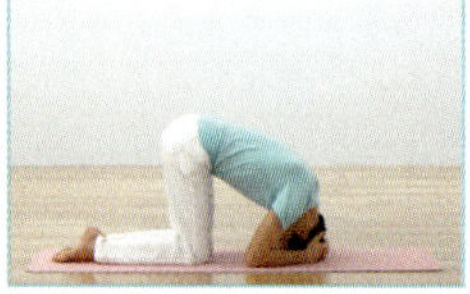

4

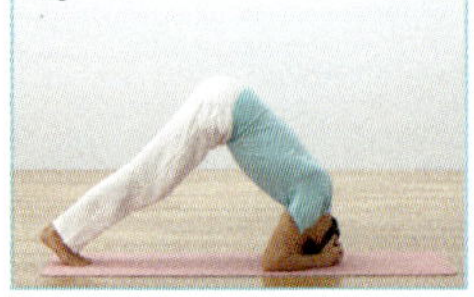

9 Começando pelo passo 8 da postura invertida, pressione o tripé de base formado por cotovelos e mãos. Expire e flexione o corpo para trás, trazendo o quadril para a frente.

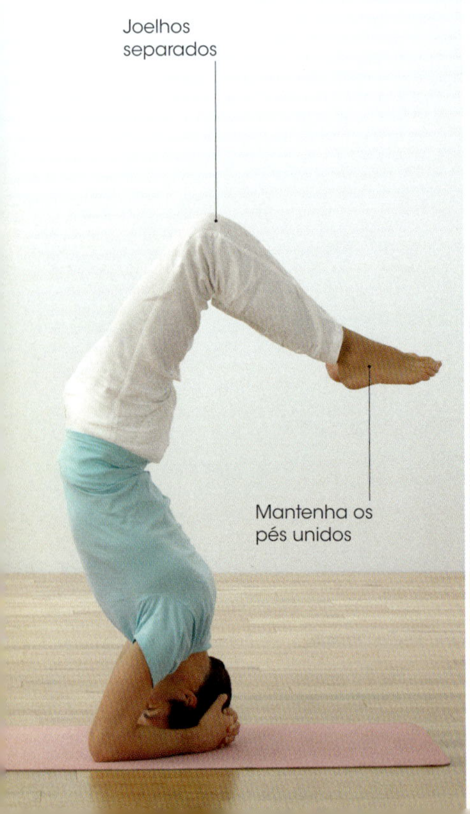
Joelhos separados
Mantenha os pés unidos

10 Mantendo-se firmemente sobre os antebraços e os ombros e respirando profunda e ritmadamente, separe as mãos na largura dos ombros. Apoie as palmas abertas no chão, paralelas à cabeça.

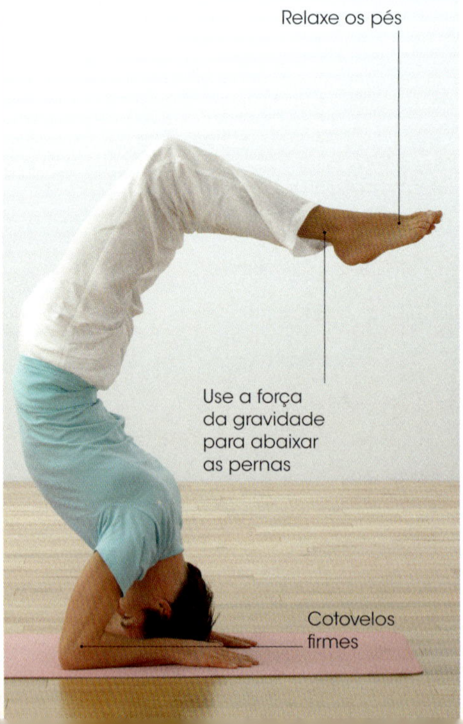
Relaxe os pés
Use a força da gravidade para abaixar as pernas
Cotovelos firmes

11 Para completar a postura, inspire e levante a cabeça. Encontre o equilíbrio nos antebraços. Mantenha a postura por 30 segundos.

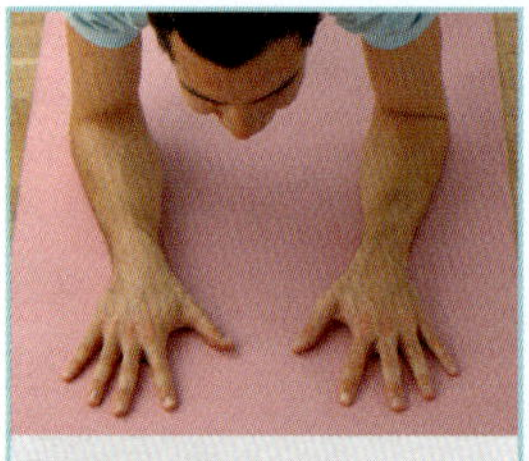

Base estável Mantenha os antebraços quase paralelos e os dedos bem abertos.

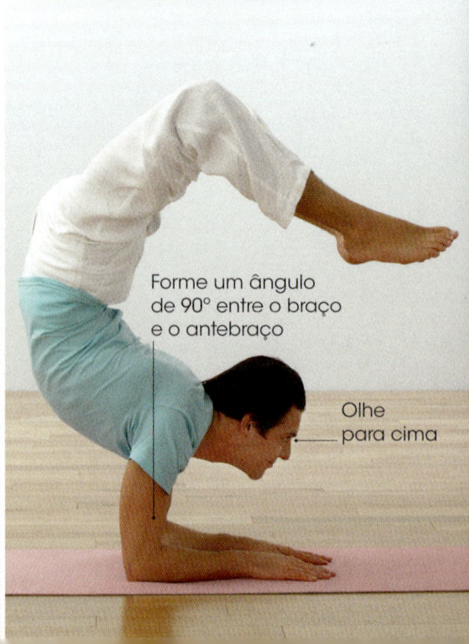
Forme um ângulo de 90° entre o braço e o antebraço
Olhe para cima

Após cada variação, junte novamente as pernas, voltando ao passo 8 da postura invertida. Em seguida, pratique outra variação ou volte realizando os passos 7-1, ou seja, na ordem invertida. Relaxe na postura da criança (p. 191).

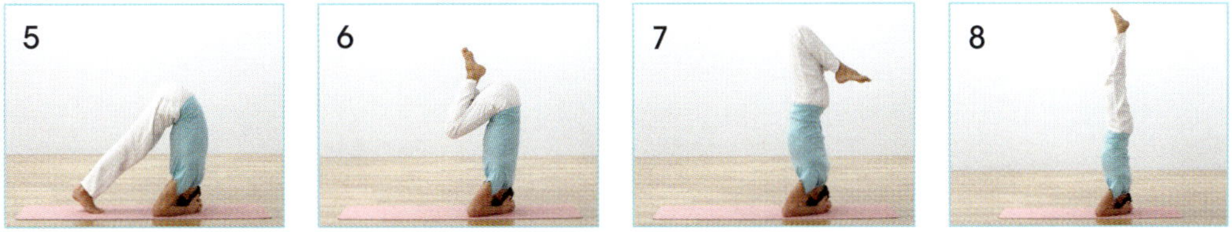

Pernas retas

Variação

Começando pelo passo 11 (veja ao lado), inspire e estenda as pernas. Quanto mais as mover verticalmente em direção à cabeça, mais deve voltar a cabeça e os olhos para cima. Mantenha por 30 segundos.

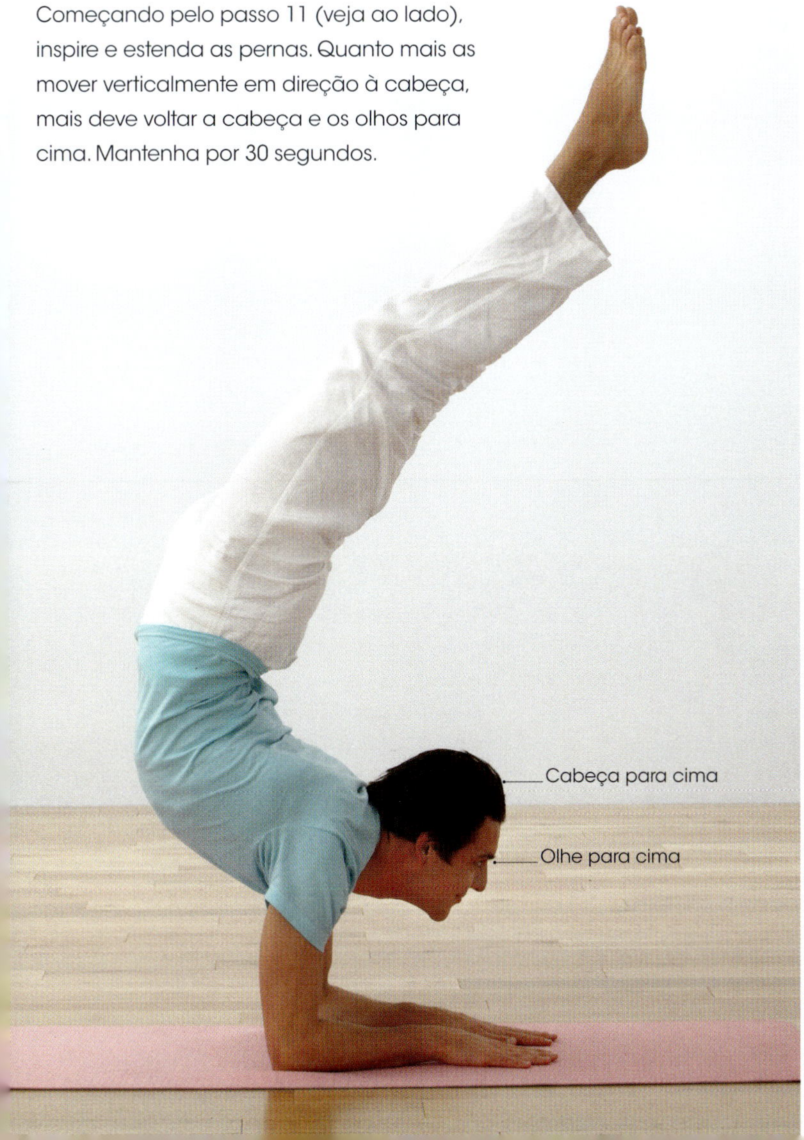

Pés na cabeça

Variação

Começando pelo passo 11 (veja ao lado) e com uma série de expirações fortes, flexione a coluna e as pernas até pousar os pés sobre a cabeça. Mantenha os pés afastados para diminuir a pressão sobre a região lombar. Fique assim por 30 segundos.

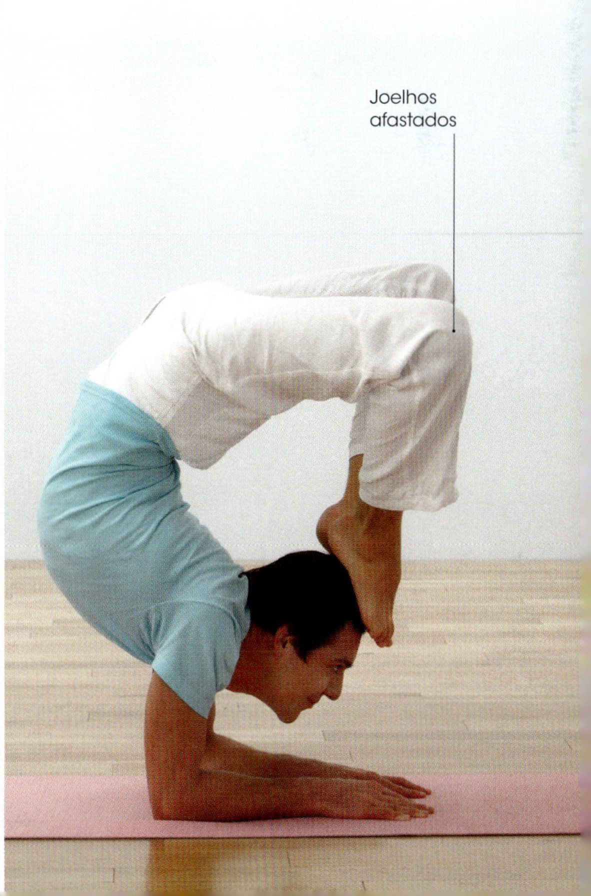

Parada de mão
Avançado

Esta postura completa oferece todos os benefícios da postura invertida. Pratique contra a parede até adquirir confiança para se equilibrar sobre braços e mãos. Relaxe depois na postura da criança (p. 191).

1 Com um pé à frente do outro no chão, apoie as duas mãos firmemente sobre o tapete, na largura dos ombros. Mantenha as costas eretas e não vire a cabeça para baixo.

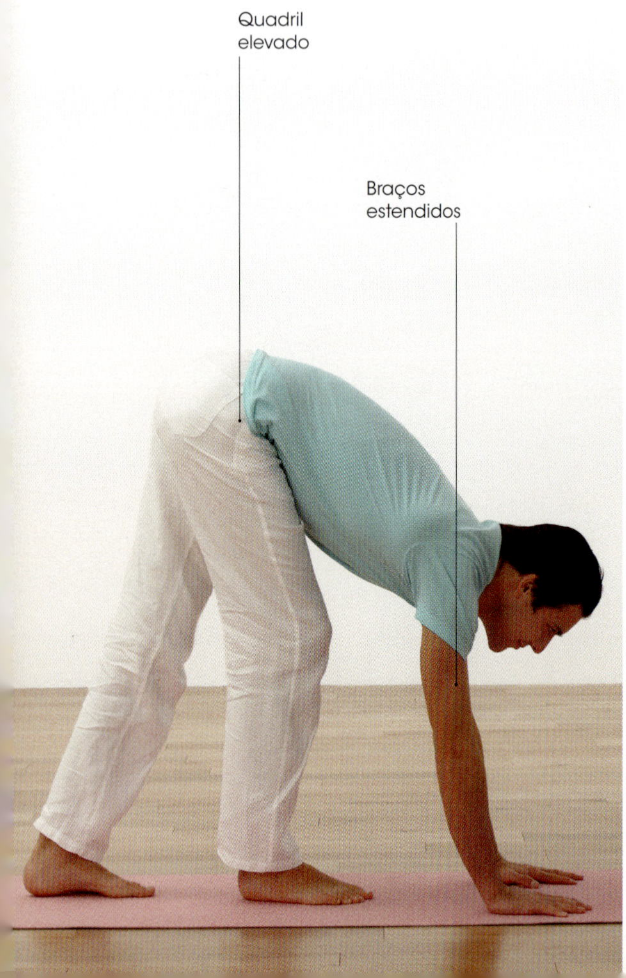
Quadril elevado
Braços estendidos

2 Com uma expiração, jogue a perna esquerda para cima, seguida pela perna direita. Esse movimento rápido consiste em levar para trás a perna de cima, enquanto esta sobe, e levar para a frente a perna de baixo, entrando assim na posição. Fique firme sobre braços e mãos.

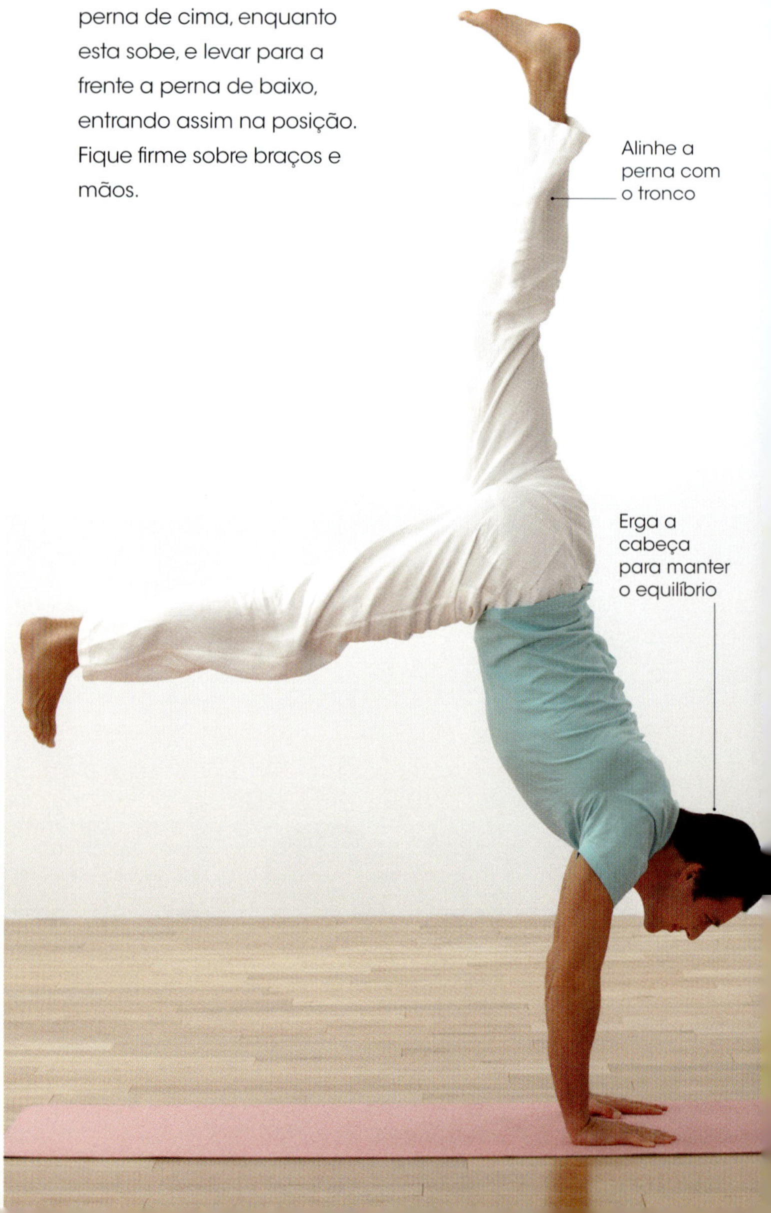
Alinhe a perna com o tronco
Erga a cabeça para manter o equilíbrio

3 Mantenha as pernas juntas enquanto se equilibra para completar a postura. Segure por algumas respirações, depois desça uma perna de cada vez.

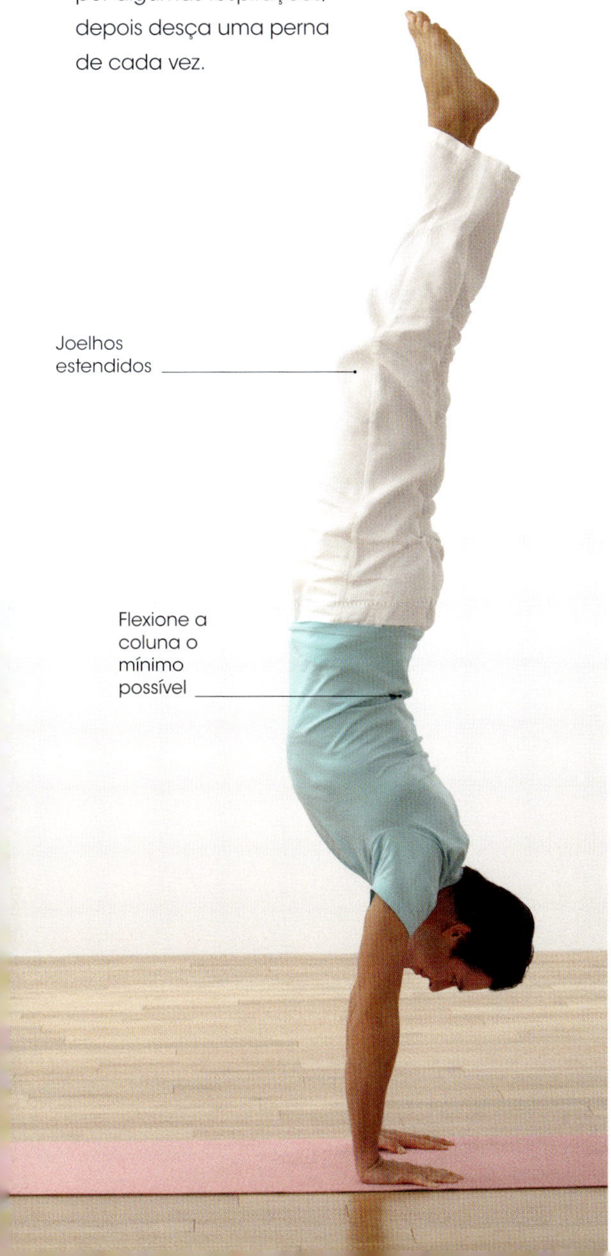
Joelhos estendidos
Flexione a coluna o mínimo possível

Escorpião sobre as mãos

Variação

Começando pelo passo 3 (veja ao lado), flexione a coluna e as pernas, trazendo os pés em direção ao topo da cabeça. Se for muito flexível, você conseguirá tocar a cabeça com os pés. Saia da postura erguendo os pés de volta para a postura invertida, depois desça uma perna por vez.

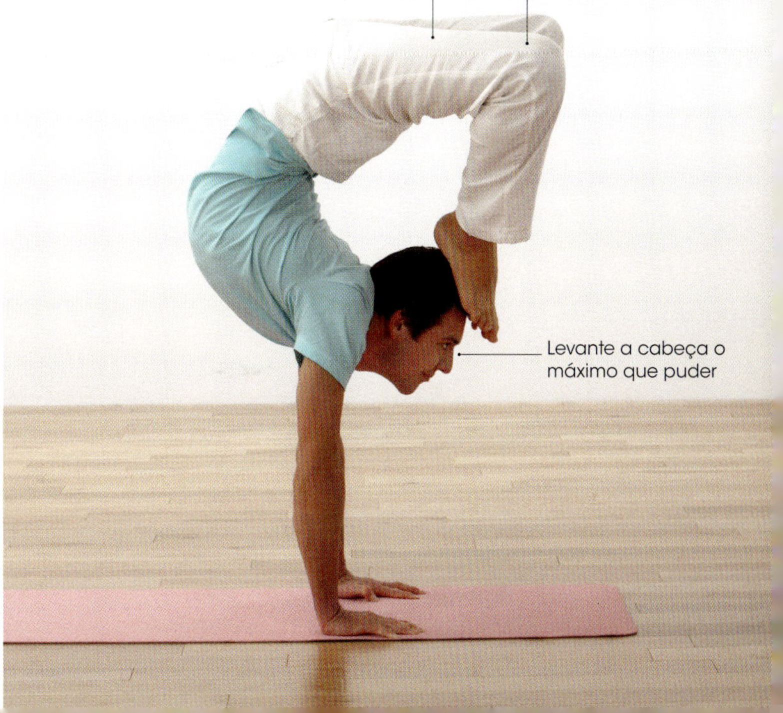
Pernas separadas
Relaxe as pernas para que a gravidade as puxe para baixo
Levante a cabeça o máximo que puder

2 Postura invertida sobre os ombros – *Sarvangasana*

A pressão do queixo contra o peito e a inversão do corpo na postura invertida sobre os ombros criam um fluxo de energia de hataioga – a união do plexo solar do "ha" ascendente, ou sol, com a energia descendente do "ta", a lua. Sempre pratique o peixe (pp. 92-93) como contrapostura, depois relaxe na postura do cadáver por pelo menos 8 respirações.

BENEFÍCIOS

FÍSICOS

- Tonifica e revitaliza a tireoide e as paratireoides. Melhora o metabolismo de todas as células do corpo.
- Aumenta o suprimento de sangue nas raízes dos nervos da coluna.
- Alivia o estresse acumulado na área dos ombros e do pescoço.
- Alivia a dor das veias varicosas.

MENTAIS

- Estimula o bom humor e ajuda a combater a depressão.
- Ajuda a relaxar a mente e dá clareza aos pensamentos.

CUIDADO Se sofrer de pressão alta, não fique por mais de 30 segundos nesta postura. Se tiver hérnia de disco ou dores no pescoço, pratique apenas até o passo 3.

Postura invertida sobre os ombros
Iniciante

1 Deite de costas, com as pernas juntas, os braços ao longo do corpo e as palmas para baixo. Respire ritmadamente com o abdome.

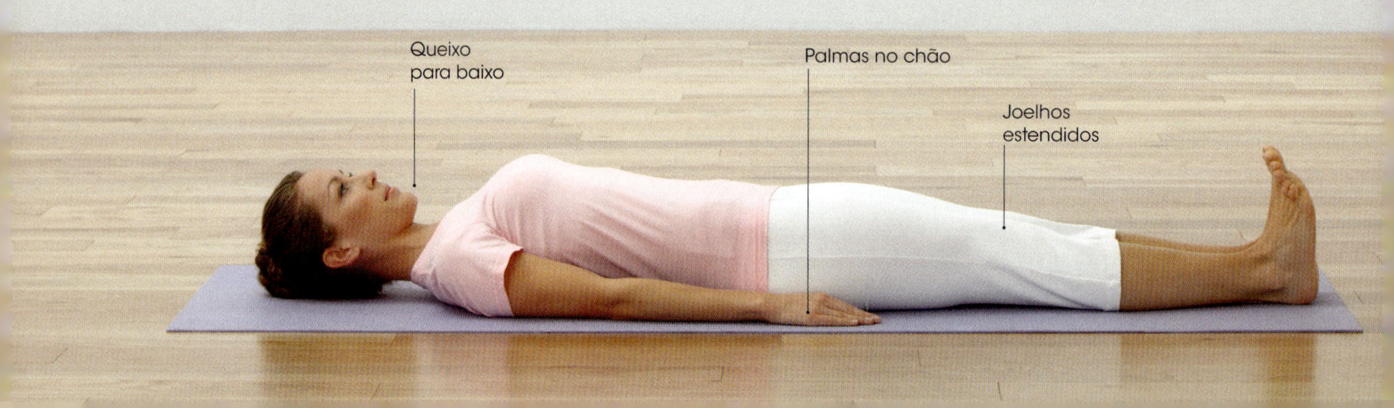

2 Mantendo as costas, a cabeça e o pescoço sobre o tapete, inspire e eleve as pernas esticadas, formando um ângulo de 90° com o tronco.

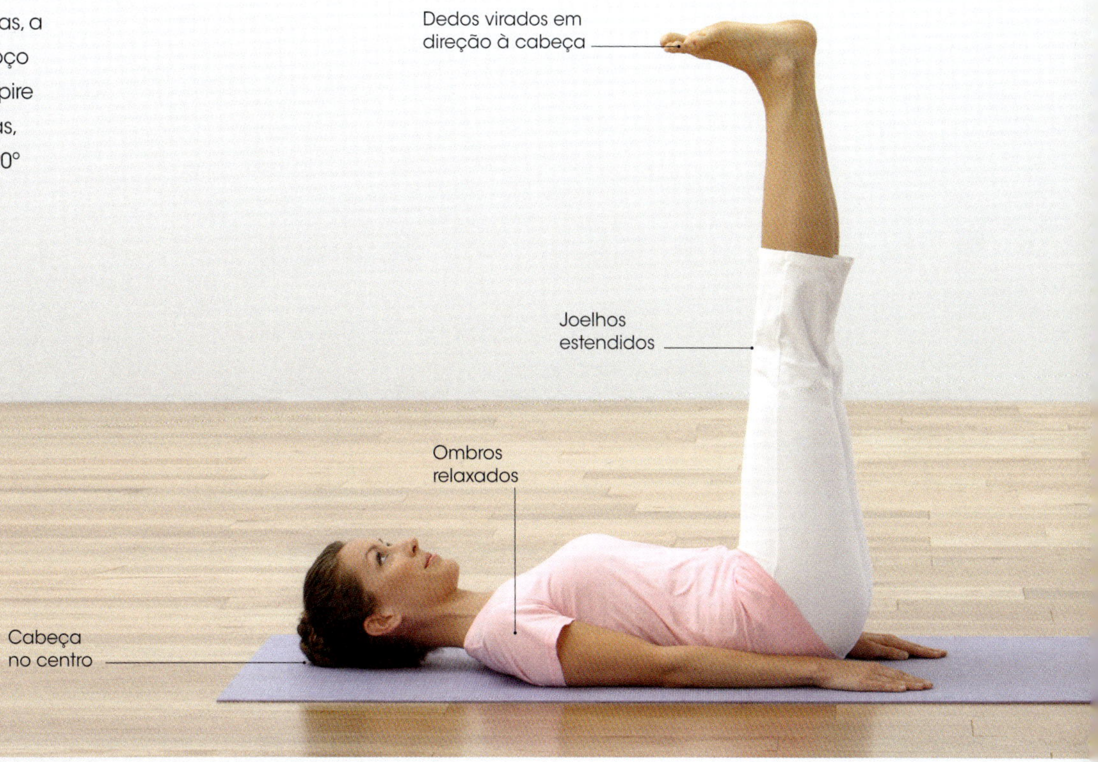
Dedos virados em direção à cabeça
Joelhos estendidos
Ombros relaxados
Cabeça no centro

3 Inspirando novamente, levante as pernas e o quadril com cuidado, apoiando as palmas abertas na lombar. Segure por algumas respirações ritmadas, depois desça seguindo as instruções da p. 79.

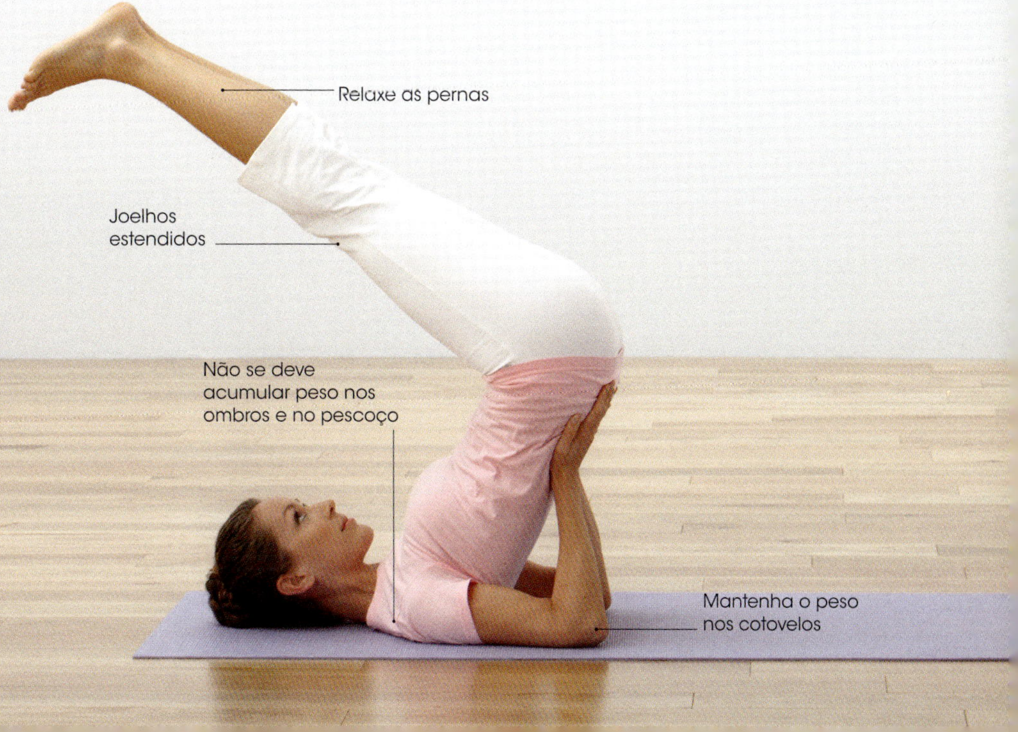
Relaxe as pernas
Joelhos estendidos
Não se deve acumular peso nos ombros e no pescoço
Mantenha o peso nos cotovelos

Postura invertida sobre os ombros

Intermediário e avançado

Conforme progredir nesta postura invertida, conseguirá alinhar pernas, quadril e costas e também manter-se na posição com mais facilidade, pois os músculos das costas não terão de fazer tanto esforço contra a gravidade.

Comece com

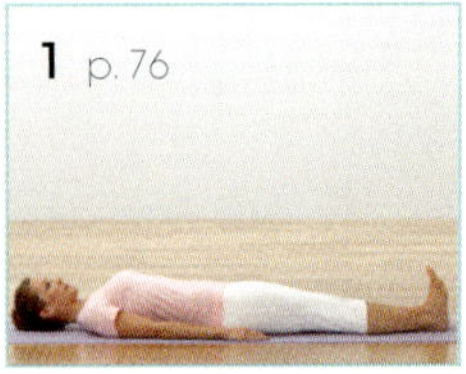

1 p. 76

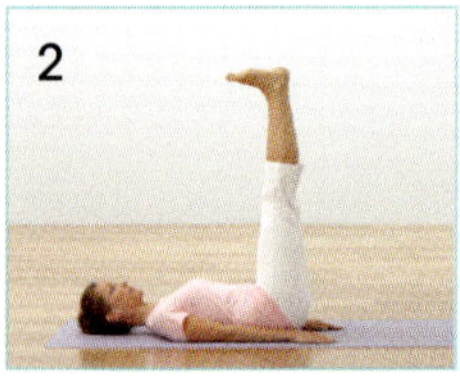

2

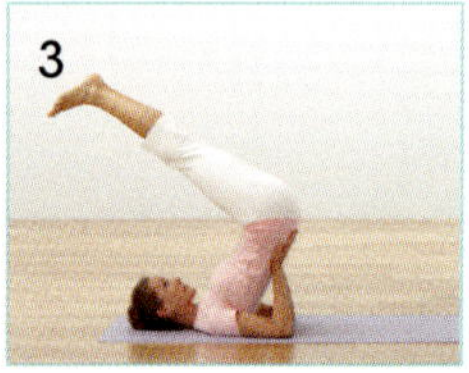

3

4 Para completar a postura, comece pelo passo 3. Continue erguendo o corpo até as pernas ficarem esticadas para cima em linha reta. Aproxime o queixo do peito o máximo que puder. Segure por 3 minutos.

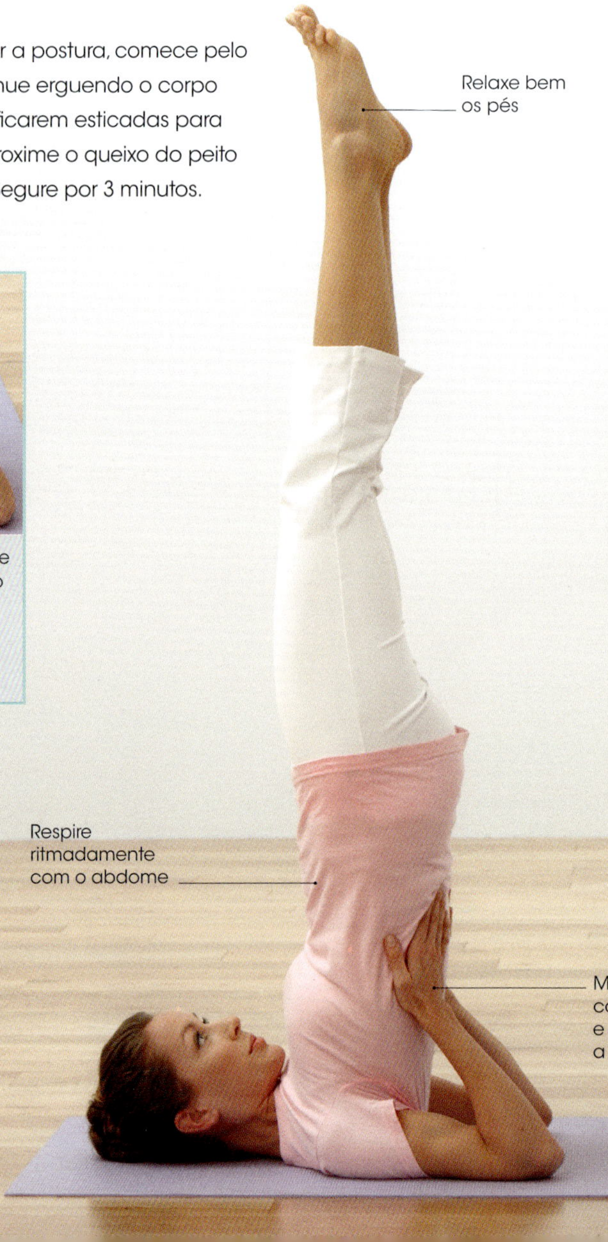
Relaxe bem os pés
Respire ritmadamente com o abdome
Mantenha pressão constante dos braços e das mãos contra a região lombar

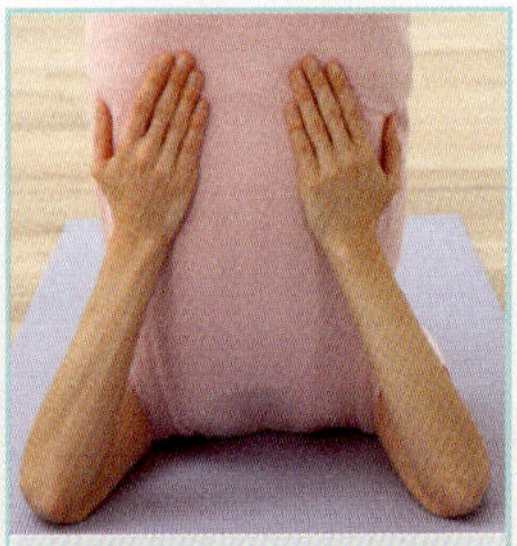

Posição das mãos Apoie as mãos o mais próximo das escápulas que puder, com os braços paralelos na medida do possível.

ERROS COMUNS

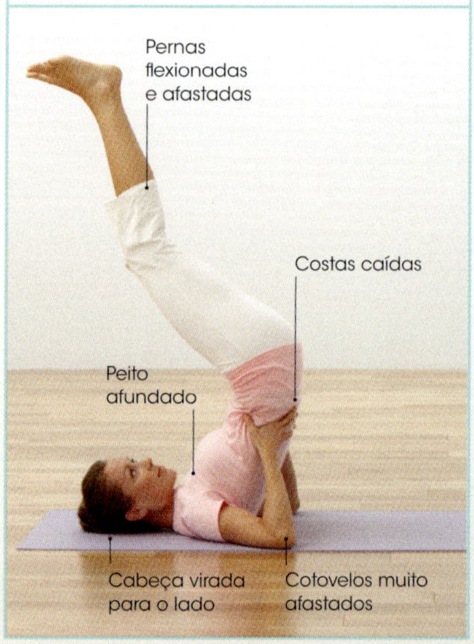
Pernas flexionadas e afastadas
Costas caídas
Peito afundado
Cabeça virada para o lado
Cotovelos muito afastados

PARA DESCER, estenda devagar os braços no chão, com as palmas para baixo, e flexione o quadril, trazendo as pernas um pouco para trás, em direção ao chão. Usando os braços como freio, desenrole as costas no chão, vértebra por vértebra. Uma vez que as costas estiverem sobre o chão, use os músculos abdominais para baixar as pernas.

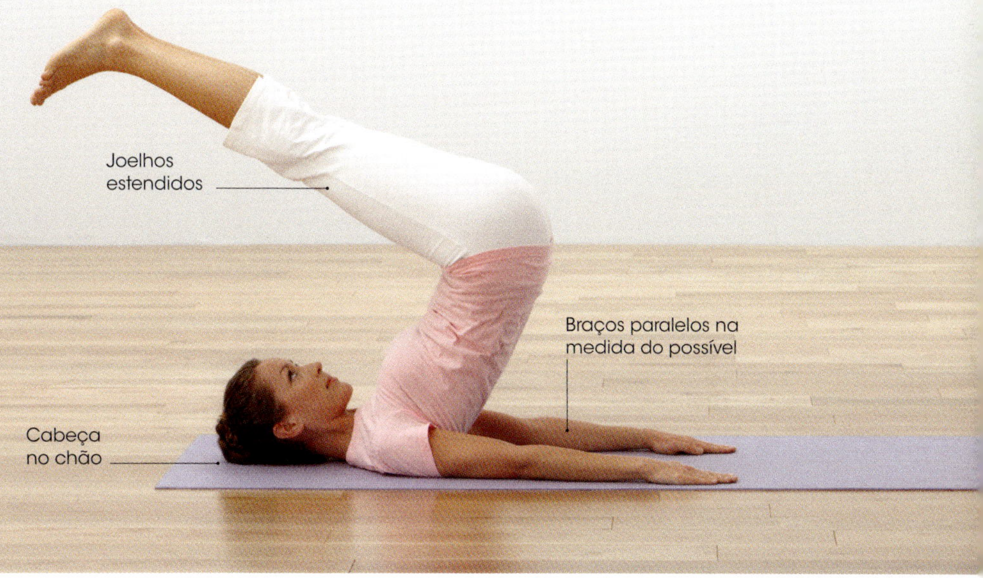
Joelhos estendidos
Braços paralelos na medida do possível
Cabeça no chão

Braços no chão

Variação avançada

Começando pelo passo 4, coloque os braços lentamente no chão, com as palmas para baixo. Segure por 1 minuto, depois desça seguindo as instruções acima.

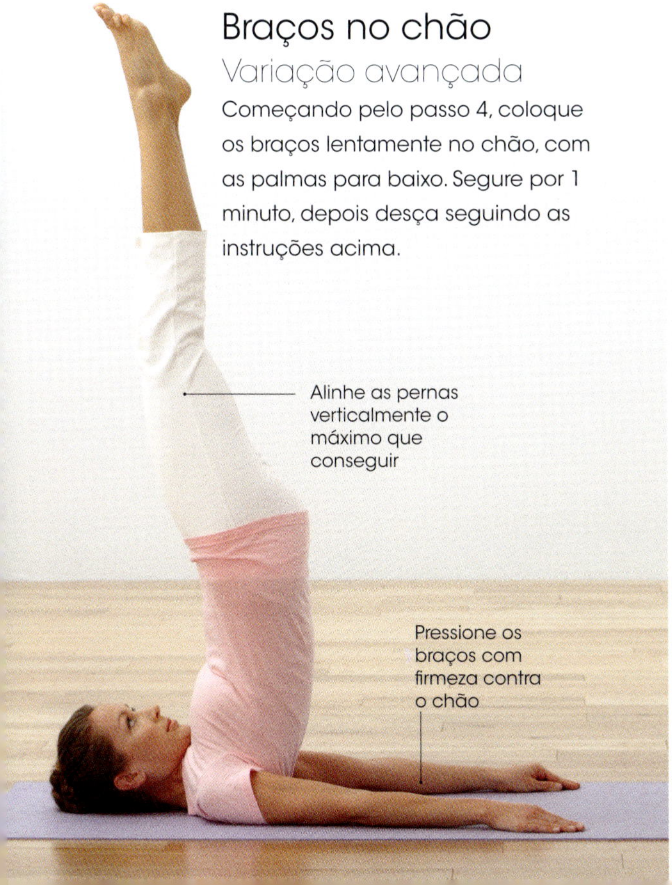
Alinhe as pernas verticalmente o máximo que conseguir
Pressione os braços com firmeza contra o chão

Mãos nas coxas

Variação avançada

Começando pelo passo 4, erga lentamente um braço por vez e repouse-os na parte da frente da coxa. Mantenha o equilíbrio nos ombros, no pescoço e na cabeça. Segure por 1 minuto, depois desça seguindo as instruções acima.

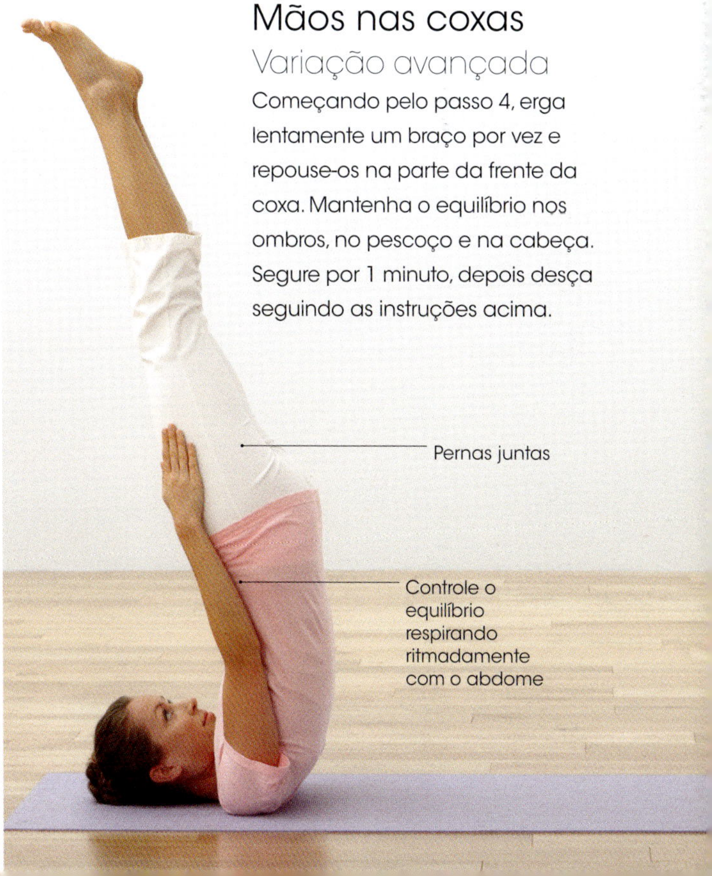
Pernas juntas
Controle o equilíbrio respirando ritmadamente com o abdome

3 Arado
Halasana

A postura do arado é uma continuação natural do movimento de flexão realizado na postura invertida sobre os ombros (pp. 76-79). O desenho do corpo formado por essa postura, com mãos e pés no chão, parece um arado. Esta ássana ajuda a manter a saúde da coluna. Depois relaxe na postura do cadáver (p. 188) por pelo menos 8 respirações.

BENEFÍCIOS

FÍSICOS

- Alonga toda a parte posterior do corpo, responsável pelo movimento da coluna.
- Solta os tendões enrijecidos.
- Alonga os músculos superficiais e profundos da coluna.
- Aumenta o suprimento de sangue nos nervos da coluna.
- Alivia a tensão nos músculos dos ombros e do pescoço.
- Ajuda a melhorar a flexibilidade das articulações do ombro.
- Melhora a digestão e ajuda a superar a prisão de ventre, pois pressiona o abdome.

MENTAL

- Ensinando você a respirar e relaxar quando há pressão na parte frontal do corpo, o arado ajuda a lidar com a claustrofobia, o estresse e a opressão causada pela falta de espaço no dia a dia.

CUIDADO Se sofrer de hérnia de disco aguda, consulte um ortopedista ou um fisioterapeuta antes de praticar o exercício.

Arado
Iniciante

1 Deite de costas com as pernas juntas, braços ao longo do corpo e palmas para baixo.

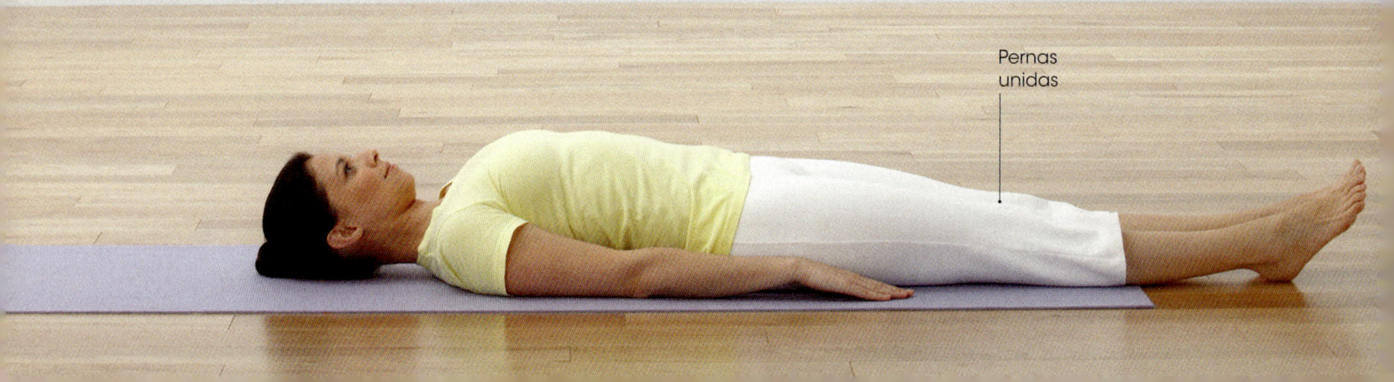

2 Inspirando, levante as duas pernas até formar um ângulo de 90° com o corpo. Mantenha braços, cabeça e ombros no chão.

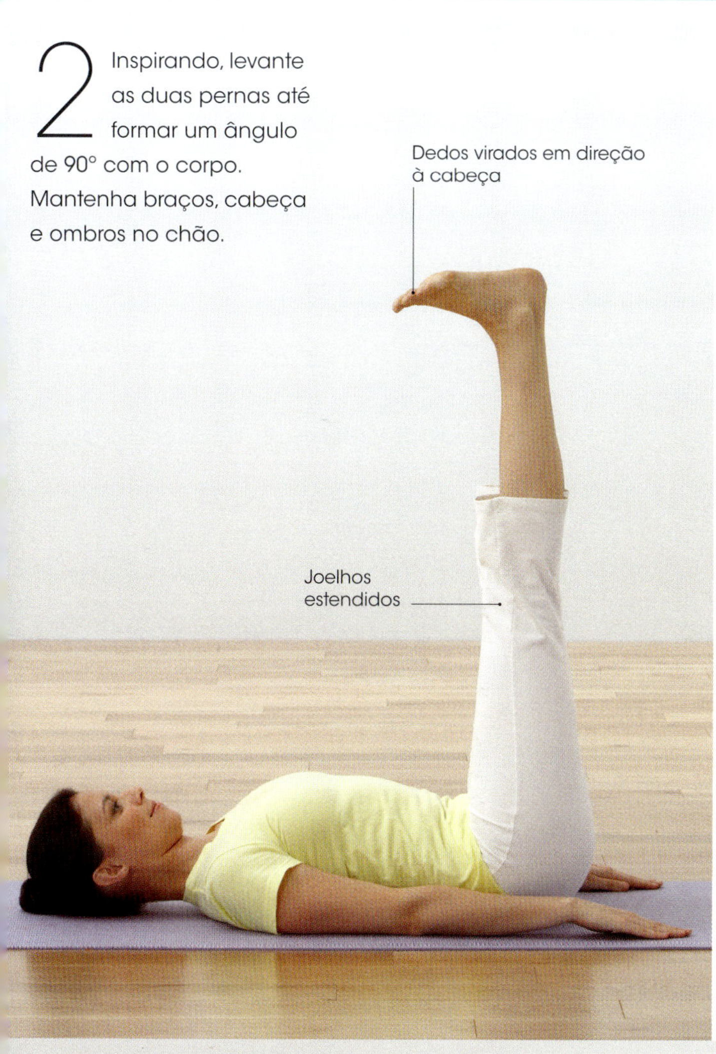

3 Inspirando novamente, erga as pernas e o quadril até conseguir apoiar as mãos na região lombar

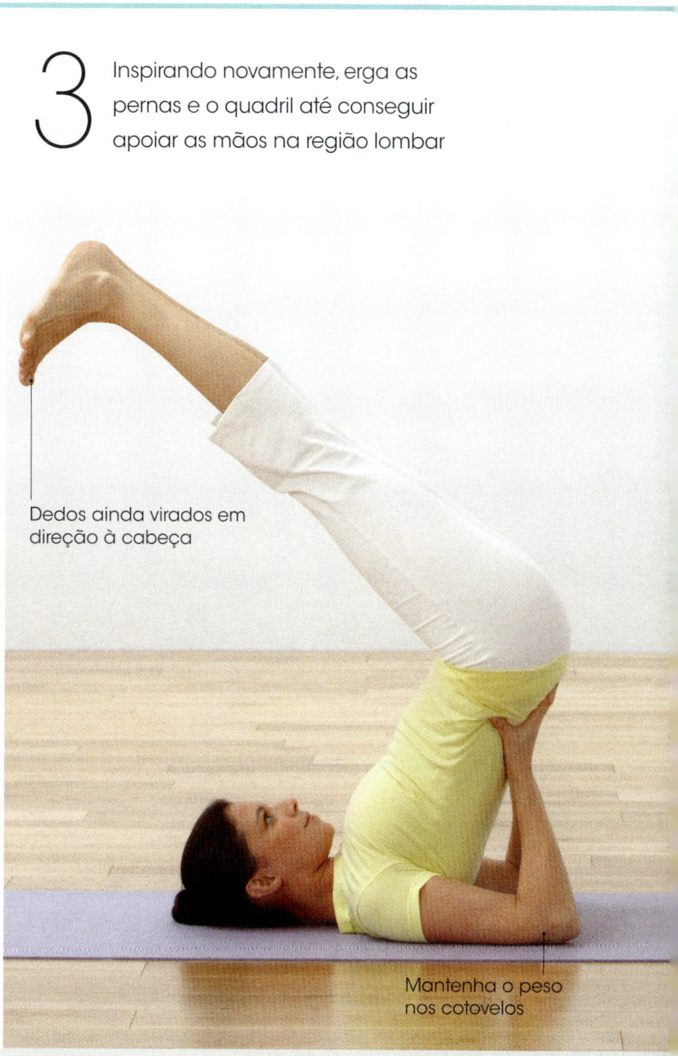

4 Expirando, abaixe devagar as pernas atrás da cabeça, apoiando os dedos dos pés no chão. Se seus pés não alcançarem o chão, segure a postura por 5 respirações, depois se desenrole como indicado na p. 83 e relaxe, deitando-se de costas. Se os dedos alcançarem o chão, passe para o passo 5 (p. 82).

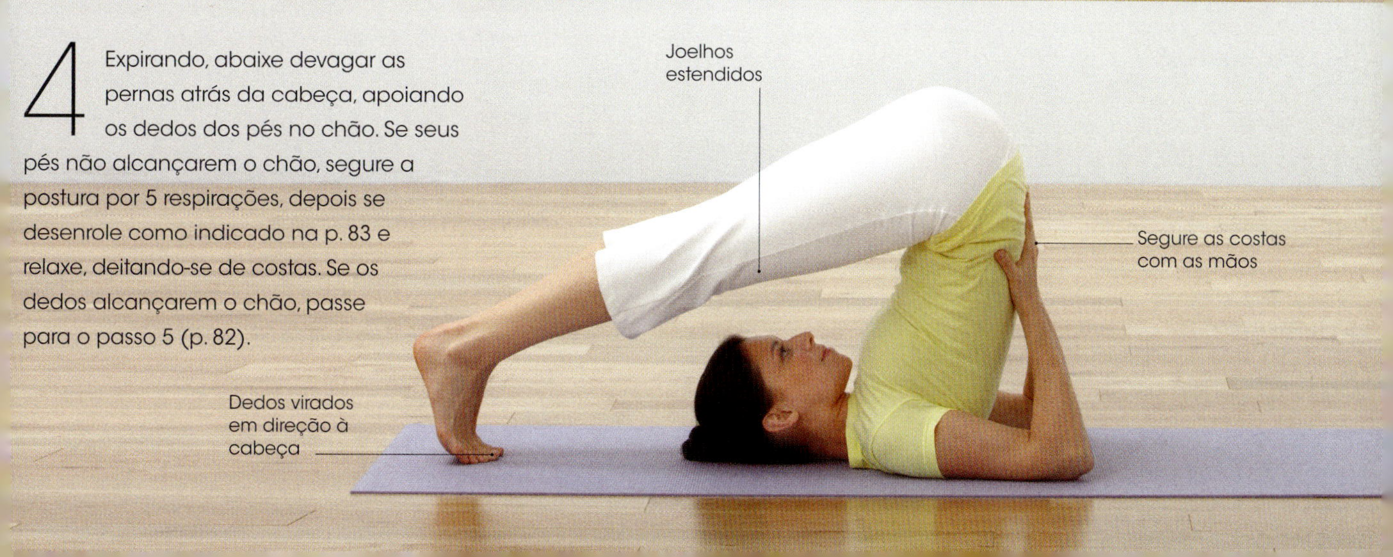

Arado
Intermediário e avançado

No nível intermediário do arado, você hiperestende os braços conforme os coloca no chão, aumentando assim a flexibilidade do quadril e das costas e também dos ombros.

Comece com

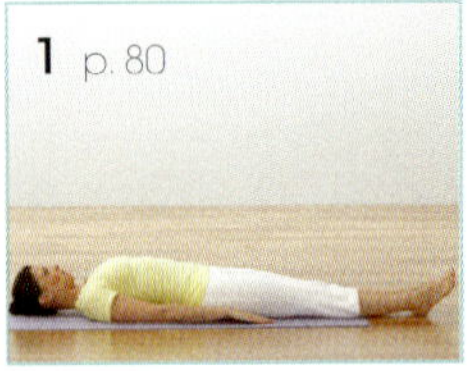
1 p. 80

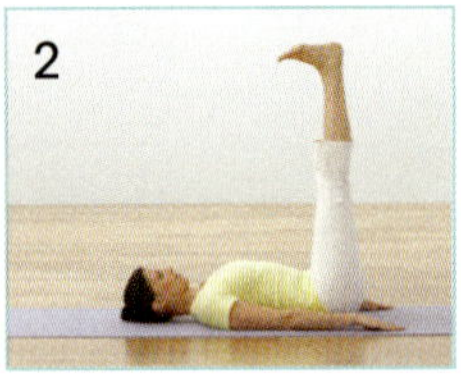
2

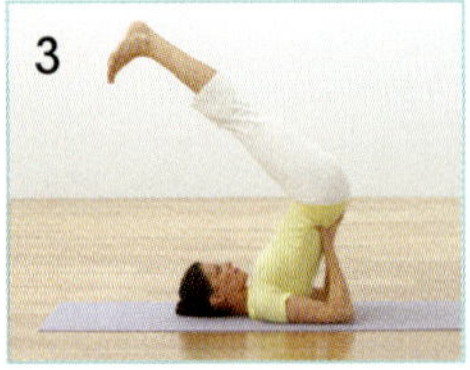
3

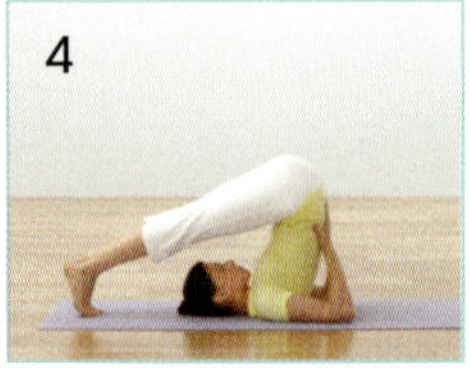
4

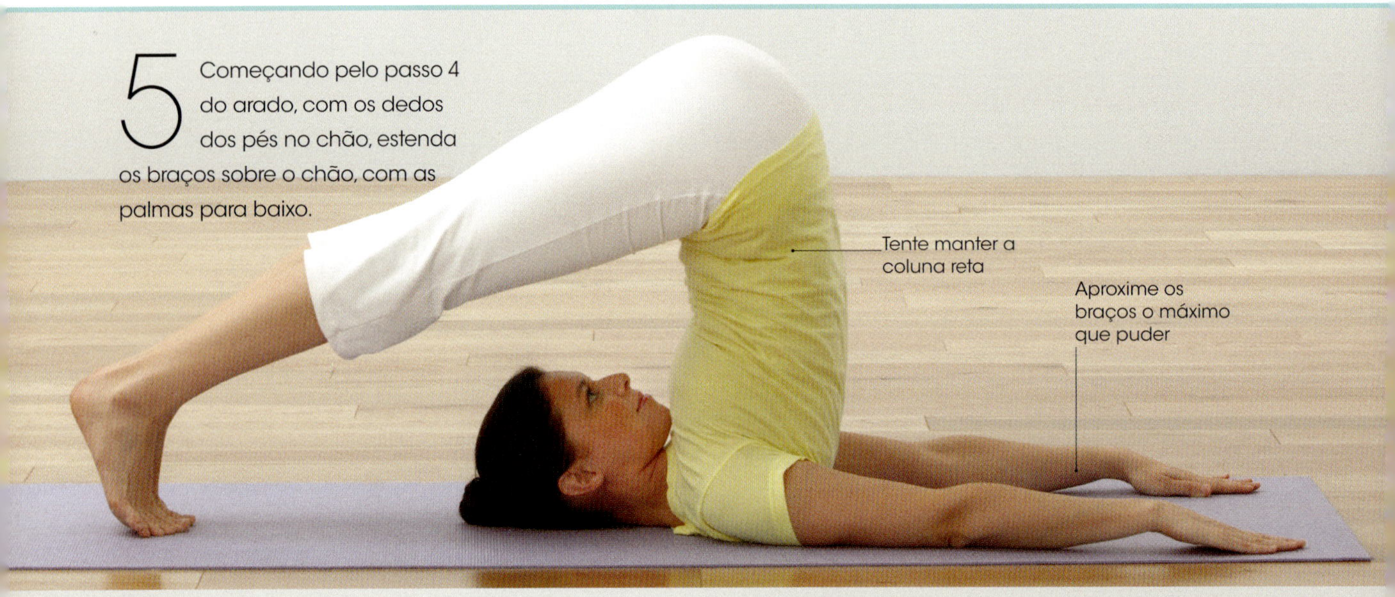
Tente manter a coluna reta
Aproxime os braços o máximo que puder

5 Começando pelo passo 4 do arado, com os dedos dos pés no chão, estenda os braços sobre o chão, com as palmas para baixo.

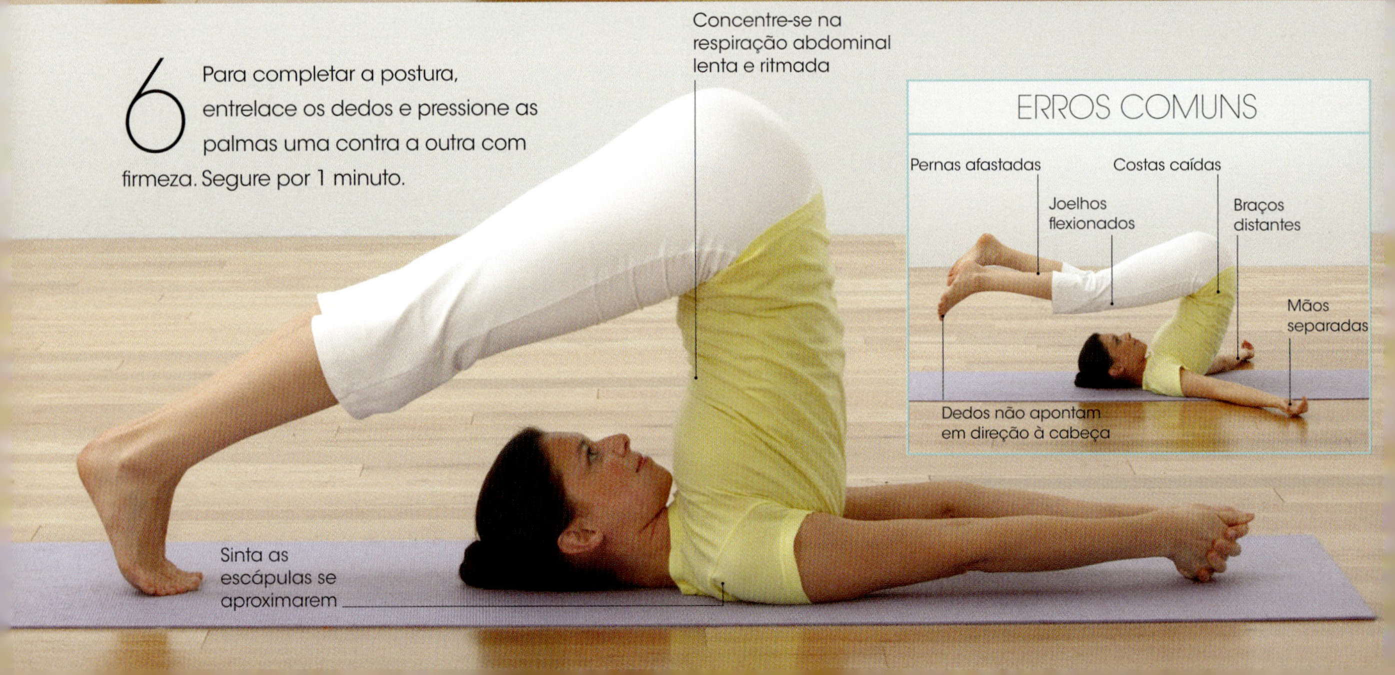
Concentre-se na respiração abdominal lenta e ritmada
Sinta as escápulas se aproximarem

6 Para completar a postura, entrelace os dedos e pressione as palmas uma contra a outra com firmeza. Segure por 1 minuto.

ERROS COMUNS

Pernas afastadas
Costas caídas
Joelhos flexionados
Braços distantes
Mãos separadas
Dedos não apontam em direção à cabeça

"Nunca contemple a vida fisicamente. Entenda-a fisicamente, e viva-a espiritualmente."

Swami Sivananda

PARA SAIR DA POSTURA, solte as mãos, apoie os braços no chão e erga as pernas até ficarem paralelas ao chão. Expirando, desenrole-se devagar sobre o chão, vértebra por vértebra.

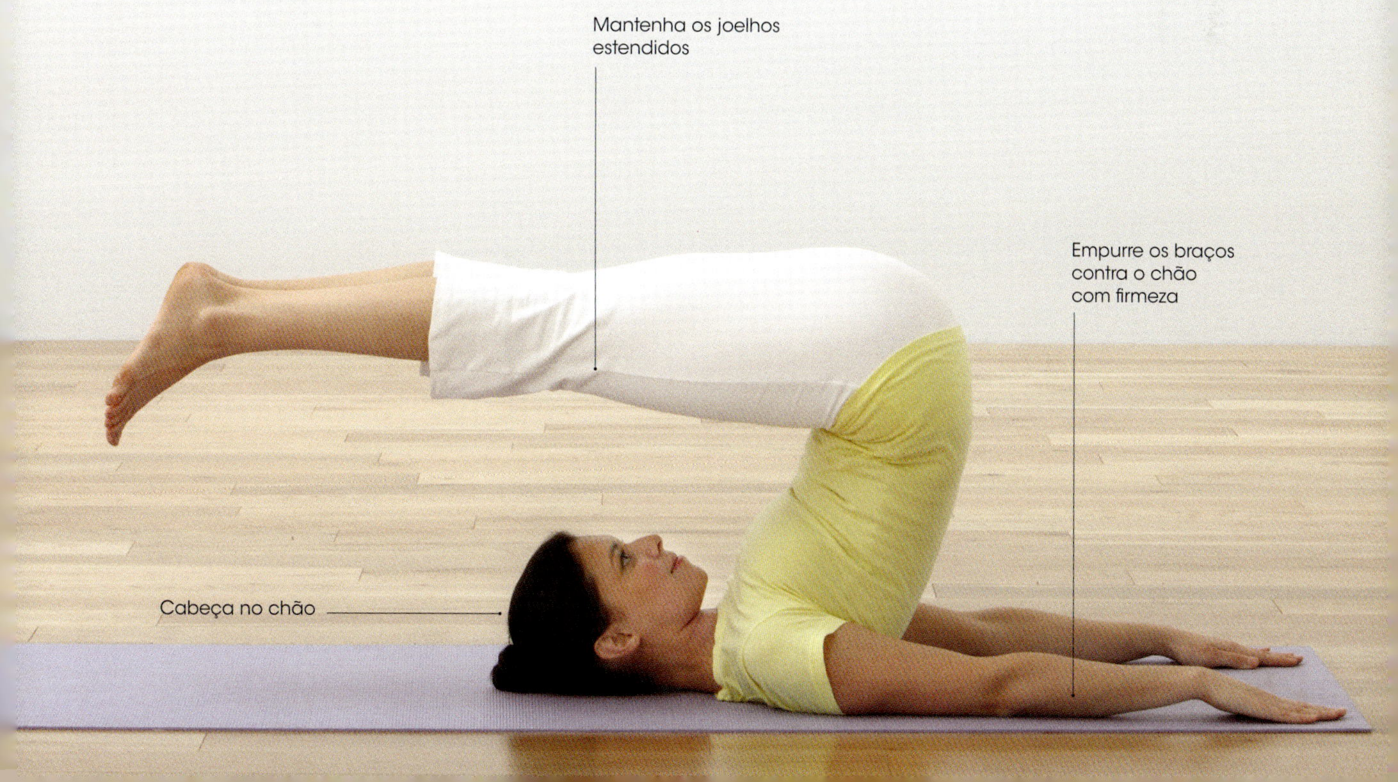
Mantenha os joelhos estendidos
Empurre os braços contra o chão com firmeza
Cabeça no chão

Arado
Variações

Além de trabalhar o quadril e alongar muito bem as costas, estas variações do arado massageiam o plexo solar – desde que você respire de maneira ritmada.

Comece com

1 p. 80

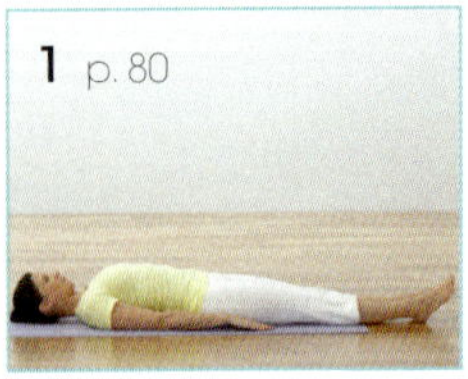

2

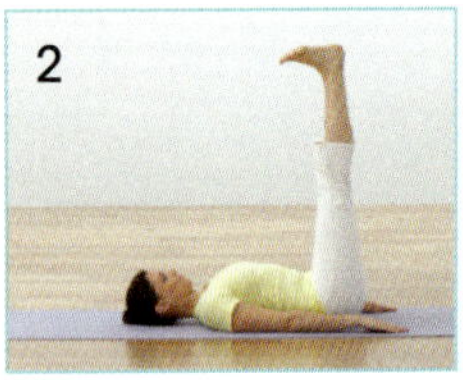

3

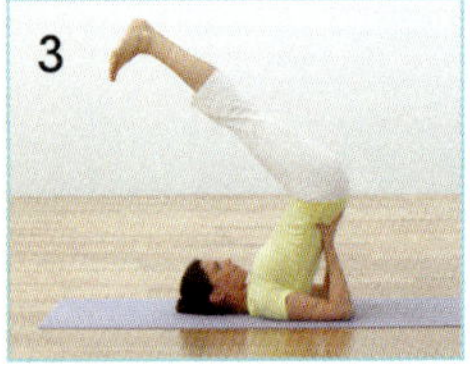

4

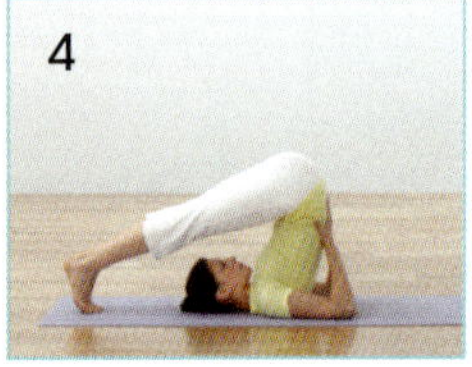

Pés separados
Iniciante

Começando pelo passo 4 do arado, afaste as pernas o máximo que puder. Estenda as mãos no chão, com as palmas para baixo. Segure por 1 minuto, depois erga as pernas até ficarem paralelas ao chão. Saia da postura como indicado na p. 83.

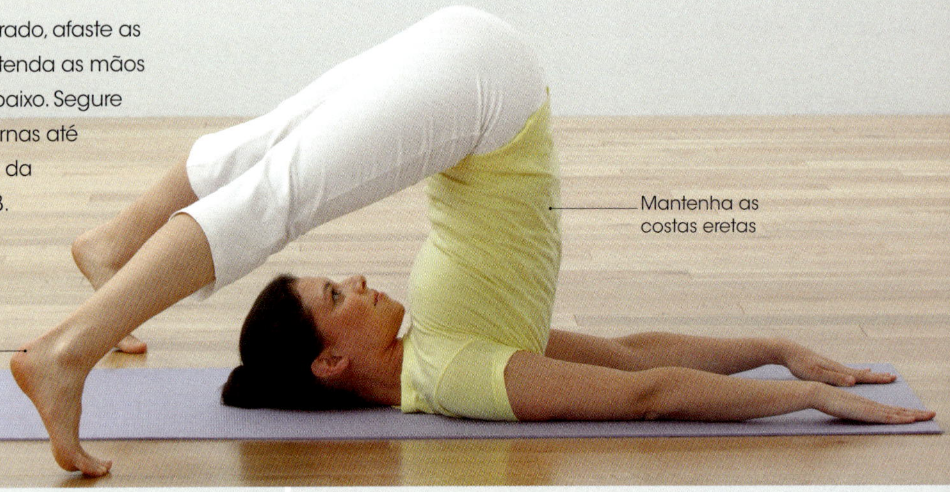
Mantenha as costas eretas
Empurre os calcanhares em direção ao chão

Com abraço
Intermediário

Começando com os pés separados (acima), abaixe os joelhos ao lado das orelhas. Passe os braços por cima dos joelhos, levando as mãos às orelhas. Segure por até 1 minuto, respirando devagar, depois saia da postura como indicado na p. 83.

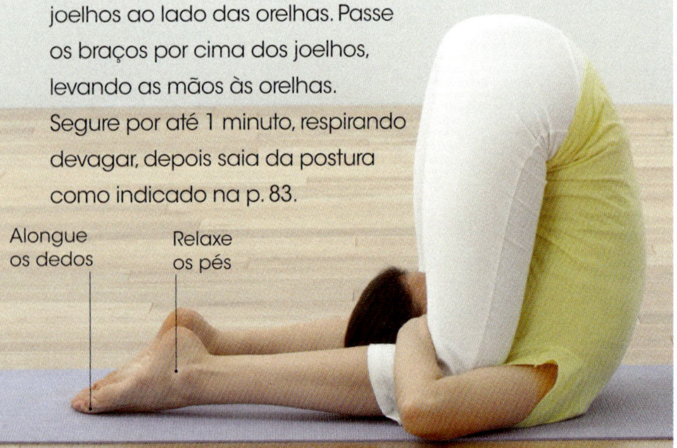
Alongue os dedos
Relaxe os pés

Mãos nos pés
Intermediário

Começando pelo passo 4 do arado, aproxime os braços das orelhas e tente tocar os dedos dos pés. Segure por 1 minuto, respirando devagar. Saia da postura como indicado na p. 83.

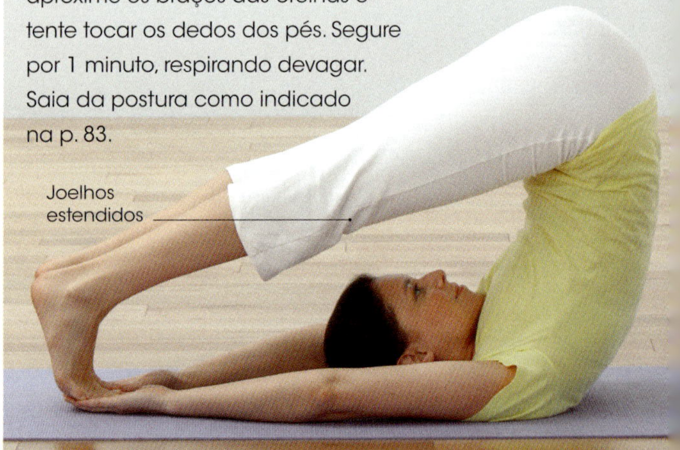
Joelhos estendidos

"O autoesforço de hoje torna-se o destino de amanhã. Esforço e destino são um só e o mesmo." Swami Sivananda

Joelhos atrás da cabeça

Avançado

Começando pelo passo 4 do arado, afaste os pés da cabeça o máximo que puder. Depois flexione os joelhos e abaixe-os devagar, atrás da cabeça. Segure por 30 segundos, depois erga as pernas até ficarem paralelas ao chão. Saia da postura como indicado na p. 83.

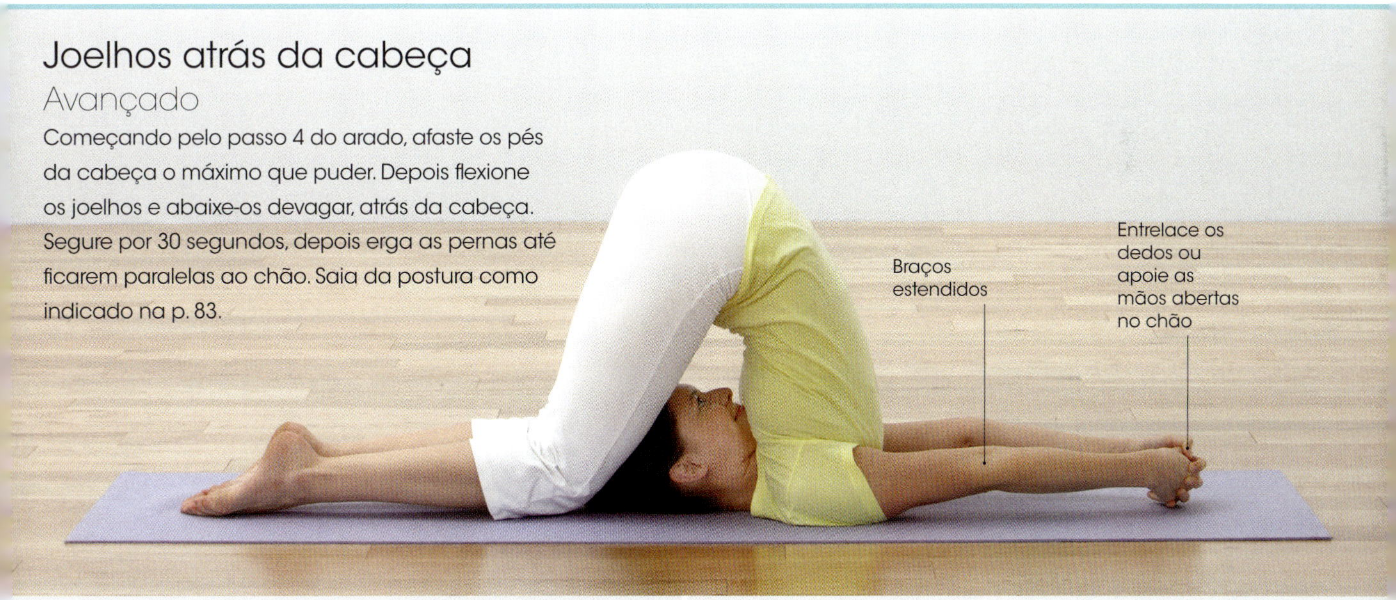
Braços estendidos
Entrelace os dedos ou apoie as mãos abertas no chão

Joelhos no ombro

Avançado

1 Começando pelo passo 4 do arado, apoie as costas firmemente com as duas mãos. Ande com os pés para o lado esquerdo.

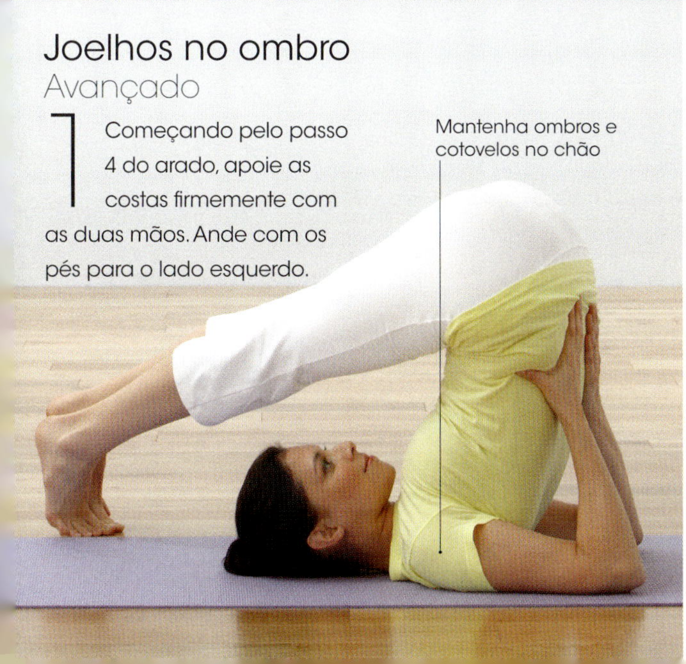
Mantenha ombros e cotovelos no chão

2 Abaixe os dois joelhos até o chão ao lado da orelha esquerda. Segure por 30 segundos, respirando devagar. Estenda as pernas e leve os pés de volta ao centro. Repita do outro lado. Saia da postura como indicado na p. 83.

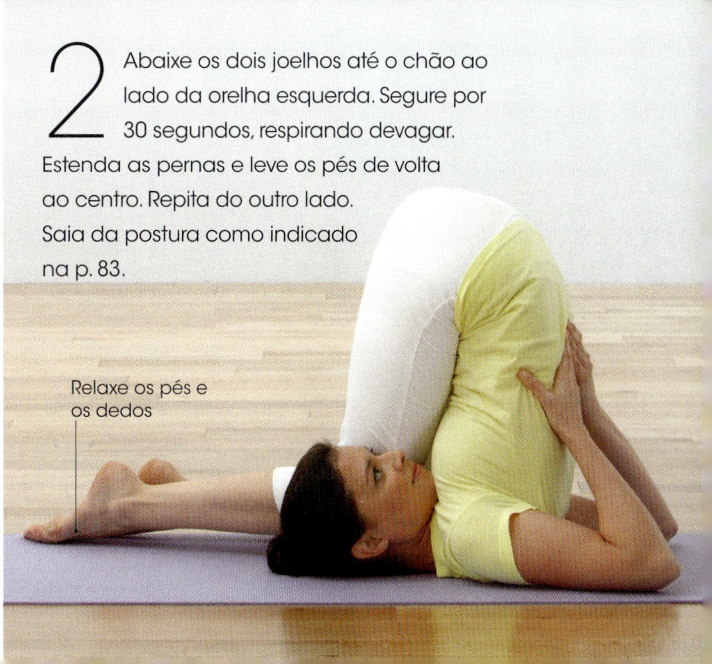
Relaxe os pés e os dedos

Ponte
Todos os níveis

A ponte fortalece a coluna e melhora a flexibilidade. Os passos 2-4 também compõem um ótimo treinamento para fortalecer os pulsos. Relaxe depois na postura do cadáver (p. 188).

Iniciante

1 Deite de costas, com pés e pernas distantes cerca de 50 cm do corpo, joelhos flexionados e sola dos pés apoiada no chão. Estenda os braços ao longo do corpo, com as palmas para baixo.

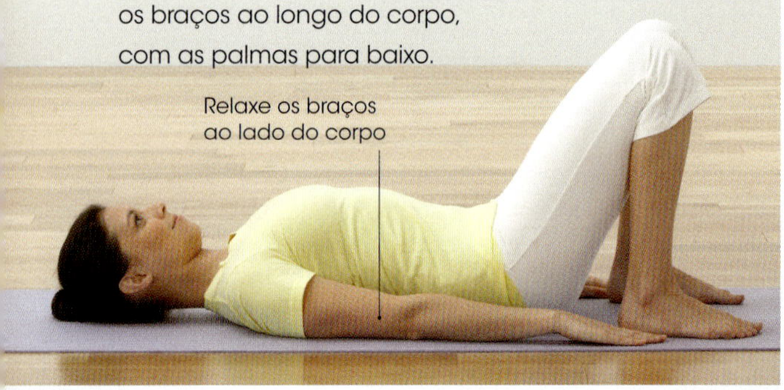

2 Segure bem os tornozelos, inspire e erga o quadril.

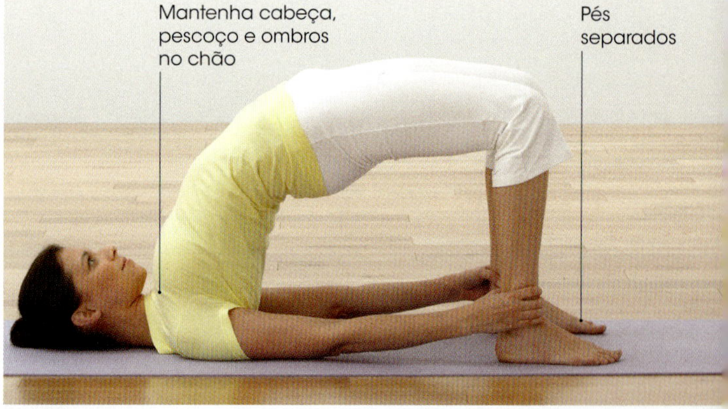

3 Solte as mãos e coloque-as nas costas, o mais próximo das escápulas que conseguir. Segure a região lombar com os dedos deixando os polegares para fora. Respire devagar e profundamente. Continue com o passo 4 ou saia da posição, soltando as mãos e abaixando o quadril.

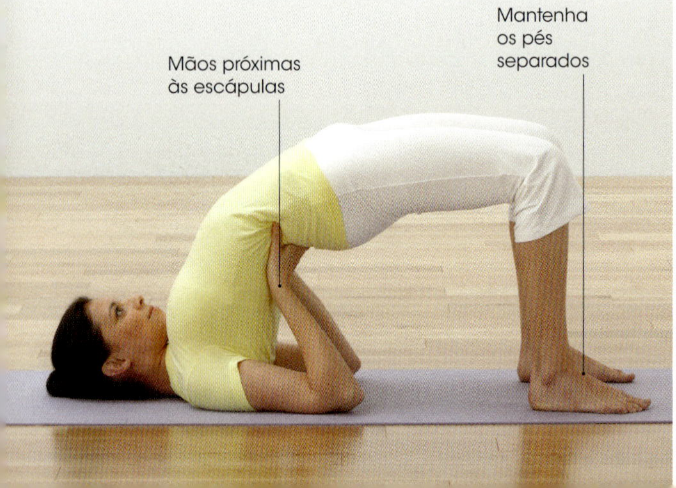

Intermediário

4 Complete a postura andando com os pés para longe do corpo. Segure por 30 segundos, respirando profundamente. Saia da postura andando de volta para trás, soltando as mãos e abaixando o quadril.

ERROS COMUNS

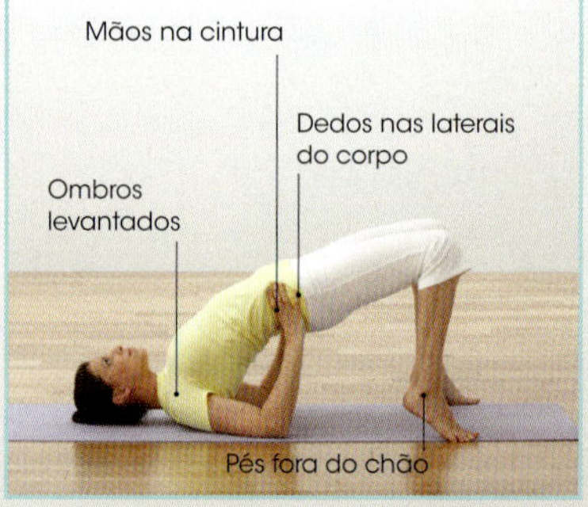

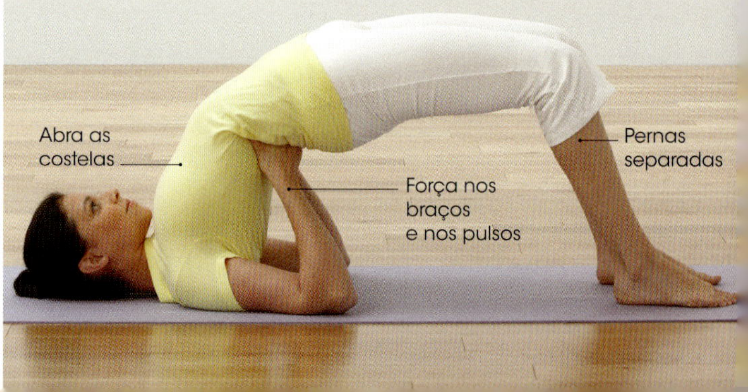

Comece com

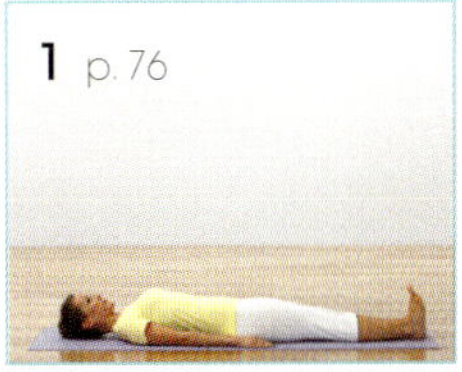
1 p. 76

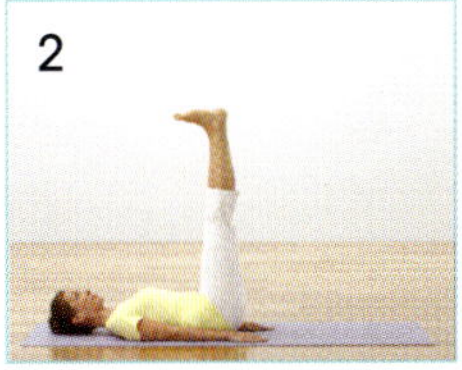
2

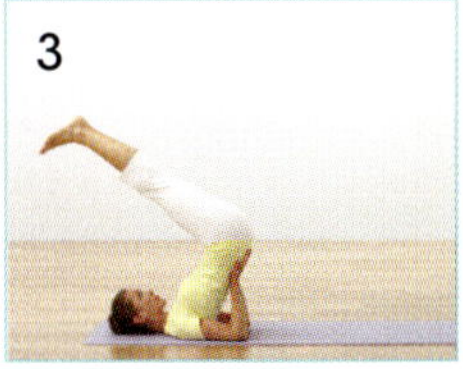
3

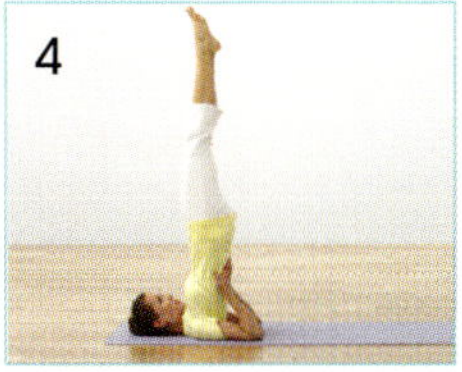
4

Postura invertida com ponte

Intermediário

5 Quando já estiver fazendo a ponte com facilidade, tente combiná-la com o passo 4 da postura invertida sobre os ombros. Pressione as mãos contra as costas com firmeza, flexione os joelhos e traga uma perna em direção à cabeça enquanto abaixa a outra. Pouse a segunda perna no chão, mantendo o quadril erguido. Depois de algumas respirações, traga os pés para perto do corpo e, inspirando, levante uma e depois a outra perna de volta até a postura invertida. Saia da postura e relaxe como indicado na p. 79.

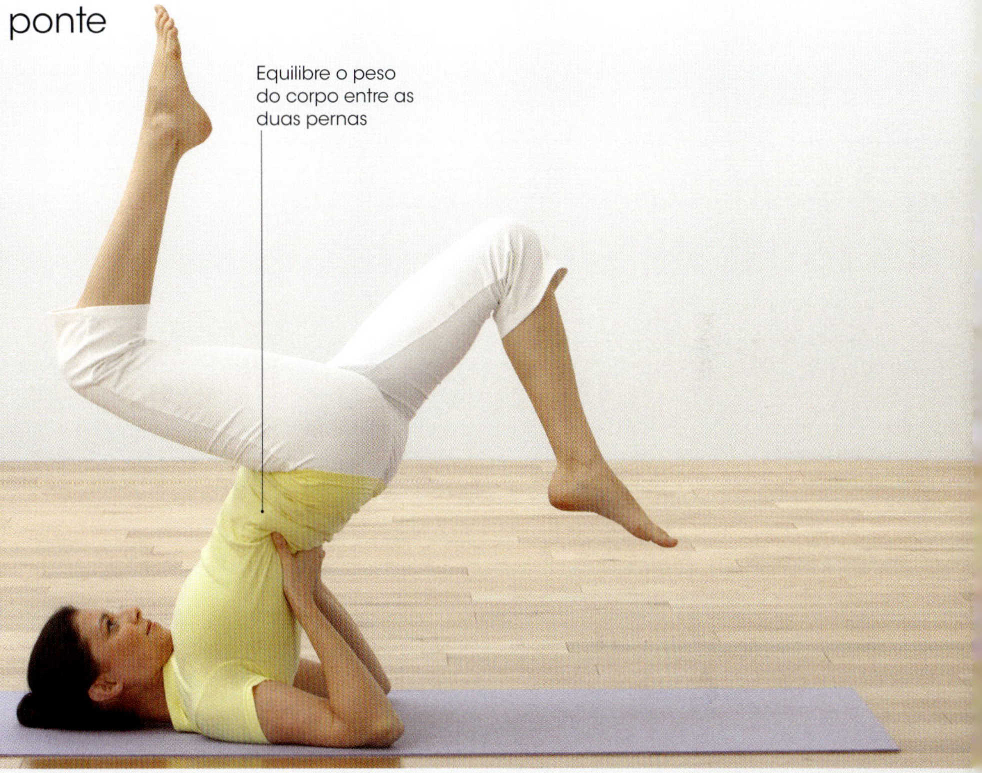
Equilibre o peso do corpo entre as duas pernas

Postura invertida com ponte

Avançado

5 Nesta postura inicial avançada, comece pelo passo 4 da postura invertida sobre os ombros, depois flexione os joelhos e abaixe os dois pés em direção ao chão ao mesmo tempo. Depois de algumas respirações, ande com os pés no chão para mais perto do corpo e, inspirando, levante uma perna e depois a outra de volta até a postura invertida sobre os ombros. Saia da postura e relaxe como indicado na p. 79.

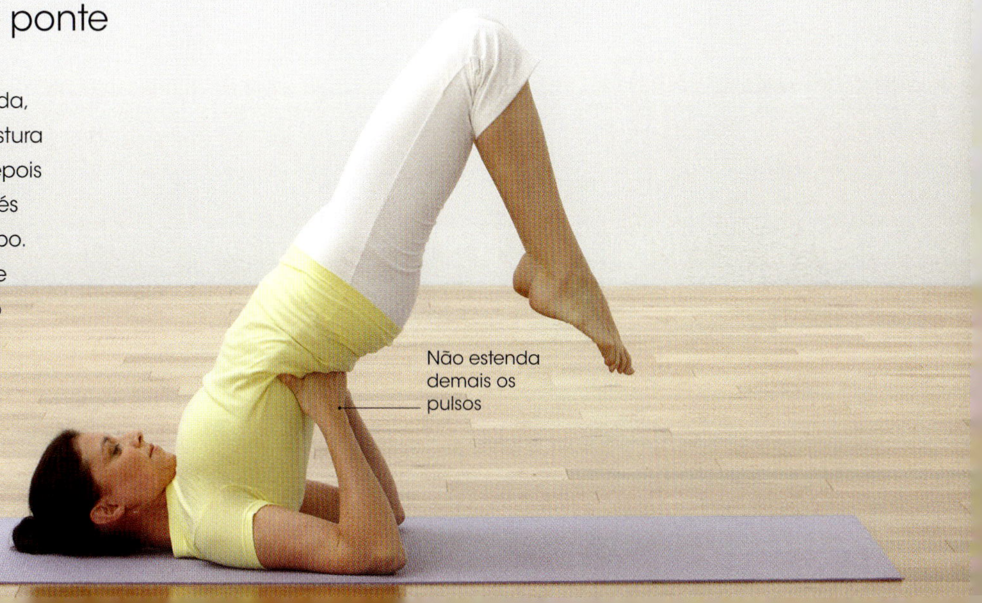
Não estenda demais os pulsos

Ponte

Variações

Após praticar estas variações avançadas da ponte, volte para a postura invertida sobre os ombros (pp. 76-79) e mantenha-a por 30 segundos antes de relaxar na postura do cadáver (p. 188).

Comece com

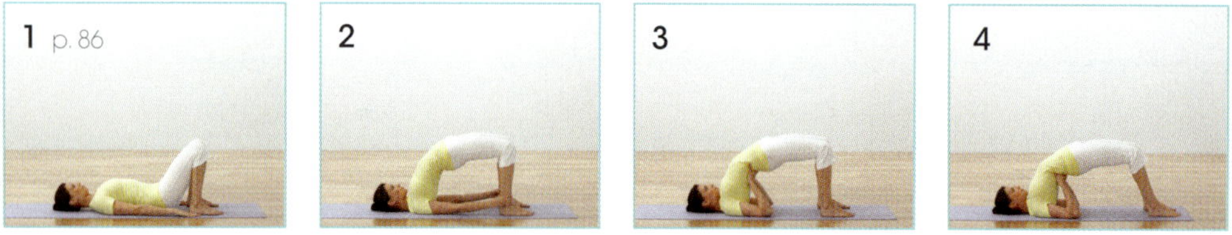
1 p. 86
2
3
4

Elevação de perna

Avançado

Começando pelo passo 4 da ponte, levante a perna esquerda e estique-a enquanto inspira. Depois de algumas respirações profundas, abaixe a perna durante a expiração e repita com a perna direita. Saia da postura soltando as mãos e abaixando o quadril.

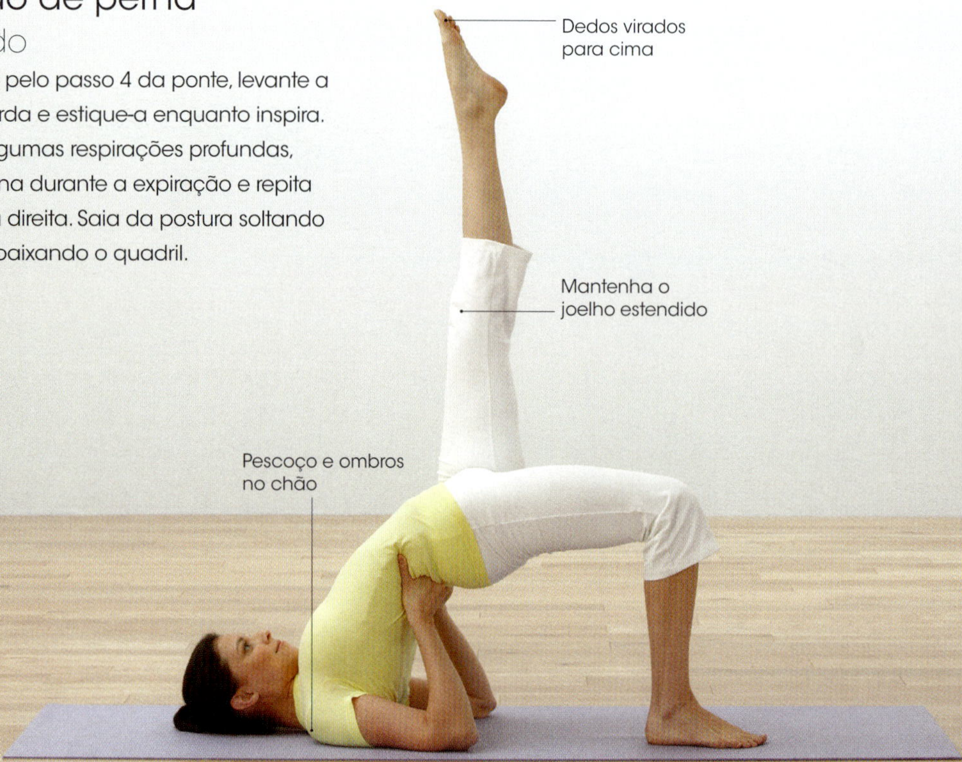
Dedos virados para cima
Mantenha o joelho estendido
Pescoço e ombros no chão

Pernas retas

Avançado

Começando pelo passo 4 da ponte, junte pernas e pés e ande para a frente até as pernas ficarem bem esticadas. Segure por 30 segundos, respirando profundamente. Saia da postura andando de volta para perto do corpo, soltando as mãos e abaixando o quadril.

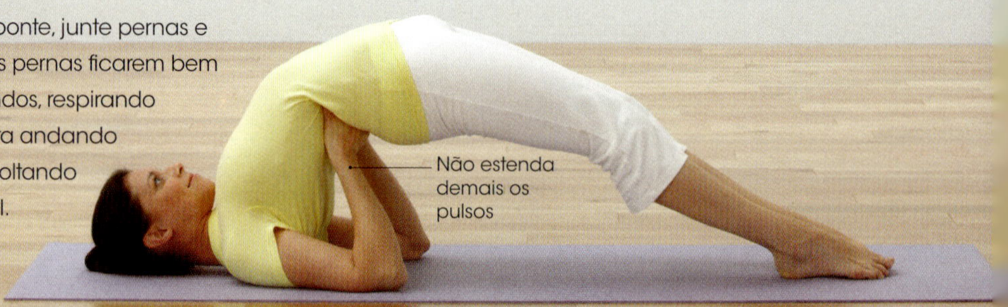
Não estenda demais os pulsos

Comece com

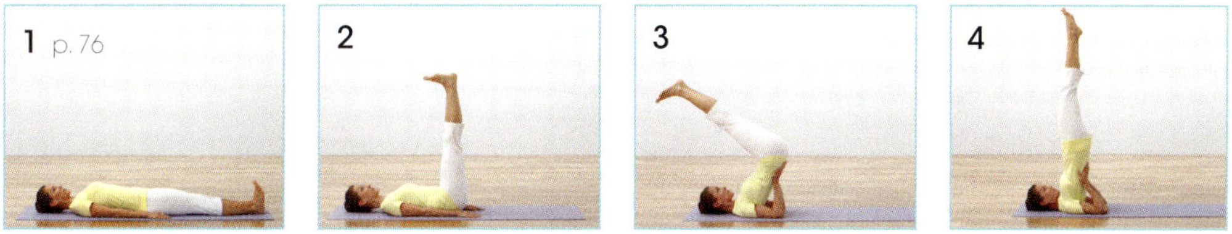

Meio lótus na ponte

Avançado

5 Começando pelo passo 4 da postura invertida sobre os ombros, flexione a perna esquerda e use a mão direita para puxar o pé esquerdo para mais perto do quadril.

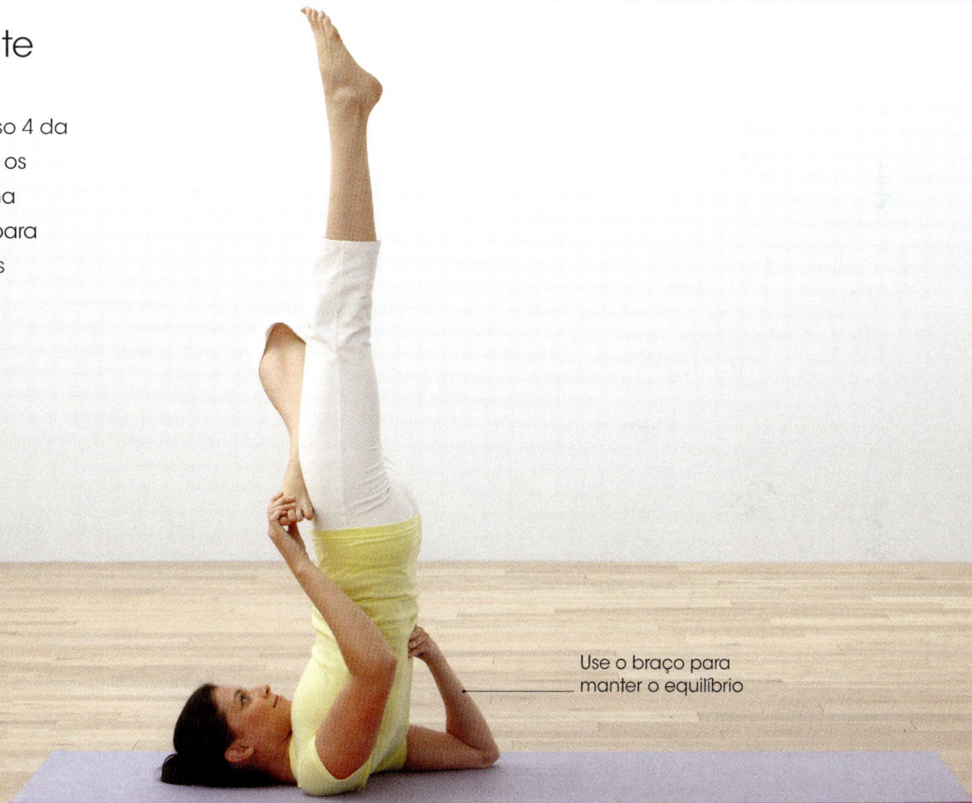
Use o braço para manter o equilíbrio

6 Segure as costas com as duas mãos e coloque devagar o pé direito no chão. Mantenha por 30 segundos, depois tente voltar de uma vez para a postura invertida sobre os ombros. Repita do outro lado. Se não conseguir passar para a postura invertida, saia da postura como indicado na p. 79. Ou então, solte as mãos e abaixe o quadril.

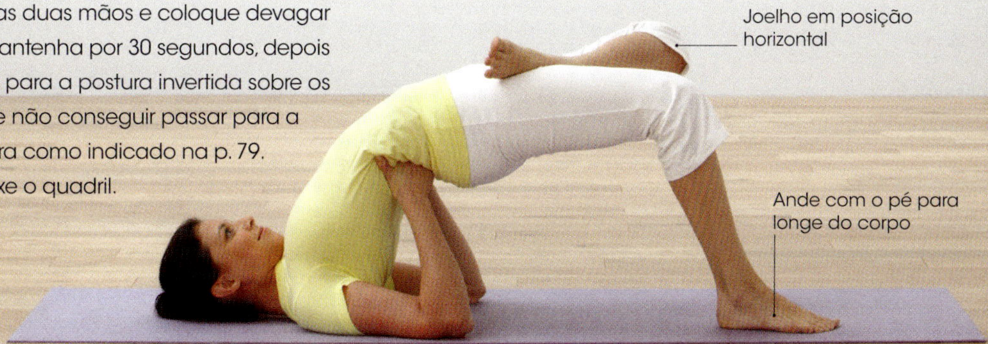
Joelho em posição horizontal
Ande com o pé para longe do corpo

Ciclo sobre os ombros

Intermediário

Este ciclo sobre os ombros da postura invertida é um exercício excelente para fortalecer os músculos dos braços, das costas, do abdome e dos pulsos. Também melhora o alinhamento da postura.

Comece com

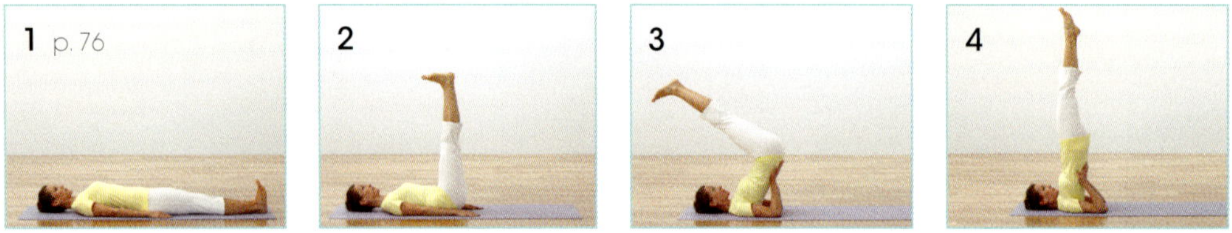

5 Partindo da postura invertida sobre os ombros, posicione braços e mãos firmemente.

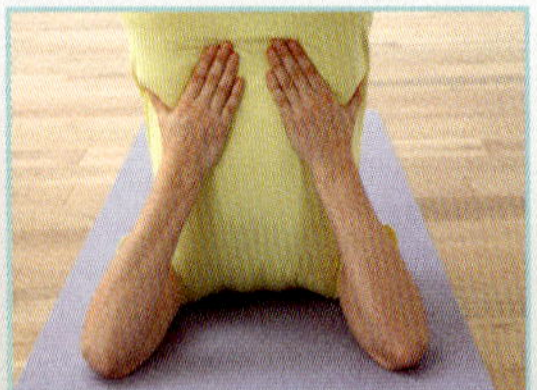

Posição das mãos
Aproxime as mãos o máximo que puder das escápulas, com os braços paralelos um ao outro, na medida do possível.

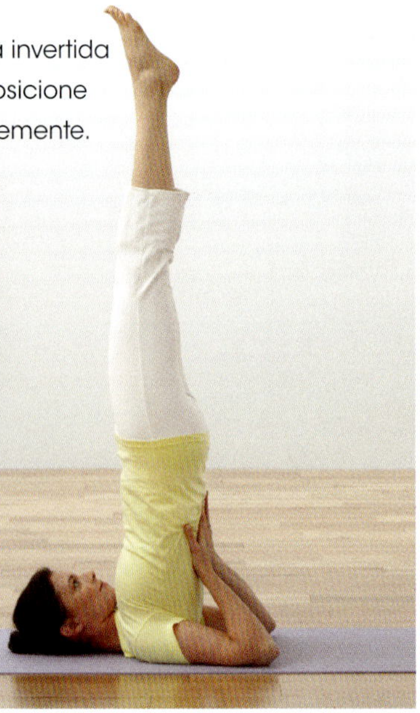

6 Expirando, leve a perna esquerda para trás, no arado de uma perna, até os dedos tocarem o chão. Inspire e erga a perna de novo. Repita com a perna direita.

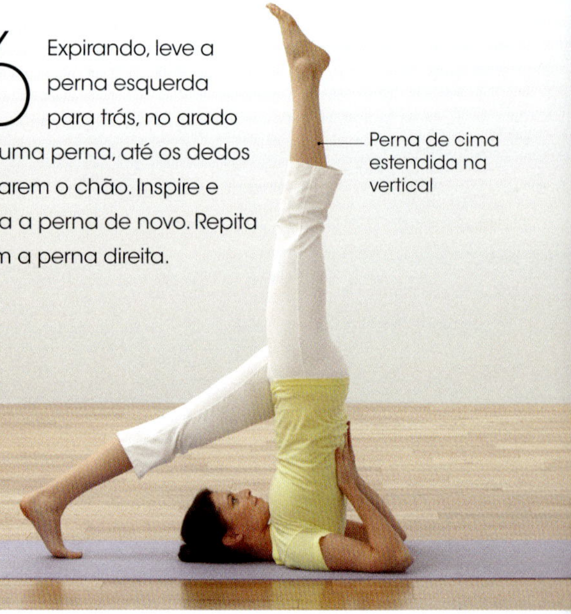

7 Expirando, passe para o arado abaixando as duas pernas até os dedos tocarem o chão.

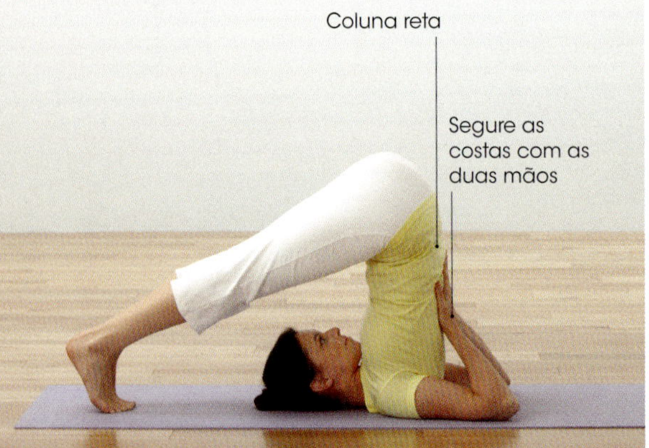

8 Volte para a postura invertida sobre os ombros, inspirando e erguendo as duas pernas ao mesmo tempo. Se achar difícil, jogue o quadril um pouco para a frente, depois levante as pernas, diminuindo assim o impacto do peso das suas pernas nos músculos das costas.

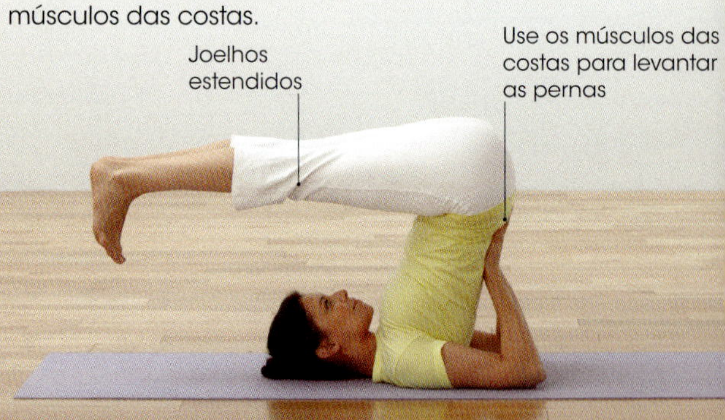

*"Saúde é riqueza.
Paz mental é felicidade.
A ioga mostra o caminho."* Swami Vishnudevananda

9 Quando estiver na postura invertida sobre os ombros, respire profundamente, aproxime os cotovelos e apoie as mãos o mais perto das escápulas que puder.

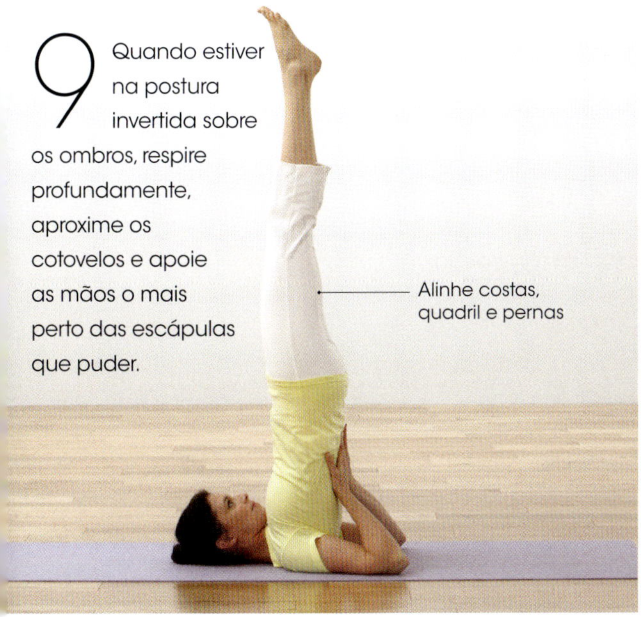
Alinhe costas, quadril e pernas

10 Faça a transição para a ponte flexionando os joelhos e mantendo uma perna acima da cabeça e a outra, mais baixa, voltada para o chão.

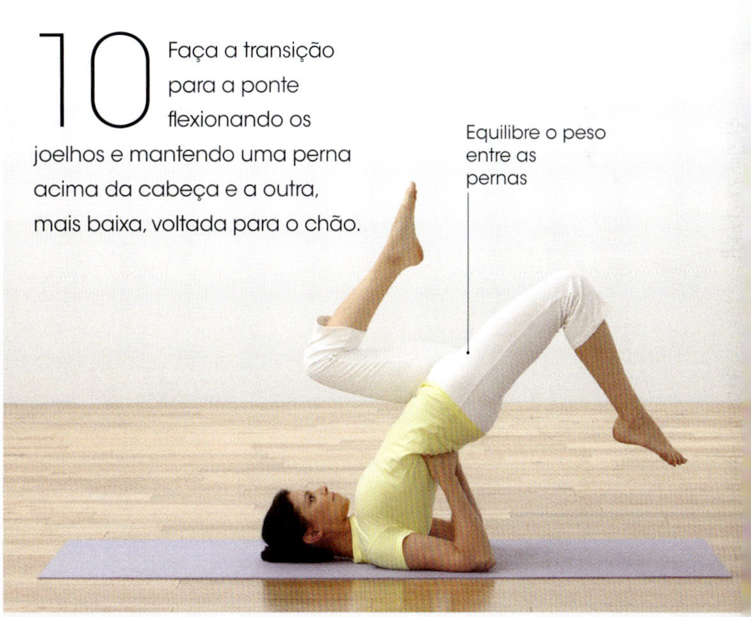
Equilibre o peso entre as pernas

11 Na ponte, continue segurando as costas. Com as pernas separadas, ande com os pés para a frente. Respire ritmadamente.

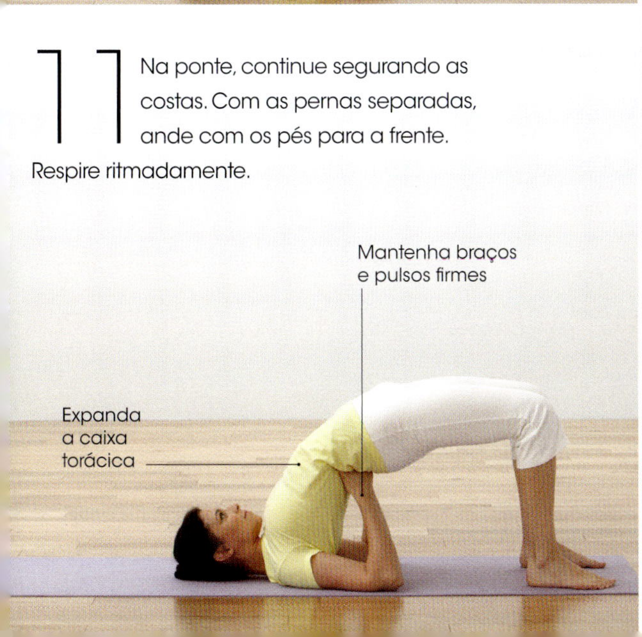
Mantenha braços e pulsos firmes
Expanda a caixa torácica

12 Volte à postura invertida sobre os ombros andando com os pés para perto do corpo. Inspirando, levante uma perna, depois empurre com força a outra perna e erga o corpo de volta até a postura invertida. Respire devagar e ritmadamente. Repita o ciclo 1-2 vezes mais, depois saia da postura e relaxe como indicado na p. 79.

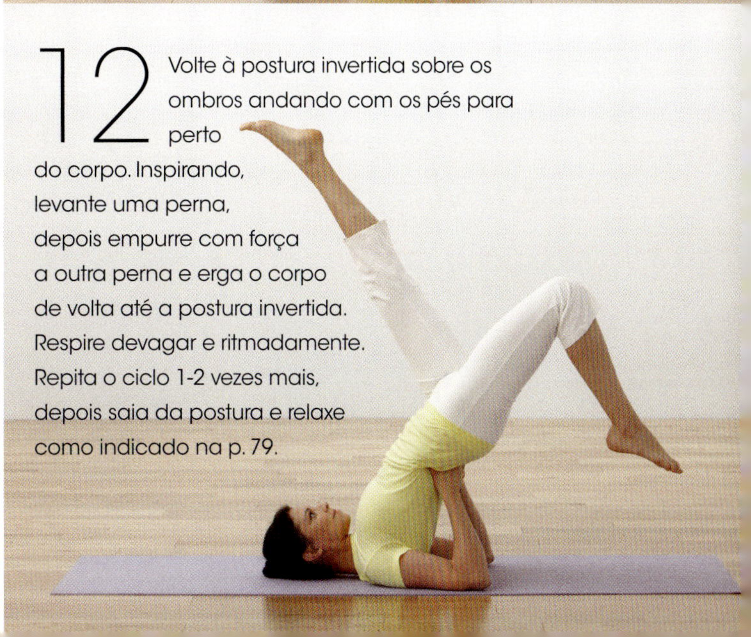

4 Peixe *Matsyasana*

A postura do peixe flexiona a coluna no sentido oposto ao da postura invertida sobre os ombros (pp. 76-79), por isso é a contrapostura do ciclo sobre os ombros. Fique ao menos metade do tempo passado nas posições sobre os ombros na postura do peixe. Depois de praticar o peixe, você experimentará um relaxamento mais profundo na postura do cadáver (p. 188).

BENEFÍCIOS

FÍSICOS

- Alivia a tensão no pescoço e nos ombros.
- Corrige a tendência de curvar os ombros para a frente.
- Fortalece os músculos dos braços.
- Expande a caixa torácica.
- Ajuda a tonificar os nervos do pescoço e das costas.
- Com a postura invertida sobre os ombros, ajuda a melhorar o funcionamento das glândulas tireoide e paratireoide.
- Aumenta a capacidade pulmonar.
- Descongestiona os pulmões.
- Melhora a asma.

MENTAL

- A expansão do tórax reduz a pressão no abdome e recarrega o plexo solar, ajudando a superar a depressão.

CUIDADO Se a hiperextensão do pescoço causar desconforto ou tontura, não pratique a postura ou faça-a apenas por algumas respirações.

Peixe
Todos os níveis

1 Deite-se de costas, com os braços ao longo do corpo e as palmas para baixo.

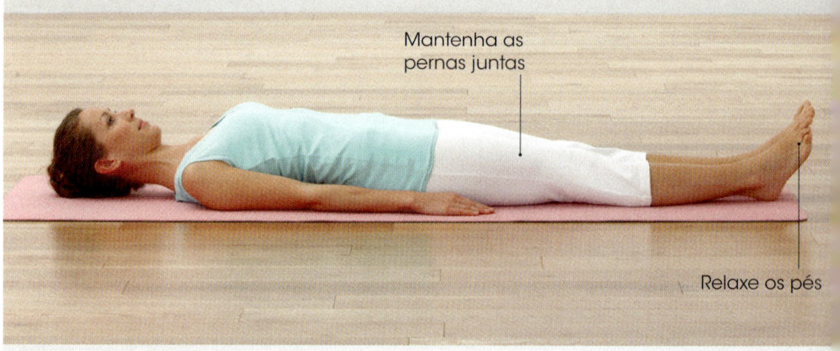
Mantenha as pernas juntas
Relaxe os pés

2 Coloque os braços sob o corpo, com as palmas ainda viradas para baixo, o mais próximo das coxas que conseguir. Mantenha as pernas juntas. Se sentir tensão no pescoço e nos ombros, continue praticando os passos 1 e 2 por algum tempo.

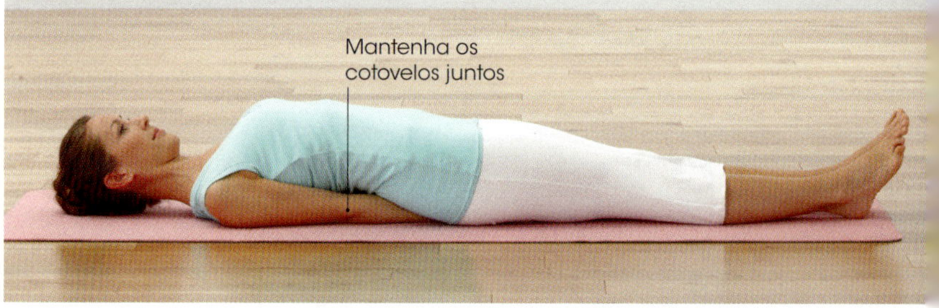
Mantenha os cotovelos juntos

3 Inspire, flexione os cotovelos e erga o peito o máximo que puder. Estenda aos poucos o pescoço e a parte posterior da cabeça. Segure por algumas respirações.

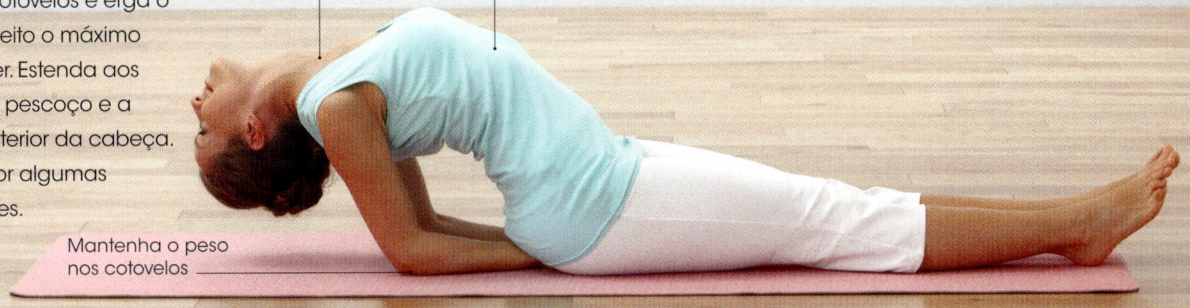
Relaxe o pescoço
Pratique a respiração iogue completa na postura (p. 181)
Mantenha o peso nos cotovelos

4 Se conseguir realizar o passo 3, tente continuar para completar a postura. Mantenha o máximo de peso nos cotovelos e abaixe devagar o topo da cabeça em direção ao chão, até tocá-lo. Segure a postura pela metade do tempo que passou na postura invertida sobre os ombros (pp. 76-79). Saia da postura seguindo os passos 3, 2 e 1, nesta ordem.

ERROS COMUNS

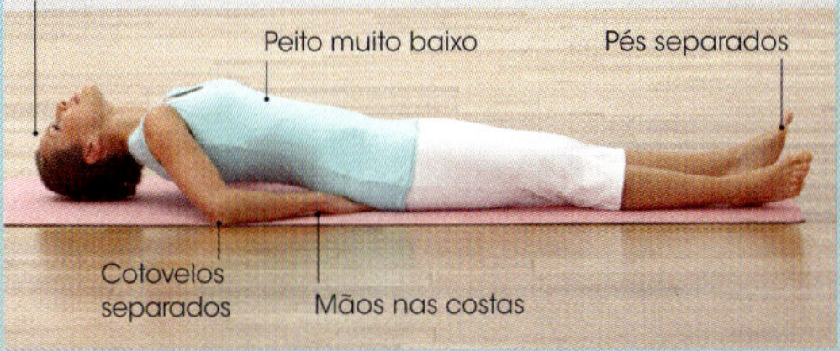

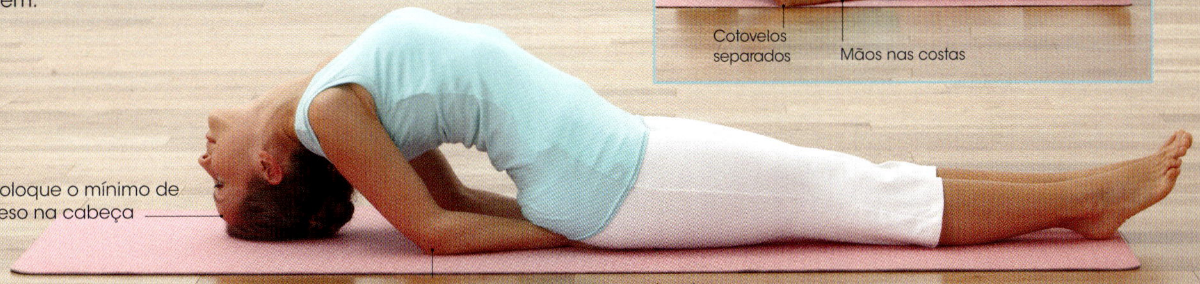
Coloque o mínimo de peso na cabeça
Mantenha o peso nos cotovelos

ALONGAMENTO DE PESCOÇO Depois do peixe, pratique esta postura para aliviar a tensão no pescoço. Com os dedos entrelaçados atrás da cabeça e os antebraços próximos às orelhas, inspire e erga a cabeça, empurrando o queixo contra o peito. Expire e abaixe devagar a parte posterior da cabeça. Repita 2 vezes e relaxe por 1-2 minutos na postura do cadáver (p. 188).

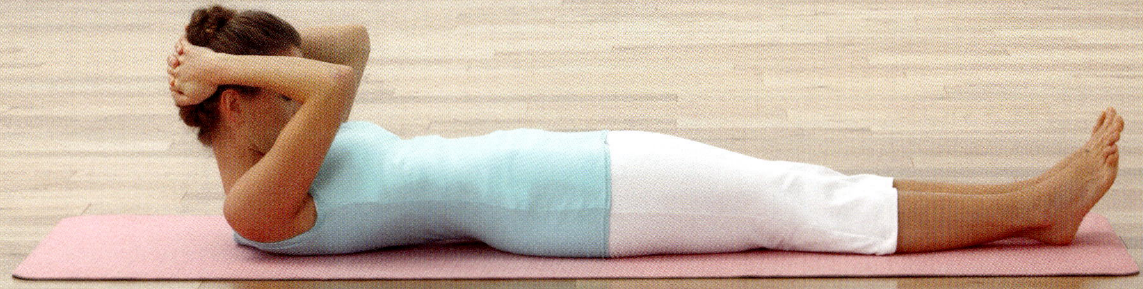

Peixe
Variações

Realizar o peixe com as pernas cruzadas alonga também as coxas. Já o lótus garante uma base firme, permitindo que a flexão das costas se intensifique. Finalize as posturas com o alongamento de pescoço (p. 93).

Peixe com perna cruzada
Intermediário

1 Deite de costas, cruze as pernas e segure os pés. Mantenha a cabeça no chão.

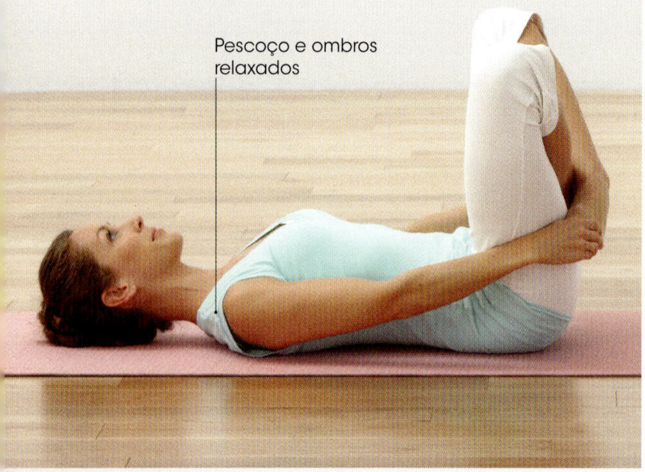
Pescoço e ombros relaxados

2 Ainda segurando os pés, abaixe devagar os joelhos até tocarem o chão. Estenda as coxas o máximo que puder.

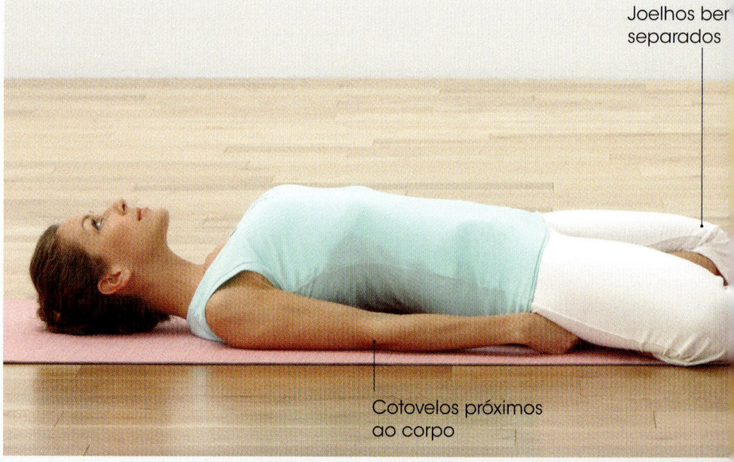
Joelhos ber separados
Cotovelos próximos ao corpo

3 Inspire, empurre os cotovelos contra o chão e erga o quadril, aproximando os joelhos do chão. Inspire de novo, erga o peito e encoste o topo da cabeça no chão. Segure por até 1 minuto, inspire e empurre o peito mais para cima, estendendo o pescoço. Expire, abaixe as costas até o chão e descruze as pernas. Na próxima vez que praticar esta postura, inverta a posição das pernas ao cruzá-las.

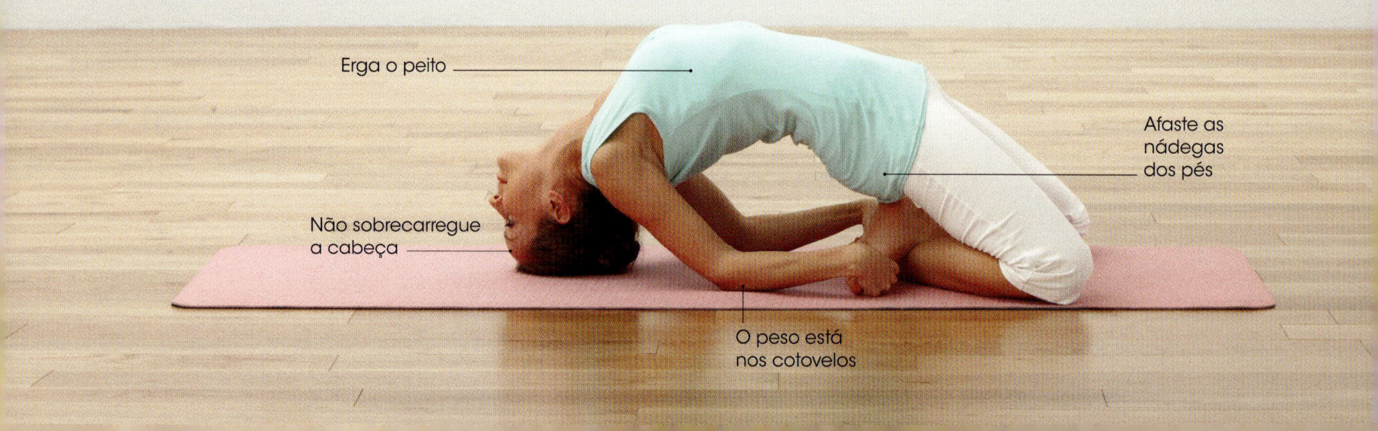
Erga o peito
Afaste as nádegas dos pés
Não sobrecarregue a cabeça
O peso está nos cotovelos

Comece com

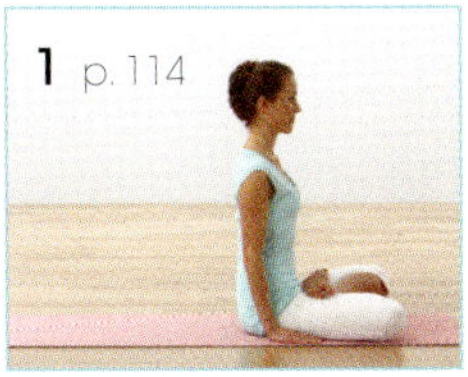

1 p. 114

Peixe com lótus

Avançado

2 Começando pela posição final de lótus, deite devagar sobre o tapete. Aproxime os cotovelos do corpo e tente pegar os dedões dos pés. Ou coloque as mãos sobre o quadril.

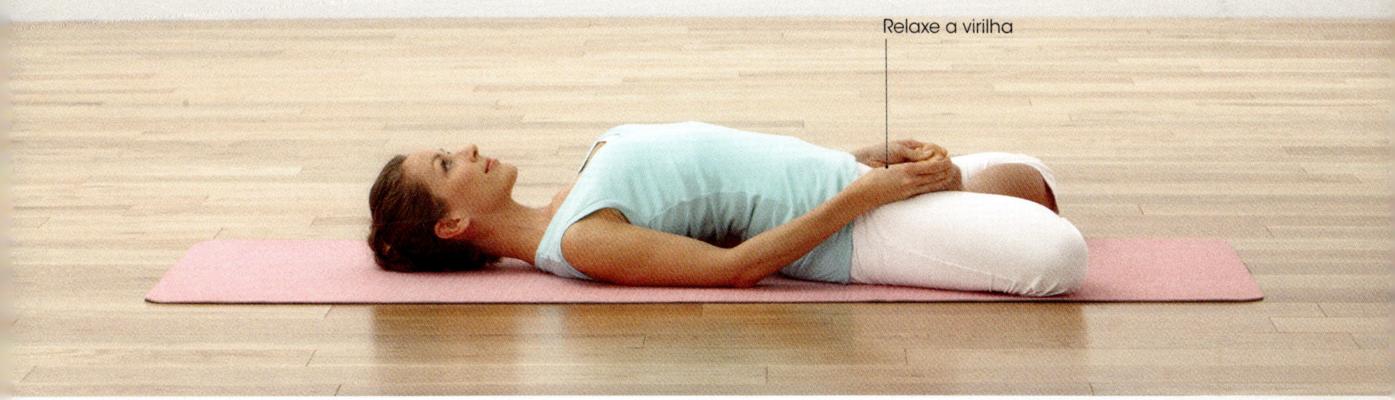
Relaxe a virilha

3 Inspire, flexione os cotovelos e empurre o peito para cima. Estenda devagar o pescoço até o topo da cabeça tocar o chão. Segure por 1 minuto, depois inspire, empurrando o peito mais para cima e estendendo o pescoço. Expire, abaixando as costas, e descruze as pernas. Na próxima vez que praticar esta postura, inverta a posição das pernas em lótus.

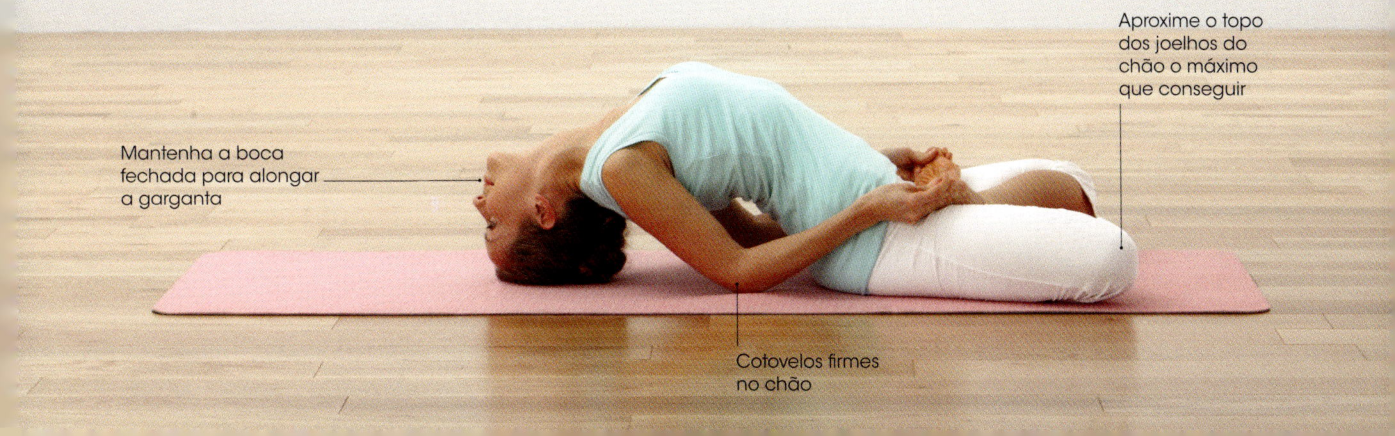
Aproxime o topo dos joelhos do chão o máximo que conseguir
Mantenha a boca fechada para alongar a garganta
Cotovelos firmes no chão

5 Postura da pinça
Paschimotanasana

Essa posição pode ser muito meditativa. Se você der a mesma ênfase à postura, à respiração e ao relaxamento, isso equilibrará o alongamento muscular e os estímulos criados por ele com a silenciosa sabedoria do corpo em relação ao seu centro de gravidade. Após a postura da pinça, pratique a contrapostura do plano inclinado (p. 100) e relaxe na postura do cadáver (p. 188).

BENEFÍCIOS

FÍSICOS

- Alonga todos os músculos posteriores, dos pés até o pescoço.
- Reduz a gordura ao colocar pressão no abdome.
- Massageia o fígado, os rins e o pâncreas.
- Alivia sintomas de prisão de ventre.
- Relaxa os músculos das costas.
- Ajuda a controlar o diabetes.
- Acalma o sistema nervoso.

MENTAIS

- Esta postura exige controle consciente para alinhar dedos do pé, joelhos e pescoço corretamente e também a habilidade de deixar o movimento acontecer, permitindo que a gravidade colabore para colocar a coluna na postura.

Alcançar o controle com desapego é um benefício que pode ser aplicado no dia a dia, assim como na meditação.

Postura da pinça
Iniciante

1 Deite de costas com as palmas sobre as coxas e as pernas juntas. Relaxe os pés.

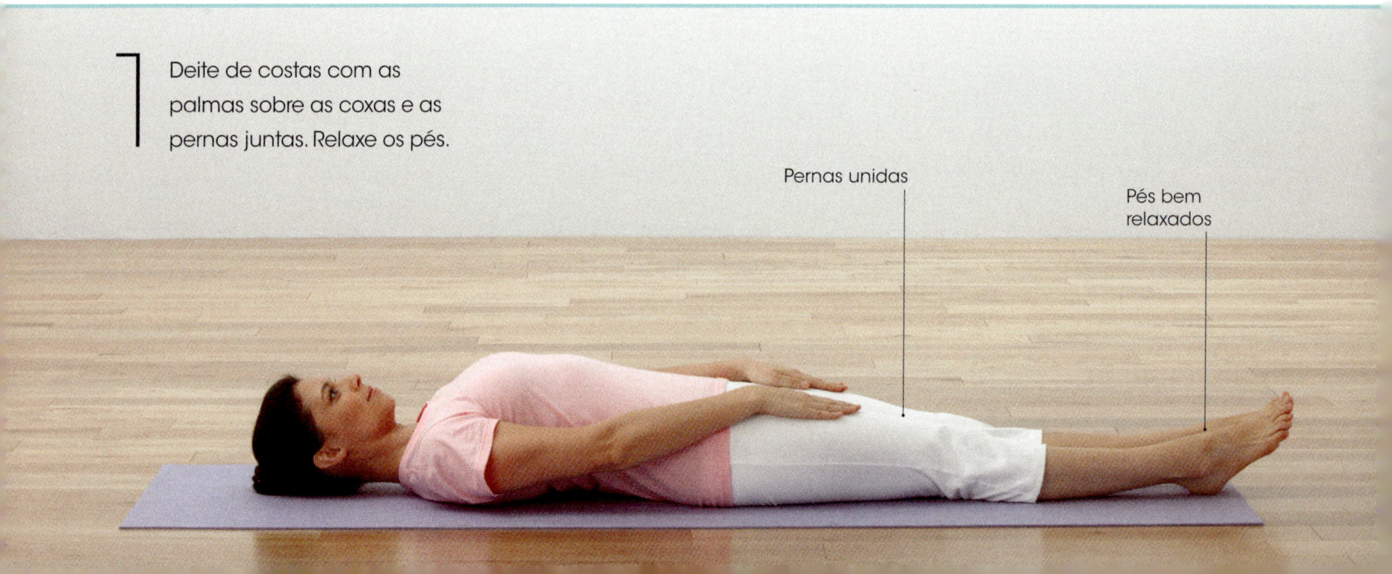

2 Inspire e sente-se de forma ereta, com as pernas estendidas à sua frente. Alinhe cabeça, pescoço e costas.

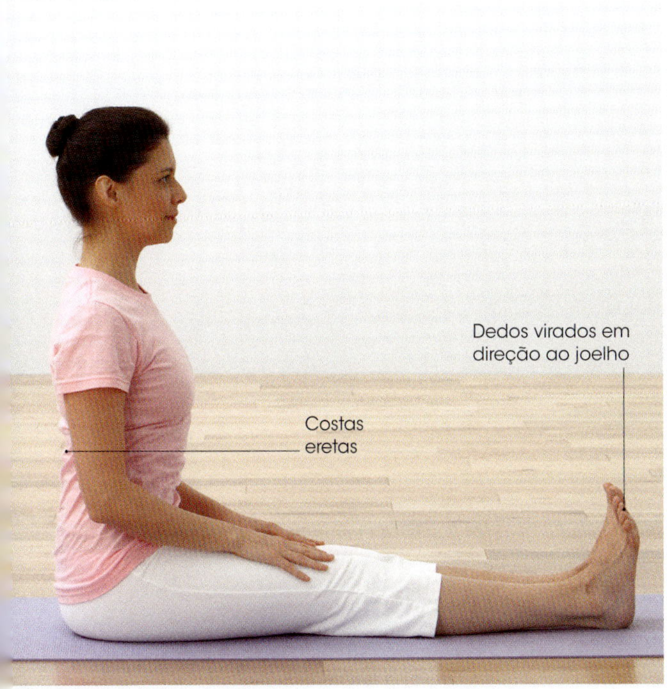
Dedos virados em direção ao joelho
Costas eretas

3 Inspire de novo e levante os braços, alongando-os o máximo possível.

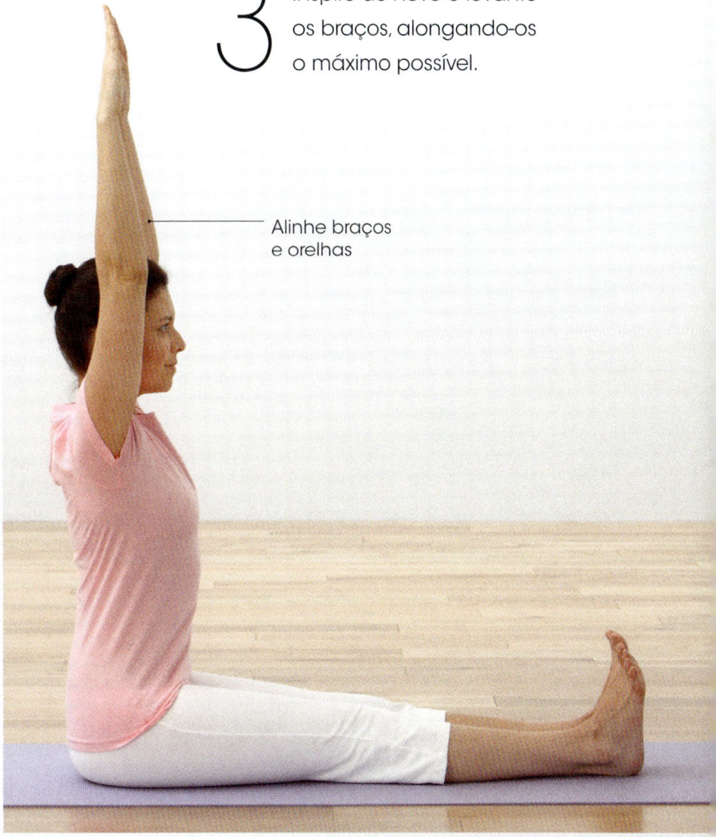
Alinhe braços e orelhas

4 Expire e flexione o corpo para a frente a partir do quadril. Tente alcançar as panturrilhas ou os tornozelos com as mãos. Repita 3-4 vezes, aumentando aos poucos o número de respirações em que mantém a postura. Continue com o passo 5 (p. 98) ou inspire e sente-se de novo.

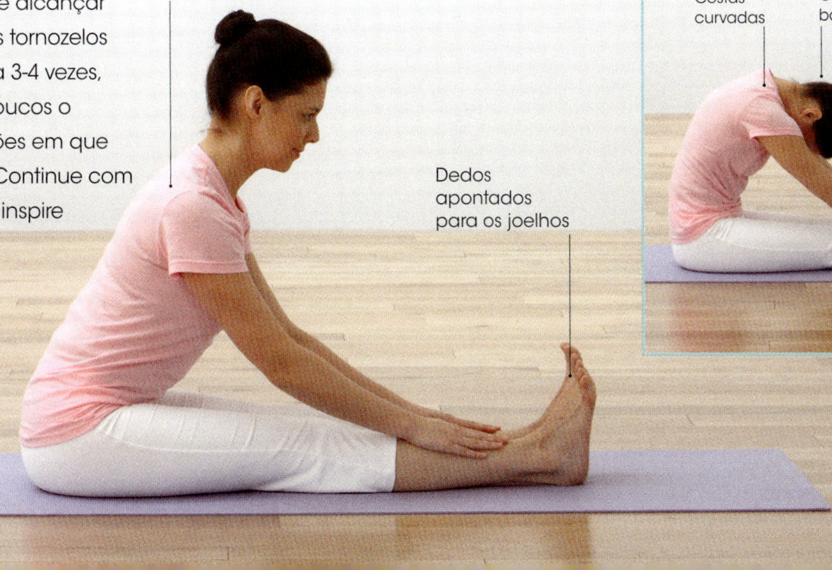
Mantenha a parte superior das costas ereta
Dedos apontados para os joelhos

ERROS COMUNS

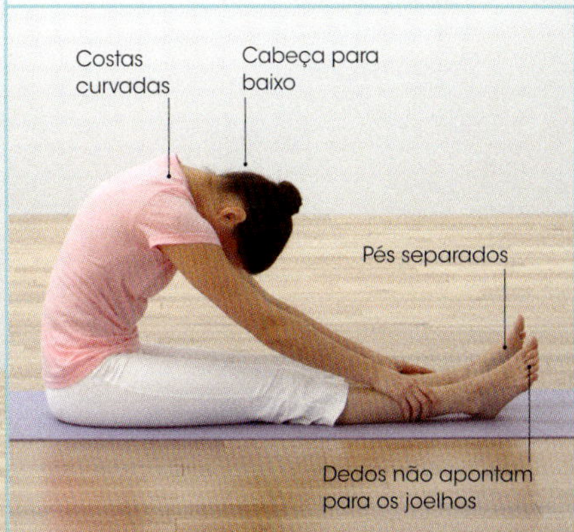
Costas curvadas
Cabeça para baixo
Pés separados
Dedos não apontam para os joelhos

Postura da pinça
Intermediário e avançado

O progresso nesta postura depende do quanto você consegue alongar os músculos dos tendões na parte posterior das pernas, permitindo que a pélvis mova-se para a frente na junta do quadril.

Comece com

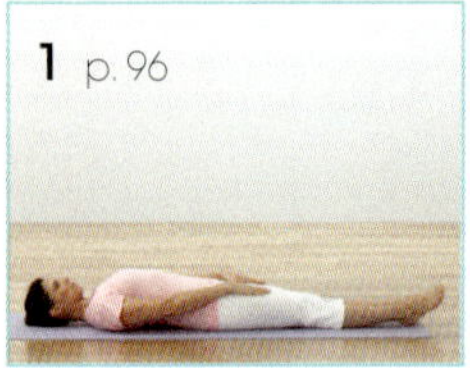
1 p. 96

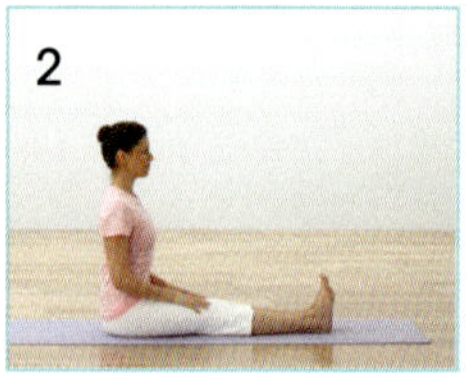
2

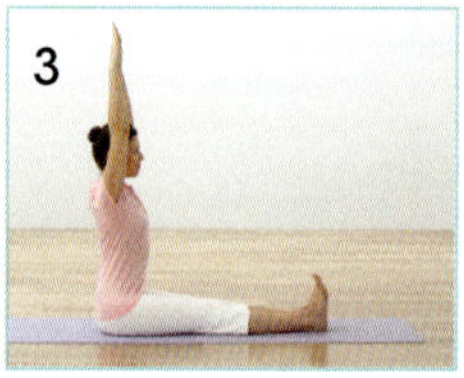
3

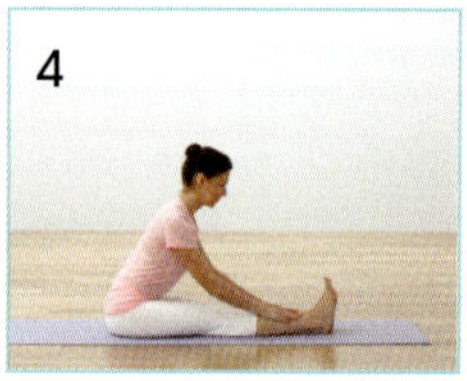
4

Intermediário

5 Começando pelo passo 4, se suas mãos alcançarem os pés, pegue os dedões na postura clássica de segurar os pés (à direita).

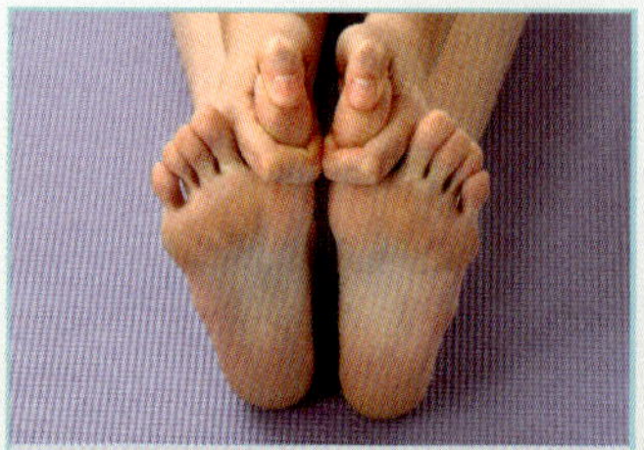

A postura clássica de segurar os pés compreende dar a volta nos dedões com os dedos indicadores e apoiar os polegares sobre eles. Mantenha os outros dedos dos pés virados para os joelhos, e os das mãos voltados para as palmas.

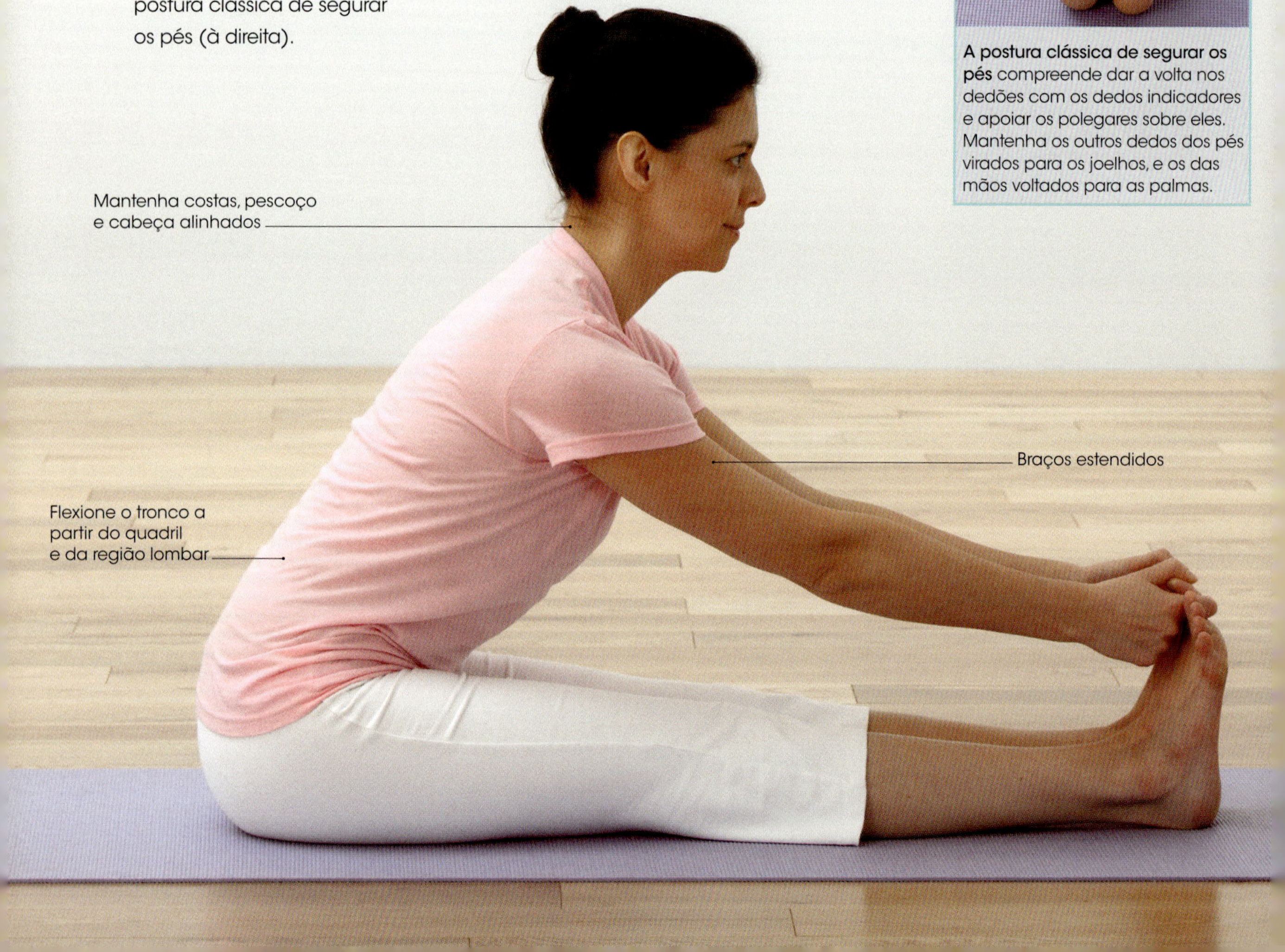
Mantenha costas, pescoço e cabeça alinhados
Braços estendidos
Flexione o tronco a partir do quadril e da região lombar

6 Inspire e alongue a coluna para a frente. Flexione os cotovelos para ajudar no alongamento. Repita 3-4 vezes, aumentando o número de respirações a cada vez. Continue com o passo 7 ou inspire e sente-se de novo.

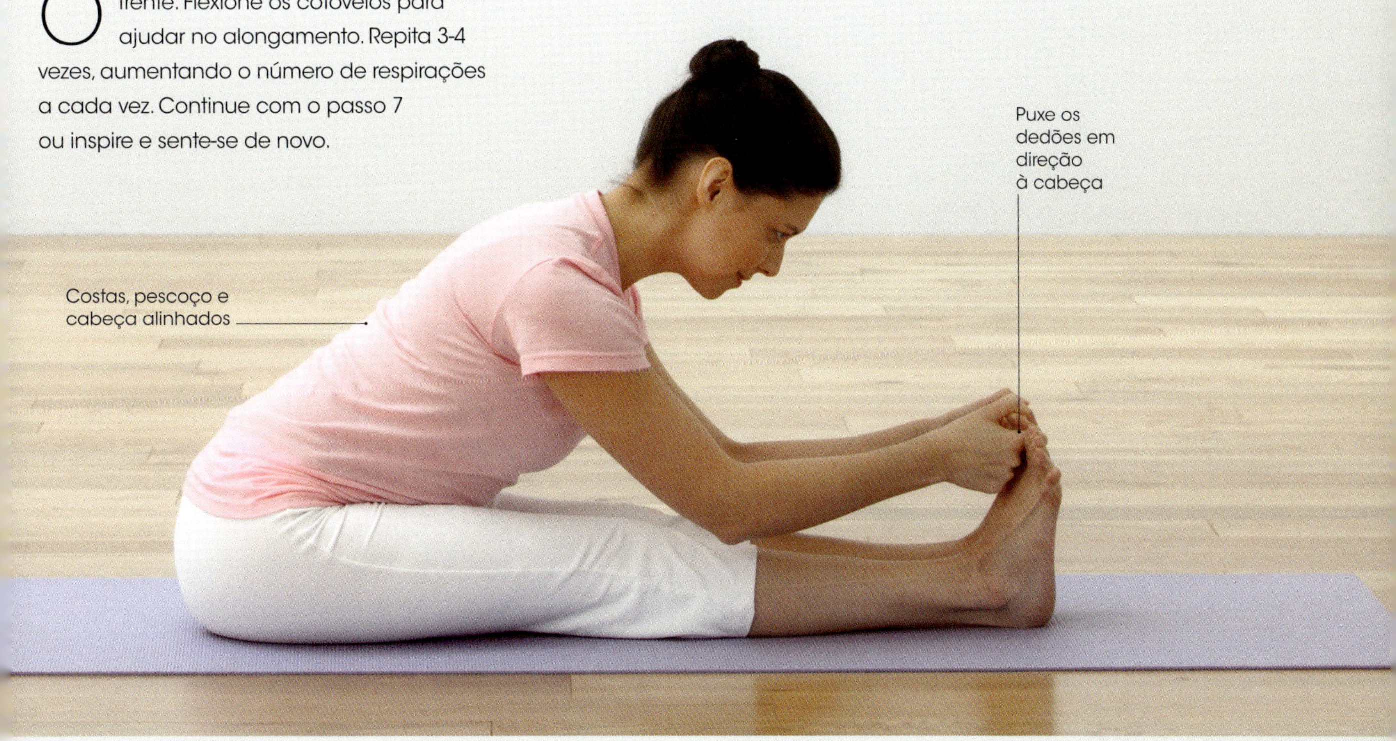
Puxe os dedões em direção à cabeça
Costas, pescoço e cabeça alinhados

Avançado

7 Se conseguir se alongar ainda mais para a frente, complete a postura. Expire e flexione o corpo para a frente até os cotovelos tocarem o chão e a testa repousar sobre as pernas. Segure por 1-5 minutos, inspire e sente-se de novo. Pratique depois o plano inclinado (p. 100), depois relaxe com a respiração abdominal (p. 46) por 1-2 minutos na postura do cadáver (p. 188).

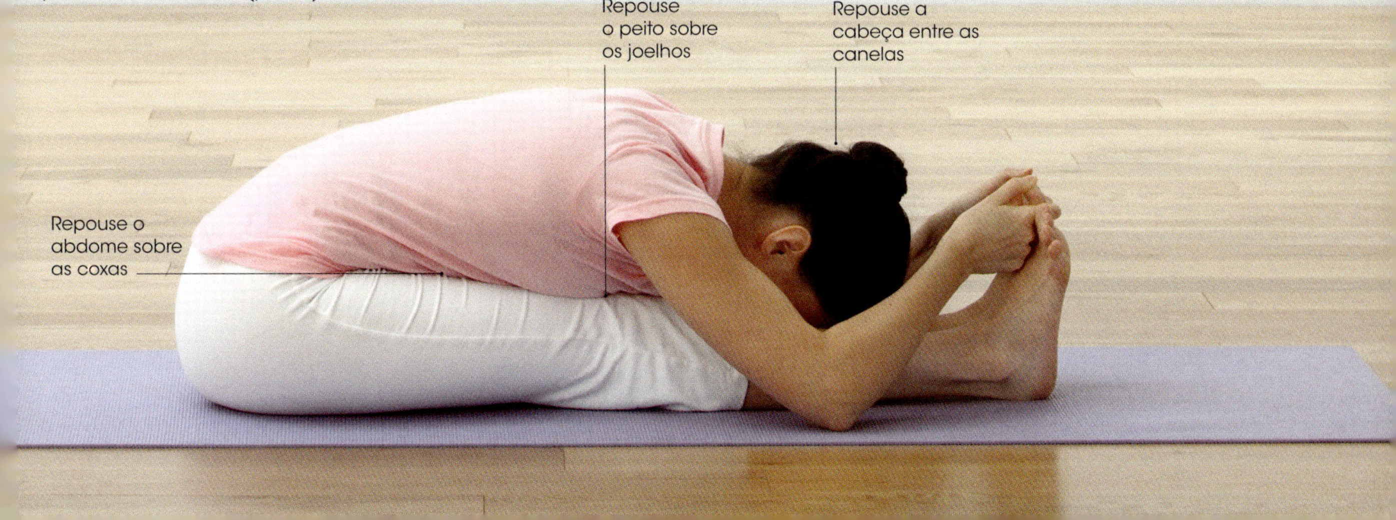
Repouse o peito sobre os joelhos
Repouse a cabeça entre as canelas
Repouse o abdome sobre as coxas

Plano inclinado
Todos os níveis

Conhecida também como a postura do alongamento anterior, esta é a contrapostura da pinça (pp. 96-99) e fortalece os músculos dos braços, das pernas e das costas. Relaxe depois na postura do cadáver (p. 188).

1 Sente-se com as pernas estendidas à sua frente e coloque as mãos para trás, a 30 cm do corpo. Incline a cabeça para trás, mantendo garganta e pescoço relaxados. Descanse sobre as mãos.

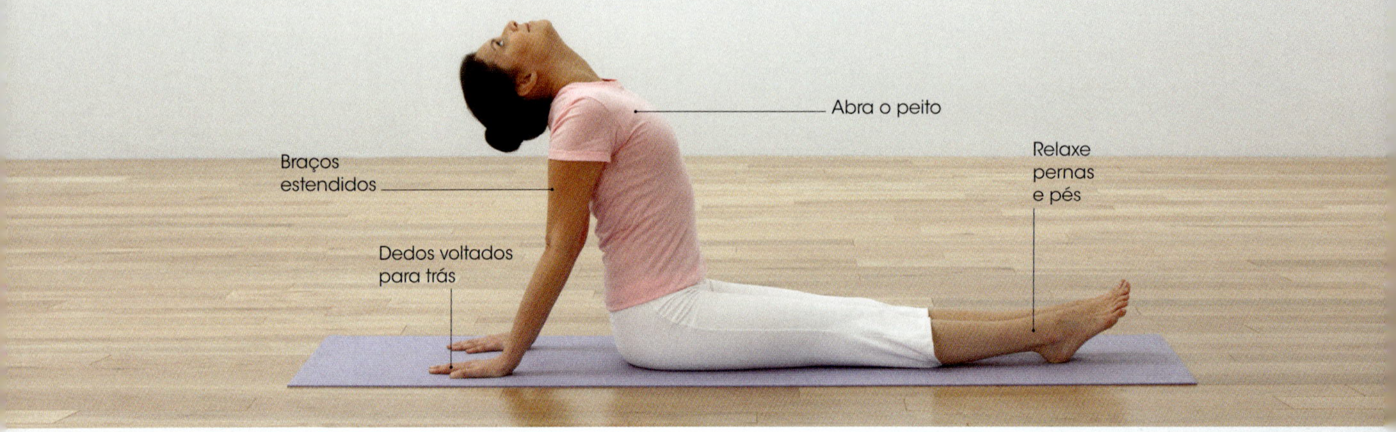
Abra o peito
Braços estendidos
Relaxe pernas e pés
Dedos voltados para trás

2 Inspire e erga o quadril o máximo que puder. Segure a respiração enquanto pressiona levemente os pés contra o chão. Expire e retorne ao passo 1. Repita mais 2 vezes. Quando tiver se acostumado à postura, tente segurá-la, respirando ritmadamente, por 30 segundos. Desça trazendo o quadril para o chão.

ERROS COMUNS

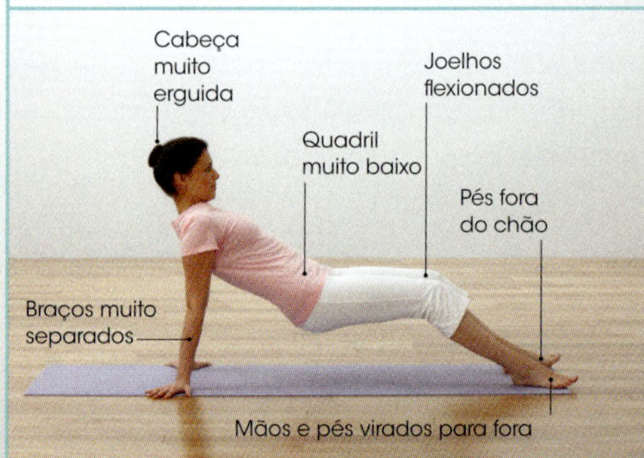
Cabeça muito erguida
Joelhos flexionados
Quadril muito baixo
Pés fora do chão
Braços muito separados
Mãos e pés virados para fora

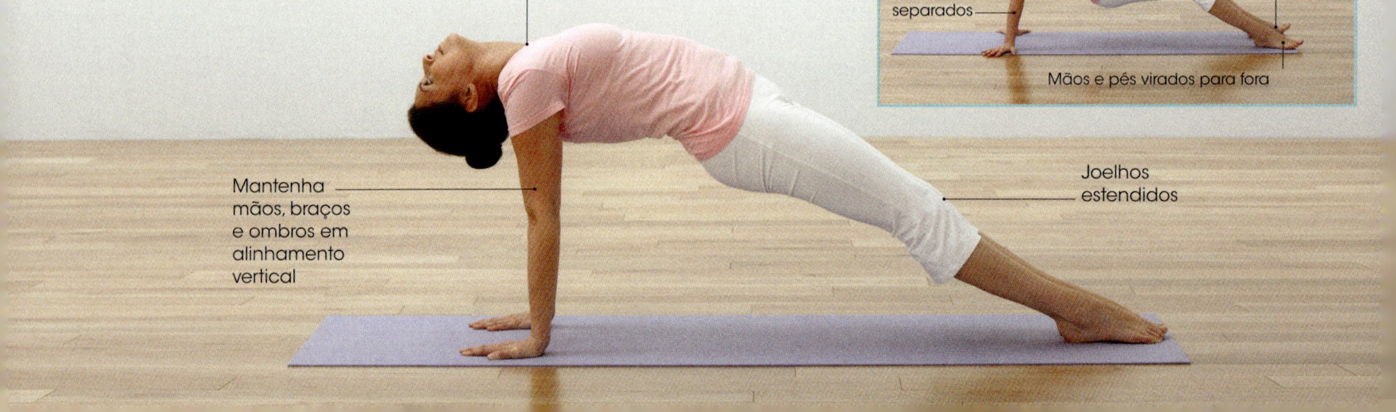
Relaxe o pescoço
Mantenha mãos, braços e ombros em alinhamento vertical
Joelhos estendidos

Uma perna elevada

Variação intermediária

Começando pelo passo 2 do plano inclinado (veja ao lado), inspire e erga a perna esquerda. Expire e abaixe a perna, depois repita mais 2 vezes. Repita 3 vezes do outro lado.

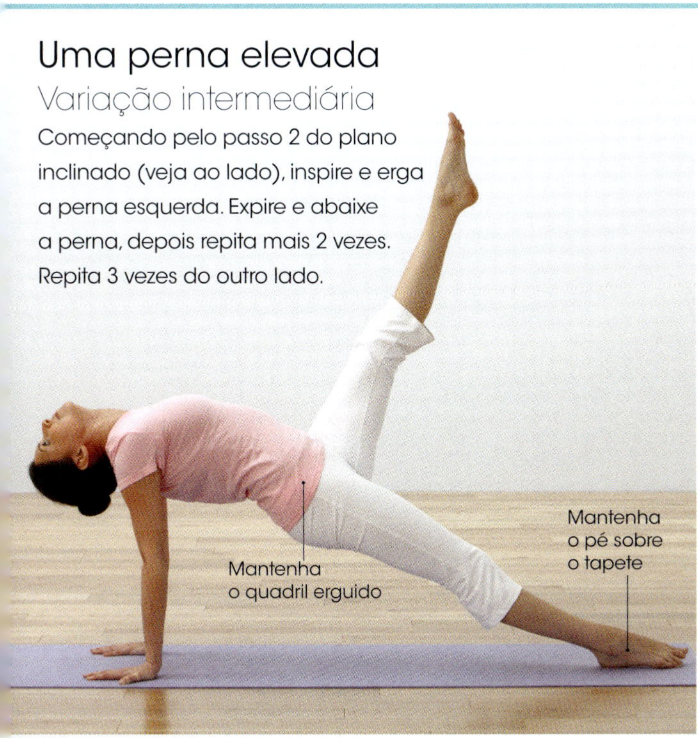
Mantenha
o quadril erguido
Mantenha
o pé sobre
o tapete

Um braço para cima

Variação intermediária

Começando pelo passo 2 do plano inclinado (veja ao lado), transfira o peso para o braço direito. Inspire e levante o braço esquerdo, estendendo-o para cima. Expire e abaixe o braço, depois repita mais 2 vezes. Repita 3 vezes do outro lado.

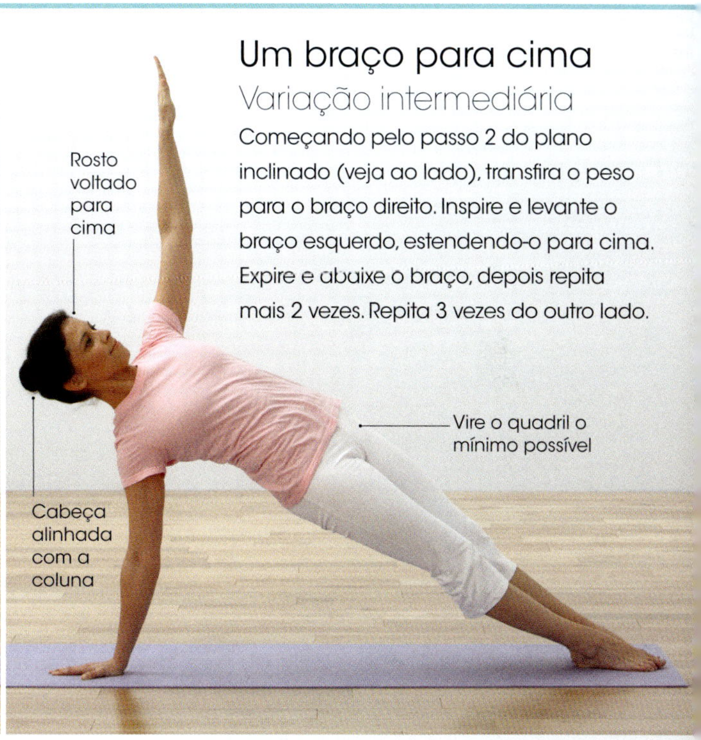
Rosto
voltado
para
cima
Vire o quadril o
mínimo possível
Cabeça
alinhada
com a
coluna

Braço e perna para cima

Variação avançada

Começando pelo passo 2 do plano inclinado (veja ao lado), inspire e levante a perna direita. Na próxima inspiração, erga o braço esquerdo. Mantendo o equilíbrio no braço direito e na perna esquerda, vire aos poucos o peito para a perna erguida e segure o pé que está levantado. Depois de algumas respirações profundas, solte. Repita do outro lado.

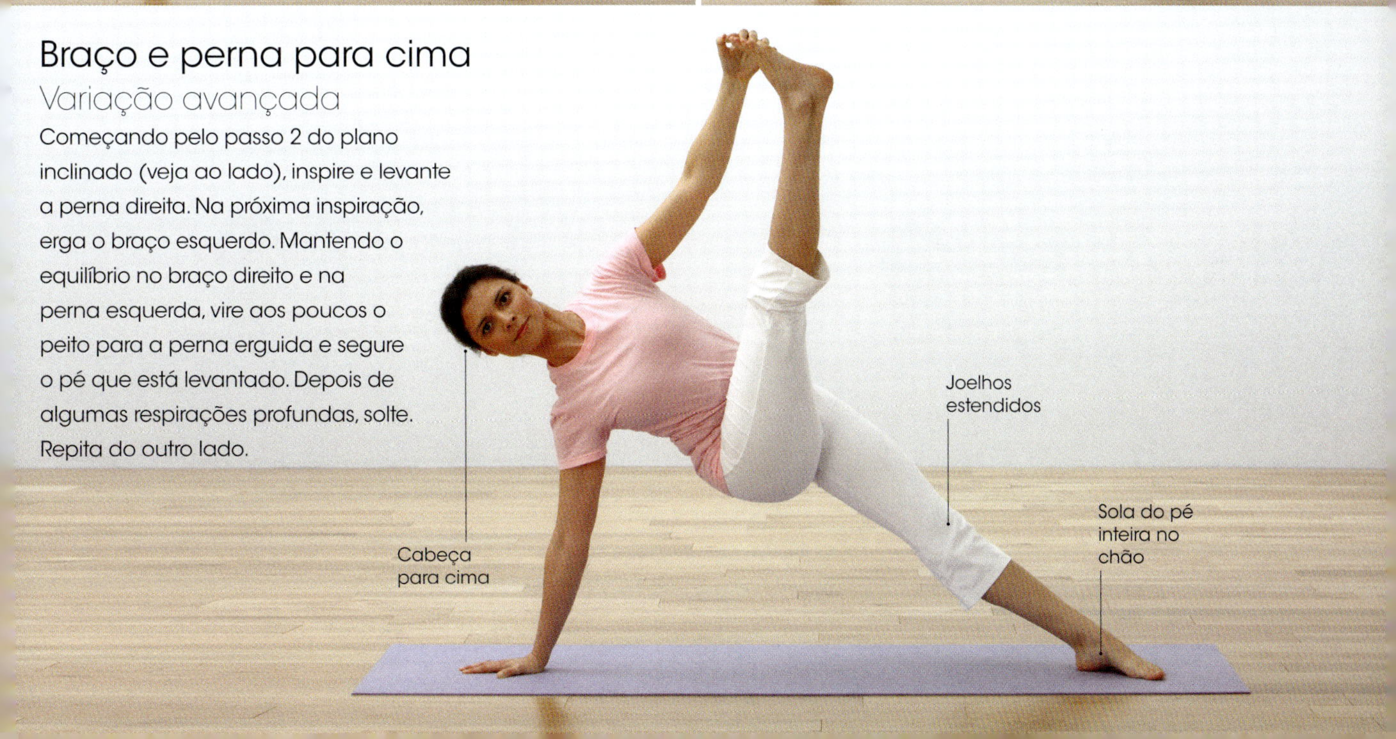
Joelhos
estendidos
Sola do pé
inteira no
chão
Cabeça
para cima

Postura da pinça
Variações

Quando estiver praticando estas variações, pratique a contrapostura (o plano inclinado, p. 100) entre uma e outra. Depois da última variação, relaxe na postura do cadáver (p. 188).

Pinça sobre uma perna
Iniciante

1 Sente-se com as pernas estendidas à frente do corpo e flexione o joelho direito. Posicione a sola desse pé contra a coxa esquerda. Inspire e levante os braços acima da cabeça.

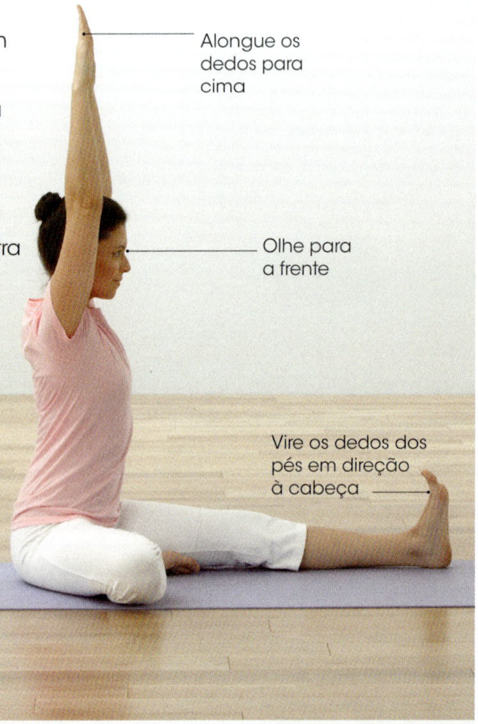
Alongue os dedos para cima
Olhe para a frente
Vire os dedos dos pés em direção à cabeça

2 Expirando, flexione o tronco sobre a perna esquerda, pousando as mãos na perna, no tornozelo ou no pé. A cada expiração, deixe a coluna ir mais para a frente. A meta é repousar o abdome sobre as coxas, o peito sobre os joelhos e a cabeça entre as canelas. Fique nessa postura por 1-3 minutos. Solte e repita do outro lado.

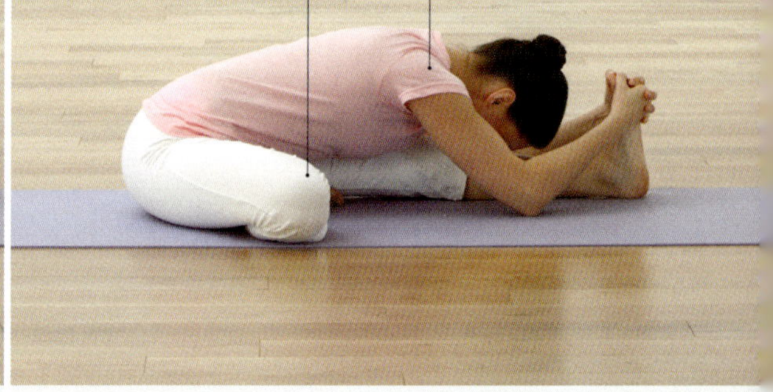
Mantenha o joelho direito próximo ao chão
Ombros e pescoço relaxados

Borboleta
Iniciante

1 Sente-se com as pernas estendidas à frente, depois flexione os joelhos e segure os pés, trazendo-os para perto do corpo.

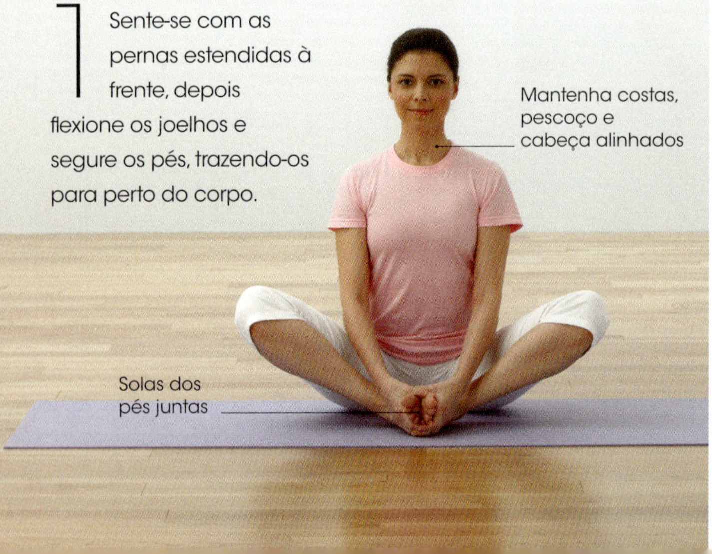
Mantenha costas, pescoço e cabeça alinhados
Solas dos pés juntas

2 Empurre ritmadamente os joelhos em direção ao chão, depois solte e volte. Repita 10-20 vezes.

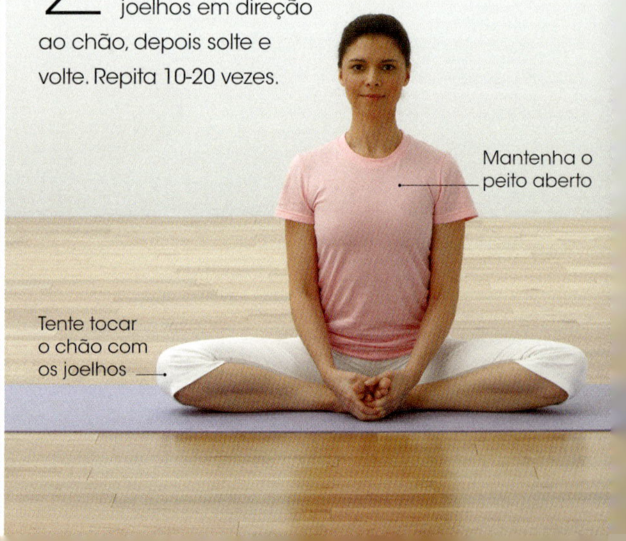
Mantenha o peito aberto
Tente tocar o chão com os joelhos

Pinça com meio lótus

Intermediário

1 Sente-se com as pernas estendidas à sua frente, flexione o joelho esquerdo e coloque o pé sobre a coxa direita, próximo ao quadril. Este é o meio lótus. Inspire e levante os braços acima da cabeça. Se o joelho esquerdo não ficar no chão, pratique a pinça sobre uma perna (veja ao lado).

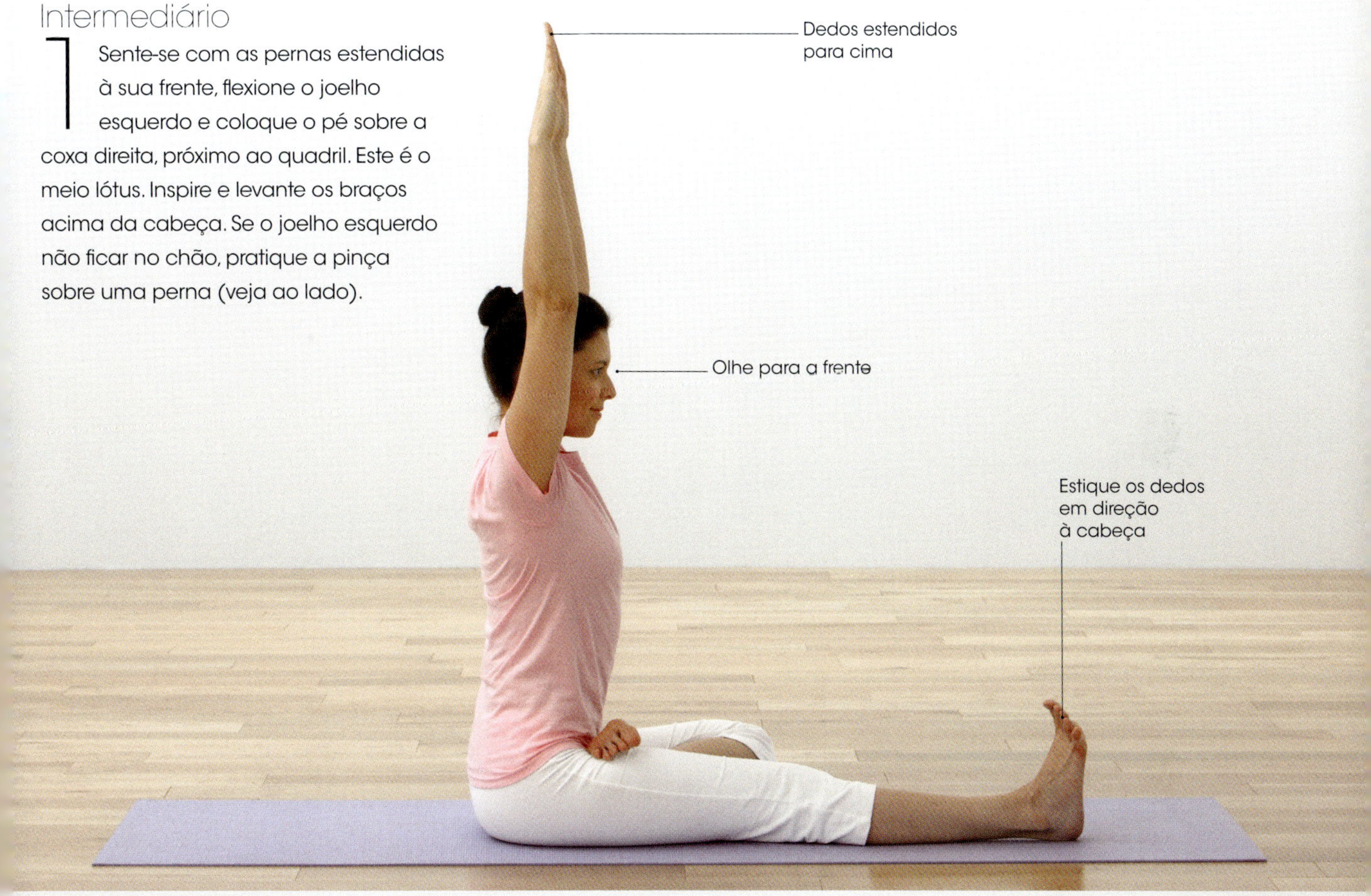
Dedos estendidos para cima
Olhe para a frente
Estique os dedos em direção à cabeça

2 Expirando, flexione o tronco sobre a perna direita e vá para a frente. Coloque as mãos na perna ou no tornozelo ou segure o pé. A cada expiração, tente trazer a coluna mais para a frente. Mantenha a postura por 1-2 minutos. Solte e repita do outro lado.

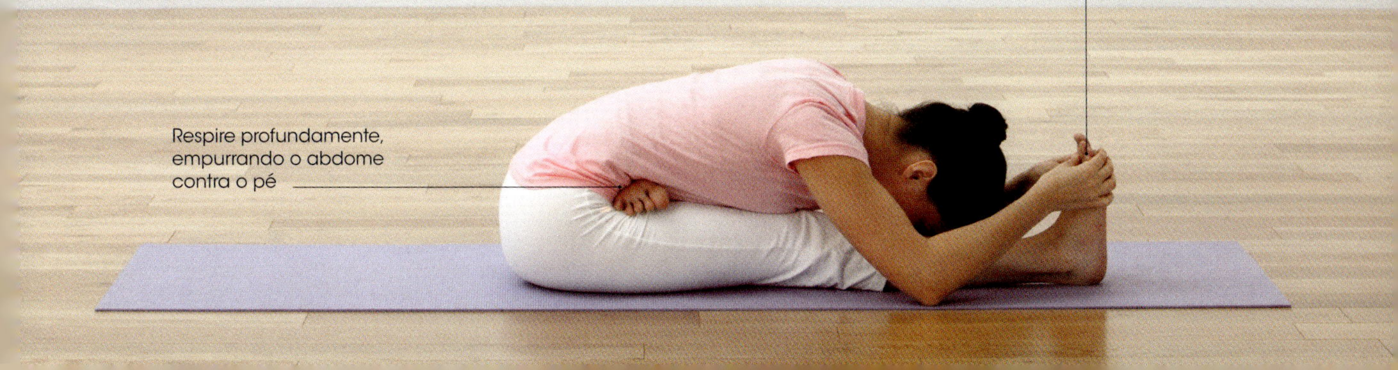
Puxe os dedos em direção à cabeça
Respire profundamente, empurrando o abdome contra o pé

Postura da pinça
Variações (continuação)

Estas variações trabalham a flexão, a contração e a rotação externa das juntas do quadril, e tornarão atos como sentar, ficar de pé e andar muito mais fáceis.

Pinça com pernas abertas
Intermediário

1 Sente com as pernas o mais afastadas que puder, com os pés apontando para o teto. Inspire e levante os braços acima da cabeça.

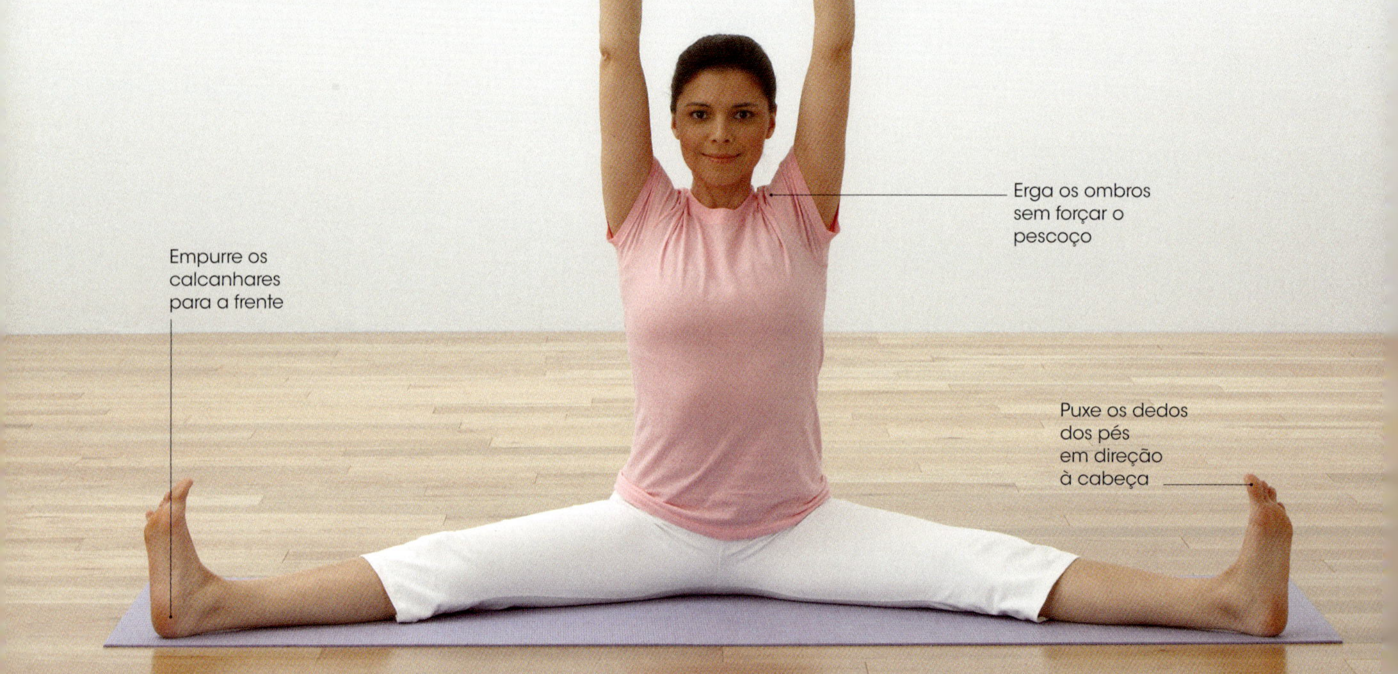
Erga os ombros sem forçar o pescoço
Empurre os calcanhares para a frente
Puxe os dedos dos pés em direção à cabeça

2 Expire e flexione o tronco para a frente a partir da cintura. Segure as canelas, os tornozelos ou os dedões. Alongue a coluna a cada expiração. Tente tocar o peito no chão. Segure por 1 minuto, solte as mãos, inspire e levante de novo.

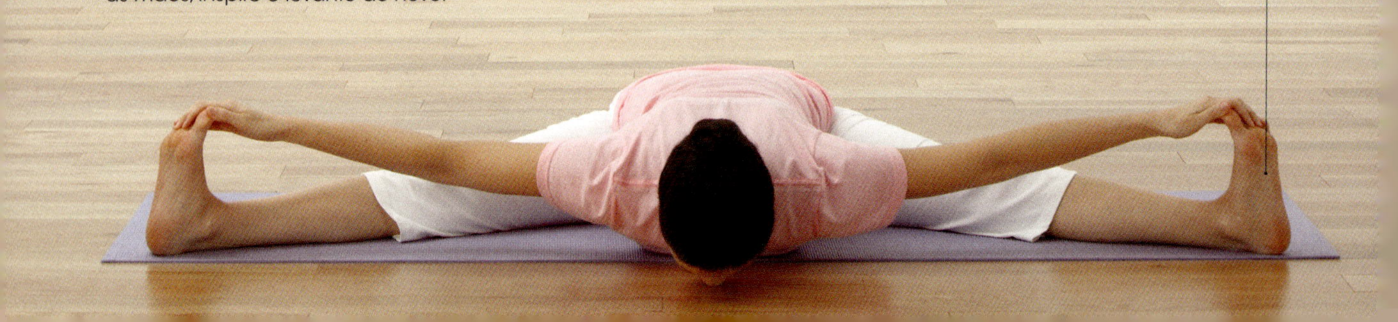
Force pernas e pés para que o alongamento seja mais profundo

Comece com

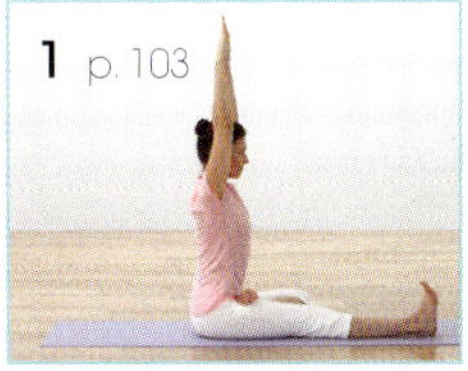
1 p. 103

Pinça atada com meio lótus

Avançado

2 Começando pelo passo 1 da pinça com meio lótus, passe o braço esquerdo por trás das costas e segure o pé esquerdo. Expire e flexione o tronco para alongar-se e segurar os dedos do pé direito. Fique na postura por 1 minuto. Solte e repita do outro lado.

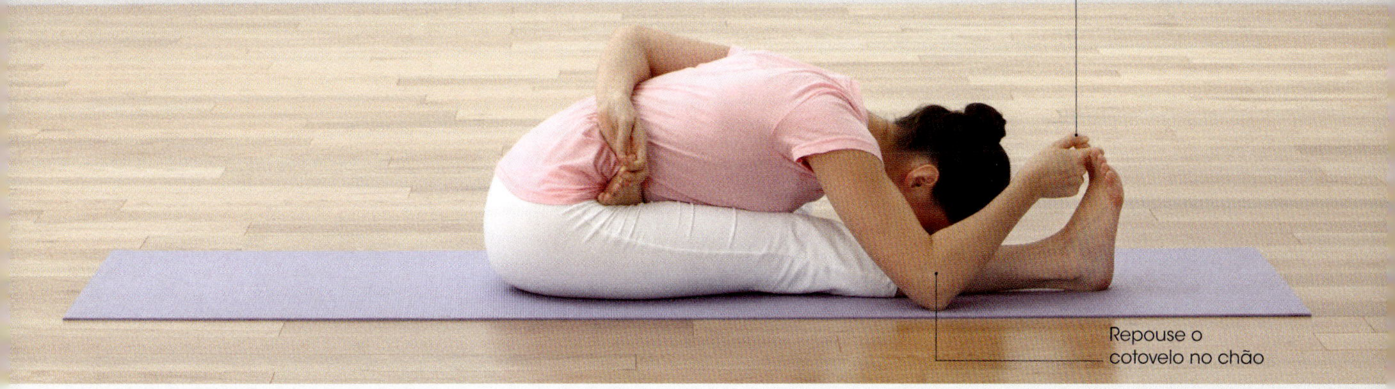
Segure o pé na postura clássica (p. 98)
Repouse o cotovelo no chão

Pinça com braços estendidos à frente

Avançado

Sente-se com as pernas estendidas à frente, inspire e levante os braços. Expire e flexione o tronco para a frente. Junte as mãos na postura da prece (p. 50) e repouse as mãos, os pulsos ou os antebraços sobre os dedos do pé. Segure por 1 minuto e solte.

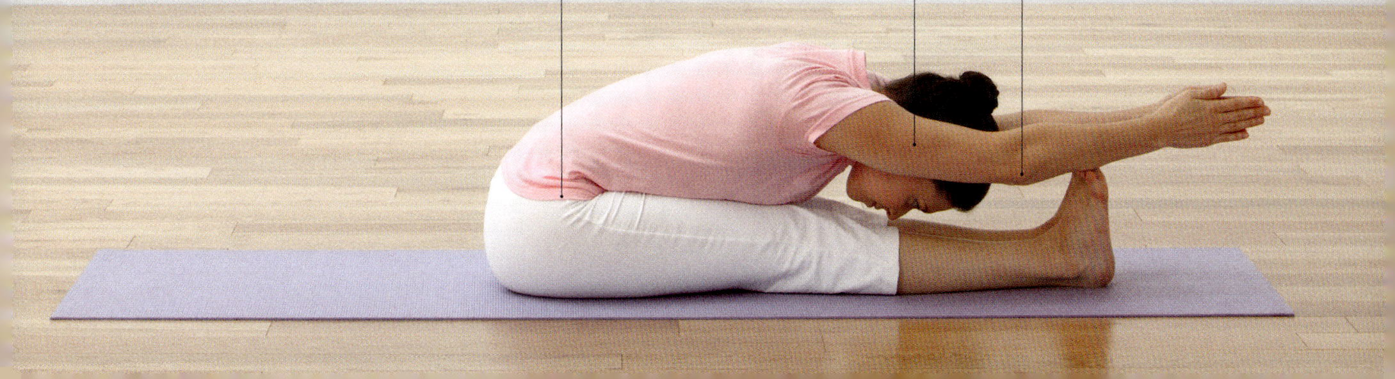
Mantenha os braços paralelos às orelhas
Cotovelos estendidos
Flexione o tronco para a frente

Postura da pinça
Variações (continuação)

Estas variações da postura da pinça são bons exemplos de como ássanas podem preparar para as posturas de meditação (p. 203). Elas ajudam a adquirir a flexibilidade, a força e o equilíbrio necessários.

Tartaruga
Avançado

1 Sente-se com as pernas separadas, os joelhos flexionados e as solas dos pés no chão o mais próximo possível do corpo. Flexione o tronco para a frente e passe os braços por baixo dos joelhos, alongando-os o máximo que puder para trás.

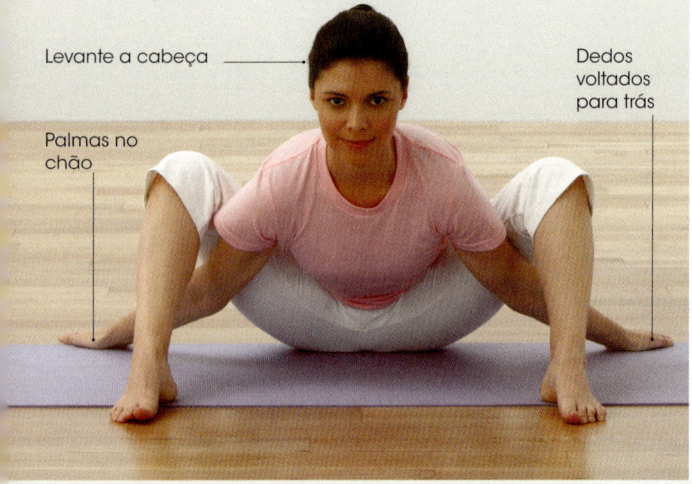
Levante a cabeça
Dedos voltados para trás
Palmas no chão

2 Expirando, flexione o tronco para a frente até o queixo, a testa ou o peito tocarem o chão. Empurre os calcanhares para a frente, estendendo as pernas o máximo que puder. Segure, respirando ritmadamente, por 1 minuto. Depois aproxime as pernas e puxe os braços para soltá-los.

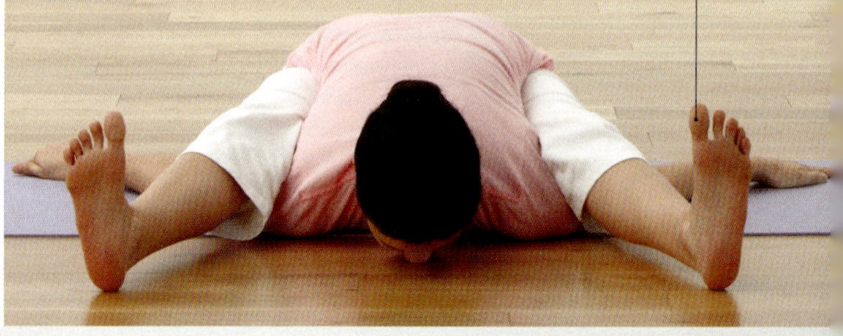
Flexione os dedos dos pés em direção aos joelhos

Elevação de uma perna
Avançado

Sente-se com as pernas abertas à sua frente e flexione a perna direita, deixando o pé direito bem diante do corpo. Flexione o tronco para a frente para alcançar o pé esquerdo e puxe-o para cima, segurando a canela, o tornozelo ou os dedos do pé. Segure, respirando ritmadamente, por 1 minuto. Solte e repita do outro lado.

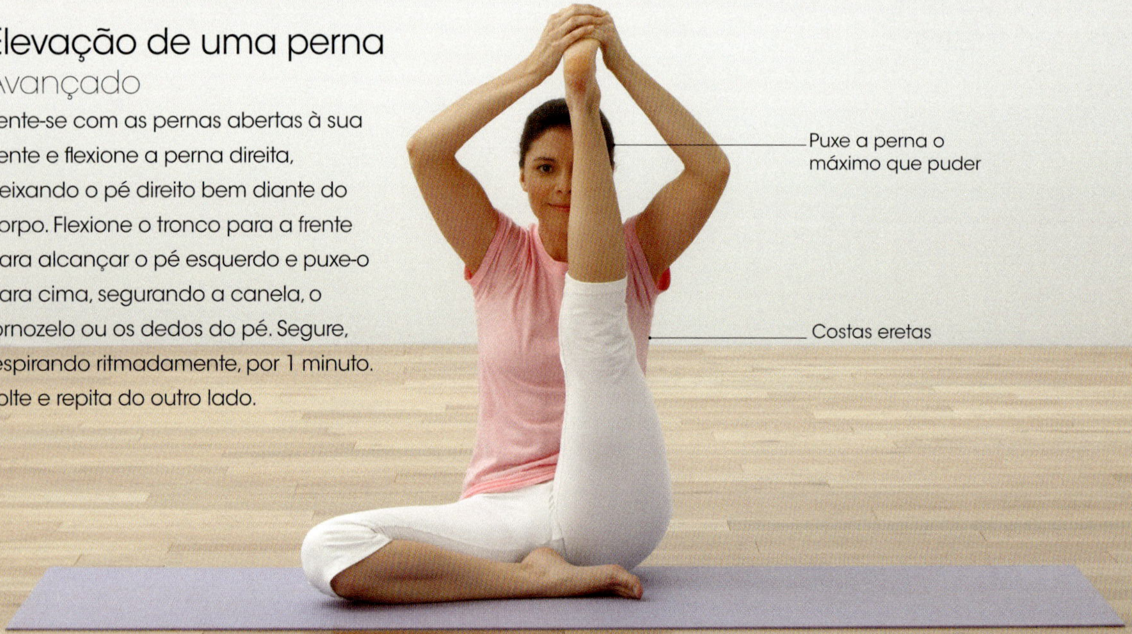
Puxe a perna o máximo que puder
Costas eretas

Comece com

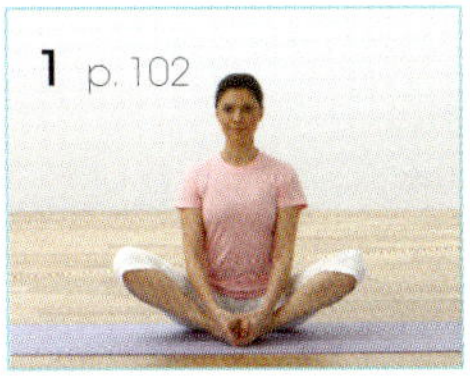
1 p. 102

Elevação das duas pernas

Avançado

2 Antes de começar, verifique se há espaço suficiente atrás de você, caso perca o equilíbrio e caia para trás. Comece do passo 1 da borboleta, inspire e puxe as duas pernas para cima à sua frente. Segure as canelas, os tornozelos ou os dedos dos pés. Fique na postura, respirando ritmadamente, por 30 segundos, depois solte.

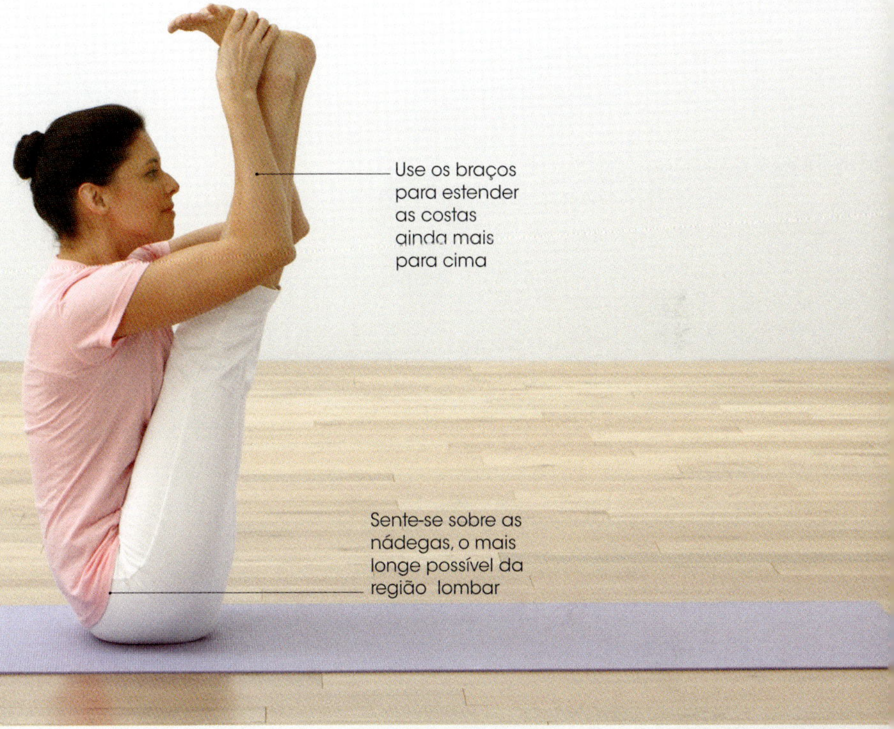
Use os braços para estender as costas ainda mais para cima
Sente-se sobre as nádegas, o mais longe possível da região lombar

Alongamento lateral com torção

Avançado

Sente-se com as pernas separadas e os dedos dos pés virados para cima. Posicione o pé direito em frente à virilha ou encoste a sola contra a coxa esquerda. Inspire, alongue os braços para cima e torça o tronco para a direita. Expire e alongue-se para o lado. Segure o pé na postura clássica (p. 98) e repouse a mão direita na parte externa do pé esquerdo. Segure, respirando ritmadamente, por 1 minuto. Solte e repita do outro lado.

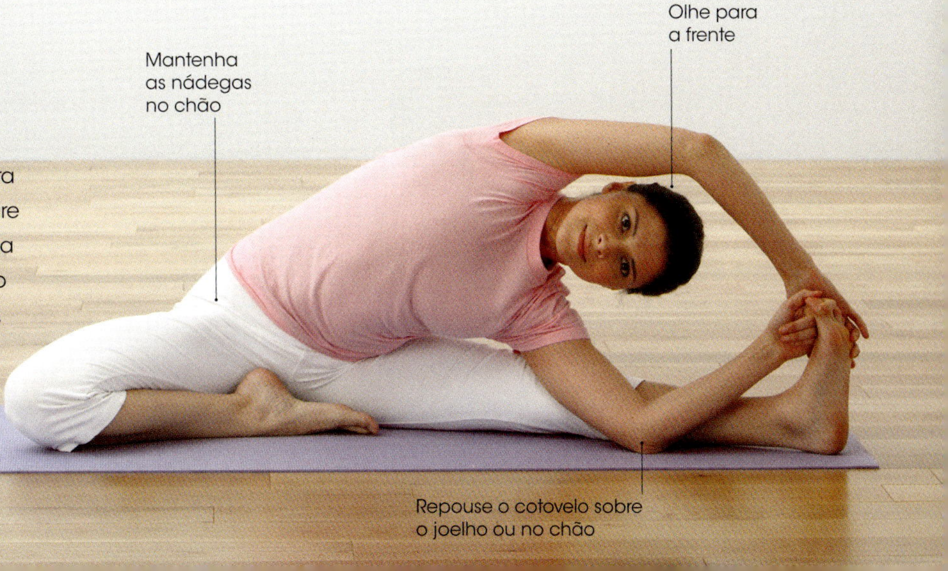
Mantenha as nádegas no chão
Olhe para a frente
Repouse o cotovelo sobre o joelho ou no chão

Um pé na cabeça

Todos os níveis

Tente realizar estas posturas desafiadoras de acordo com o seu nível de habilidade. Descanse depois na postura do cadáver (p. 188) para que os músculos da pélvis e da região lombar possam relaxar por completo.

Iniciante

1 Sente-se e aproxime o pé esquerdo do corpo. Levante a perna direita e abrace o joelho e o pé direitos. Respirando ritmadamente, torça um pouco o tronco, como se estivesse "ninando" a perna direita. Assim você abre a junta do quadril. Repita 4 vezes, depois faça o mesmo do outro lado. Vá para o passo 2 ou relaxe.

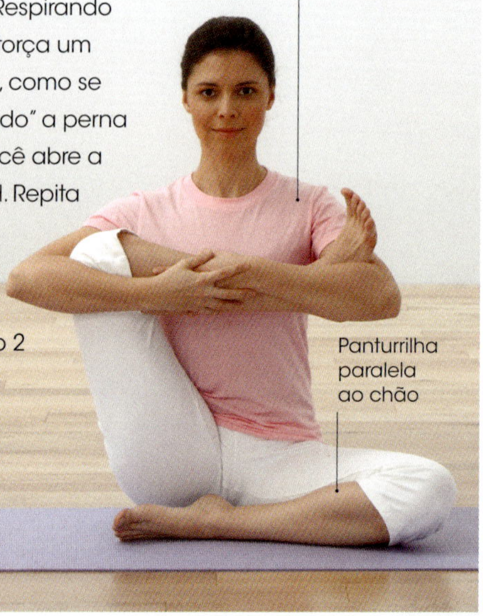
Costas eretas
Panturrilha paralela ao chão

Intermediário

2 Volte à postura inicial, sentada, e leve o pé direito ao centro do peito. Inspirando, alongue as costas e, expirando, aproxime ainda mais o pé do peito. Segure por 1 minuto, respirando ritmadamente, e repita do outro lado. Vá para o passo 3 ou relaxe.

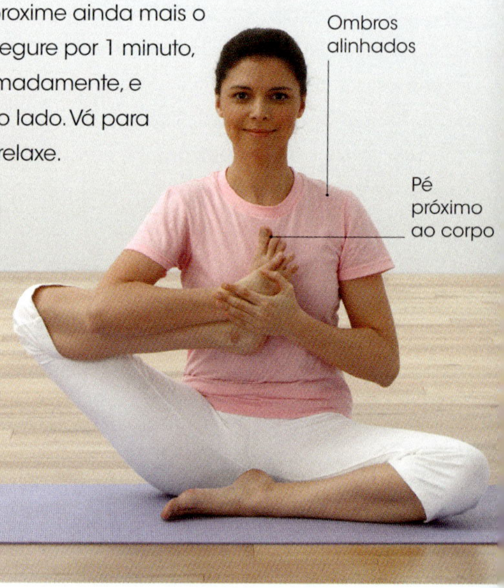
Ombros alinhados
Pé próximo ao corpo

Avançado

3 Volte à posição sentada com o pé esquerdo próximo ao corpo. Use as duas mãos para puxar o joelho direito até o ombro direito. Respire profundamente e segure por 1 minuto. Repita do outro lado.

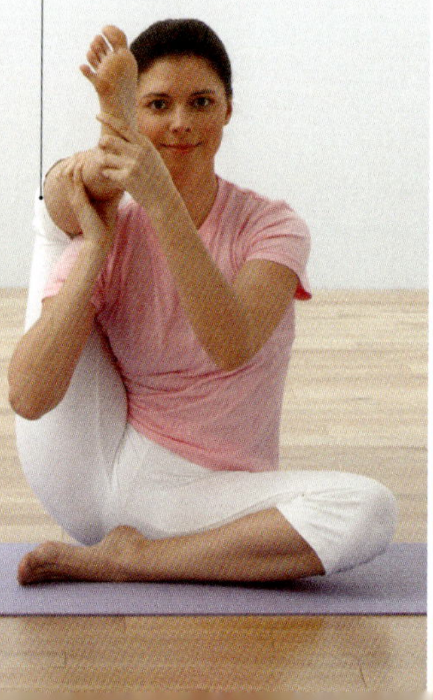
Mantenha o joelho sobre o ombro

4 Retorne à posição sentada e levante o braço esquerdo. Eleve o pé direito e segure-o ao lado da cabeça. Apoie a mão direita no chão. Respirando ritmadamente, segure por 30 segundos. Repita do outro lado.

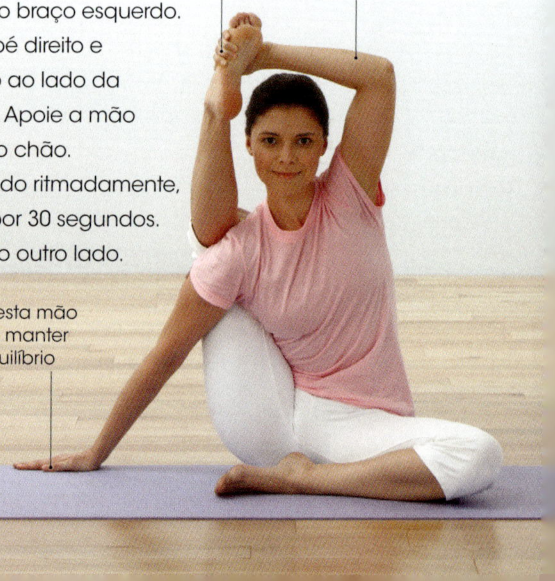
Segure bem o pé
Levante o braço
Use esta mão para manter o equilíbrio

5 Para completar a postura, volte à posição sentada. Flexione a cabeça para a frente e, com a mão esquerda, puxe o pé direito para trás da cabeça. Pressione a cabeça para trás contra o pé direito e posicione as mãos na postura da prece (p. 50), em frente ao peito. Segure por algumas respirações ritmadas, depois saia da postura seguindo os passos 4 e 3, nesta ordem. Repita do outro lado.

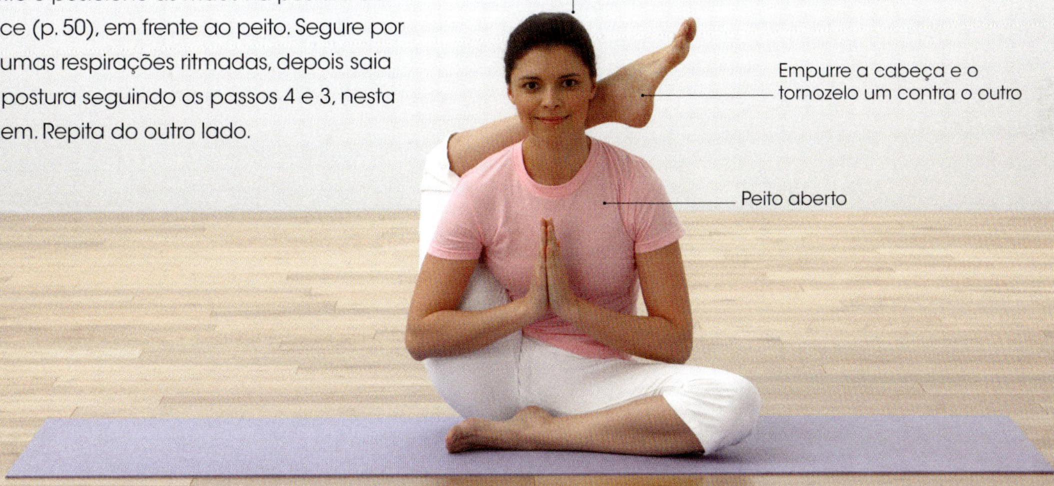
Cabeça para cima
Empurre a cabeça e o tornozelo um contra o outro
Peito aberto

Perna atrás da cabeça em posição deitada

Variação avançada

Começando com o passo 5 (acima), estenda a perna esquerda à sua frente e deite-se para trás. Segure por algumas respirações ritmadas, depois retire o pé direito com a mão direita, soltando a perna com cuidado. Repita do outro lado.

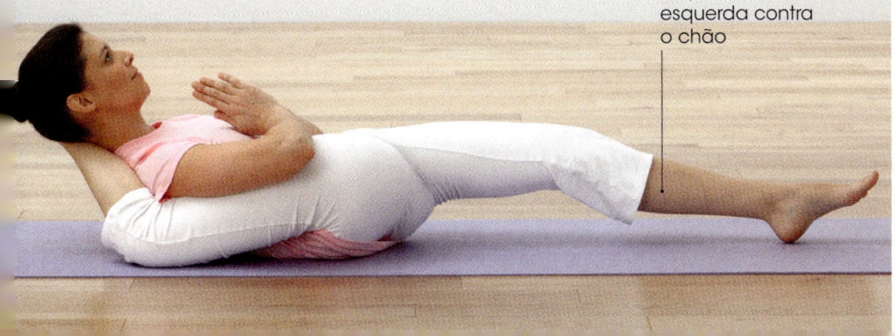
Empurre a perna esquerda contra o chão

Duas pernas atrás da cabeça

Variação avançada

Começando pela perna atrás da cabeça em posição deitada (ao lado), leve o outro pé para trás da cabeça também. Cruze os pés. Entrelace os dedos das mãos atrás da região lombar. Segure por algumas respirações ritmadas, depois saia da postura. Repita começando com a outra perna.

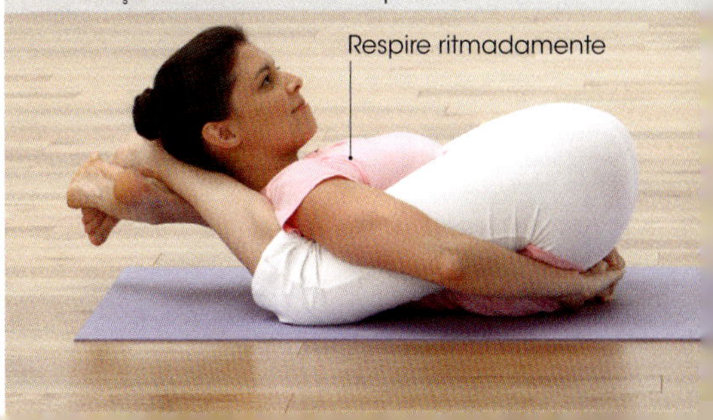
Respire ritmadamente

Arco e flecha
Avançado

Estas variações ajudam você a melhorar a postura da pinça (pp. 96-99). Depois de praticar o arco e flecha, volte ao passo 5 da postura da pinça, pratique o plano inclinado (p. 100) e depois relaxe na postura do cadáver (p. 188).

Comece com

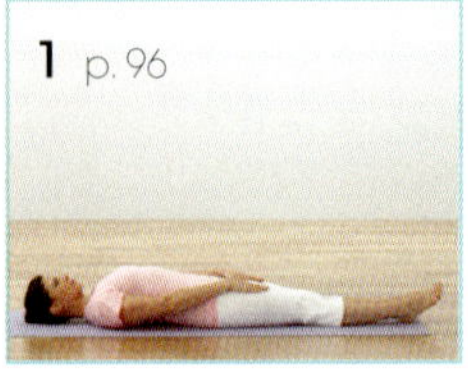
1 p. 96
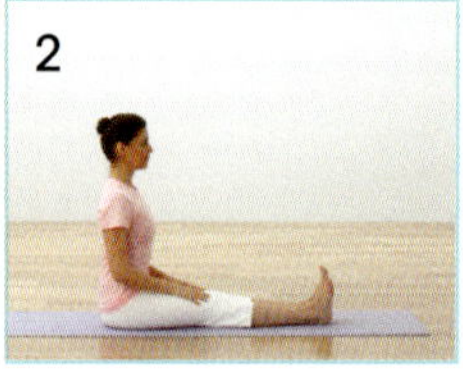
2
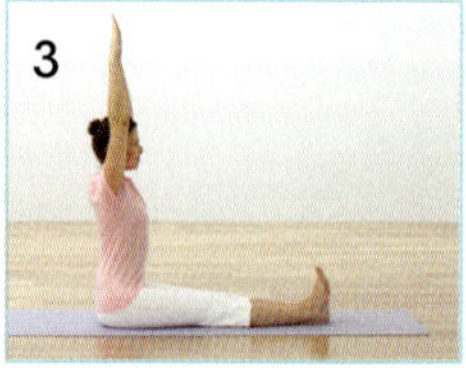
3
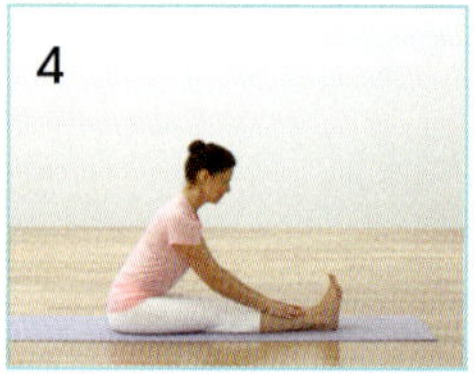
4
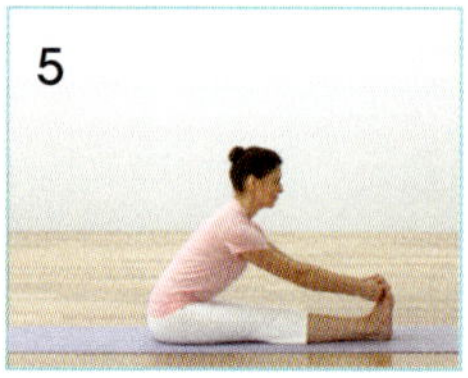
5

6 Começando pelo passo 5 da postura da pinça, inspire e flexione o joelho direito puxando o pé direito para cima e aproximando-o da orelha. Mantenha o cotovelo direito o mais alto possível. Após algumas respirações, solte o pé e repita do outro lado.

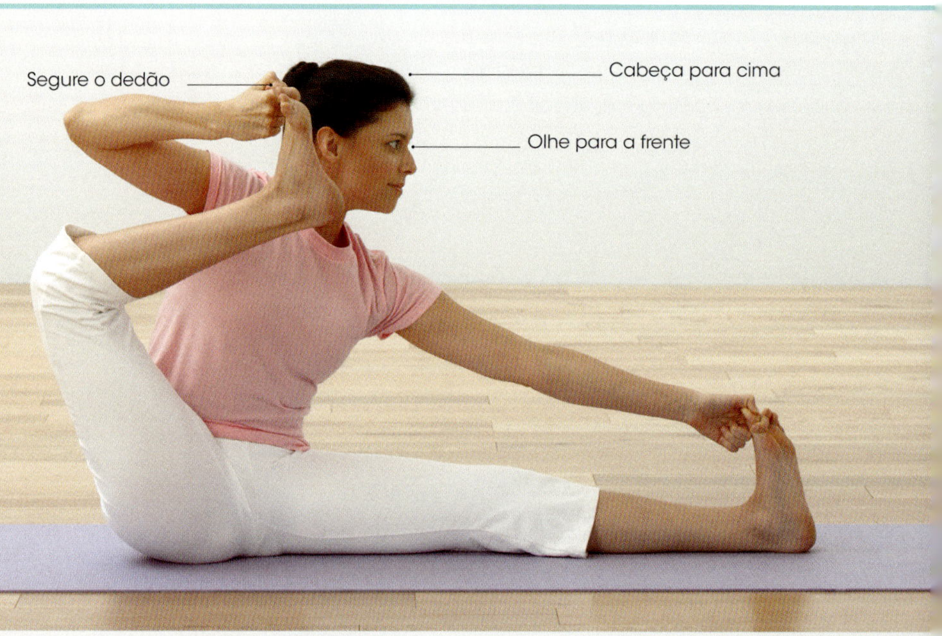
Segure o dedão
Cabeça para cima
Olhe para a frente

Arco e flecha diagonal
Variação

Começando pelo passo 5 da postura da pinça, leve o braço esquerdo para cima do direito, de forma que cada mão segure o pé contrário. Inspire e puxe o pé esquerdo em direção à orelha direita. Após algumas respirações, solte a perna e repita, cruzando os braços do outro lado e puxando o pé direito em direção à orelha esquerda.

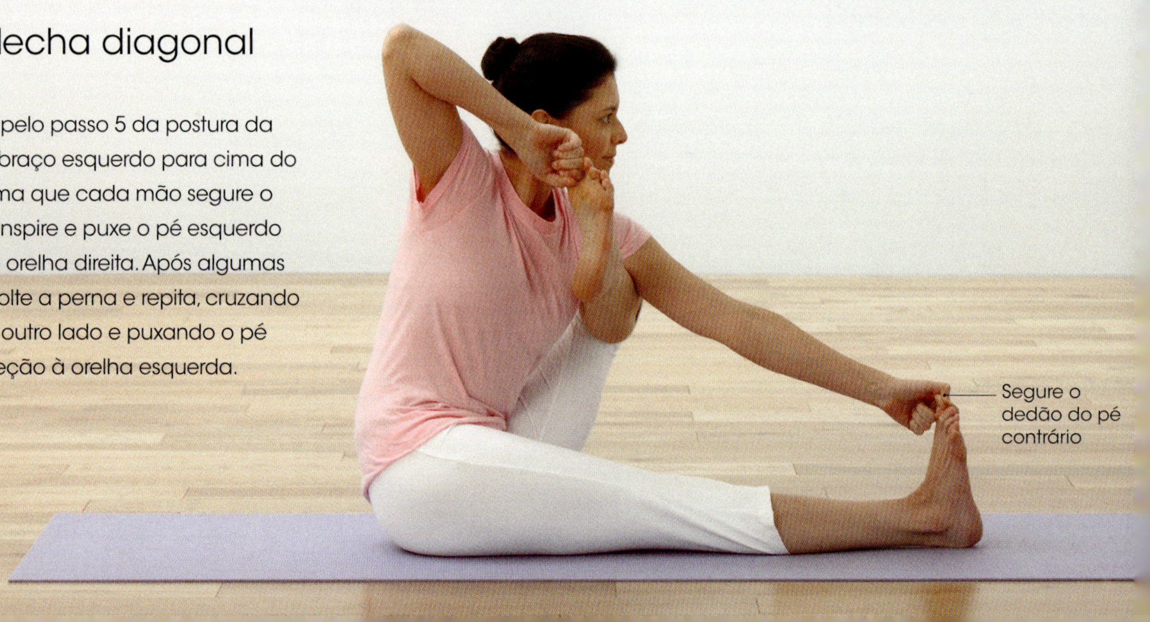
Segure o dedão do pé contrário

"As ássanas dão força. O pranaiama dá leveza ao corpo. A meditação traz percepção do eu e conduz à liberdade e à bênção final." Swami Sivananda

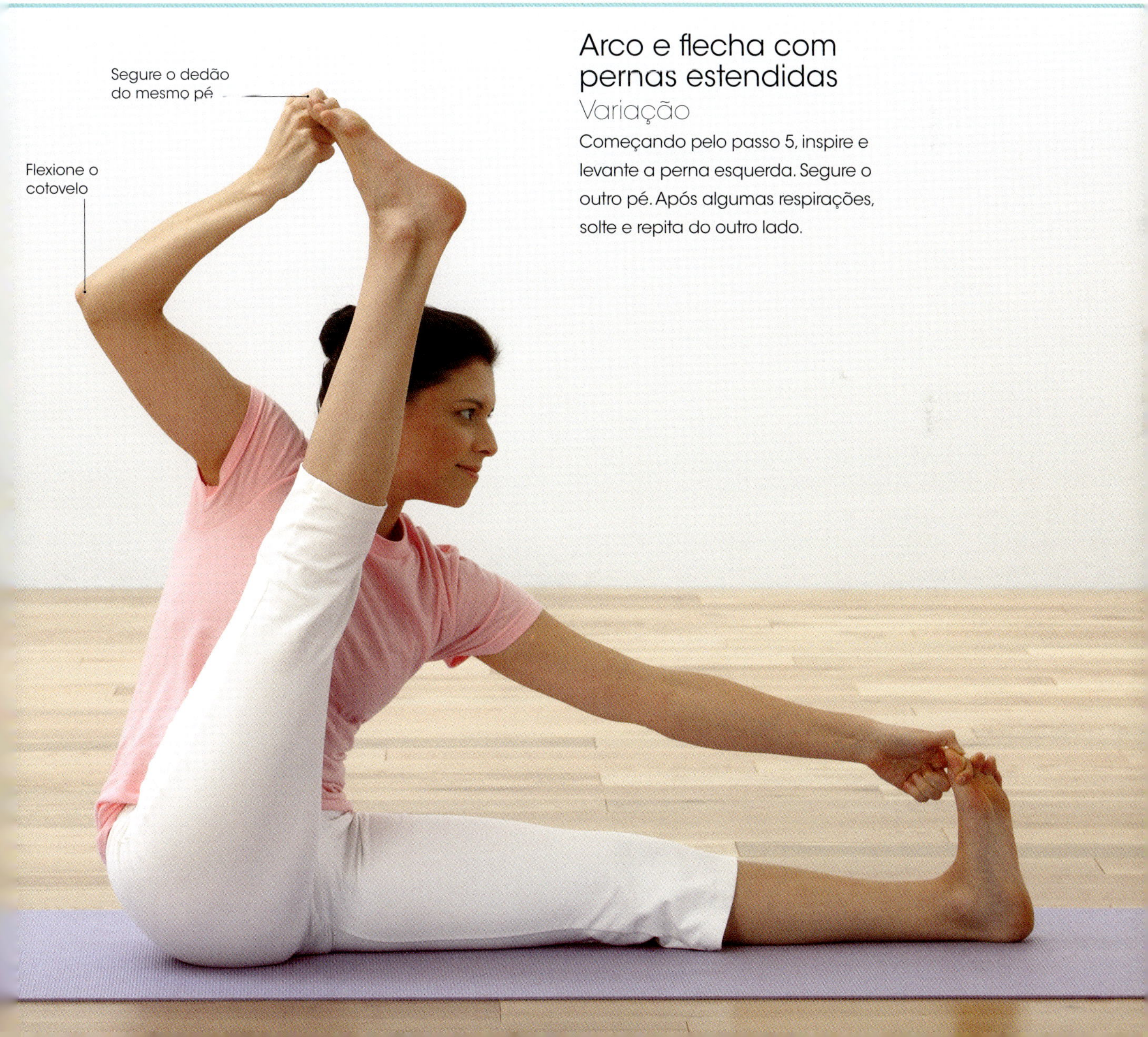

Arco e flecha com pernas estendidas

Variação

Começando pelo passo 5, inspire e levante a perna esquerda. Segure o outro pé. Após algumas respirações, solte e repita do outro lado.

Espacate
Avançado

Espacate e suas variações abrem as juntas do quadril e dos ombros, assim como a área do plexo solar no abdome, permitindo que o prana (p. 178) flua. Relaxe depois na postura do cadáver (p. 188).

Espacate

Ajoelhe e leve a perna direita para a frente. Respire devagar enquanto coloca as mãos ao lado do corpo para encontrar equilíbrio, depois estenda a perna direita para trás e empurre o calcanhar esquerdo para a frente, completando o espacate. Se for flexível o suficiente, posicione as mãos na postura da prece (p. 50), em frente ao peito. Segure por algumas respirações, depois apoie as mãos no chão e saia da postura flexionando as duas pernas. Repita do outro lado.

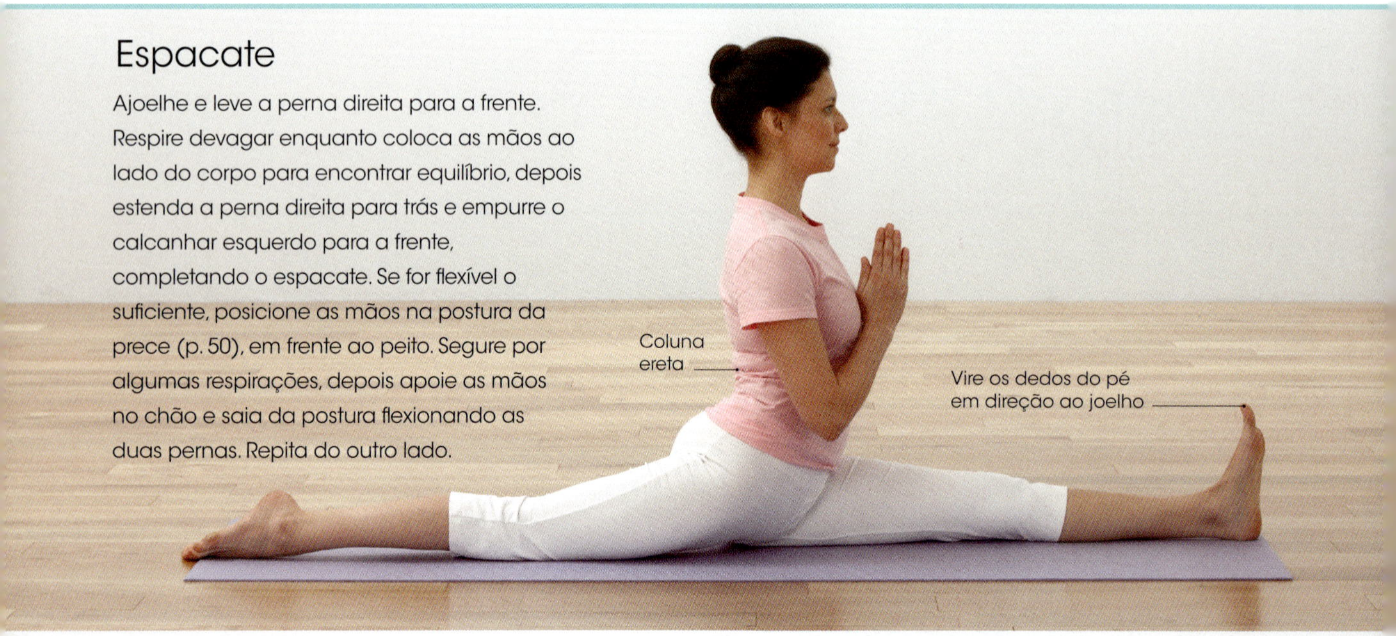
Coluna ereta
Vire os dedos do pé em direção ao joelho

Espacate crescente
Variação

1 Começando pelo espacate (veja acima), inspire e eleve os braços acima da cabeça, paralelamente às orelhas. Mantenha o equilíbrio respirando ritmadamente e olhando para um ponto fixo à sua frente.

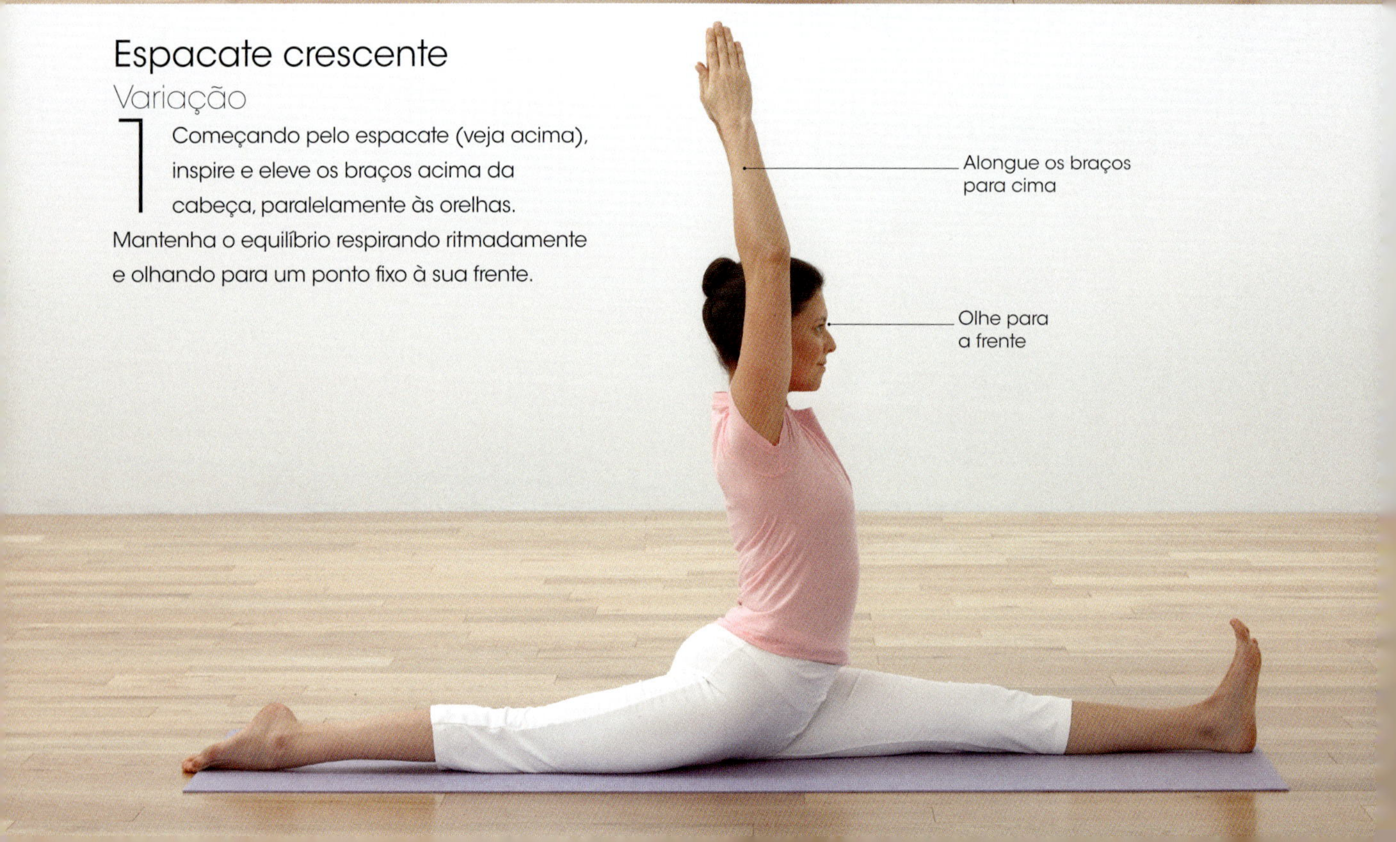
Alongue os braços para cima
Olhe para a frente

2 Ainda com os braços estendidos, inspire e arqueie a parte superior do corpo para trás. Segure por algumas respirações, depois abaixe os braços e saia da postura como no espacate simples (ao lado). Repita do outro lado e solte.

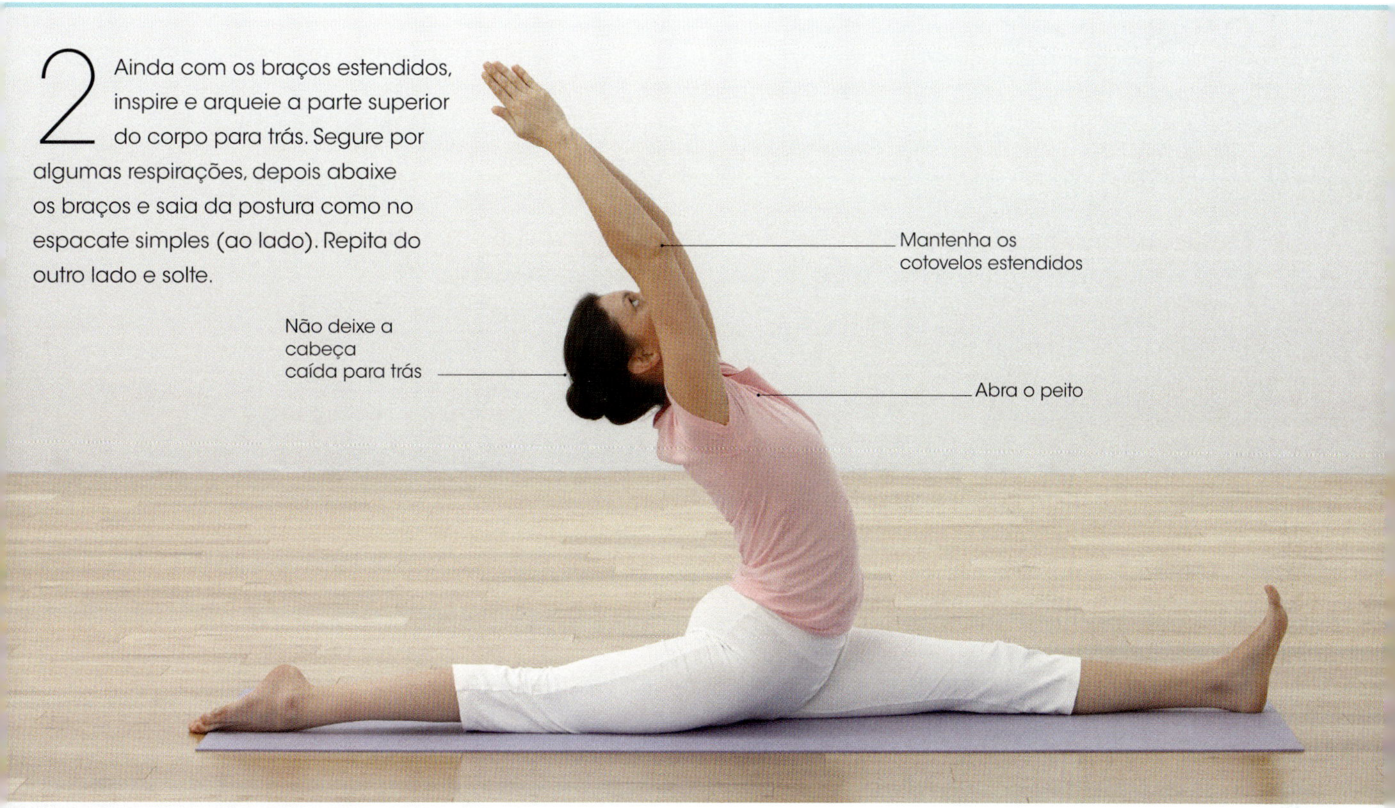
Mantenha os cotovelos estendidos
Não deixe a cabeça caída para trás
Abra o peito

Espacate com pombo

Variação

Começando pelo espacate crescente (acima), respire ritmadamente enquanto flexiona o joelho direito e segura o pé direito com as duas mãos. Segure por algumas respirações, depois solte e saia da postura como no espacate simples (veja ao lado). Repita do outro lado.

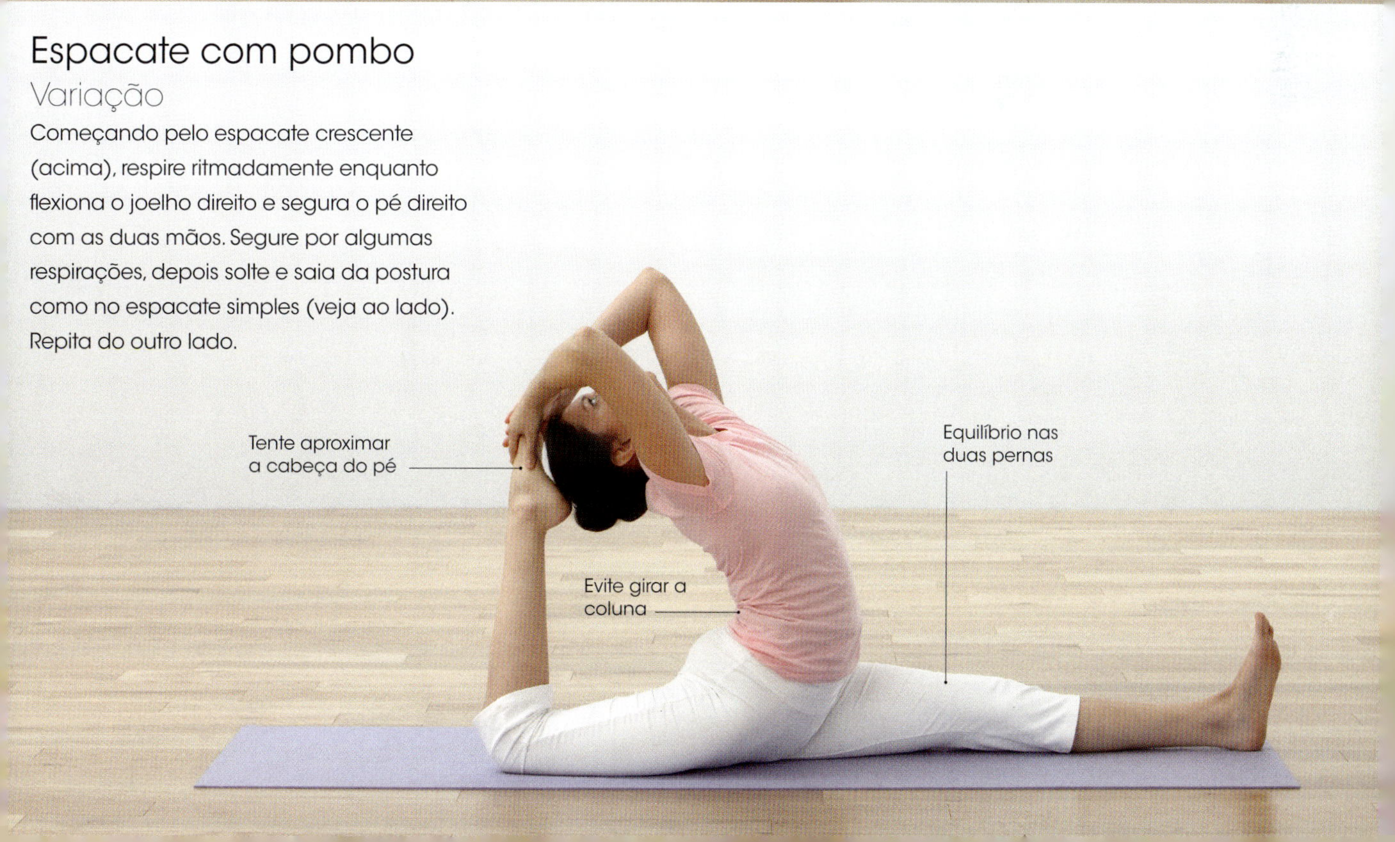
Tente aproximar a cabeça do pé
Equilíbrio nas duas pernas
Evite girar a coluna

Lótus
Avançado

A postura do lótus dá uma base estável para que você mantenha suas costas alinhadas sem muito esforço. As várias posições de lótus permitem a fluência do prana (p. 178). Relaxe depois na postura do cadáver (p.188).

1 Com as pernas cuzadas, coloque o pé esquerdo sobre a coxa direita, trazendo o pé o mais próximo possível do quadril direito. Se necessário, faça sentado sobre uma pequena almofada. Respire devagar e meditativamente.

2 Coloque o pé direito sobre a coxa esquerda e repouse as mãos sobre os joelhos, na posição do chin mudra (p. 204). Respire devagar e meditativamente por 1 minuto e então solte primeiro o pé direito e depois o esquerdo. Repita invertendo a posição das pernas.

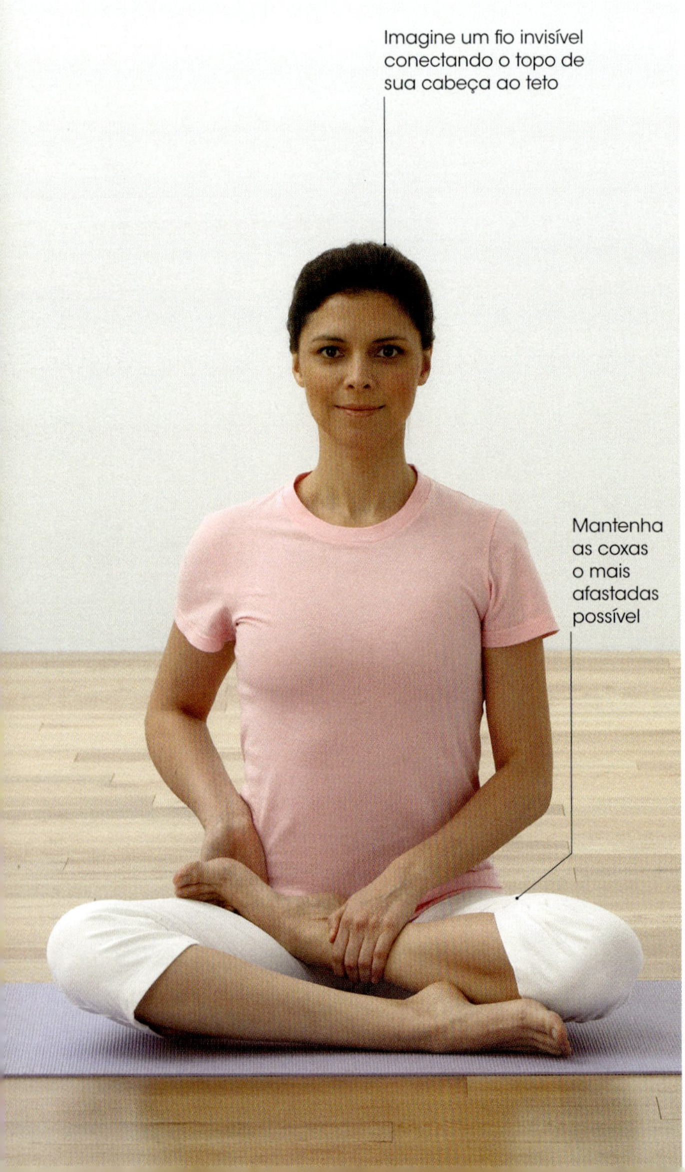
Imagine um fio invisível conectando o topo de sua cabeça ao teto
Mantenha as coxas o mais afastadas possível

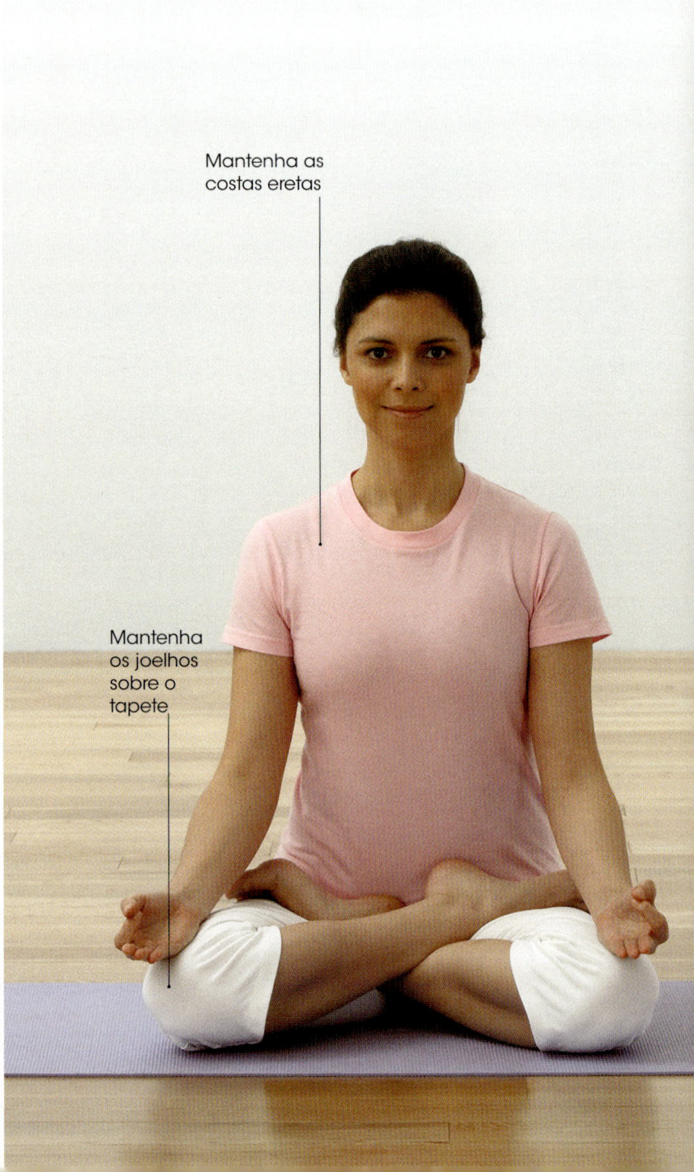
Mantenha as costas eretas
Mantenha os joelhos sobre o tapete

Equilíbrio em lótus

Variação

Começando pelo passo 2 do lótus, deite de costas e coloque os braços sob as nádegas. Inspire, contraia os músculos abdominais e levante primeiro a cabeça e o pescoço e depois os joelhos. Segure, respirando profundamente, por 30 segundos. Abaixe os joelhos e retire com cuidado os braços. Repita invertendo a posição das pernas.

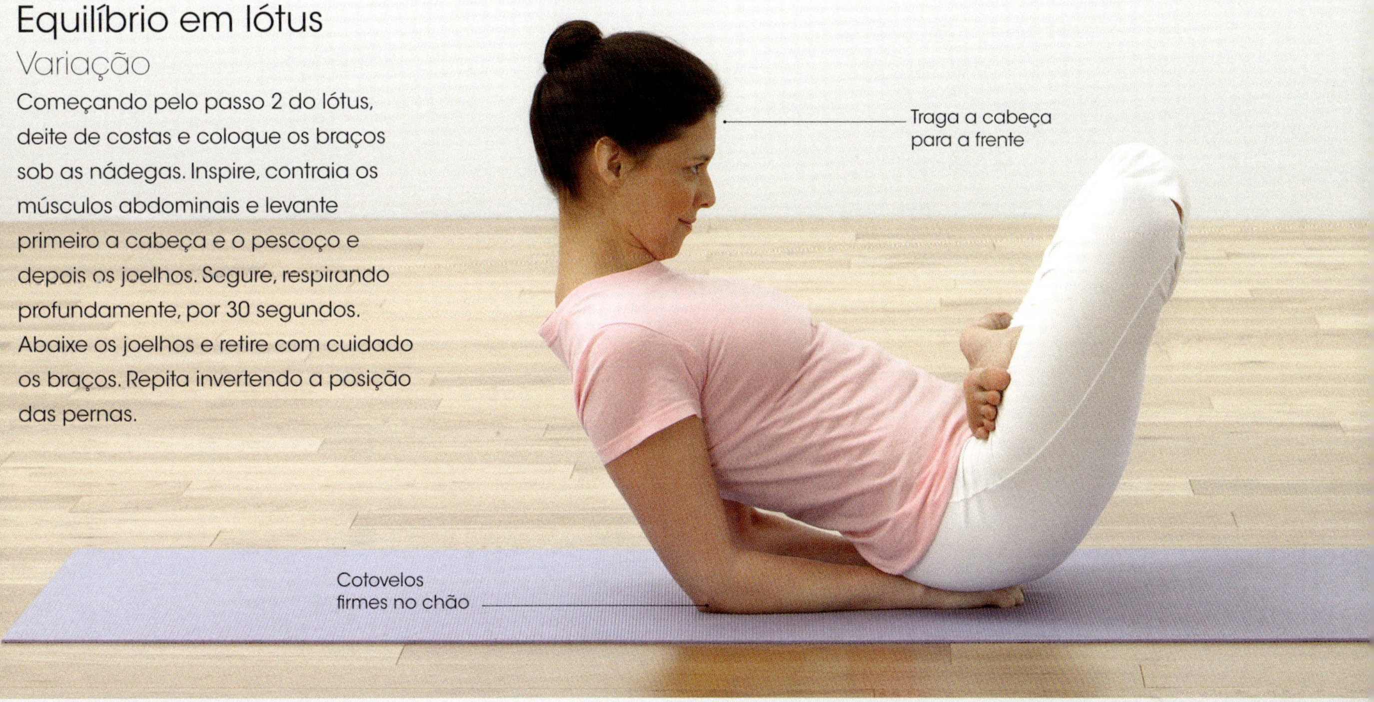
Traga a cabeça para a frente
Cotovelos firmes no chão

Peixe deitado

Variação

Começando pelo passo 2 do lótus, deite de bruços, cruze os braços e repouse a testa sobre eles. Fique assim, respirando devagar e calmamente por 1 minuto. Saia da postura apoiando-se sobre os cotovelos e trazendo as pernas para a frente. Assim você voltará ao passo 2 do lótus. Descruze as pernas e repita com a outra perna cruzada na frente. Solte e descanse na postura da criança (p. 191).

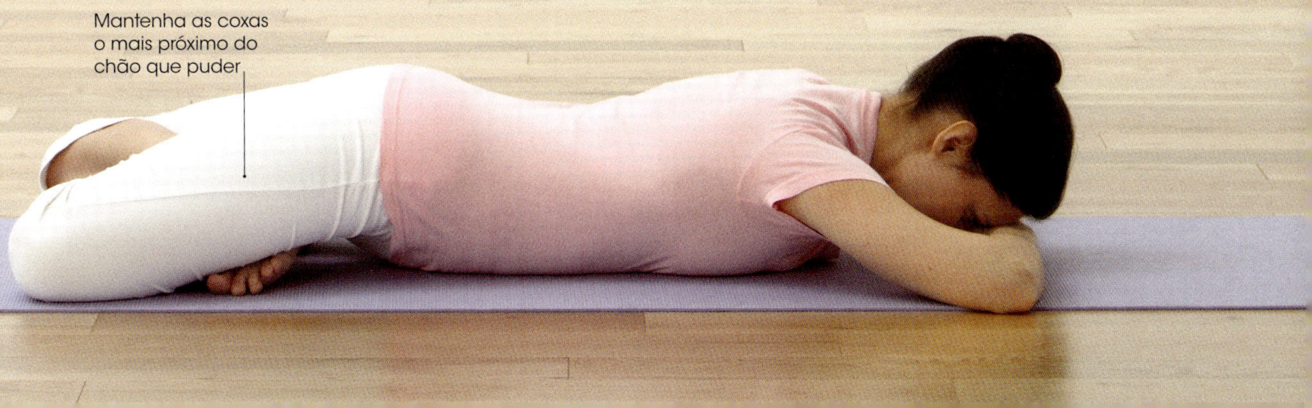
Mantenha as coxas o mais próximo do chão que puder

6 Cobra
Bujangasana

Inspirada na cobra naja com a cabeça erguida, esta postura arqueia graciosamente a cabeça e o tronco. Flexionar-se para trás, desafiando a lei da gravidade, é a maneira mais eficiente de desenvolver costas fortes. Depois da cobra, você pode relaxar de bruços (p. 190) ou alongar-se na contrapostura, a postura da criança (p. 191).

BENEFÍCIOS

FÍSICOS
- Tonifica os músculos superficiais e profundos das costas.
- Aumenta o fluxo de sangue nos ligamentos da coluna e das vértebras.
- Alivia tensões nos músculos nas costas.
- Melhora a cifose, curvatura exagerada da parte superior das costas (p. 29).
- Massageia os órgãos internos do abdome.
- Combate a prisão de ventre.
- Tonifica os ovários e o útero e atenua problemas no ciclo menstrual.

MENTAL
- Por exigir que você se concentre na contração dos músculos das costas e do pescoço, a cobra ajuda a desenvolver os poderes de concentração.

Cobra
Iniciante e intermediário

Iniciante

1 Deite-se de bruços, mantendo as pernas estendidas e os dedos dos pés juntos. Alongue os dedos dos pés para cima (como uma bailarina), apoie a testa no chão e traga as mãos para as laterais do peito, com as palmas para baixo.

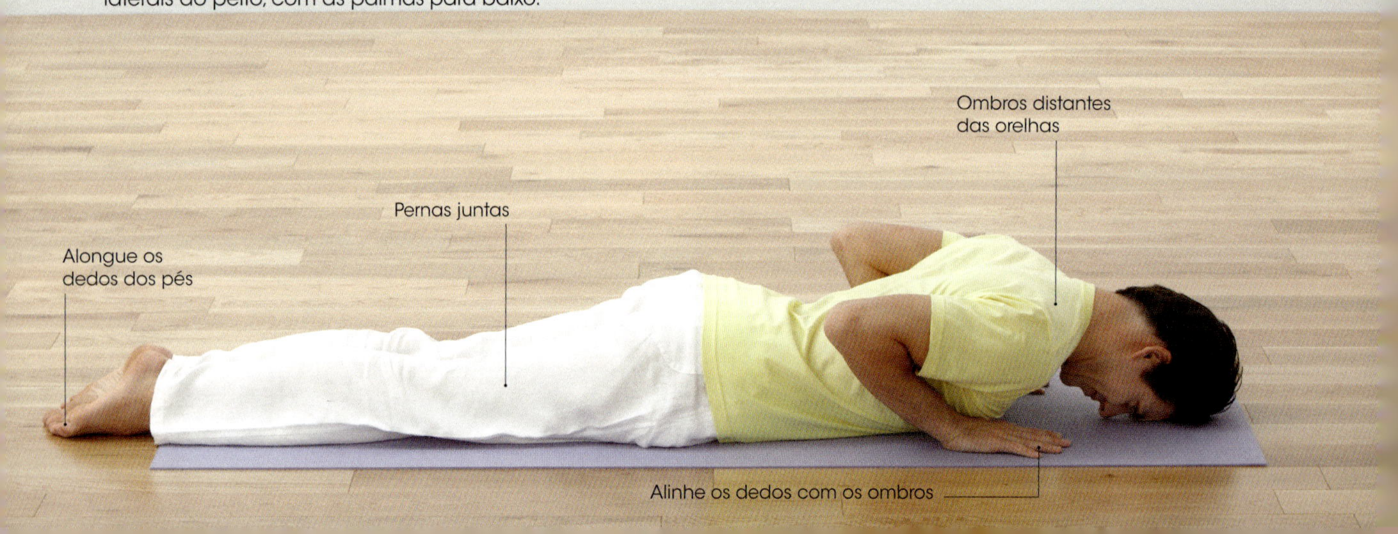
Ombros distantes das orelhas
Pernas juntas
Alongue os dedos dos pés
Alinhe os dedos com os ombros

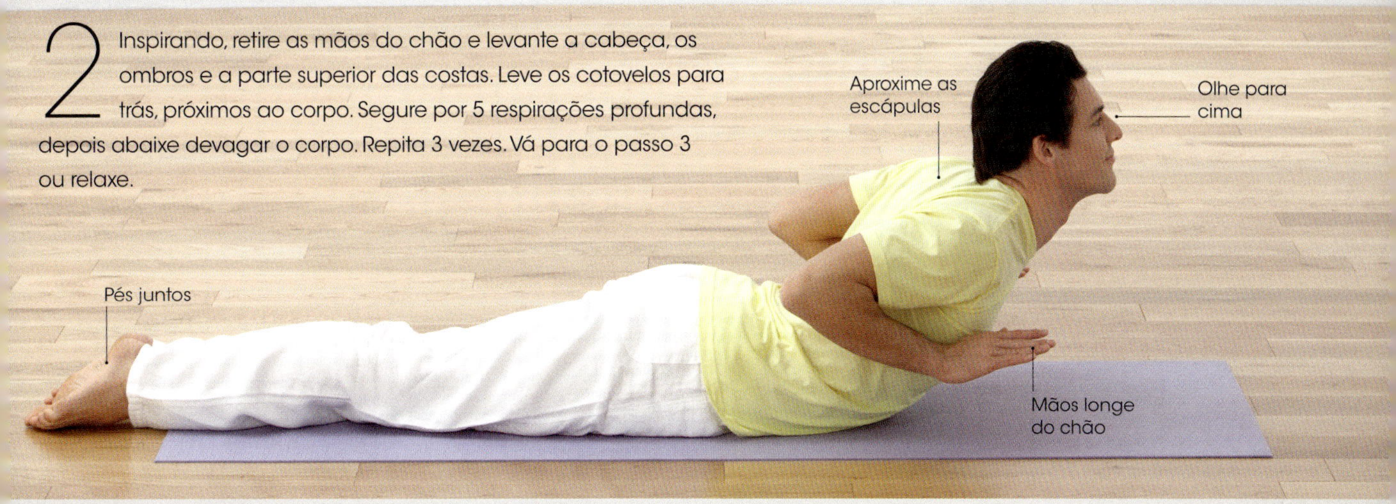
Aproxime as escápulas
Olhe para cima
Pés juntos
Mãos longe do chão

2 Inspirando, retire as mãos do chão e levante a cabeça, os ombros e a parte superior das costas. Leve os cotovelos para trás, próximos ao corpo. Segure por 5 respirações profundas, depois abaixe devagar o corpo. Repita 3 vezes. Vá para o passo 3 ou relaxe.

Intermediário

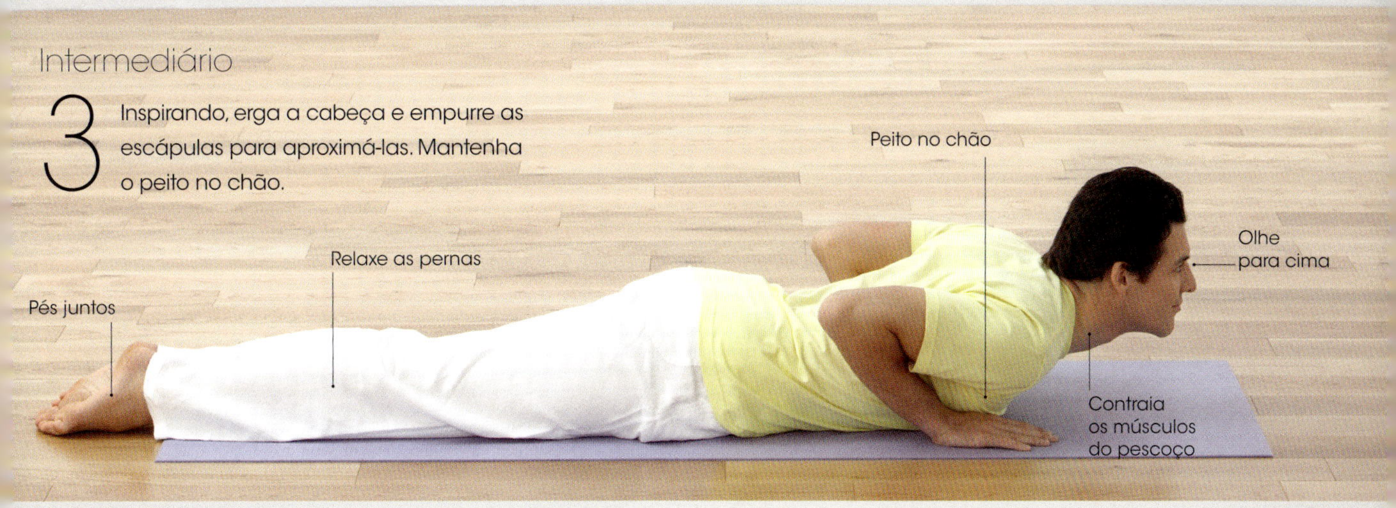
Peito no chão
Olhe para cima
Relaxe as pernas
Pés juntos
Contraia os músculos do pescoço

3 Inspirando, erga a cabeça e empurre as escápulas para aproximá-las. Mantenha o peito no chão.

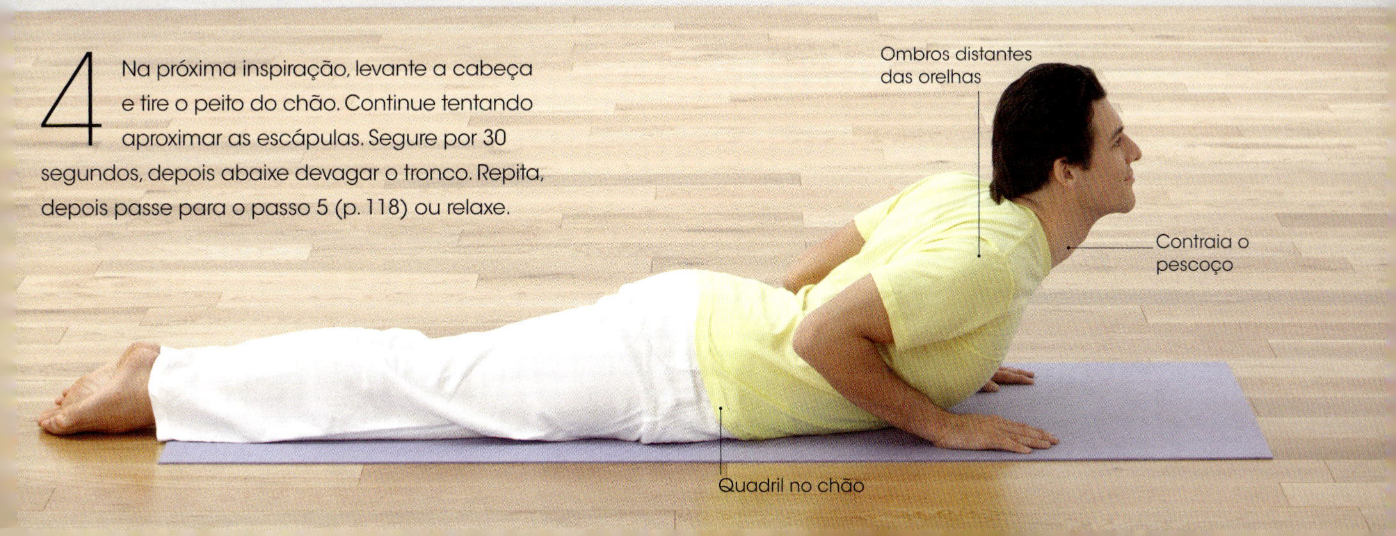
Ombros distantes das orelhas
Contraia o pescoço
Quadril no chão

4 Na próxima inspiração, levante a cabeça e tire o peito do chão. Continue tentando aproximar as escápulas. Segure por 30 segundos, depois abaixe devagar o tronco. Repita, depois passe para o passo 5 (p. 118) ou relaxe.

Cobra
Avançado

Trabalhar em frente a uma mesa ou ao computador força os ombros para a frente, prejudicando a respiração e o humor. Praticar a cobra diariamente ajuda a corrigir esses problemas.

Comece com

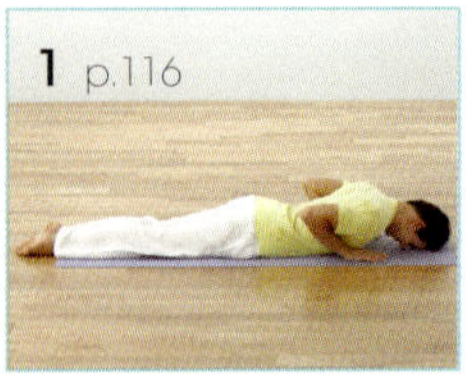
1 p.116

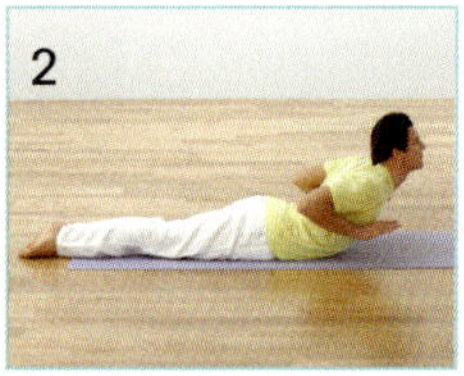
2

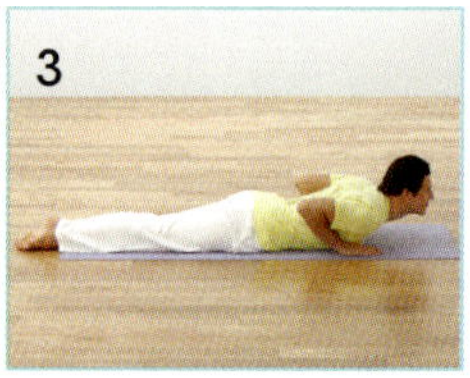
3

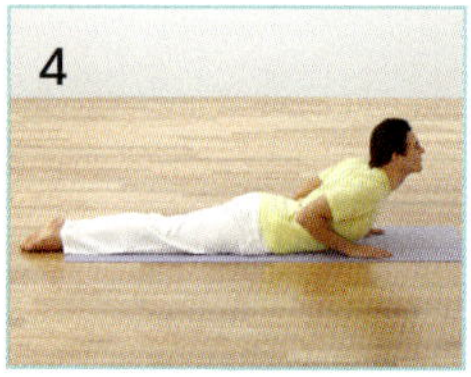
4

5 Para completar a postura, comece pelo passo 4 da cobra. Inspire e arqueie para trás a cabeça, o pescoço e a parte superior das costas o máximo que puder. Mantenha as pernas juntas e empurre as escápulas para trás, de modo a ficarem distantes das orelhas. Segure por 1 minuto, depois abaixe o tronco. Respire profundamente algumas vezes, depois repita.

ERROS COMUNS

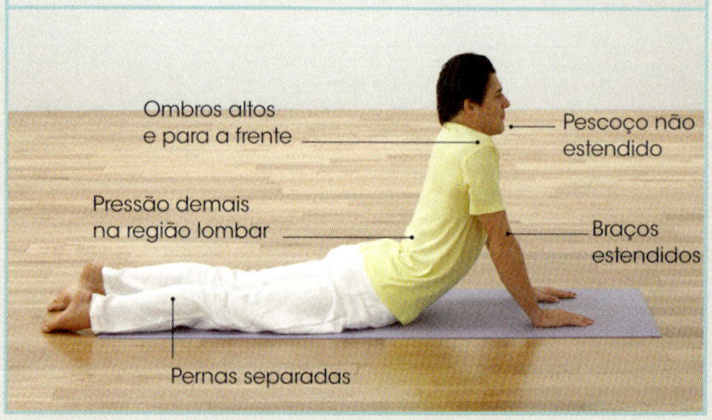
Ombros altos e para a frente
Pescoço não estendido
Pressão demais na região lombar
Braços estendidos
Pernas separadas

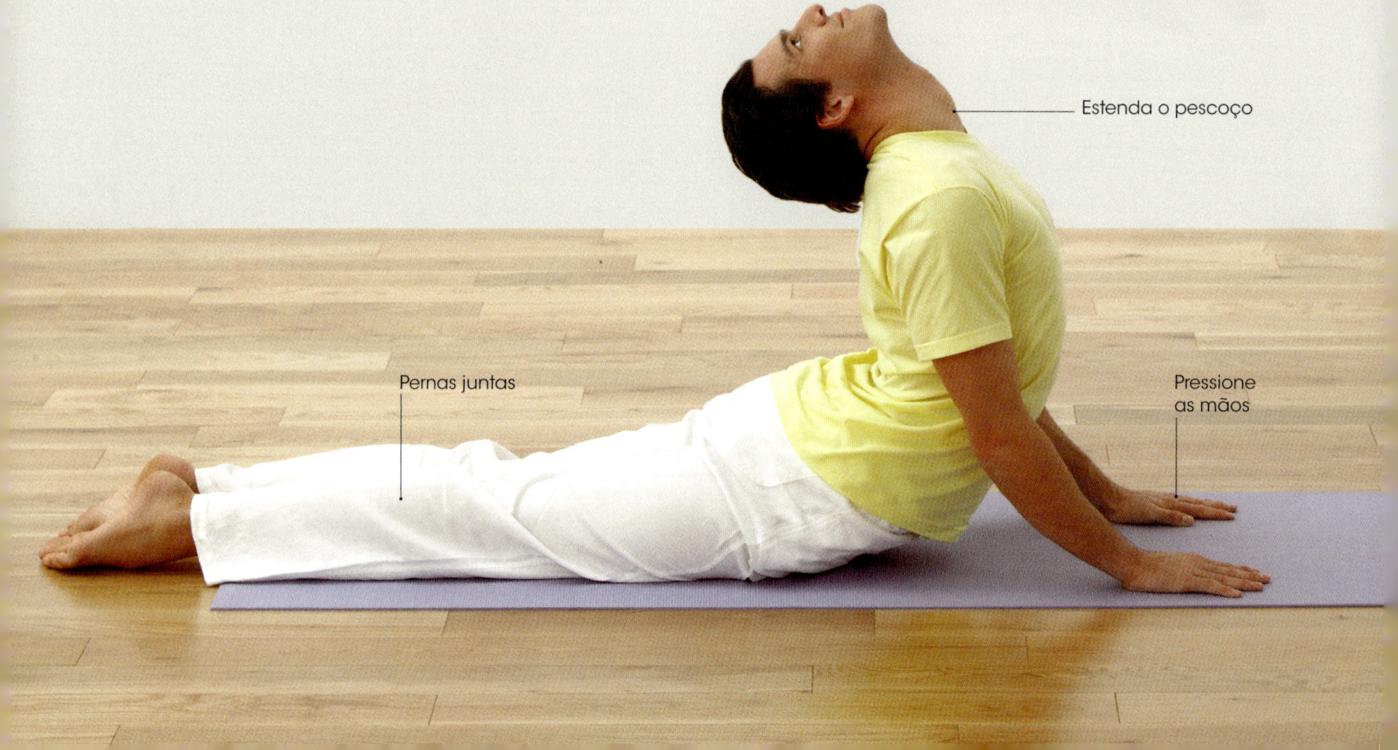
Estenda o pescoço
Pernas juntas
Pressione as mãos

Comece com

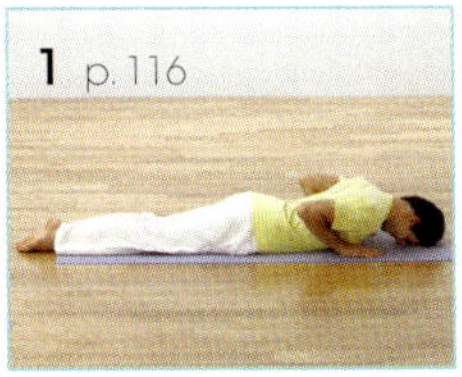
1 p.116

Mãos entrelaçadas

Variação intermediária

2 Começando pelo passo 1 da cobra, leve os braços para trás das costas, estenda-os e entrelace os dedos das mãos.

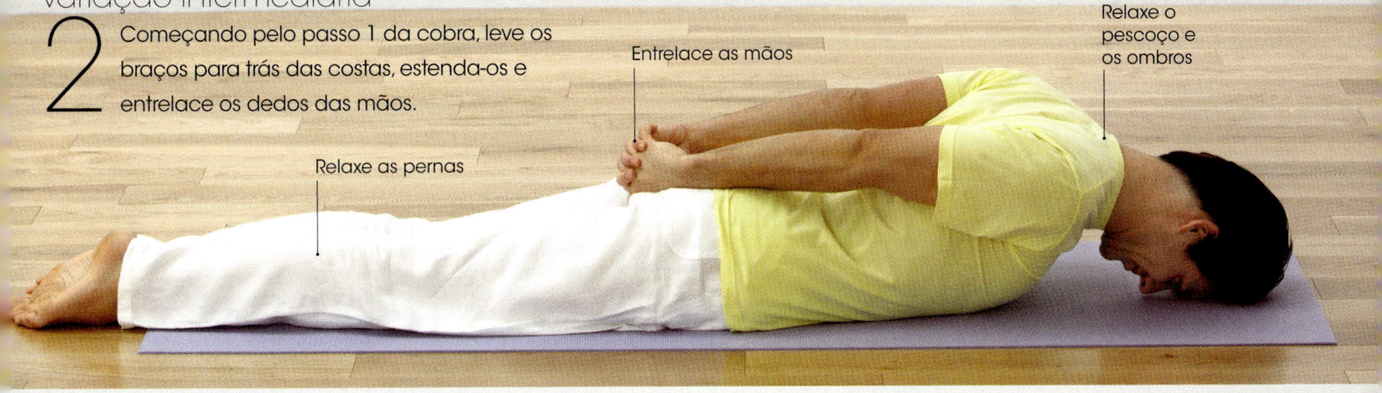
Entrelace as mãos
Relaxe o pescoço e os ombros
Relaxe as pernas

3 Inspirando, levante a cabeça, os braços e o peito. Segure por 30 segundos, depois abaixe o corpo devagar. Respire algumas vezes e repita.

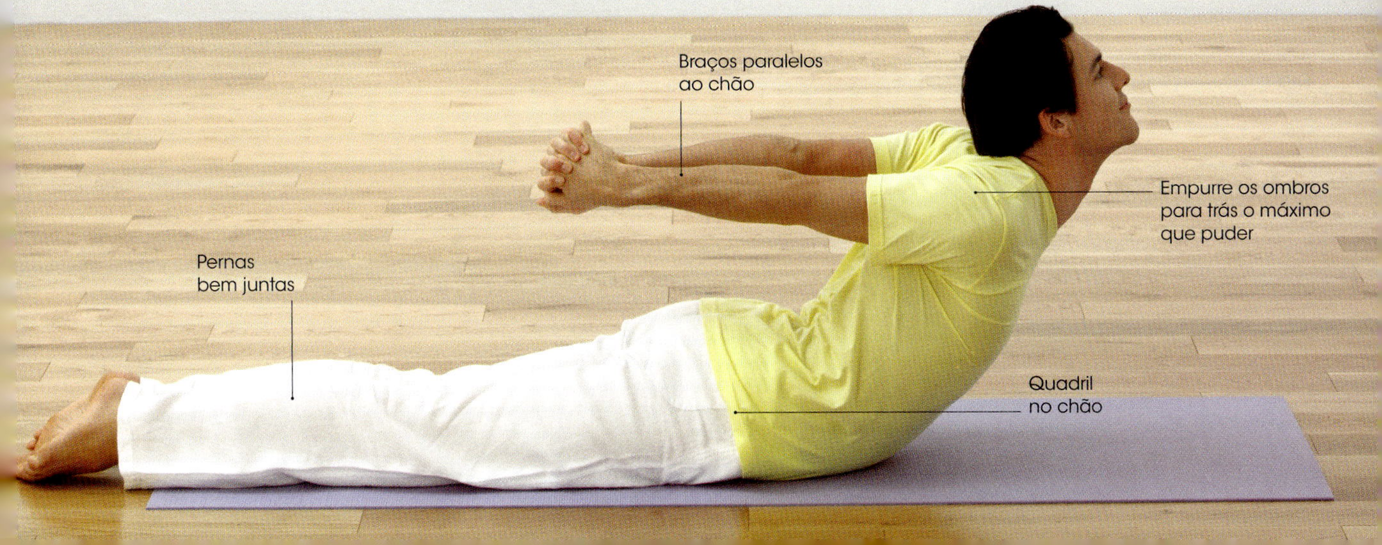
Braços paralelos ao chão
Empurre os ombros para trás o máximo que puder
Pernas bem juntas
Quadril no chão

Cobra
Variações (continuação)

A postura "rei cobra" combina contrações do pescoço e dos músculos da parte superior das costas com a flexão da coluna. O aumento da capacidade pulmonar é um de seus benefícios.

Comece com

1 p.116

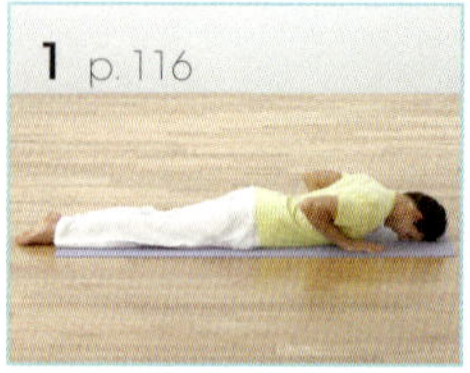

Rei cobra
Avançado

2 Começando pelo passo 1 da cobra, coloque as mãos ao lado das costelas inferiores e flexione as pernas. Mantenha as pernas separadas e os pés juntos.

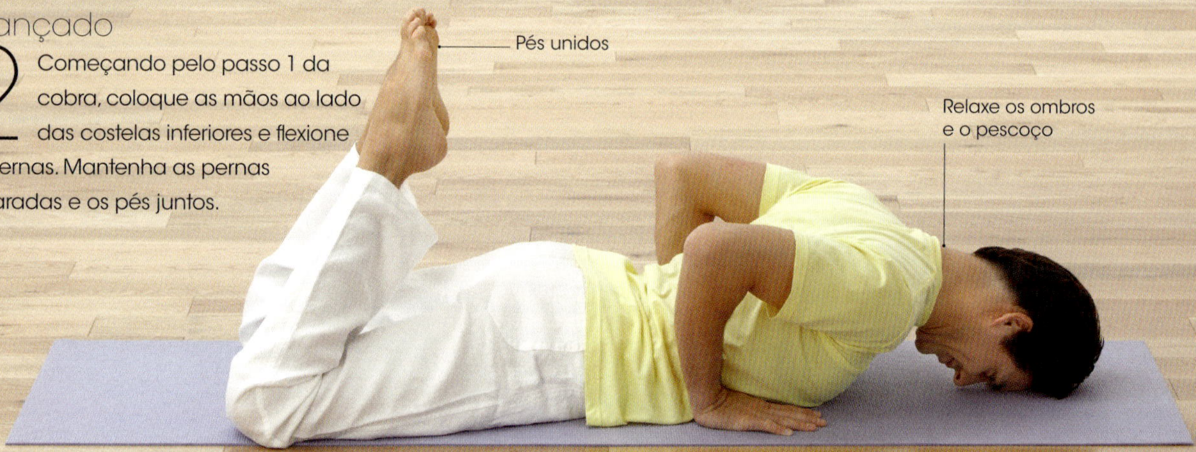
Pés unidos
Relaxe os ombros e o pescoço

3 Inspire e levante a cabeça e o peito o máximo que puder, empurrando as mãos contra o chão. Mantenha os cotovelos flexionados.

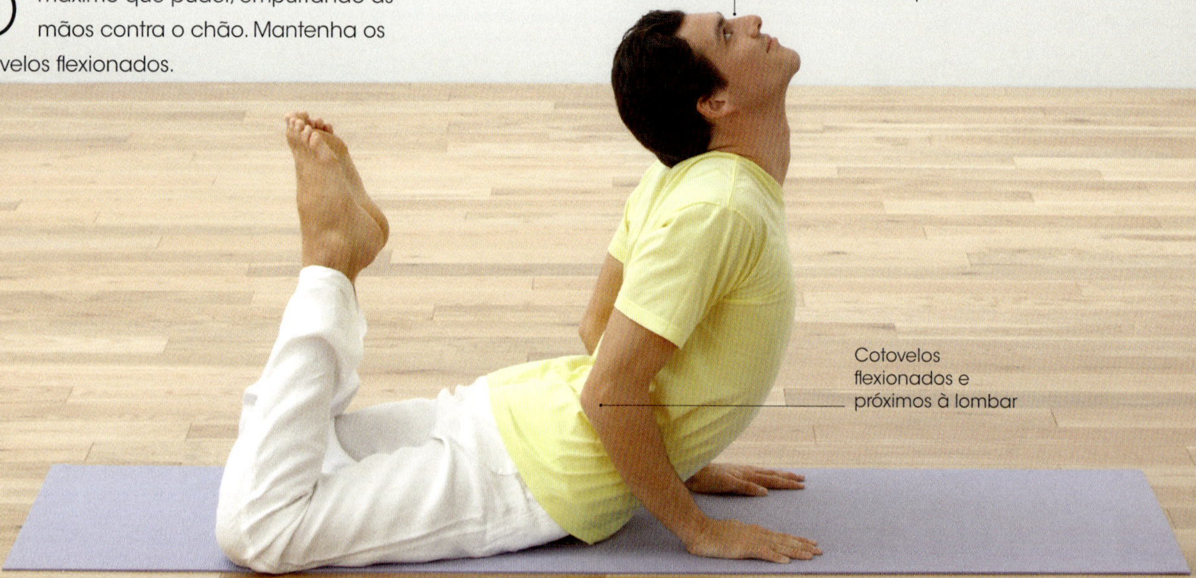
Olhe para cima
Cotovelos flexionados e próximos à lombar

4 Inspire novamente, levante ainda mais a cabeça e o pescoço e estenda os braços por completo, aproximando os pés da cabeça. Segure por 30 segundos, depois afaste os pés da cabeça e abaixe o corpo. Respire algumas vezes e repita.

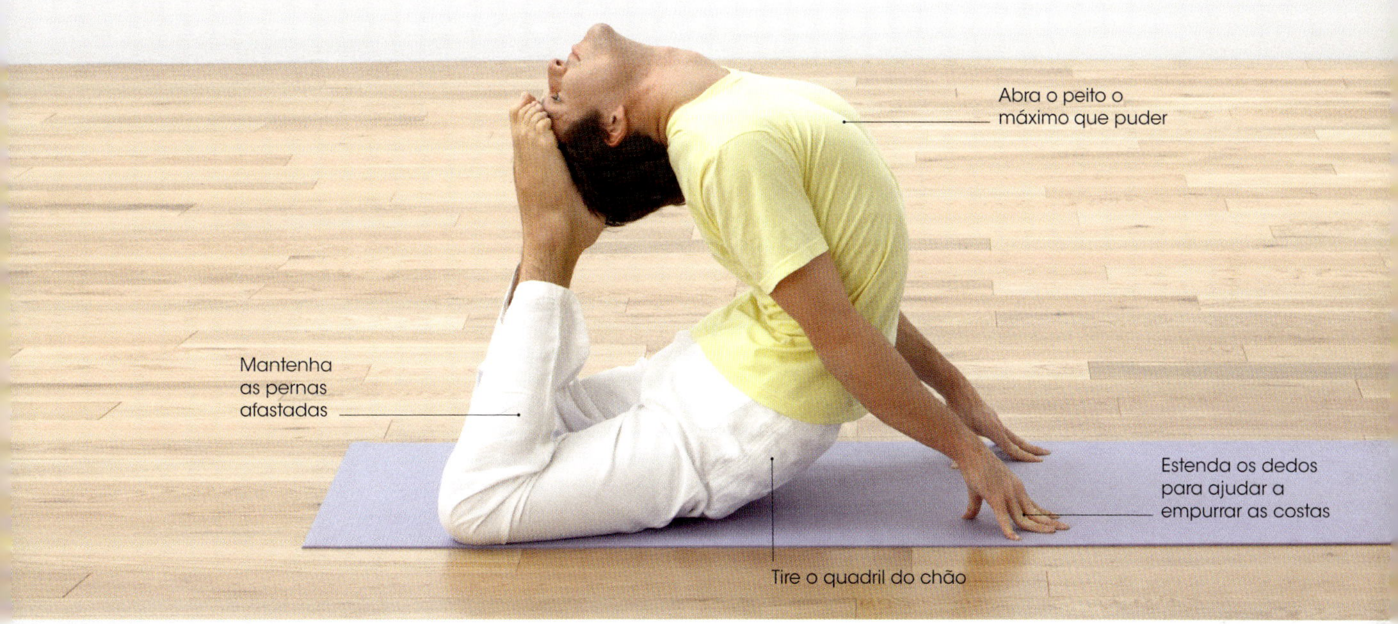
Abra o peito o
máximo que puder
Mantenha
as pernas
afastadas
Estenda os dedos
para ajudar a
empurrar as costas
Tire o quadril do chão

Rei cobra segurando o joelho

Avançado

Começando pelo passo 4 da cobra (veja acima), segure um joelho com a mão. Encontre o equilíbrio e segure o outro joelho. Segure por algumas respirações, recoloque as mãos na frente do corpo, como no passo 4, depois abaixe o corpo. Respire algumas vezes e repita.

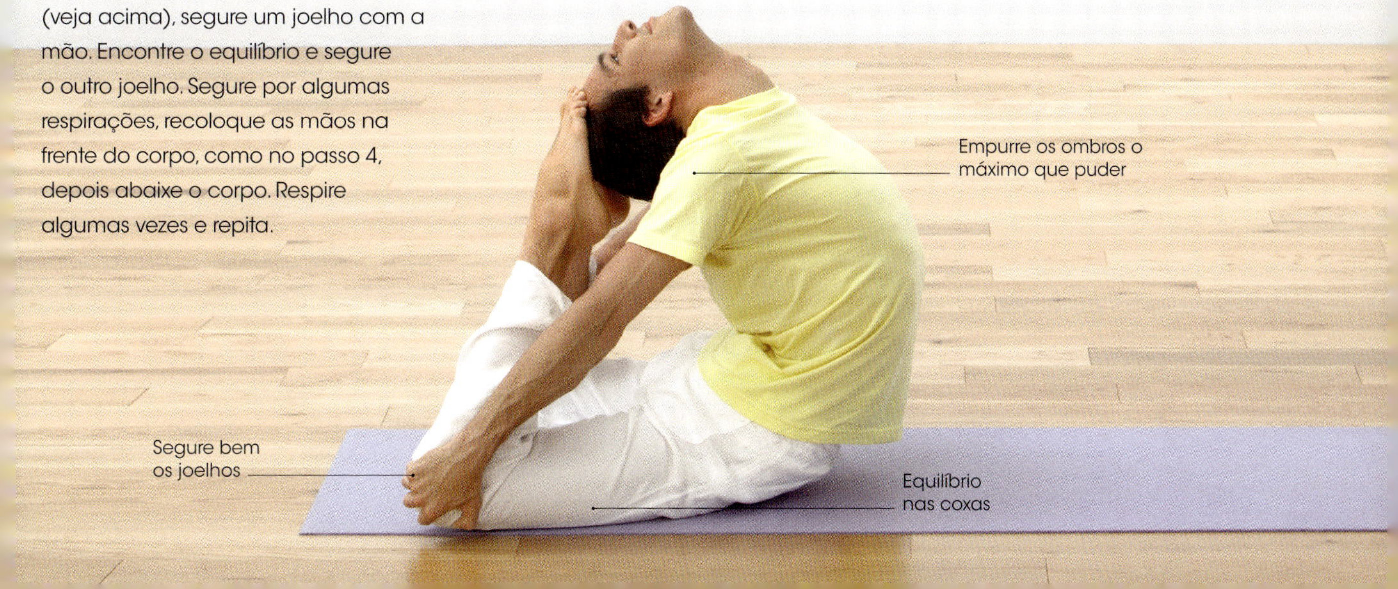
Empurre os ombros o
máximo que puder
Segure bem
os joelhos
Equilíbrio
nas coxas

7 Gafanhoto
Salabhasana

Diferentemente de outras ássanas, que são realizadas lentamente, você completa a postura do gafanhoto com uma contração de músculos poderosa, num movimento único e rápido. Tudo entra em sintonia ao mesmo tempo: o pensamento, a respiração, o movimento e o prana – a energia vital (p. 178). Depois do gafanhoto, alongue-se na postura da criança (p. 191) e relaxe de bruços (p. 190).

BENEFÍCIOS

FÍSICOS

- Fortalece os músculos de braços, ombros, abdome, região lombar, coxas e pernas.
- Tonifica o fígado, o pâncreas e os rins.
- Melhora o apetite.
- Alivia a prisão de ventre.

MENTAL

- De todas as ássanas, esta é a que mais trabalha a força de vontade. De acordo com Swami Vishnudevananda, exercitar a força de vontade purifica e fortalece os pensamentos e é o principal objetivo da prática de ássanas. A força de vontade também aumenta os níveis de energia, passando da inércia (tamas, p. 212) para a harmonia (sattva, p. 212).

Gafanhoto
Iniciante e intermediário

Iniciante

1 Deite de bruços com as pernas estendidas, os calcanhares unidos e o queixo à frente, apoiado no chão. Posicione as mãos de uma das duas formas indicadas (à direita), a que for mais confortável. A opção A é clássica para esta postura.

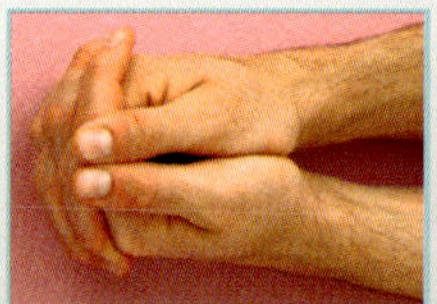

Posição de mãos A Entrelace os dedos e junte os polegares.

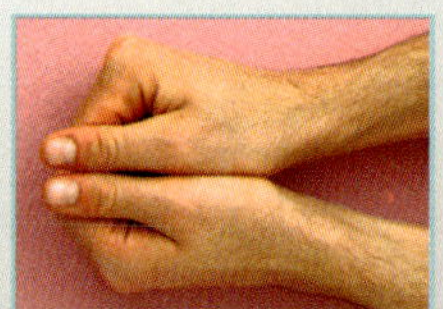

Posição de mãos B Una os punhos fechados e junte os polegares.

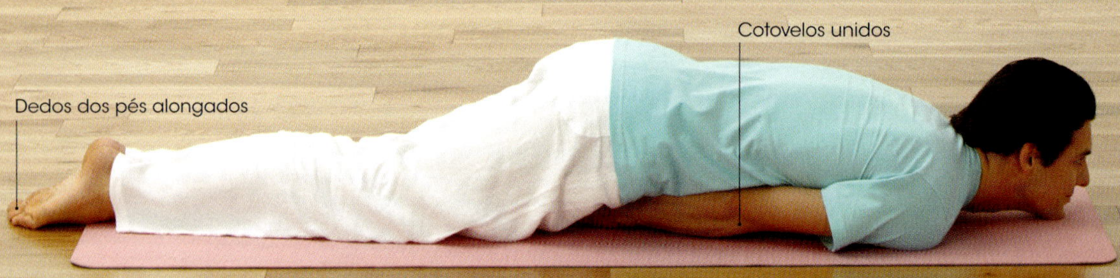

2 Iniciantes devem se movimentar mais devagar. Com uma inspiração longa, contraia a região lombar e levante aos poucos a perna esquerda. Segure a respiração e a postura enquanto for confortável. Expire e abaixe a perna, depois repita mais 2 vezes. Faça 3 vezes do outro lado. Passe para o passo 3 ou relaxe.

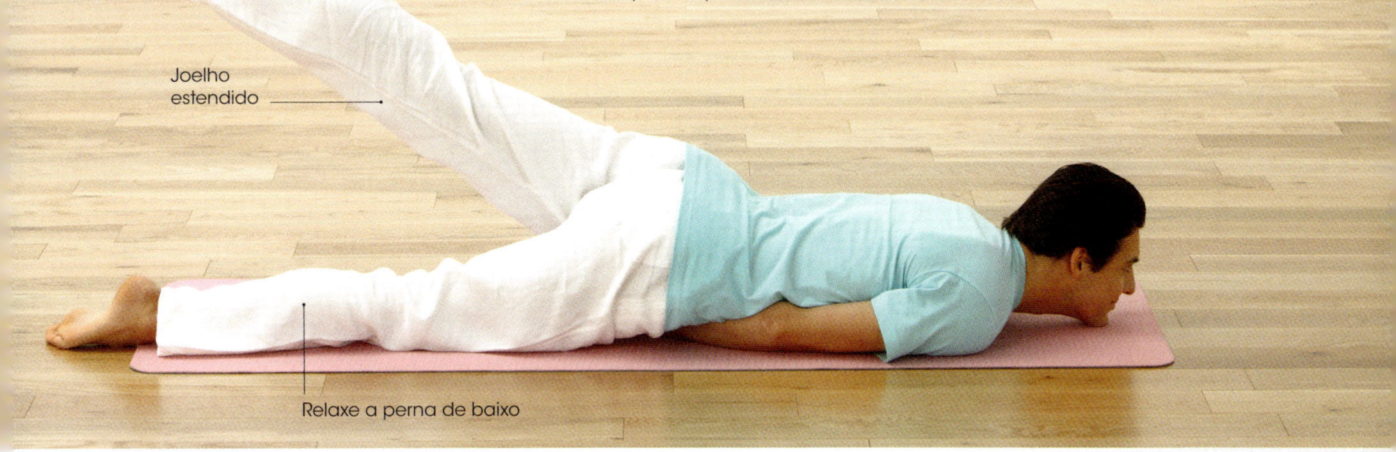

Intermediário e avançado

3 Para completar a postura, inspire forte e rapidamente, contraia a região lombar, pressionando os braços, e jogue as duas pernas para cima, o mais alto que puder. Segure a respiração enquanto for confortável, depois expire e abaixe as pernas. Repita mais 2 vezes.

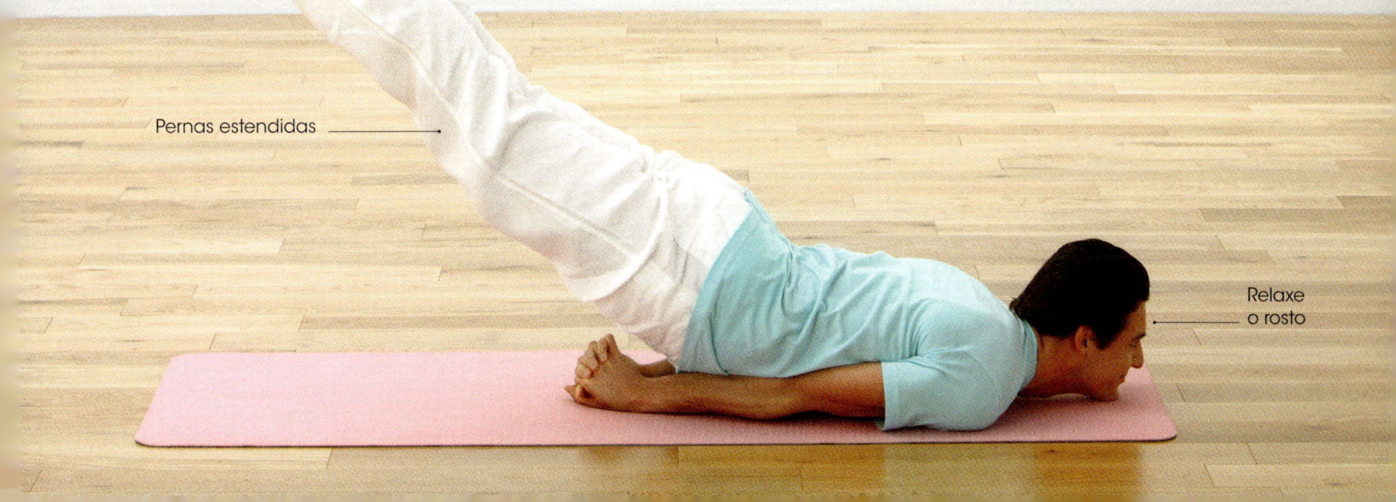

ERROS COMUNS

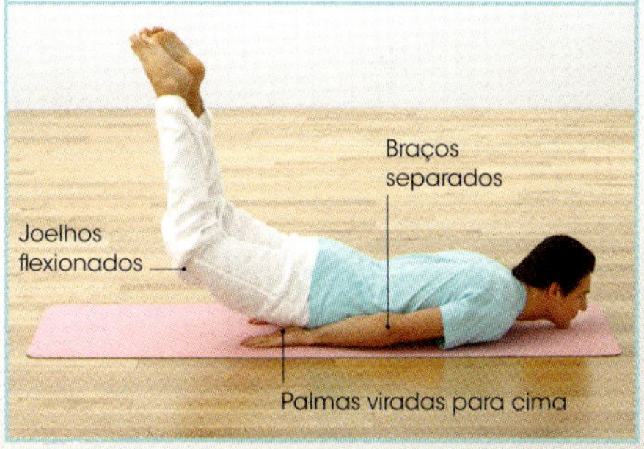

Gafanhoto
Variações

As variações do barco são muito eficientes. Você contrai os músculos das costas sem forçar demais as vértebras. Para tirar o máximo de proveito, entre e saia da postura lentamente.

Barco
Iniciante

1 Deite de bruços com os braços estendidos à frente e os pés esticados para trás. Repouse a testa no chão e respire profundamente com o abdome. Expire completamente.

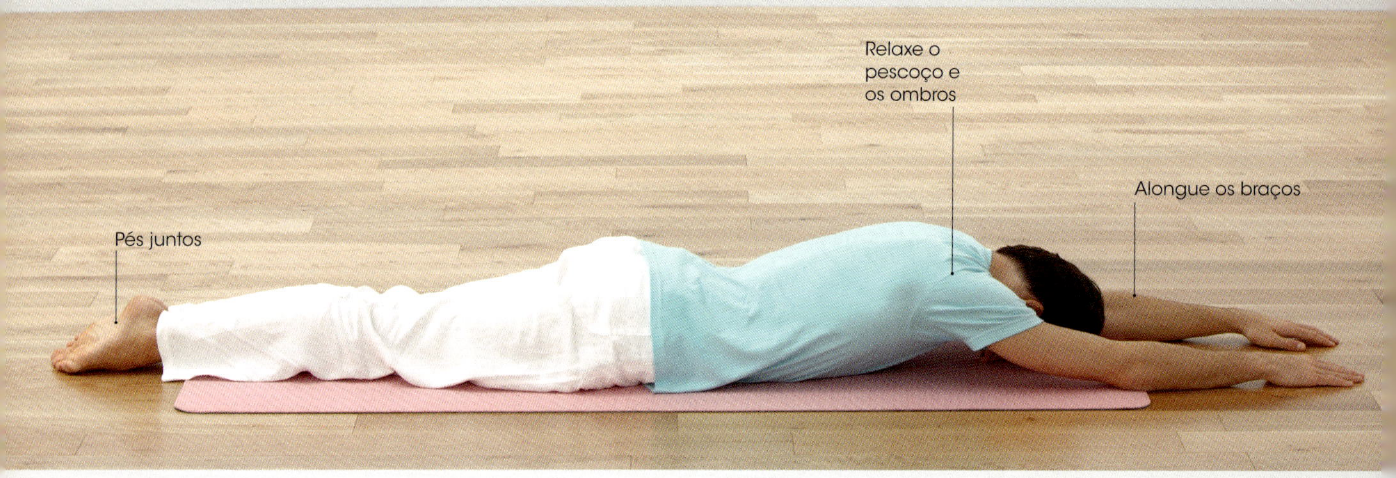
Relaxe o pescoço e os ombros
Alongue os braços
Pés juntos

2 Inspirando, levante ao mesmo tempo os braços e as pernas o mais alto que puder. Você pode segurar a respiração ou respirar algumas vezes com o abdome. Repita até 3 vezes.

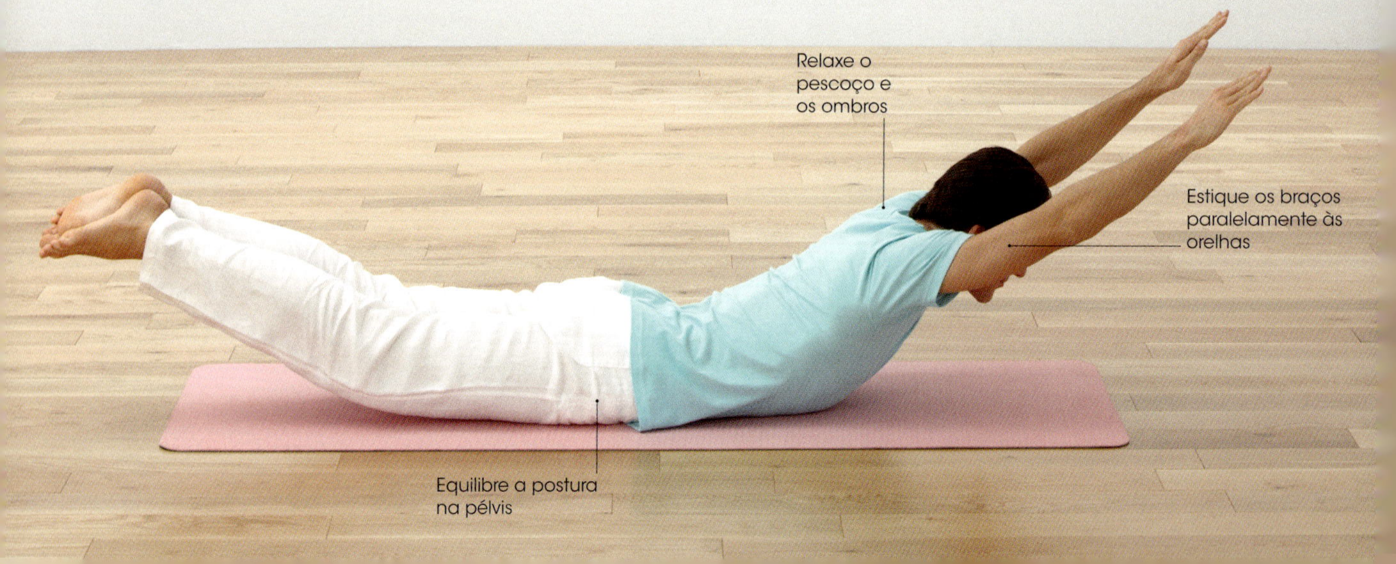
Relaxe o pescoço e os ombros
Estique os braços paralelamente às orelhas
Equilibre a postura na pélvis

Barco com braços atados

Iniciante

1 Deite-se de bruços com os pés esticados e a testa no chão. Leve os braços para trás das costas e segure os cotovelos. Expire completamente.

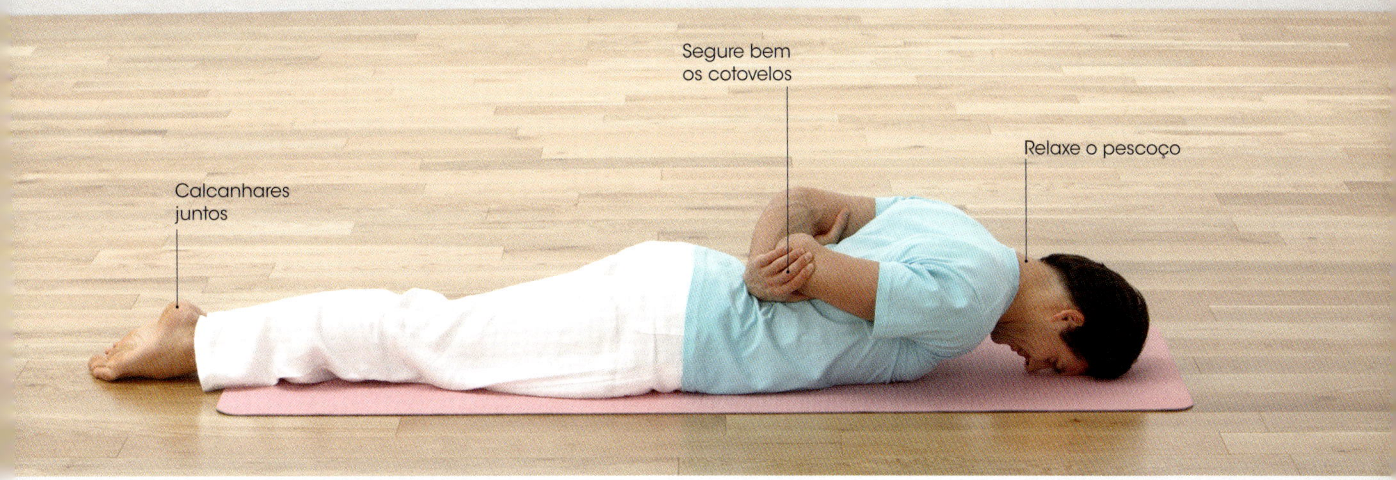
Segure bem
os cotovelos
Relaxe o pescoço
Calcanhares
juntos

2 Inspirando, levante as pernas, a cabeça e o peito o máximo que puder. Você pode segurar a respiração ou respirar algumas vezes. Expire e solte. Repita até 3 vezes.

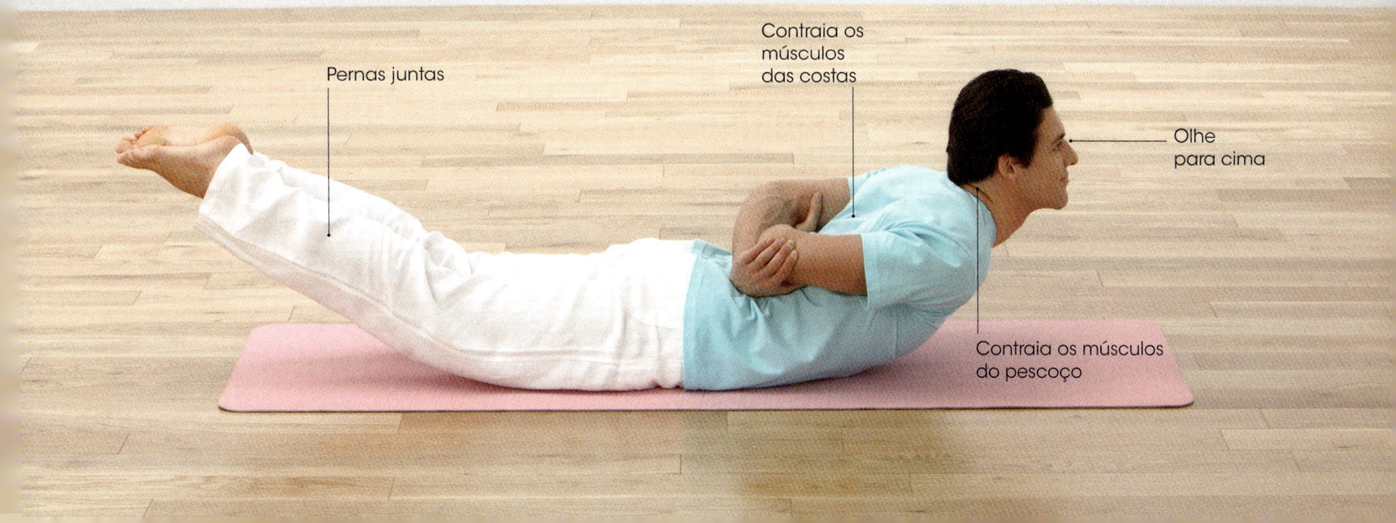
Contraia os
músculos
das costas
Pernas juntas
Olhe
para cima
Contraia os músculos
do pescoço

Gafanhoto
Variações (continuação)

Estas variações do gafanhoto exigem prática regular e permitirão contrair os músculos da região lombar com rapidez e força suficiente para levantar mais as pernas do que no gafanhoto intermediário.

Comece com

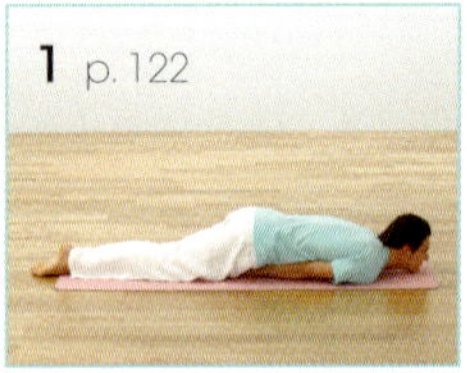

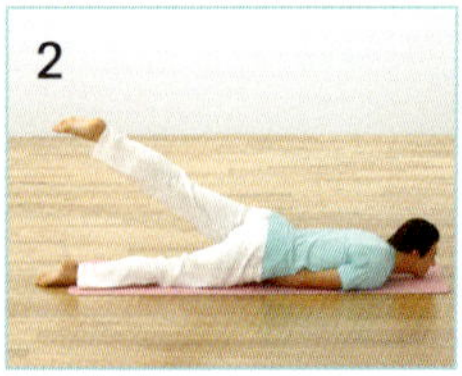

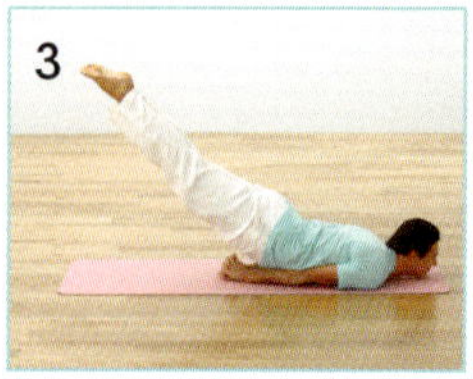

Elevação de pernas
Avançado

3 Começando pelo passo 3 do gafanhoto, inspire e jogue as pernas para cima o mais rápido que conseguir, ajudando com a pressão dos braços contra o chão. Segure por algumas respirações, depois saia da postura, soltando devagar a contração das costas e resistindo com os braços. Respire algumas vezes e repita. Continue com o pé na cabeça (à direita) e relaxe.

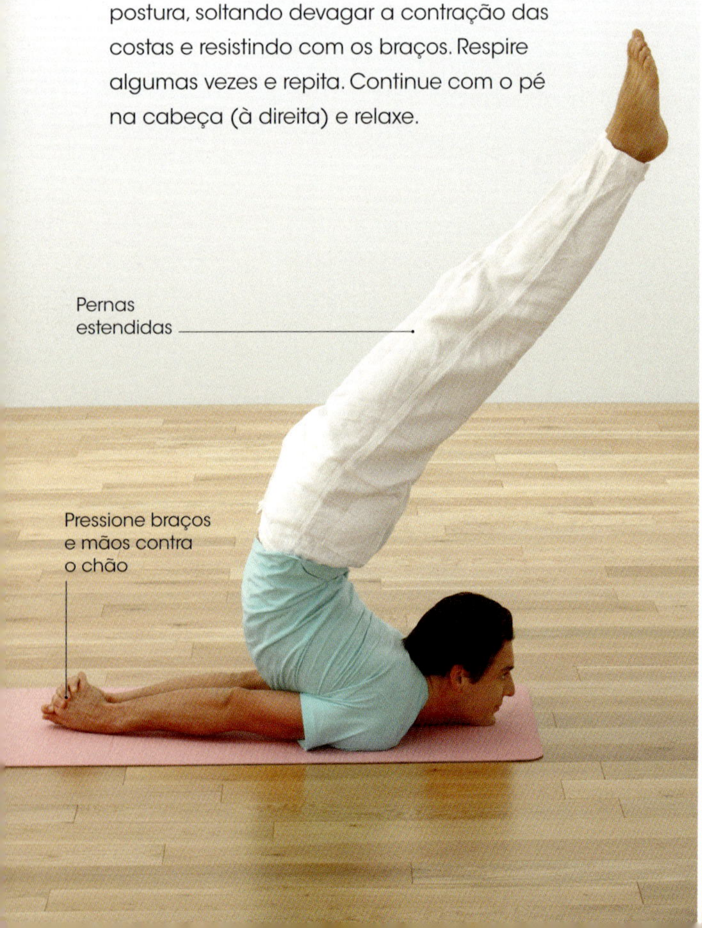

Pés na cabeça
Avançado

Começando pela elevação de pernas (à esquerda), concentre-se em expirações longas enquanto flexiona os joelhos e os pés para trás, em direção ao topo da cabeça. Segure por algumas respirações, depois saia da postura, soltando devagar a contração das costas e resistindo com os braços. Respire algumas vezes e repita.

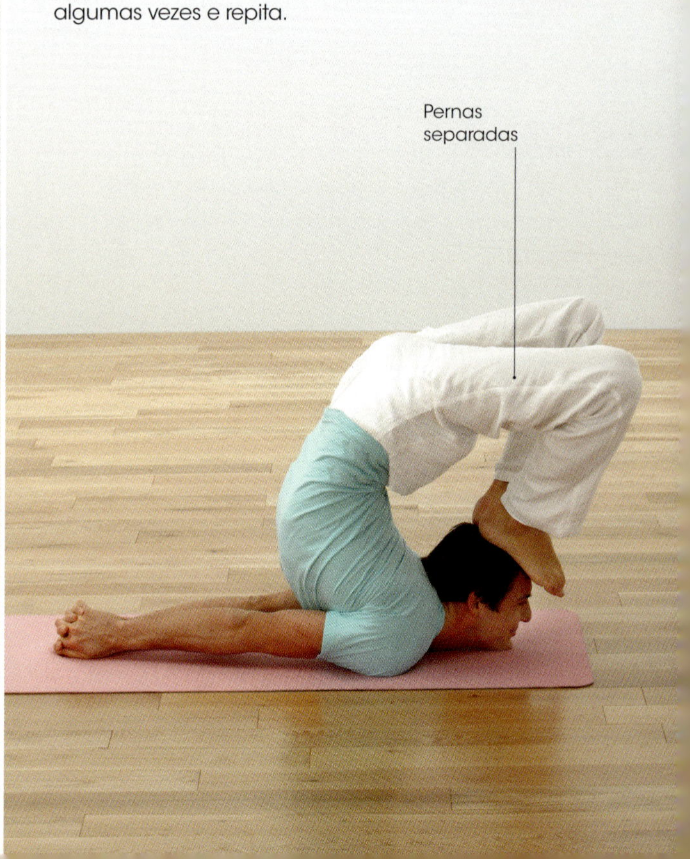

Gafanhoto em lótus

Avançado

1 Sente-se em lótus (p. 114). Siga a respiração iogue (p. 181).

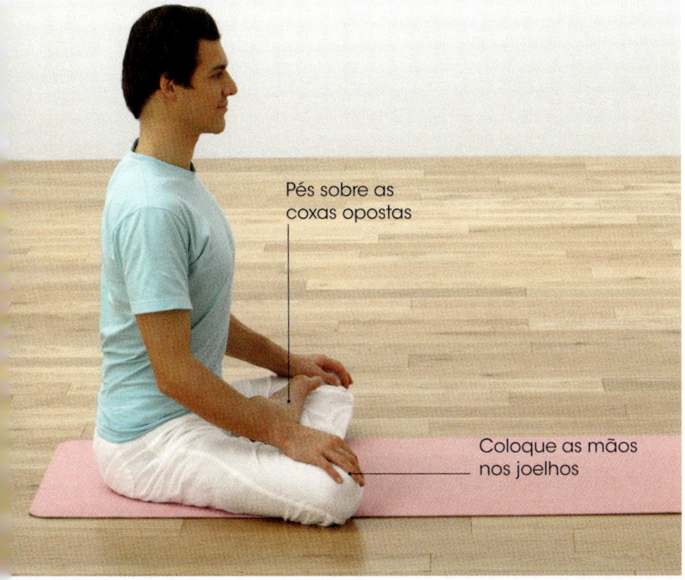
Pés sobre as coxas opostas
Coloque as mãos nos joelhos

2 Apoiando-se no chão com as mãos e ficando sobre os joelhos, ande com as mãos mais para a frente, para que fiquem na direção dos ombros. Respire devagar e ritmadamente.

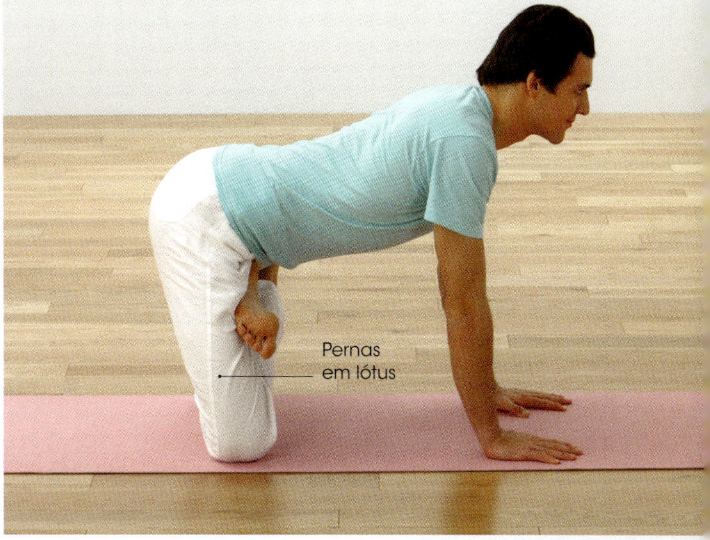
Pernas em lótus

3 Sem soltar as pernas, deite de bruços devagar, com os braços embaixo do corpo. Posicione as mãos em uma das posições mostradas na p. 122, a que for mais confortável. Expire completamente.

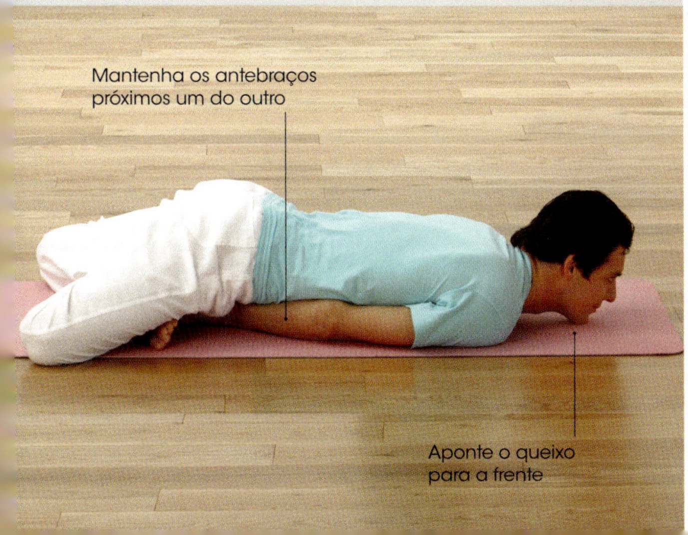
Mantenha os antebraços próximos um do outro
Aponte o queixo para a frente

4 Inspire e jogue as pernas para cima o mais rápido e alto que puder. Use a força dos braços e da região lombar para subir. Segure a postura por algumas respirações, depois saia devagar, soltando a contração das costas e resistindo com os braços. Repita com a outra perna cruzada na frente.

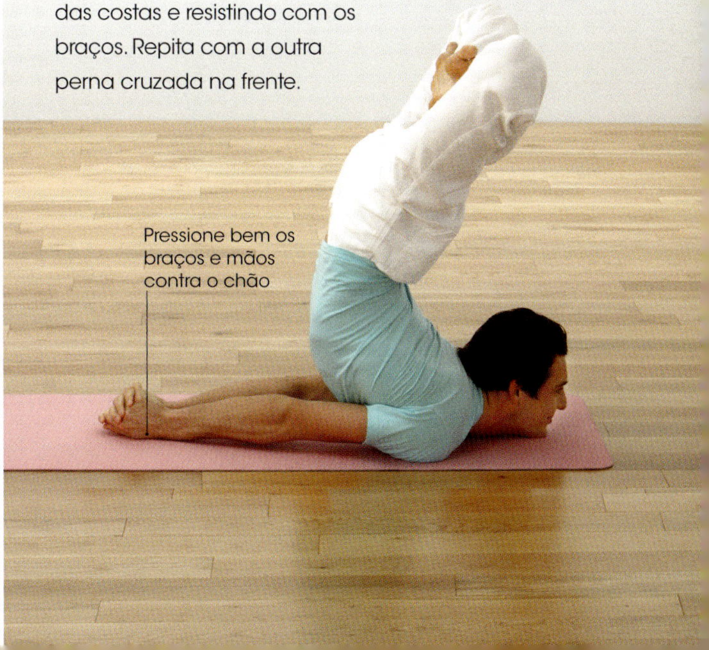
Pressione bem os braços e mãos contra o chão

Camelo

Iniciante e intermediário

O camelo alonga o peito e os músculos da garganta, ao mesmo tempo em que alonga os tendões e os músculos das nádegas. Relaxe na postura da criança (p. 191) por pelo menos 8 respirações.

Iniciante

1 Ajoelhe-se no chão com os joelhos separados na largura do quadril e os braços soltos ao lado do corpo. Respire devagar e ritmadamente.

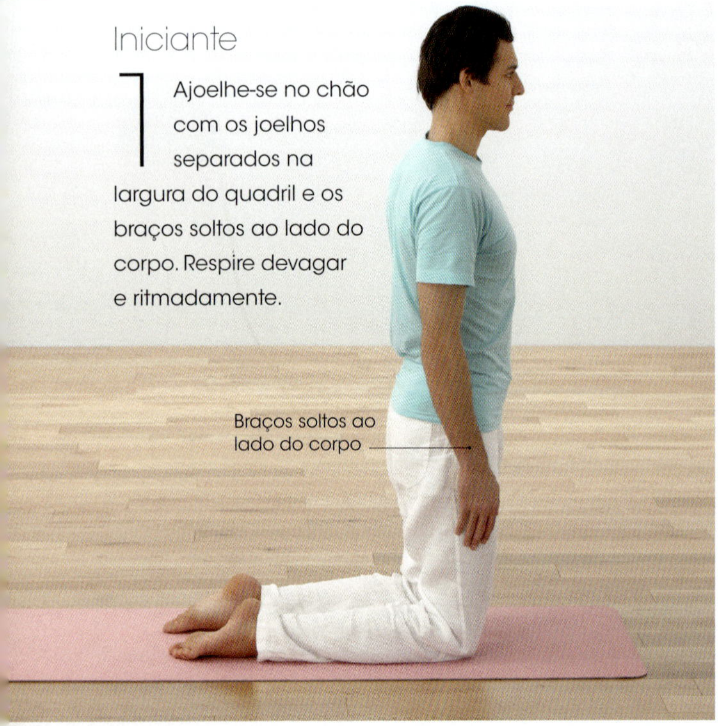

2 Segure a região lombar com as duas mãos. Inspire e flexione o tronco para trás, primeiro a cabeça, depois os ombros e o peito e, por último, a região lombar. Segure por 30 segundos, respirando devagar e ritmadamente. Continue com o passo 3 ou saia da postura, inspirando, contraindo o abdome e erguendo de novo o tronco.

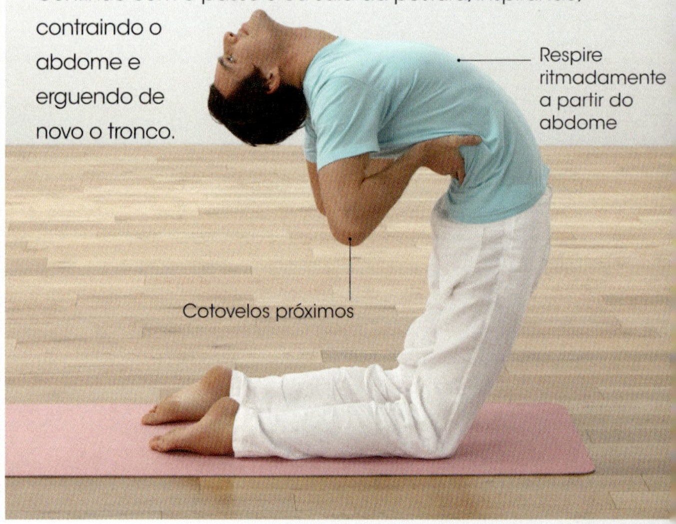

Intermediário

3 Para completar a postura, respire devagar, levando as mãos das costas para os tornozelos. Empurre a pélvis para a frente, contraindo as nádegas e a parte posterior das coxas. Segure por 30 segundos, respirando devagar e ritmadamente com o abdome. Inspirando, contraia o abdome e levante o tronco. Repita.

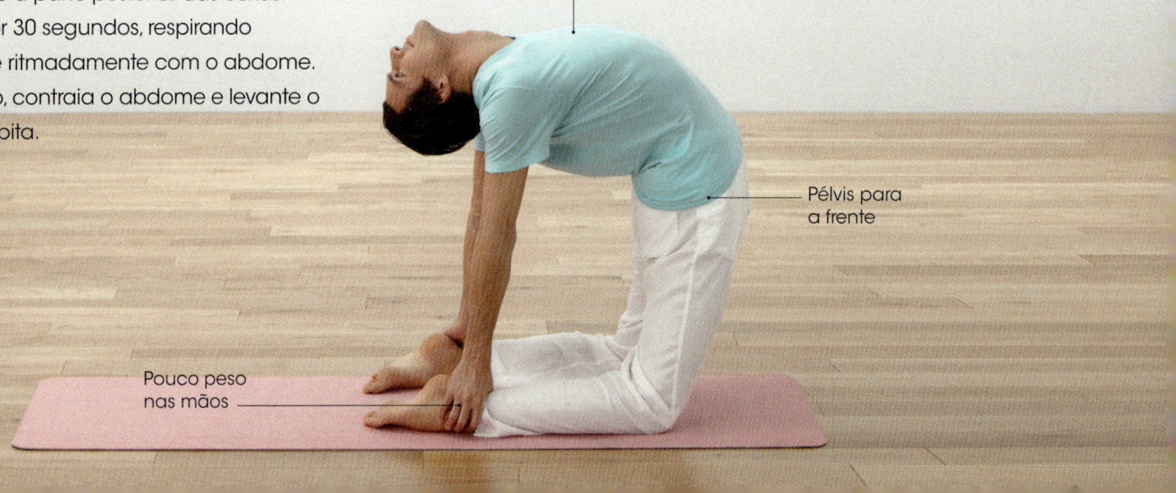

Diamante
Intermediário e avançado

O diamante é uma flexão completa para trás, que alonga toda a parte frontal do corpo de maneira poderosa e revitaliza a área do plexo solar. Relaxe depois na postura da criança (p. 191).

Intermediário

1 Ajoelhe-se e sente-se entre os calcanhares, levando os braços para trás. Abaixe o corpo devagar sobre os cotovelos até deitar com os braços atrás da cabeça com as mãos segurando os cotovelos opostos. Segure por 30 segundos, respirando ritmadamente com o abdome. Vá para o passo 2 ou saia da postura levando os cotovelos para as laterais da lombar e dando impulso para cima. Estenda as pernas à sua frente.

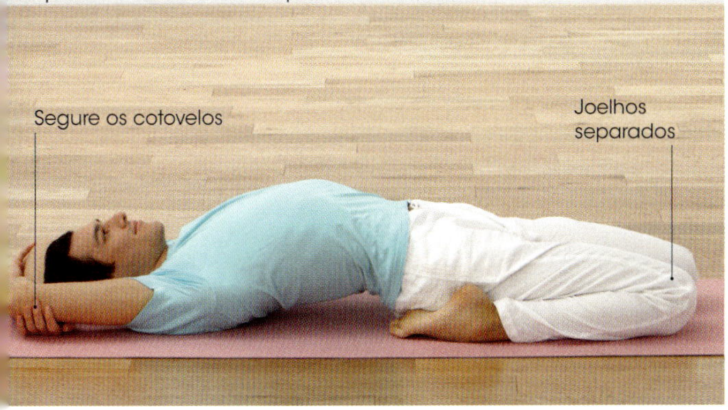
Segure os cotovelos
Joelhos separados

Avançado

2 Coloque as palmas no chão o mais próximo possível dos ombros. Inspire e empurre os braços, colocando o topo da cabeça no chão.

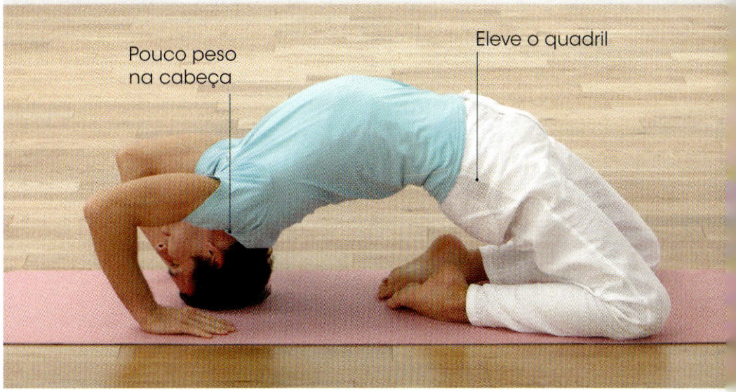
Pouco peso na cabeça
Eleve o quadril

3 Para completar a postura, inspire profundamente e empurre ainda mais os braços, aproximando a cabeça dos pés. Coloque as mãos nos pés e pressione os cotovelos contra o chão. Segure por 30 segundos, depois solte e ande com as mãos longe do corpo, abaixando o pescoço em direção ao chão. Repita, depois levante o tronco empurrando a partir dos cotovelos ao lado da região lombar. Estenda as pernas à sua frente.

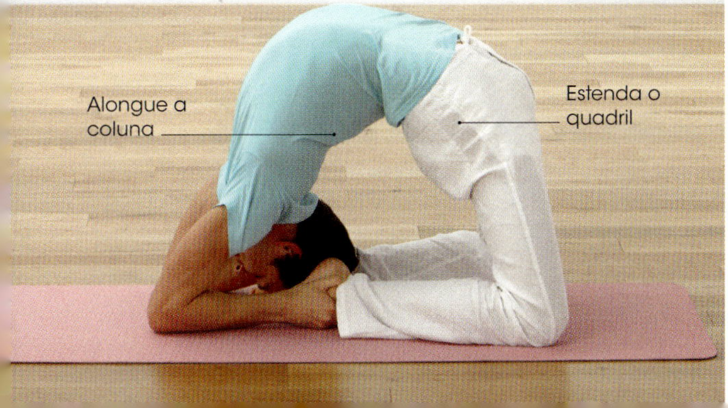
Alongue a coluna
Estenda o quadril

Mãos nas coxas
Variação avançada

Começando pelo passo 2 do diamante, inspire e levante devagar um braço por vez. Coloque as mãos sobre as coxas, de modo a se equilibrar sobre a cabeça e as pernas. Segure por algumas respirações, depois solte, retornando para o passo 2. Abaixe o pescoço. Repita, depois levante, apoiando os cotovelos ao lado da região lombar. Estenda as pernas à sua frente.

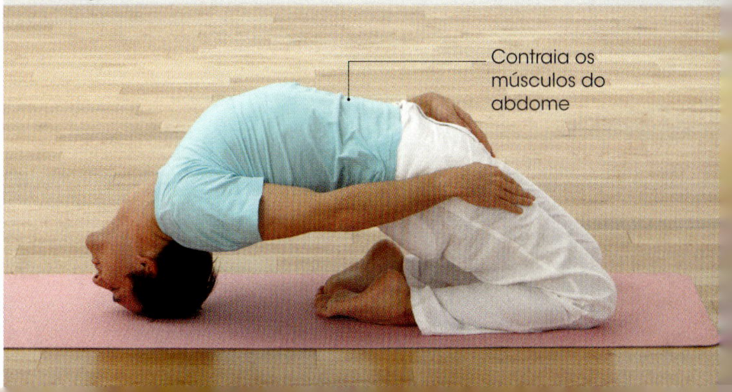
Contraia os músculos do abdome

Pombo

Todos os níveis

Segurar o pé na cabeça é uma experiência desafiadora, que alonga a coluna por completo. Relaxe depois na postura da criança (p. 191).

Iniciante

1 Ajoelhe-se, sentando sobre os calcanhares e repousando as palmas sobre as coxas.

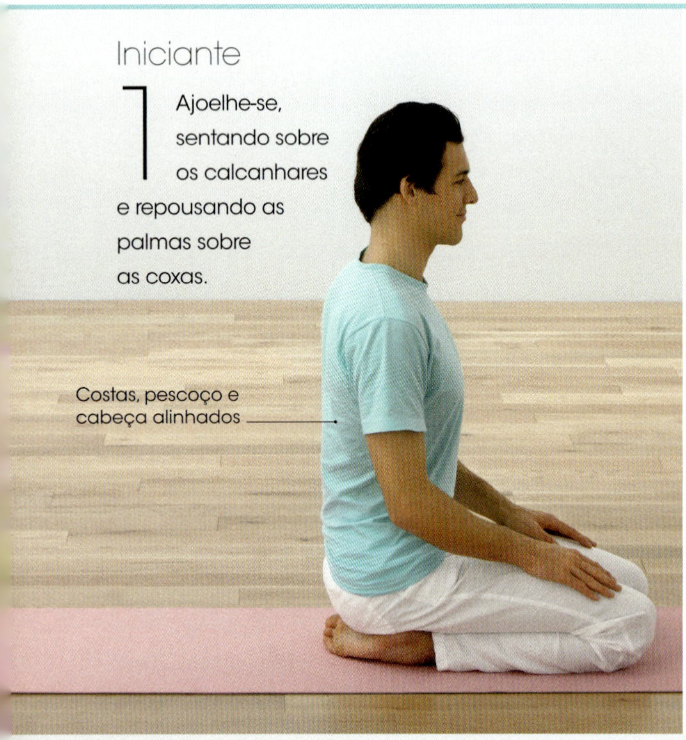
Costas, pescoço e cabeça alinhados

2 Sente-se à esquerda dos pés, com as nádegas inteiras no chão. Respire ritmadamente com o abdome.

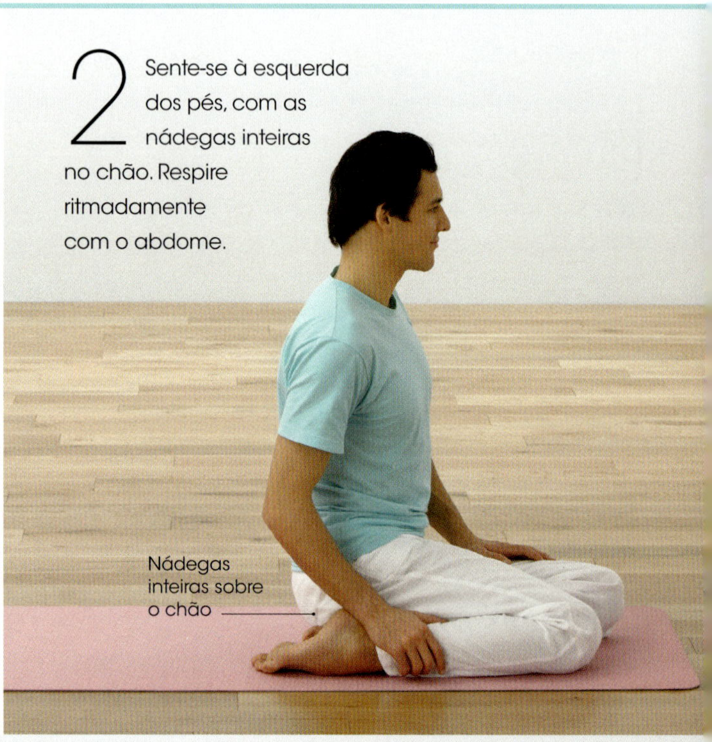
Nádegas inteiras sobre o chão

3 Continuando a respirar ritmadamente com o abdome, estenda a perna direita para trás, alongando os dedos do pé. Apoie-se nas mãos para manter a coluna ereta. Mantenha o pé esquerdo em frente ao quadril direito. Segure por algumas respirações, depois vá para o passo 4 ou solte as pernas, repita do outro lado e relaxe.

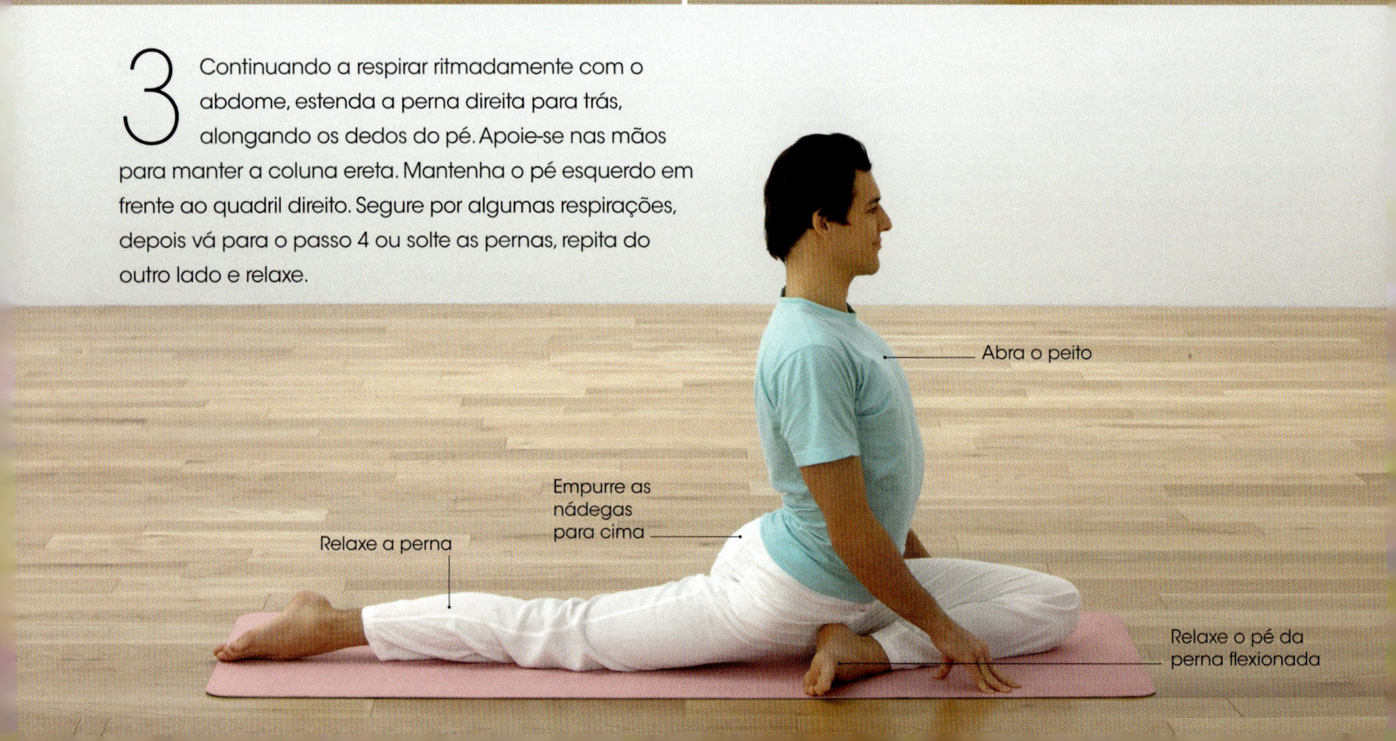
Abra o peito
Empurre as nádegas para cima
Relaxe a perna
Relaxe o pé da perna flexionada

Intermediário

4 Flexione o joelho direito e pegue o pé atrás com a mão direita. Empurre o calcanhar direito sobre a nádega direita. Segure por algumas respirações e continue com o passo 5 ou repita do outro lado, depois relaxe.

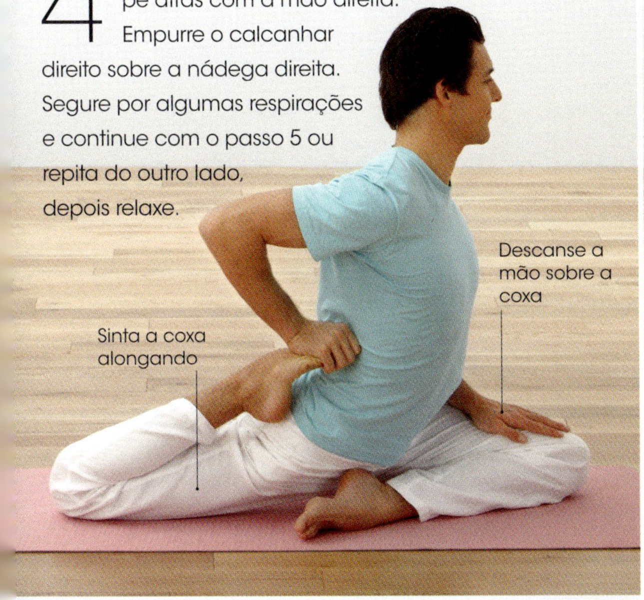

Descanse a mão sobre a coxa
Sinta a coxa alongando

Avançado

5 Pegue o peito do pé direito com a mão direita. Coloque a mão esquerda no chão, ao lado do quadril, para ajudar no equilíbrio. Mantenha a respiração ritmada.

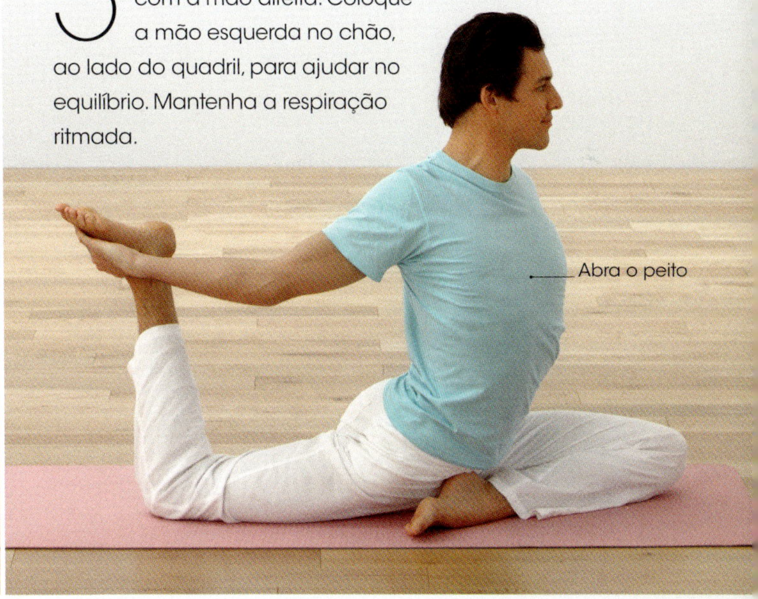

Abra o peito

6 Inclinando a cabeça para trás, puxe o pé direito para perto dos ombros com a mão direita. Continue respirando ritmadamente e vire o cotovelo para cima. Estabilize-se com a mão esquerda no chão.

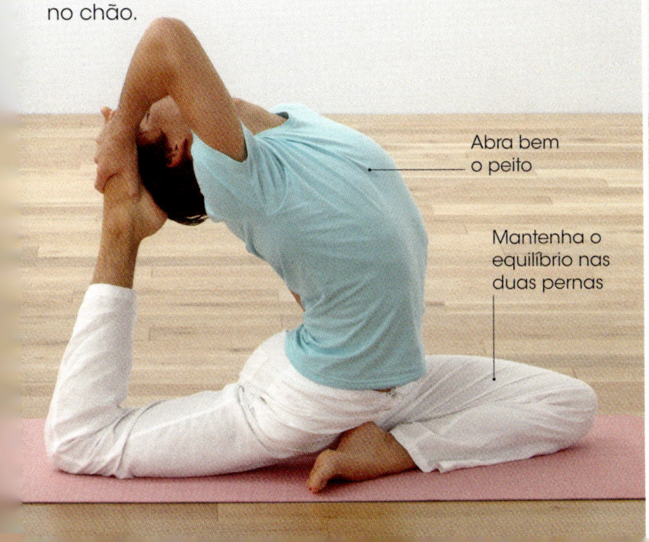

Abra bem o peito
Mantenha o equilíbrio nas duas pernas

7 Para completar a postura, respire ritmadamente para ajudar no equilíbrio e traga a perna esquerda para cima da cabeça. Coloque a mão esquerda perto da mão direita sobre o pé direito. Tente trazer o pé direito para o topo da cabeça. Segure por algumas respirações, depois solte. Repita do outro lado.

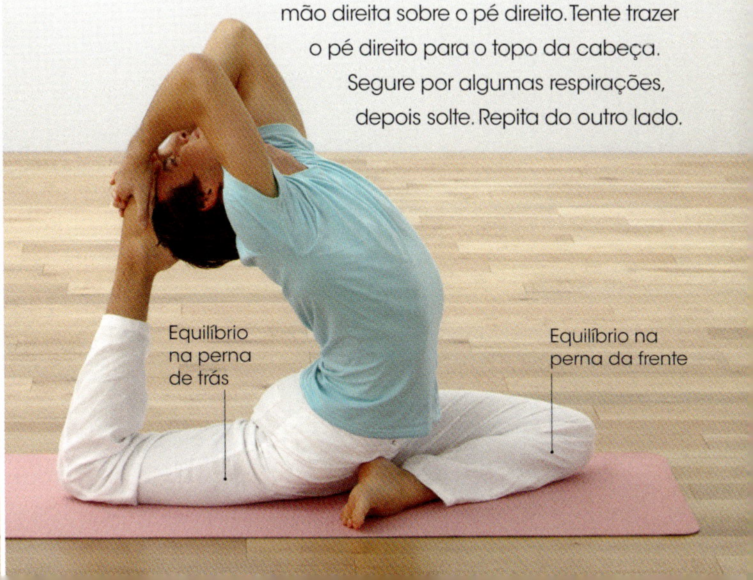

Equilíbrio na perna de trás
Equilíbrio na perna da frente

Lua crescente
Todos os níveis

Esta ássana alonga as juntas do quadril na pélvis, que acabam se encurtando com uma vida sedentária e causando rigidez na região lombar. Relaxe depois na postura da criança (p. 191).

Iniciante

1 Ajoelhe no chão e leve o pé direito para a frente entre as mãos. Alongue a perna de trás, apoiando o joelho esquerdo no chão. Mantenha a panturrilha da frente na vertical. Respire devagar e ritmadamente.

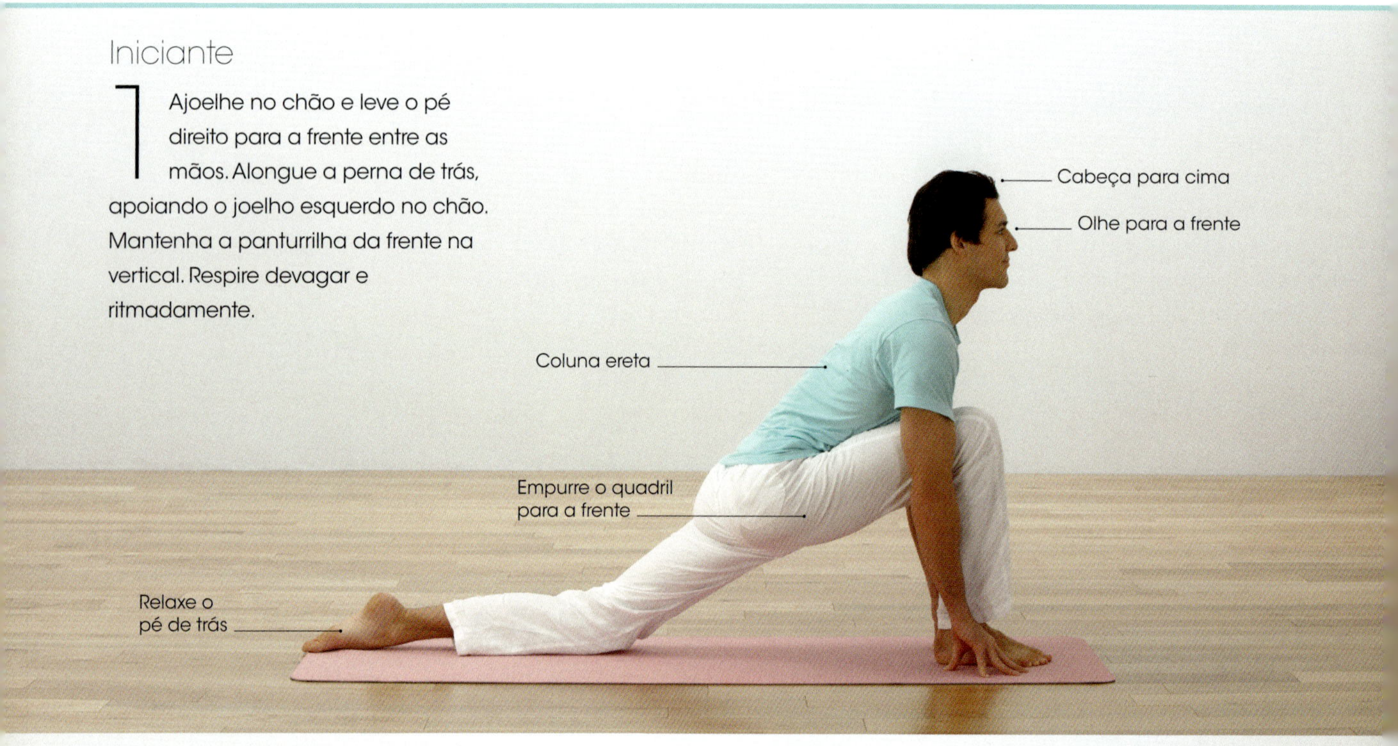
Cabeça para cima
Olhe para a frente
Coluna ereta
Empurre o quadril para a frente
Relaxe o pé de trás

2 Inspire e leve as mãos à frente do peito, na postura da prece (p. 50). Mantenha as costas eretas e use a perna flexionada e os dedos do pé da perna da frente para se equilibrar. Segure por algumas respirações, depois vá para o passo 3 ou saia da postura. Repita do outro lado e relaxe.

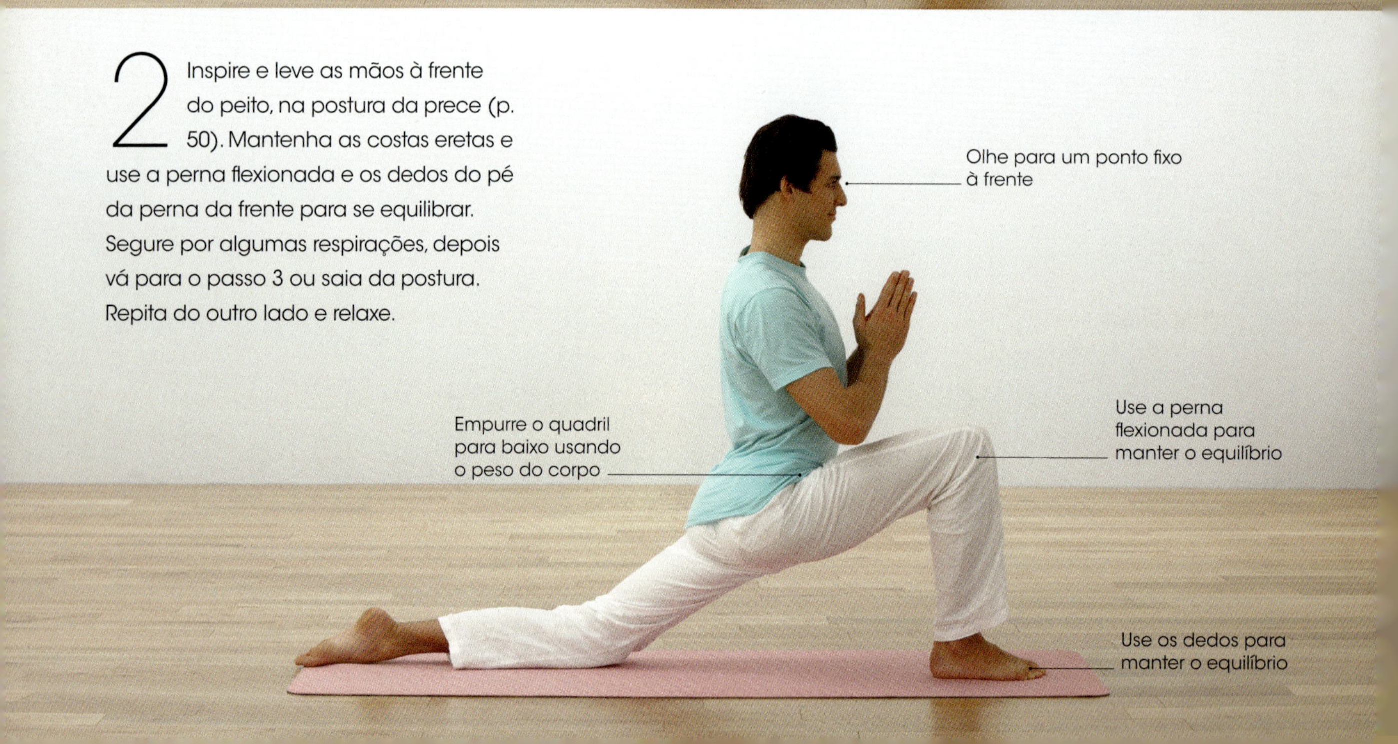
Olhe para um ponto fixo à frente
Use a perna flexionada para manter o equilíbrio
Empurre o quadril para baixo usando o peso do corpo
Use os dedos para manter o equilíbrio

Intermediário

3 Inspirando, eleve os dois braços paralelamente às orelhas. Segure por 30 segundos, respirando devagar e ritmadamente. A cada inspiração, alongue os braços ainda mais para cima. A cada expiração, tente empurrar o quadril mais para baixo. Vá para o passo 4 ou repita do outro lado e depois relaxe.

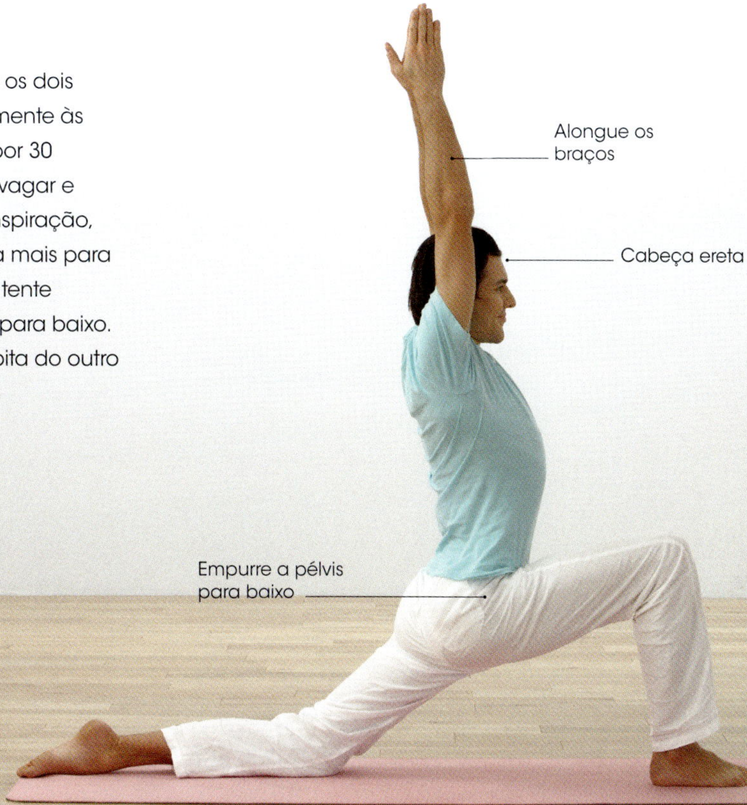
Alongue os braços
Cabeça ereta
Empurre a pélvis para baixo

Avançado

4 Para completar a postura, flexione o tronco para trás a partir do peito. Segure por 30 segundos e repita do outro lado.

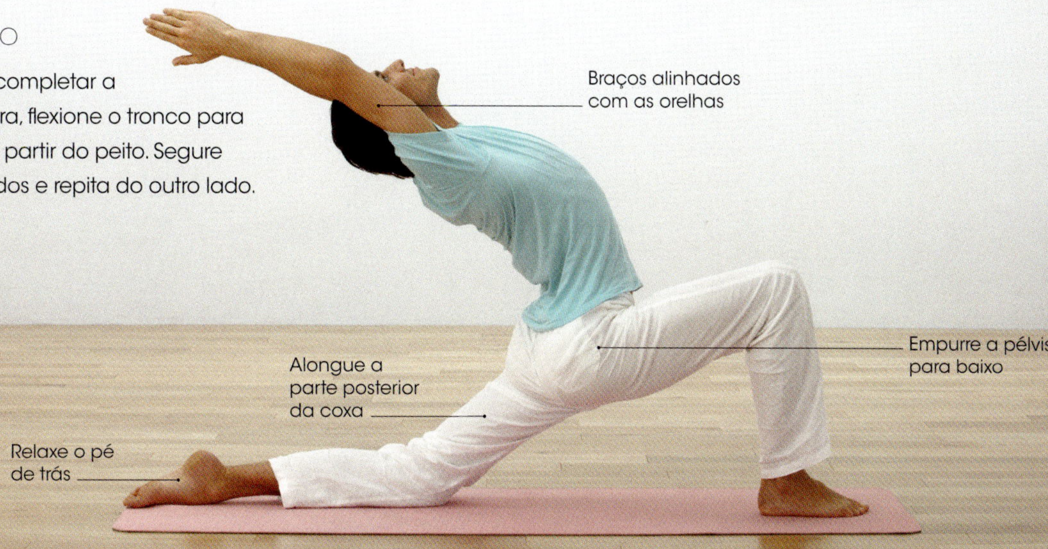
Braços alinhados com as orelhas
Empurre a pélvis para baixo
Alongue a parte posterior da coxa
Relaxe o pé de trás

8 Arco *Dhanurasana*

O arco combina os benefícios da cobra (pp. 116-118) com os do gafanhoto (pp. 122-123). Nesta postura, os músculos das pernas e das costas são ativados para formar o arco, enquanto os braços são alongados passivamente, como se fossem o aro do arco. Relaxe depois na contrapostura, a postura da criança (p. 191), por 8 respirações.

BENEFÍCIOS

FÍSICOS

- Tonifica os músculos das costas.
- Mantém a elasticidade da coluna.
- Combate a cifose, curvatura exagerada da parte superior das costas (p. 29).
- Fortalece os músculos quadríceps da parte frontal das coxas.
- Alivia disfunções gastrointestinais.
- Melhora a digestão.
- Alivia prisões de ventre.
- Energiza o aparelho reprodutor feminino.

MENTAL

- Combate o tédio e a preguiça.

Arco
Iniciante

1 Deite de bruços com as pernas e os braços estendidos. Flexione a perna direita e segure o tornozelo com a mão direita.

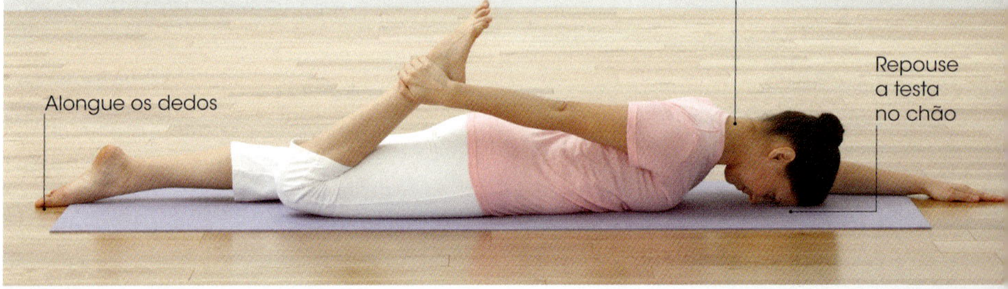

Relaxe o pescoço
Repouse a testa no chão
Alongue os dedos

2 Inspirando, empurre a perna direita para cima e levante a cabeça. Segure por 5 respirações, depois solte expirando. Repita com a outra perna. Relaxe por algumas respirações, deitando-se de bruços (p. 190) ou na postura da criança (p. 191).

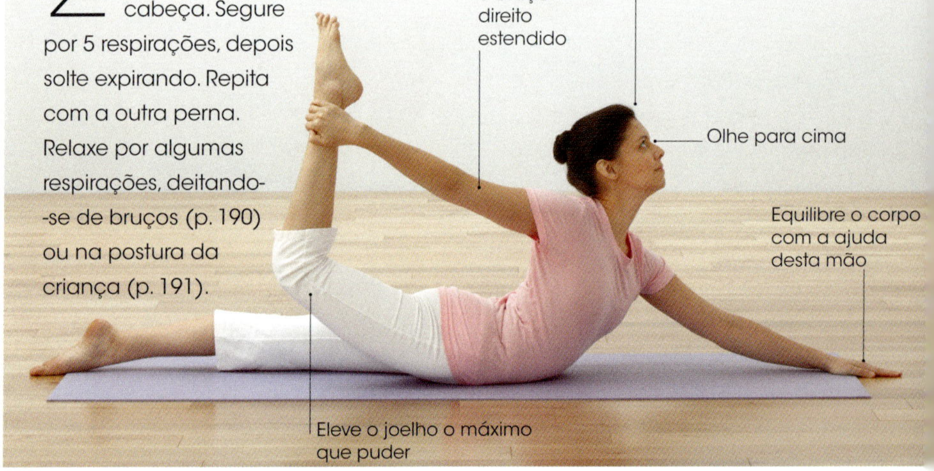

Eleve a cabeça e contraia o pescoço
Mantenha o braço direito estendido
Olhe para cima
Equilibre o corpo com a ajuda desta mão
Eleve o joelho o máximo que puder

Arco

Intermediário e avançado

1 Deite de bruços com os pés separados. Flexione as pernas e segure os tornozelos.

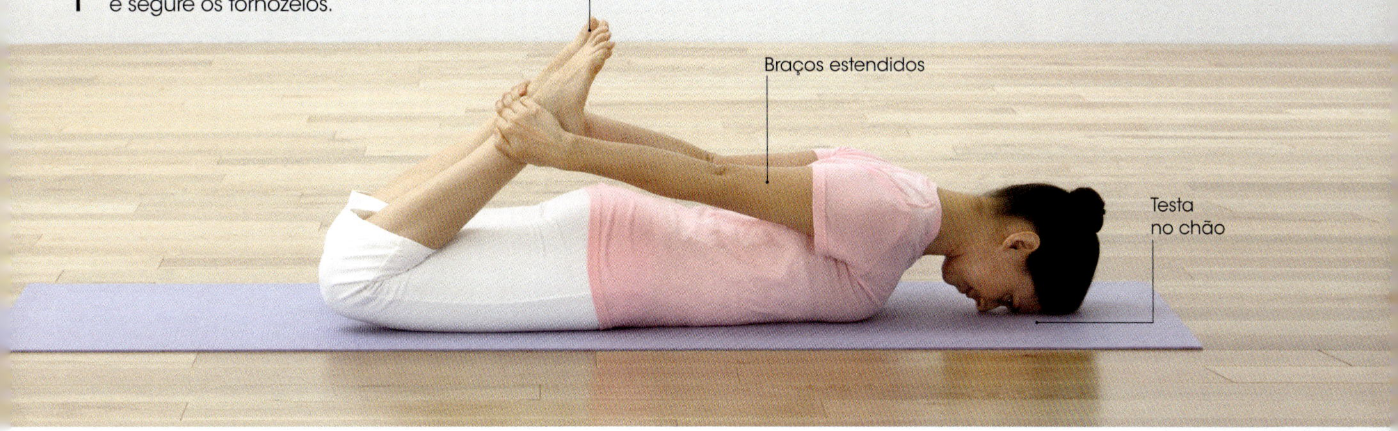
Relaxe os dedos
Braços estendidos
Testa no chão

2 Para completar a postura, inspire e empurre os pés para cima, o mais longe possível do chão. Levante a cabeça e contraia o pescoço. Segure por 3-6 respirações, depois expire, solte os pés e os joelhos e apoie a testa de novo no chão.

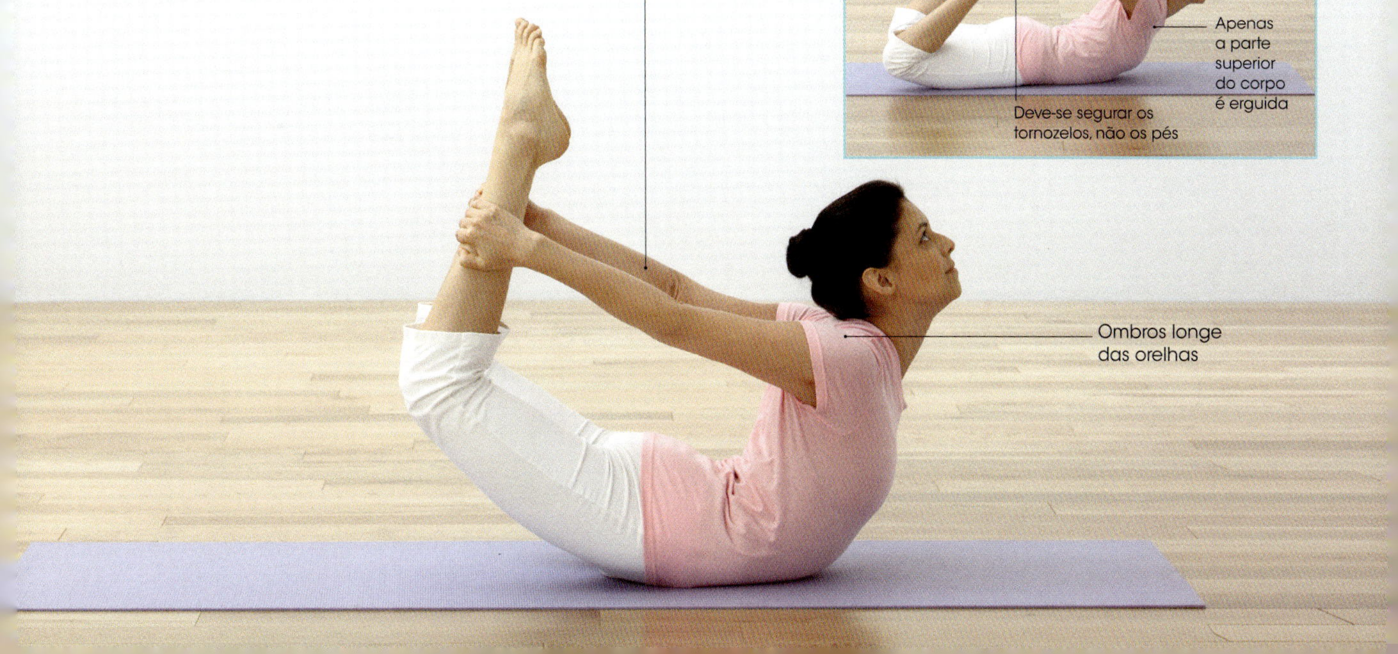
Braços estendidos
Ombros longe das orelhas

ERROS COMUNS

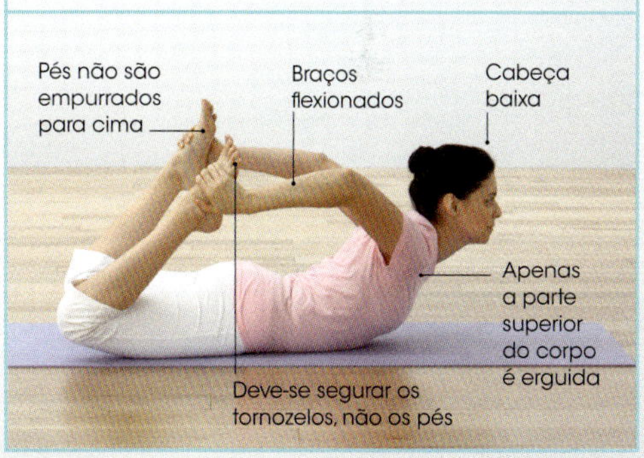
Pés não são empurrados para cima
Braços flexionados
Cabeça baixa
Apenas a parte superior do corpo é erguida
Deve-se segurar os tornozelos, não os pés

Arco
Variações

Estas variações dão completa flexibilidade às juntas dos ombros, mas exigem quadril e peito flexíveis também. Depois de praticá-las, alongue-se de novo na postura da criança (p. 191) para relaxar.

Comece com

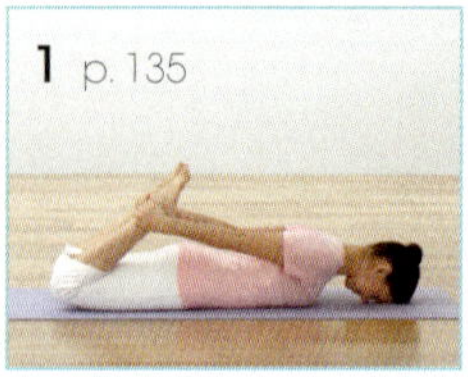
1 p. 135

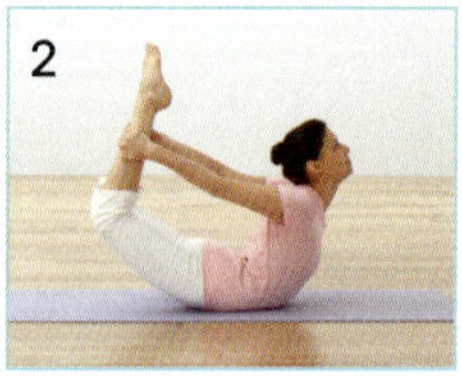
2

Arco com balanço
Intermediário

3 Começando pelo passo 2 do arco, inspire intensamente e contraia o pescoço e os músculos das costas. Eleve a cabeça e o peito o mais alto que puder, criando assim um balanço, como se fosse um berço, passando o peso do abdome para as costas.

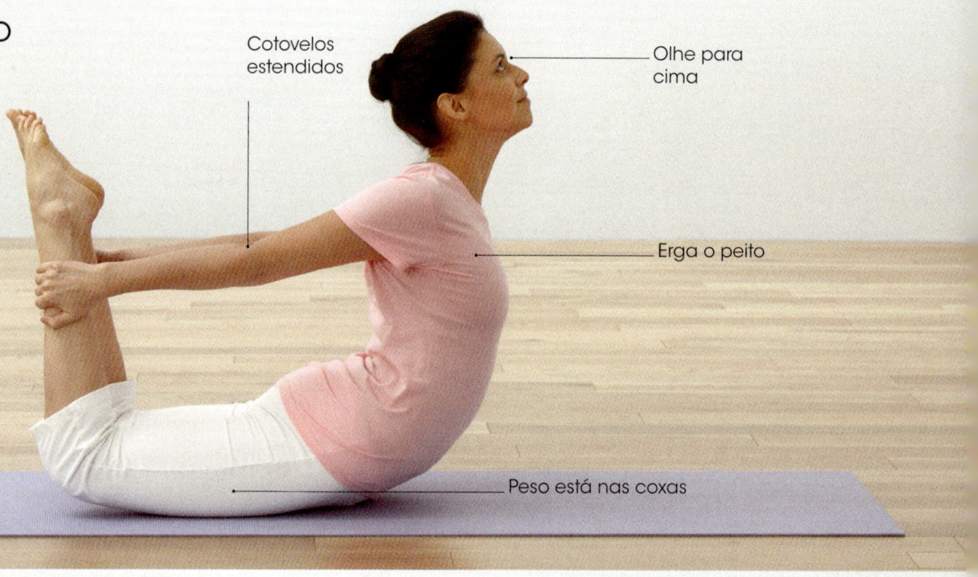
Cotovelos estendidos
Olhe para cima
Erga o peito
Peso está nas coxas

4 Expirando intensamente, use os braços e os ombros para empurrar o corpo para a frente, passando o peso para o abdome e o peito. Balance para a frente e para trás 3-6 vezes, depois expire, solte os pés e repouse os joelhos e a testa novamente no chão.

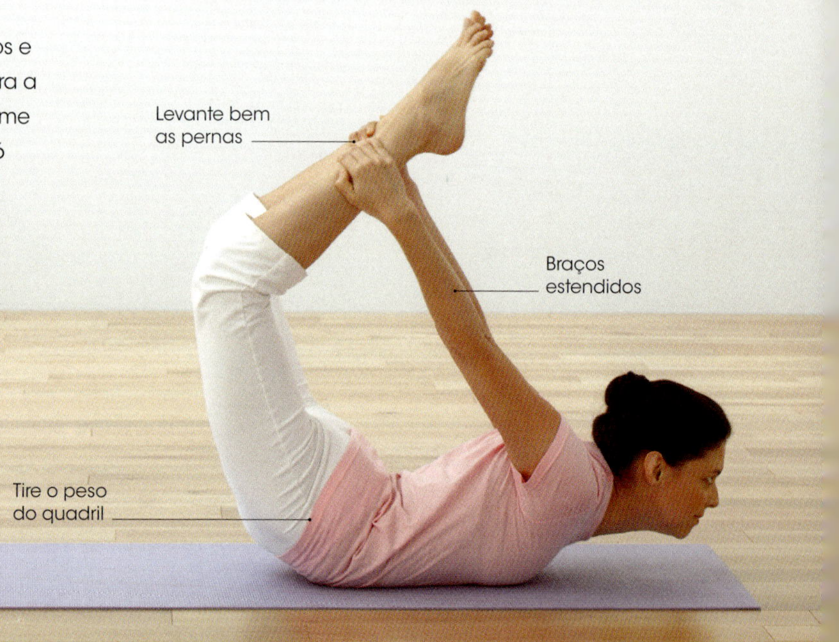
Levante bem as pernas
Braços estendidos
Tire o peso do quadril

Com uma mão

Avançado

1 Deite de bruços, apoiando-se no braço esquerdo flexionado. Flexione a perna direita para cima e segure o pé direito logo abaixo do dedão. Mantenha o pé esquerdo esticado.

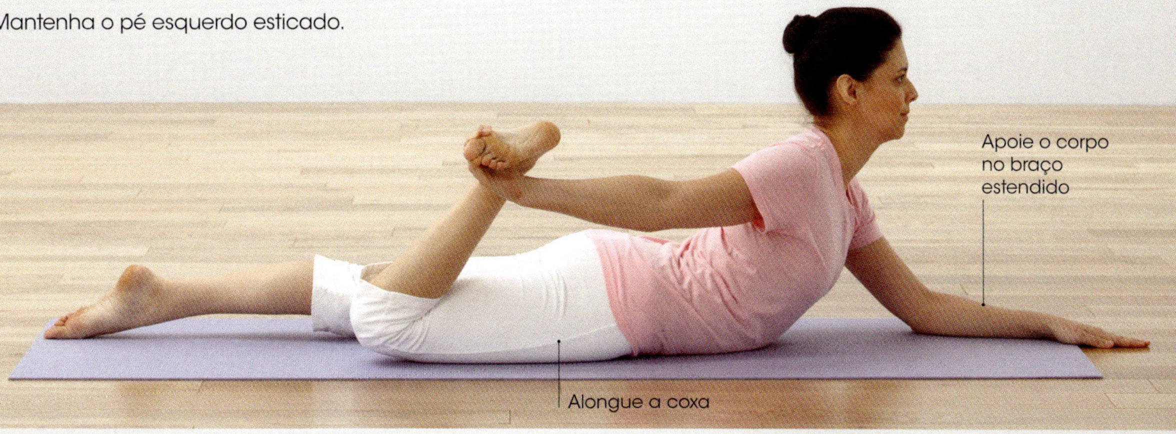
Apoie o corpo no braço estendido
Alongue a coxa

2 Inspirando, puxe o pé direito em direção ao ombro. Estenda o outro braço para ajudar a empurrar o peito mais para cima.

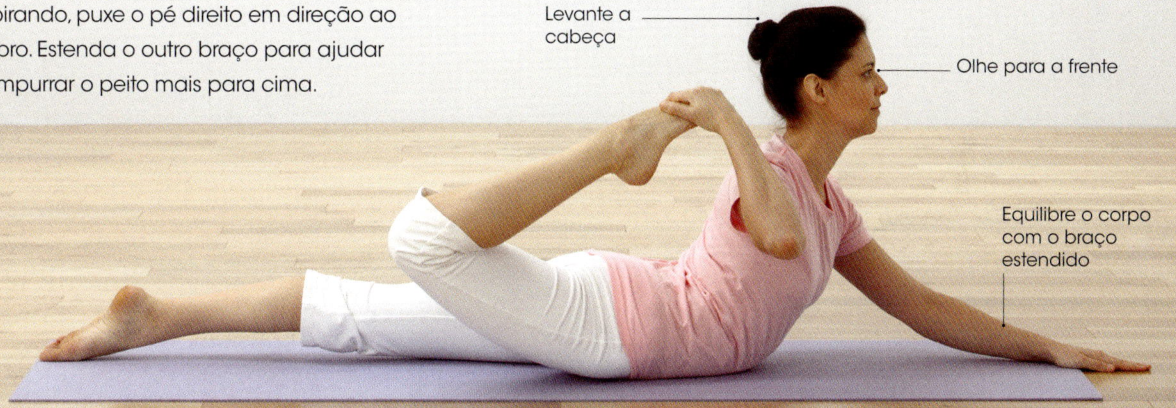
Levante a cabeça
Olhe para a frente
Equilibre o corpo com o braço estendido

3 Quando o pé estiver próximo do ombro, respire devagar e eleve o cotovelo direito, puxando o pé ainda mais para cima. Segure por algumas respirações, depois expire, solte o pé e repouse o joelho e a cabeça de novo no chão. Repita do outro lado.

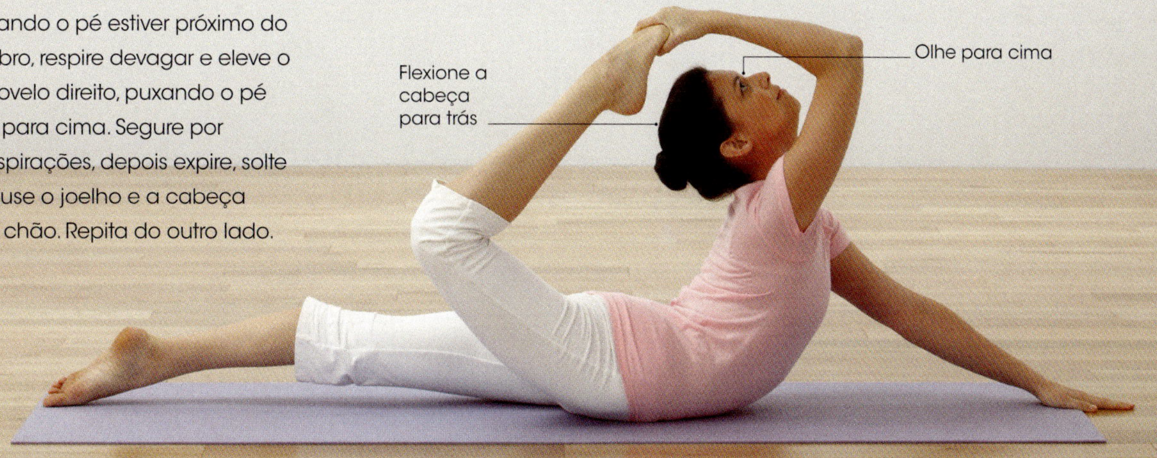
Olhe para cima
Flexione a cabeça para trás

Arco

Variações (continuação)

O arco completo é uma postura dinâmica, que deve ser experimentada se você já consegue realizar o arco com uma mão (p. 137). Alonga a parte frontal do corpo, da garganta aos joelhos.

Arco completo

Avançado

1 Deite-se de bruços, flexione as duas pernas para cima e segure os dois pés pelos dedões e pelas pontas dos pés. Respire profunda e lentamente.

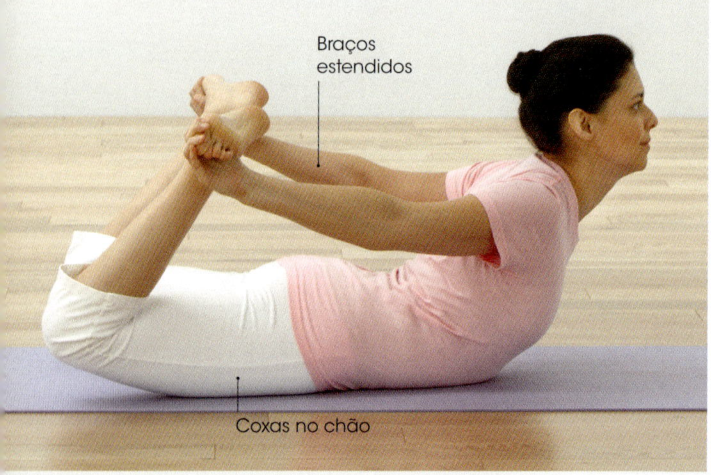
Braços estendidos
Coxas no chão

2 Gire os ombros para trás conforme flexiona os cotovelos e puxe os pés para o mais perto dos ombros que conseguir. As coxas sairão do chão. Concentre-se na respiração ritmada.

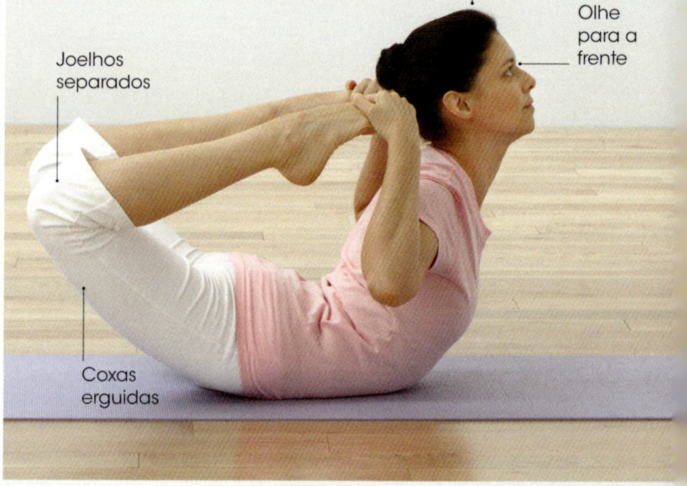
Eleve a cabeça
Olhe para a frente
Joelhos separados
Coxas erguidas

3 Continue respirando devagar. Quando os pés estiverem próximos aos ombros, erga os cotovelos, em frente ao rosto, puxando os pés ainda mais para cima. Segure por algumas respirações e expire, soltando os pés. Repouse os joelhos e a testa de novo no chão.

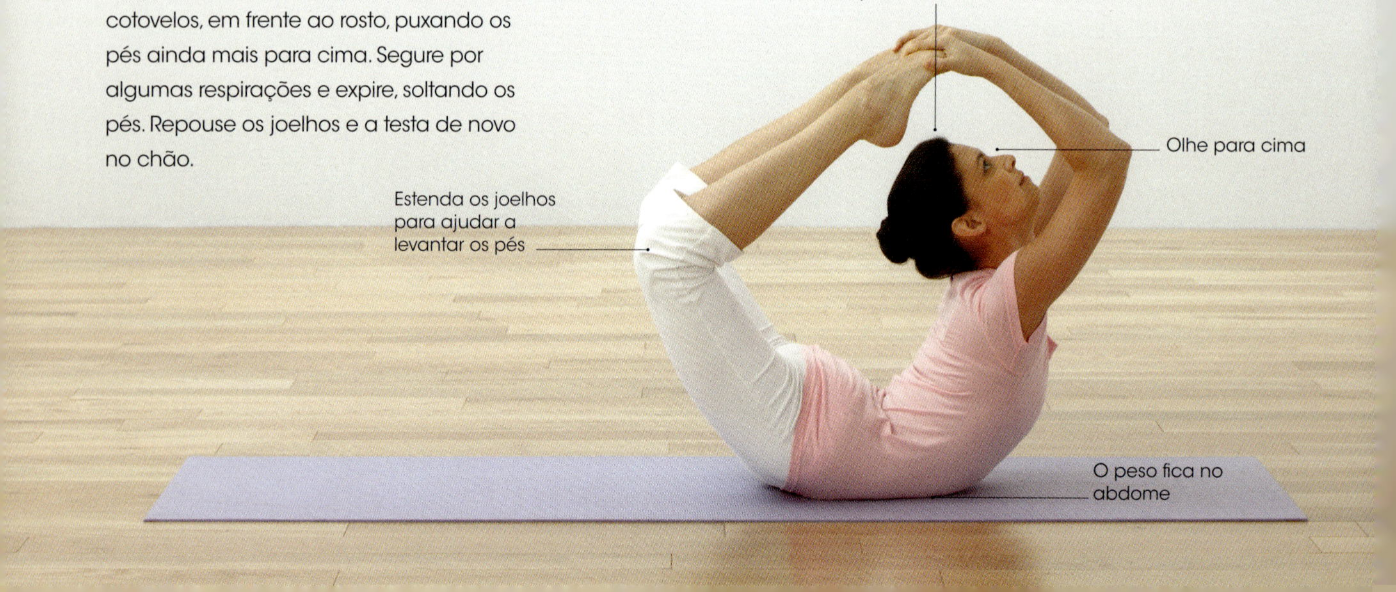
Incline a cabeça para trás
Olhe para cima
Estenda os joelhos para ajudar a levantar os pés
O peso fica no abdome

Pés à cabeça

Avançado

Começando pelo passo 3 do arco completo (veja ao lado), respire devagar e ritmadamente enquanto continua a puxar os pés até tocarem a testa. Segure por algumas respirações, depois expire, solte os pés e repouse joelhos e testa de novo no chão.

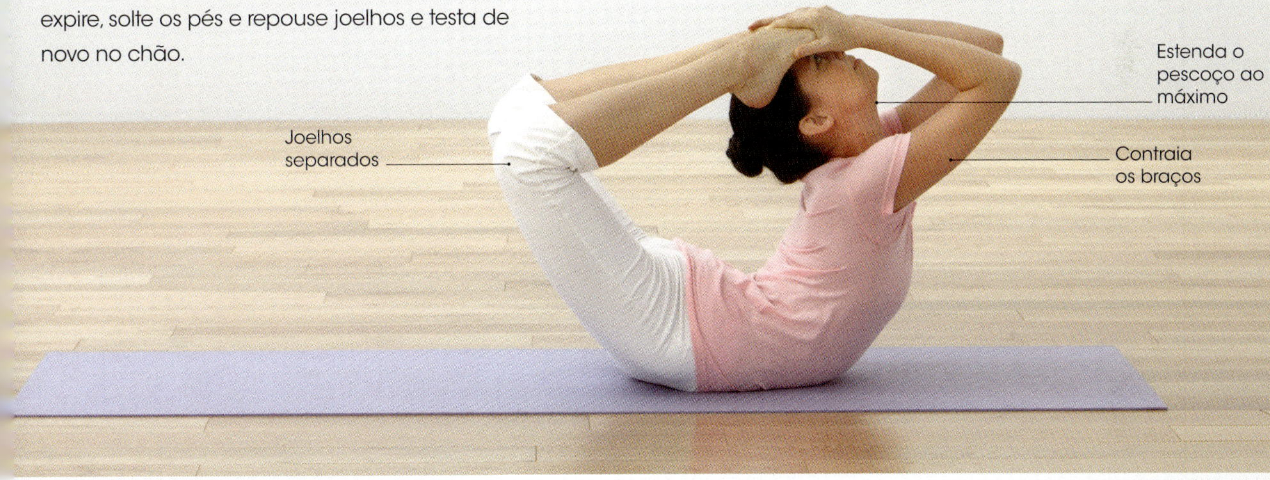
Estenda o pescoço ao máximo
Joelhos separados
Contraia os braços

Pés nos ombros

Avançado

Começando pelo arco dos pés à cabeça (acima), respirando devagar, tente puxar os pés com cuidado até os ombros. Isso exige muita flexibilidade da coluna e dos ombros. Segure por algumas respirações, depois expire, solte os pés e repouse os joelhos e a testa de novo no chão.

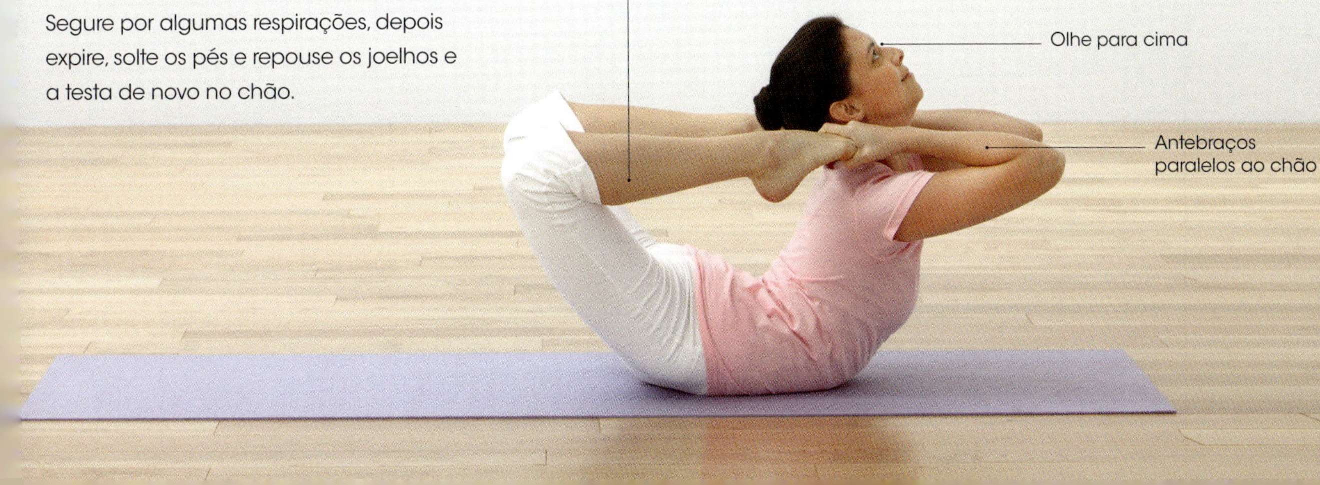
Canelas paralelas ao chão
Olhe para cima
Antebraços paralelos ao chão

Roda
Todos os níveis

A roda exige alongamento e força. Conseguir mantê-la respirando profunda e ritmadamente é sinal de que você está progredindo bem nas ássanas. Relaxe depois deitando de costas com os joelhos flexionados (p. 189).

Iniciante

1 Deite-se de costas com os joelhos flexionados e os pés separados na largura do quadril. Segure os tornozelos e respire profunda e ritmadamente.

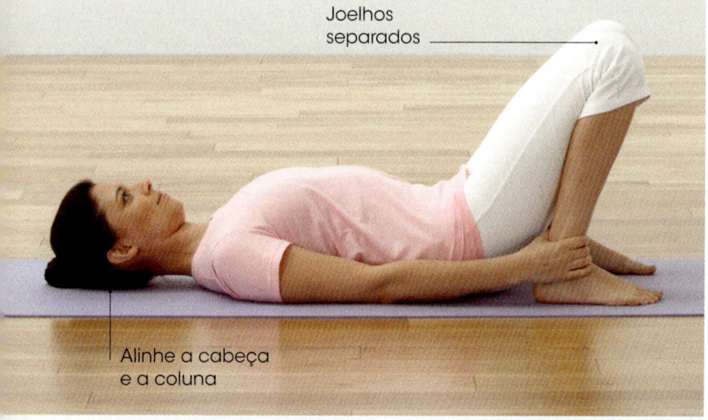
Joelhos separados
Alinhe a cabeça e a coluna

2 Mantenha cabeça, ombros e pés no chão enquanto inspira e ergue o quadril o máximo que puder. Segure por algumas respirações, depois vá para o passo 3 ou abaixe o quadril e relaxe.

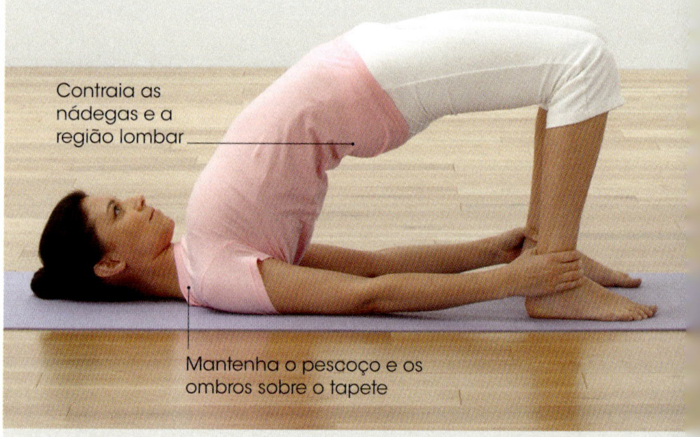
Contraia as nádegas e a região lombar
Mantenha o pescoço e os ombros sobre o tapete

Intermediário e avançado

3 Ainda respirando profunda e ritmadamente, continue erguendo o quadril e eleve as mãos para perto das orelhas, com os dedos virados para os ombros. Mantenha os pés paralelos ao chão.

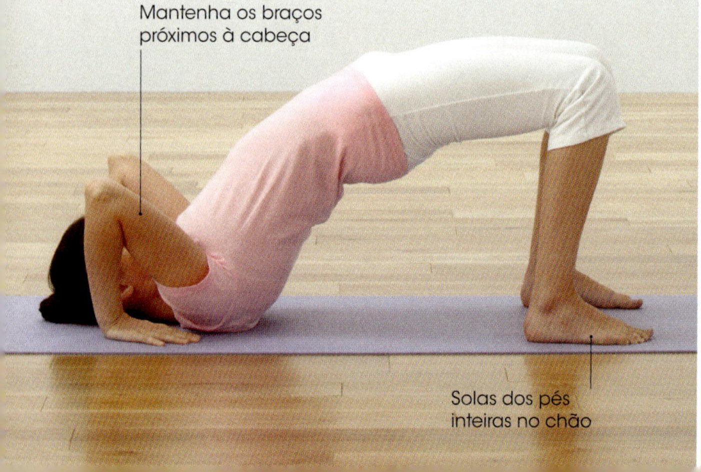
Mantenha os braços próximos à cabeça
Solas dos pés inteiras no chão

4 Inspire, empurre as mãos contra o chão e eleve a cabeça, apoiando com cuidado o topo da cabeça no chão. Os cotovelos devem apontar para trás, e os braços devem estar flexionados.

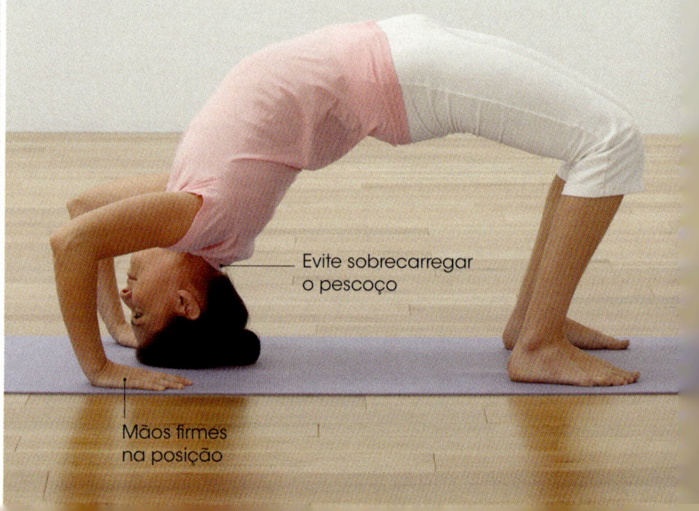
Evite sobrecarregar o pescoço
Mãos firmes na posição

5 Para completar a postura, inspire, estenda os braços e erga o tronco. Se achar difícil estender os braços, tente se equilibrar na ponta dos dedos dos pés. Depois, quando os braços estiverem estendidos, abaixe os calcanhares. Segure por algumas respirações e saia da postura, flexionando os braços e seguindo os passos 3, 2 e 1, nesta ordem. Saia da postura antes que se torne cansativa demais, assim você ainda terá força para baixar o pescoço com segurança. Repita 1-2 vezes.

ERROS COMUNS

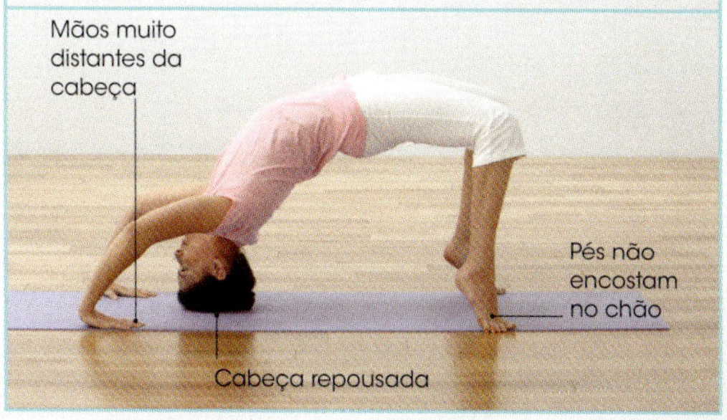
Mãos muito distantes da cabeça
Pés não encostam no chão
Cabeça repousada

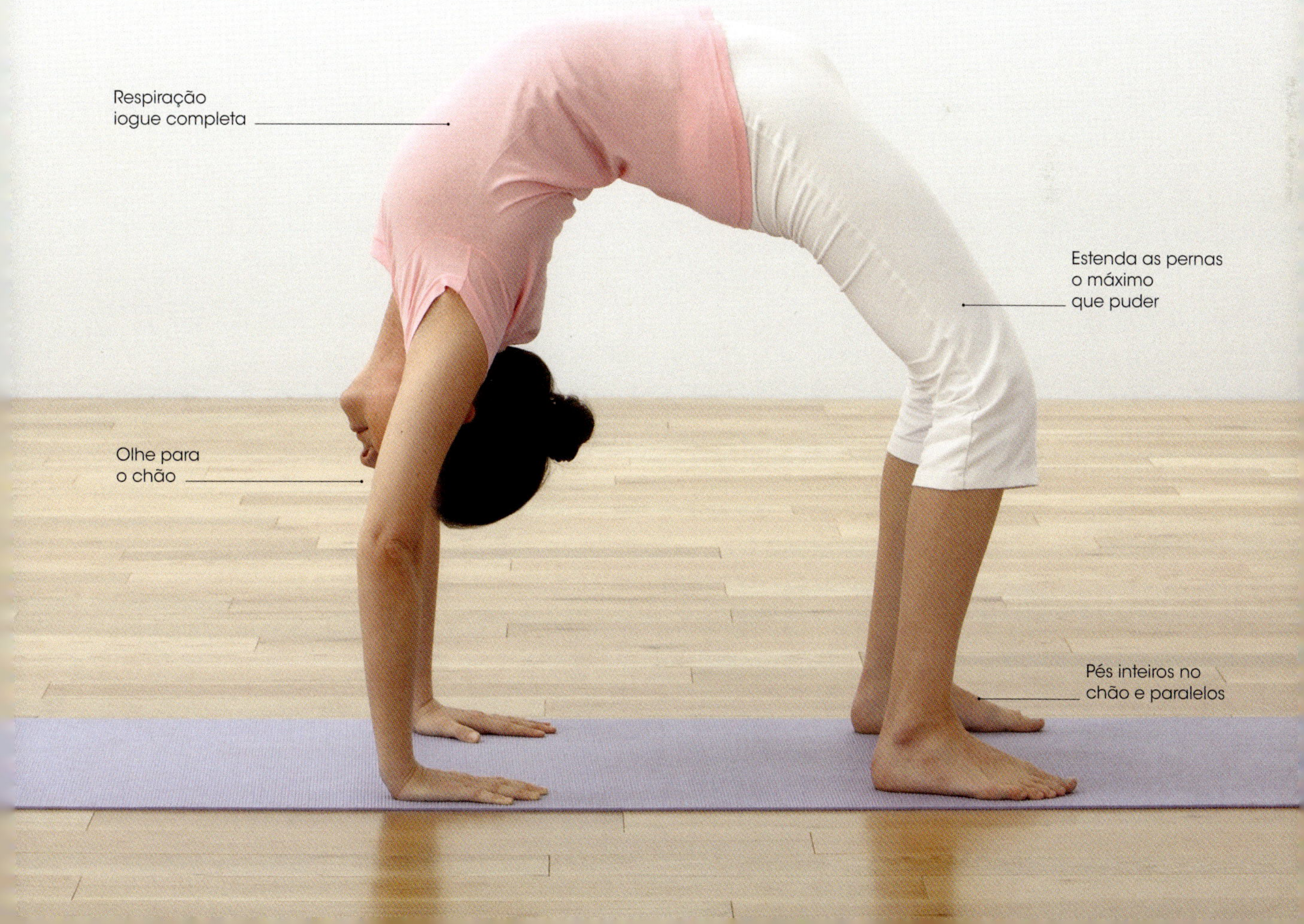
Respiração iogue completa
Estenda as pernas o máximo que puder
Olhe para o chão
Pés inteiros no chão e paralelos

Roda
Variações

Estas variações avançadas da roda funcionam melhor quando praticadas em dupla ou com o auxílio do professor. A outra pessoa pode segurar o seu quadril para que ele não caia para os lados.

Comece com

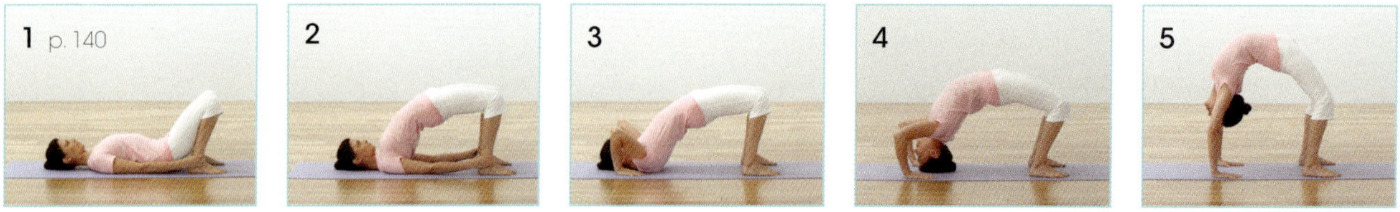

Elevação de uma perna
Avançado

Começando pelo passo 5 da roda, transfira o peso para a perna direita. Inspire e levante a perna esquerda. Segure a respiração e recoloque a perna no chão, expirando. Repita do outro lado, depois continue com a elevação de um braço ou saia da postura, flexionando os braços ou seguindo os passos 3, 2 e 1 da roda, nesta ordem.

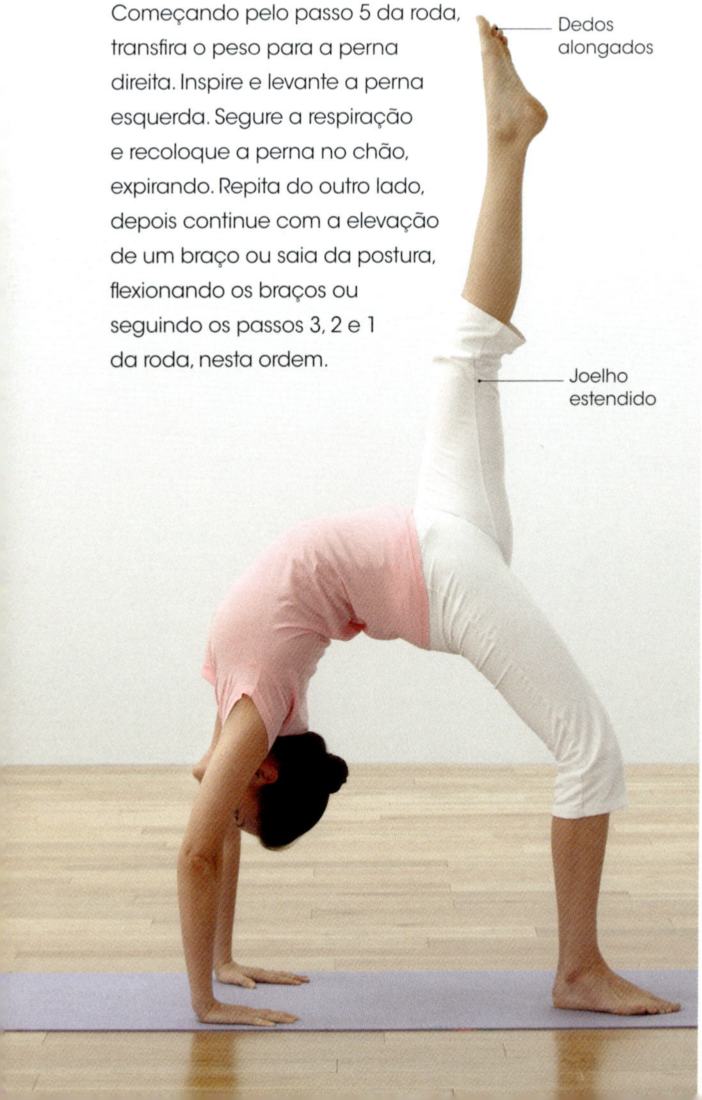

Elevação de um braço
Avançado

Começando pelo passo 5 da roda, transfira o peso para o braço esquerdo. Inspire e levante o braço direito, depois repouse a mão direita na coxa direita. Segure a respiração por alguns segundos, depois, expirando, recoloque o braço direito no chão. Repita do outro lado, depois saia da postura, flexionando os braços e seguindo os passos 3, 2 e 1 da roda, nesta ordem.

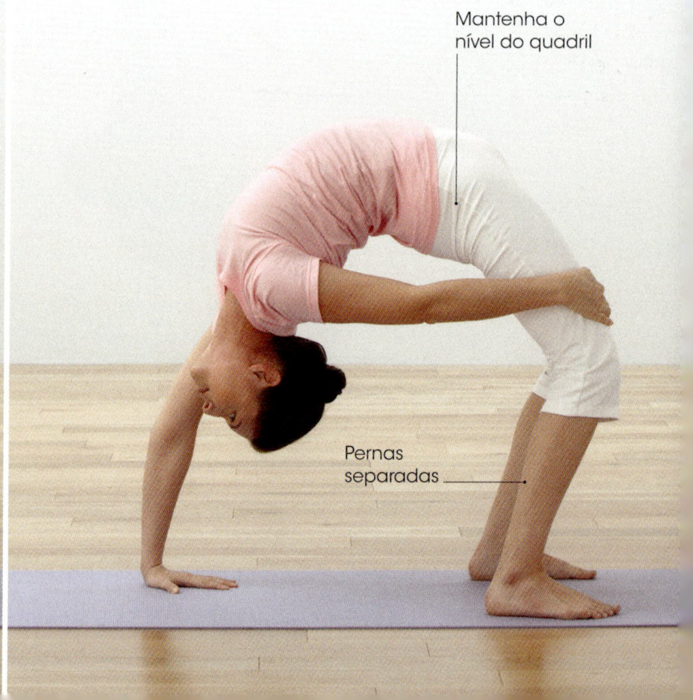

Roda completa em pé

Avançado

1 Em pé, com as pernas separadas a 50 cm e os pés voltados um pouco para fora, posicione as mãos na postura da prece (p. 50) em frente ao peito.

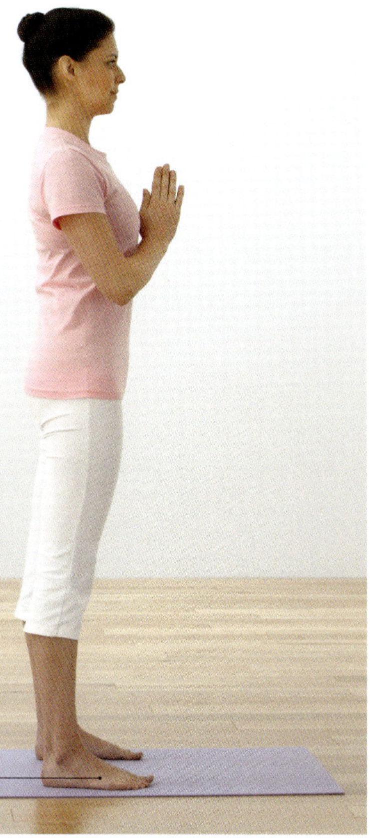
Peso dividido entre os pés

2 Inspire e erga os braços acima da cabeça. Flexione a cabeça para trás e comece a flexionar também o tronco, com os braços estendidos atrás do corpo.

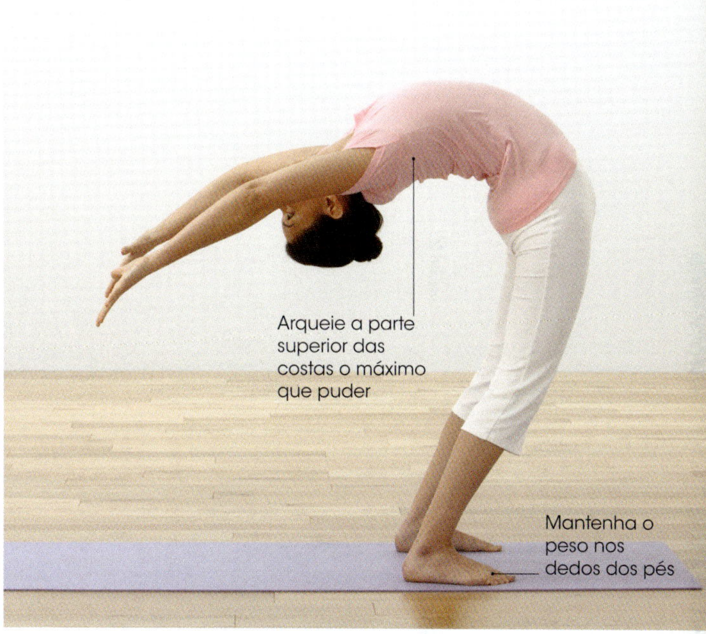
Arqueie a parte superior das costas o máximo que puder
Mantenha o peso nos dedos dos pés

3 Flexione um pouco os joelhos e continue arqueando o corpo para trás, aproximando os braços do chão. Segure a respiração e mantenha o equilíbrio concentrando o peso na frente o máximo que puder.

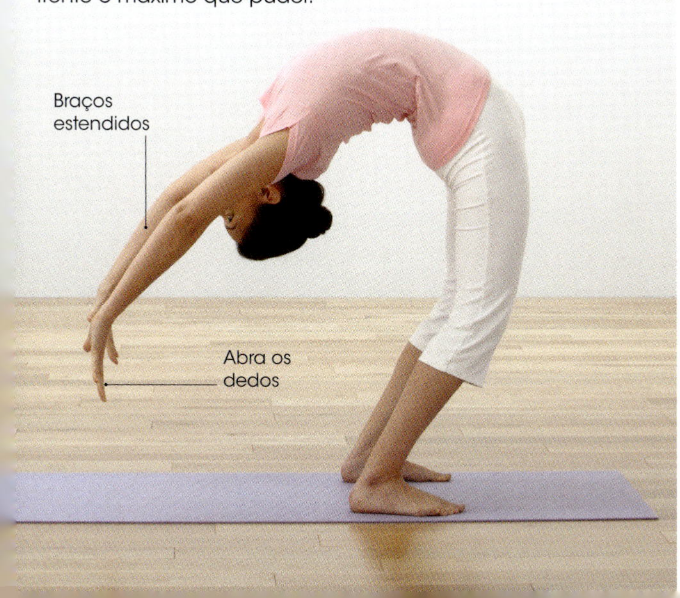
Braços estendidos
Abra os dedos

4 Quando as mãos chegarem perto do chão, transfira o peso do corpo para os braços. Quando elas tocarem o chão, flexione um pouco os cotovelos para proteger os pulsos. Respire algumas vezes e volte para o passo 1, inspirando e rapidamente transferindo o peso para a frente do corpo. Ou flexione os cotovelos e saia da postura, seguindo os passos 3, 2 e 1 da roda, nesta ordem.

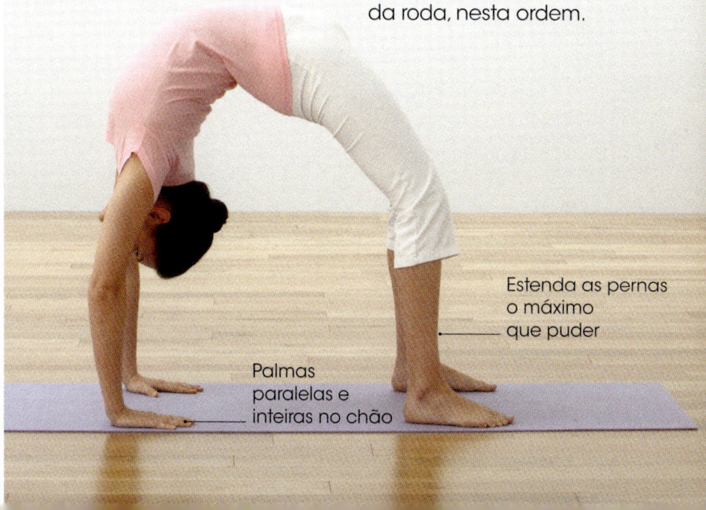
Estenda as pernas o máximo que puder
Palmas paralelas e inteiras no chão

9 Meia torção da coluna
Ardha Matsyendrasana

A rotação lateral é muito importante para conseguir flexibilidade total da coluna. Estas ássanas de torção trabalham essa rotação em todas as vértebras, assim como nas juntas do quadril. Relaxe depois na postura da criança (p. 191) como contrapostura. O nome original desta ássana foi dado em homenagem ao sábio iogue Ardha Matsyendrasana.

BENEFÍCIOS

FÍSICOS
- Melhora a flexibilidade da coluna.
- Tonifica as raízes dos nervos da coluna.
- Energiza o sistema gastrointestinal.
- Melhora o funcionamento do intestino grosso.
- Melhora o apetite.

MENTAL
- Girar ou torcer a coluna não é um movimento comum na vida cotidiana. Explorando-o, sua mente se tornará também mais flexível e adaptável.

Meia torção da coluna
Iniciante

1 Sente-se com as pernas estendidas à frente e os braços para trás. Vire as palmas das mãos para baixo, com os dedos voltados para trás. Respire ritmadamente com o abdome.

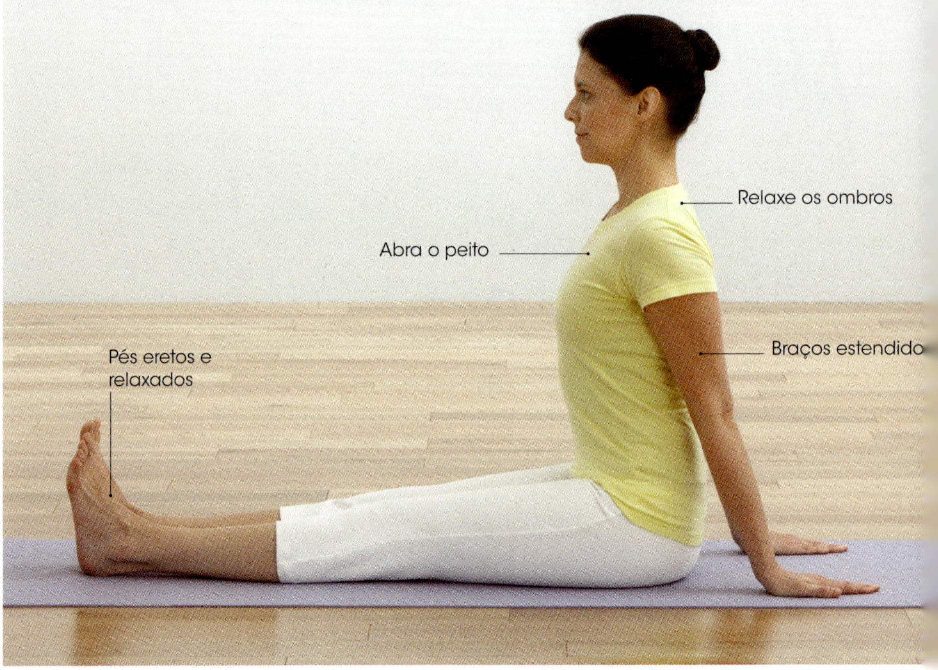
Relaxe os ombros
Abra o peito
Braços estendido
Pés eretos e relaxados

2 Coloque a sola do pé esquerdo no chão, do outro lado da canela direita. Inspire e levante o braço direito.

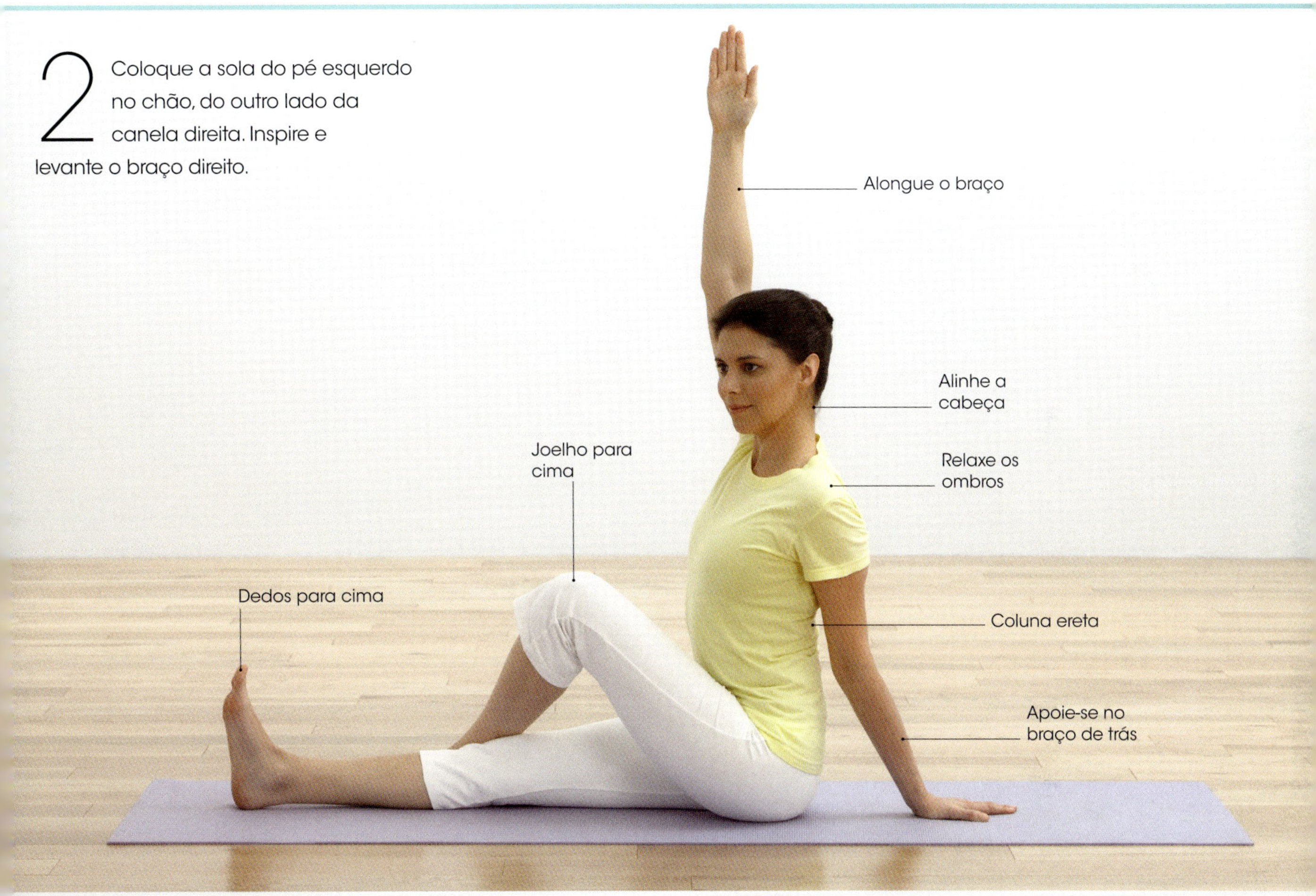
Alongue o braço
Alinhe a cabeça
Joelho para cima
Relaxe os ombros
Dedos para cima
Coluna ereta
Apoie-se no braço de trás

3 Para completar a postura, expire e abaixe o braço direito. Pressione-o contra o chão, ao lado da perna esquerda flexionada. Segure o pé ou o tornozelo esquerdo. Vire o peito, a cabeça e os olhos para a esquerda. Respire devagar com o abdome. Segure por 1 minuto. Solte aos poucos a cabeça e depois a coluna. Repita do outro lado.

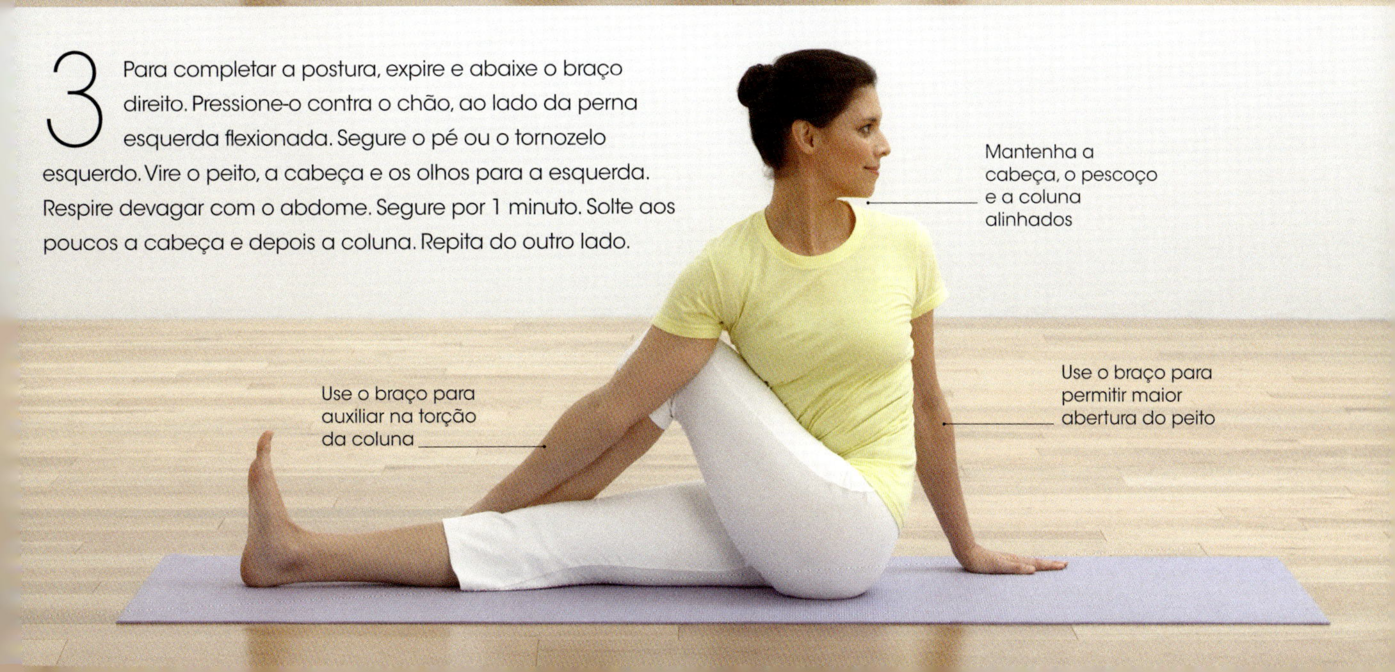
Mantenha a cabeça, o pescoço e a coluna alinhados
Use o braço para auxiliar na torção da coluna
Use o braço para permitir maior abertura do peito

Meia torção da coluna

Intermediário e avançado

A região lombar não se movimenta com facilidade. Para isso, concentre a torção nas áreas cervical e torácica da coluna. Abra bem o peito e mantenha o pescoço ereto para realizar uma boa torção.

1 Sente-se sobre os calcanhares e apoie as palmas viradas para baixo sobre as coxas.

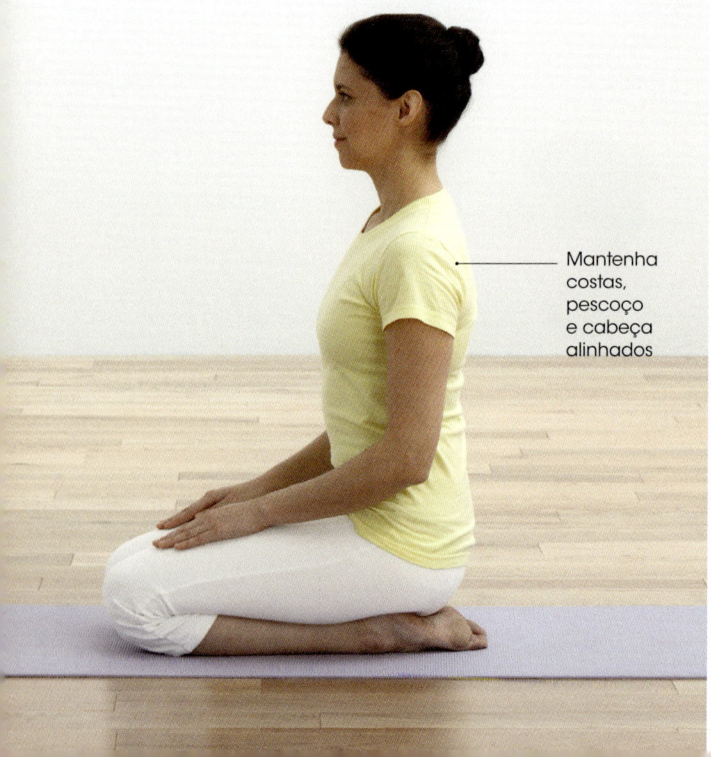

2 Mantenha as mãos nas coxas e sente-se do lado direito dos pés, com as nádegas no chão.

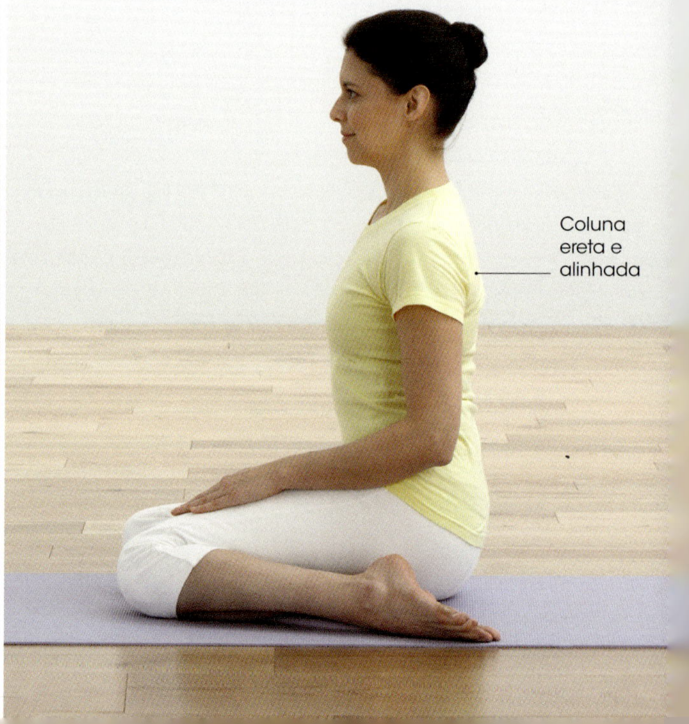

3 Erga o pé esquerdo por cima da coxa direita, colocando-o no chão perto do joelho. Concentre o peso no braço esquerdo. Inspire e levante o braço direito, deixando-o ereto acima da cabeça.

4 Para completar a postura, expire, abaixe o braço direito e empurre-o contra a parte externa do joelho esquerdo ao tentar segurar o pé ou o tornozelo esquerdos. Vire o peito, a cabeça e os olhos para a esquerda. Respire devagar com o abdome. Segure a postura por 1 minuto. Solte devagar, primeiro a cabeça e depois a coluna. Repita do outro lado, em seguida passe para as variações (pp. 148-149) ou relaxe.

ERROS COMUNS

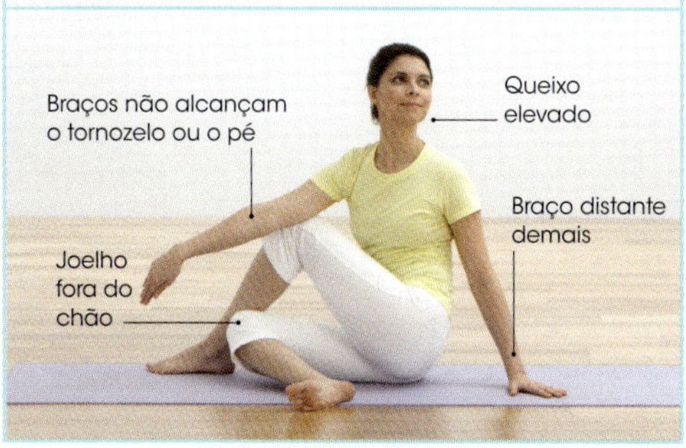
Braços não alcançam o tornozelo ou o pé
Queixo elevado
Braço distante demais
Joelho fora do chão

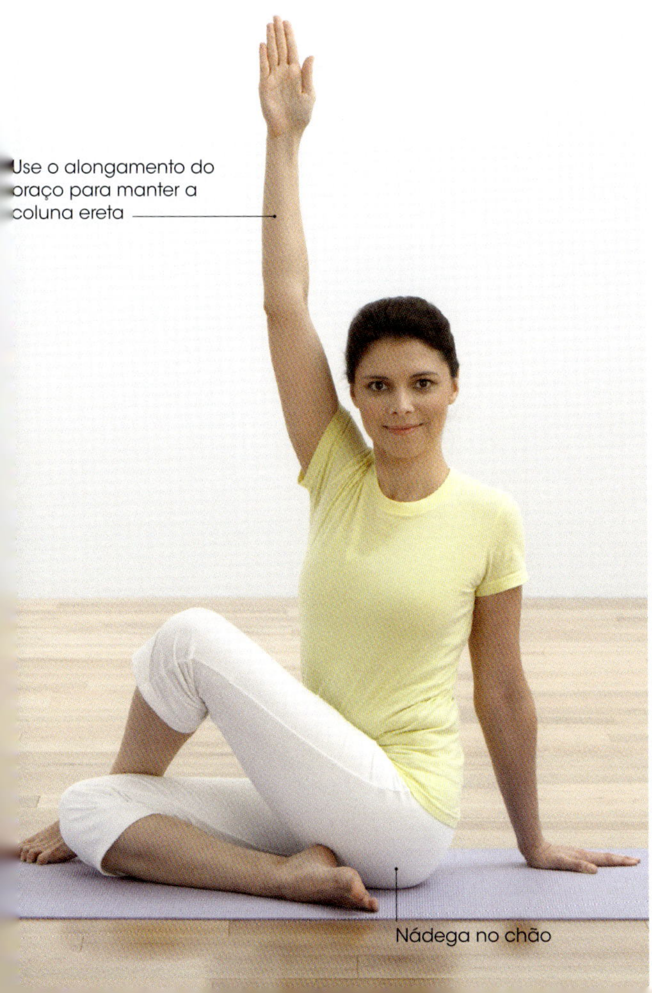
Use o alongamento do braço para manter a coluna ereta
Nádega no chão

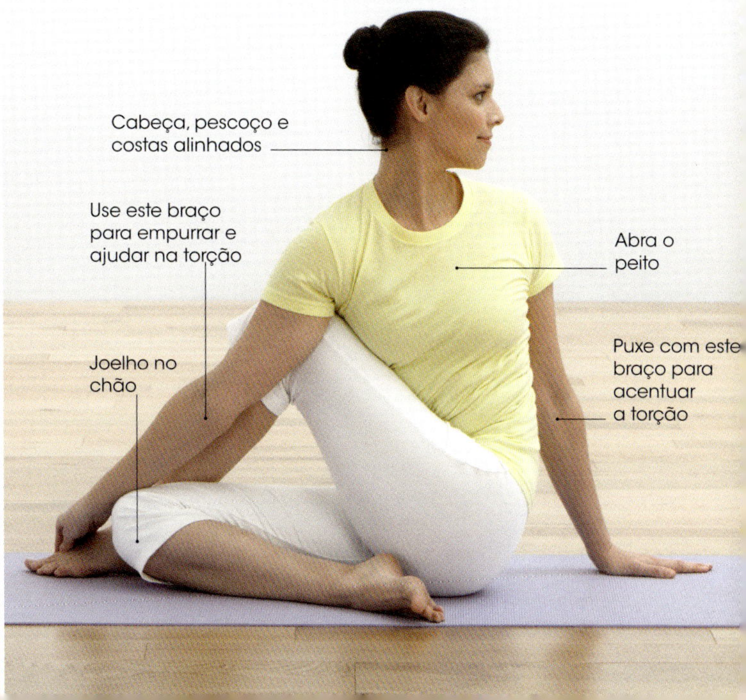
Cabeça, pescoço e costas alinhados
Use este braço para empurrar e ajudar na torção
Abra o peito
Joelho no chão
Puxe com este braço para acentuar a torção

Meia torção da coluna
Variações

Estas variações aumentam a rotação da coluna e alongam os músculos da parte externa das coxas. Pratique somente se puder manter costas, pescoço e cabeça alinhados.

Comece com

1 p. 146

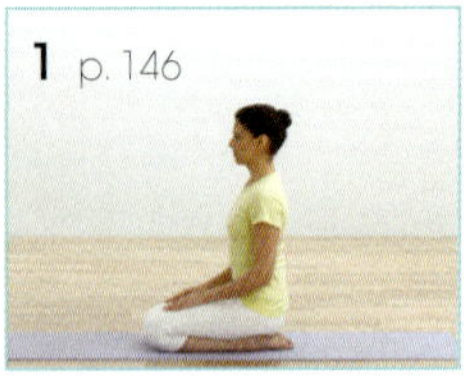

2

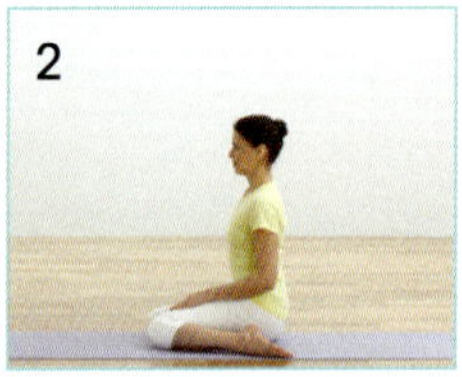

3

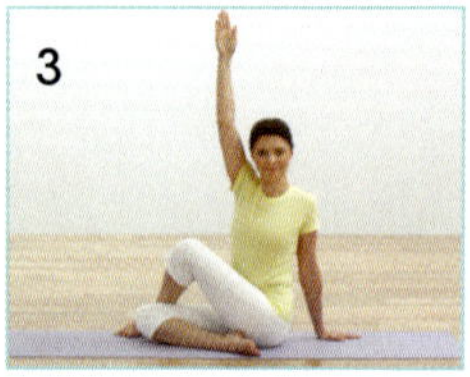

Segurando o pulso
Avançado

Começando pelo passo 3 do nível intermediário da meia torção da coluna, passe o braço direito pelo espaço entre o joelho esquerdo e a perna direita. Segure a perna esquerda ou o pulso. Respire devagar com o abdome por 2 minutos. Repita do outro lado.

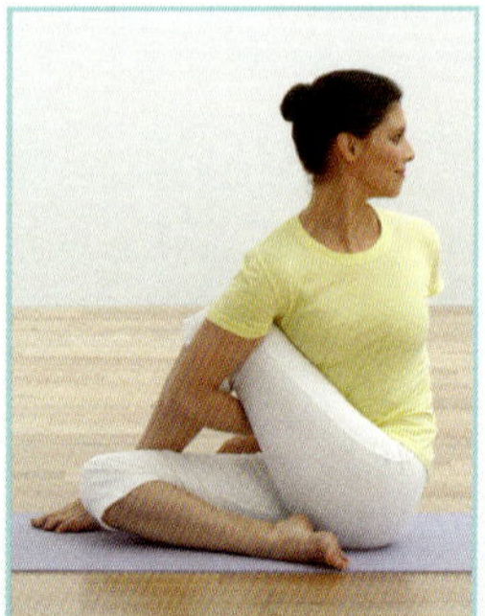

Visão frontal Aqui se vê claramente o peito aberto na postura.

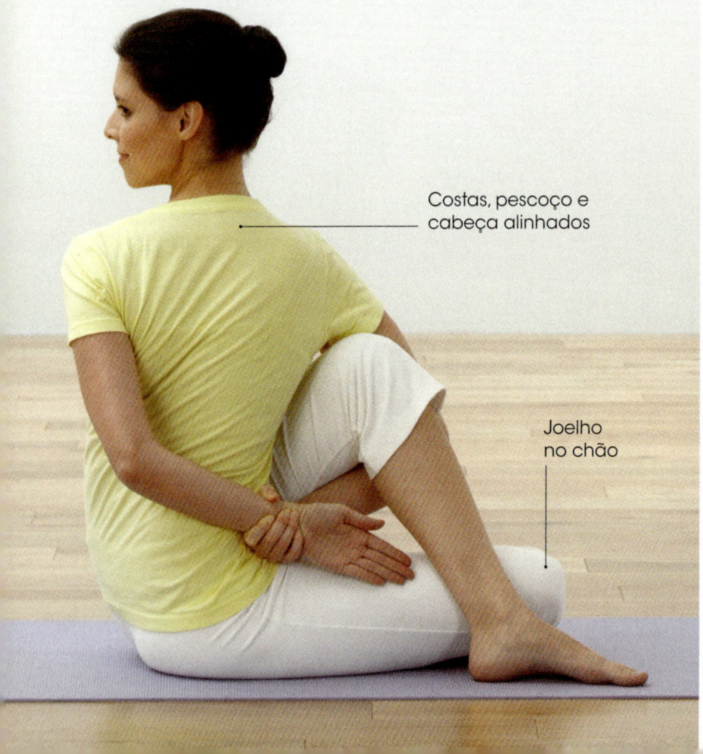

Segurando o tornozelo
Avançado

Começando pelo passo ao lado, segurando o pulso, aproxime o pé esquerdo do quadril. Pressione o braço esquerdo contra as costas e tente segurar o pé esquerdo. Segure o joelho direito com a mão e use o braço direito como uma alavanca para ajudá-lo a fazer a torção para a esquerda. Respire devagar e segure por 2 minutos. Repita do outro lado.

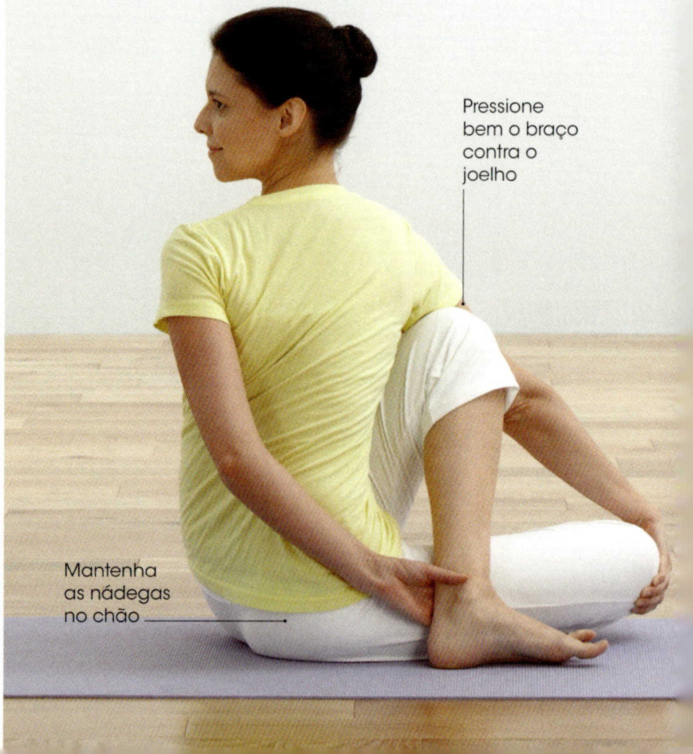

Comece com

1 p. 114

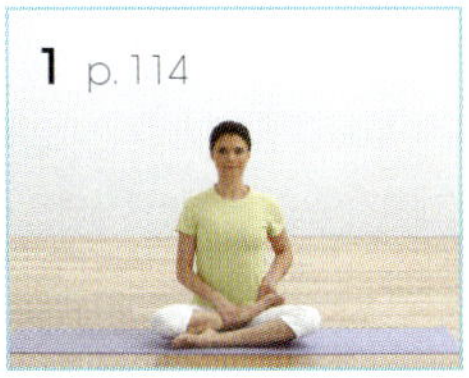

2

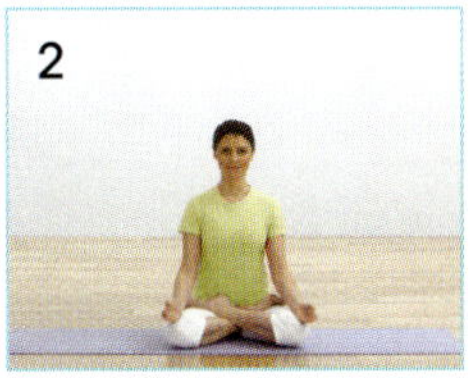

Torção total da coluna

Avançado

Esta é a Purna Matsyendrasana, ou a torção total da coluna. Comece com o passo 2 do lótus, levante a perna esquerda e segure o pé esquerdo com a mão direita. Mantenha o braço esquerdo atrás das costas. Vire a cabeça para a esquerda e olhe por cima do ombro. Segure por 1 minuto respirando ritmadamente. Solte primeiro a cabeça e depois a coluna. Repita do outro lado.

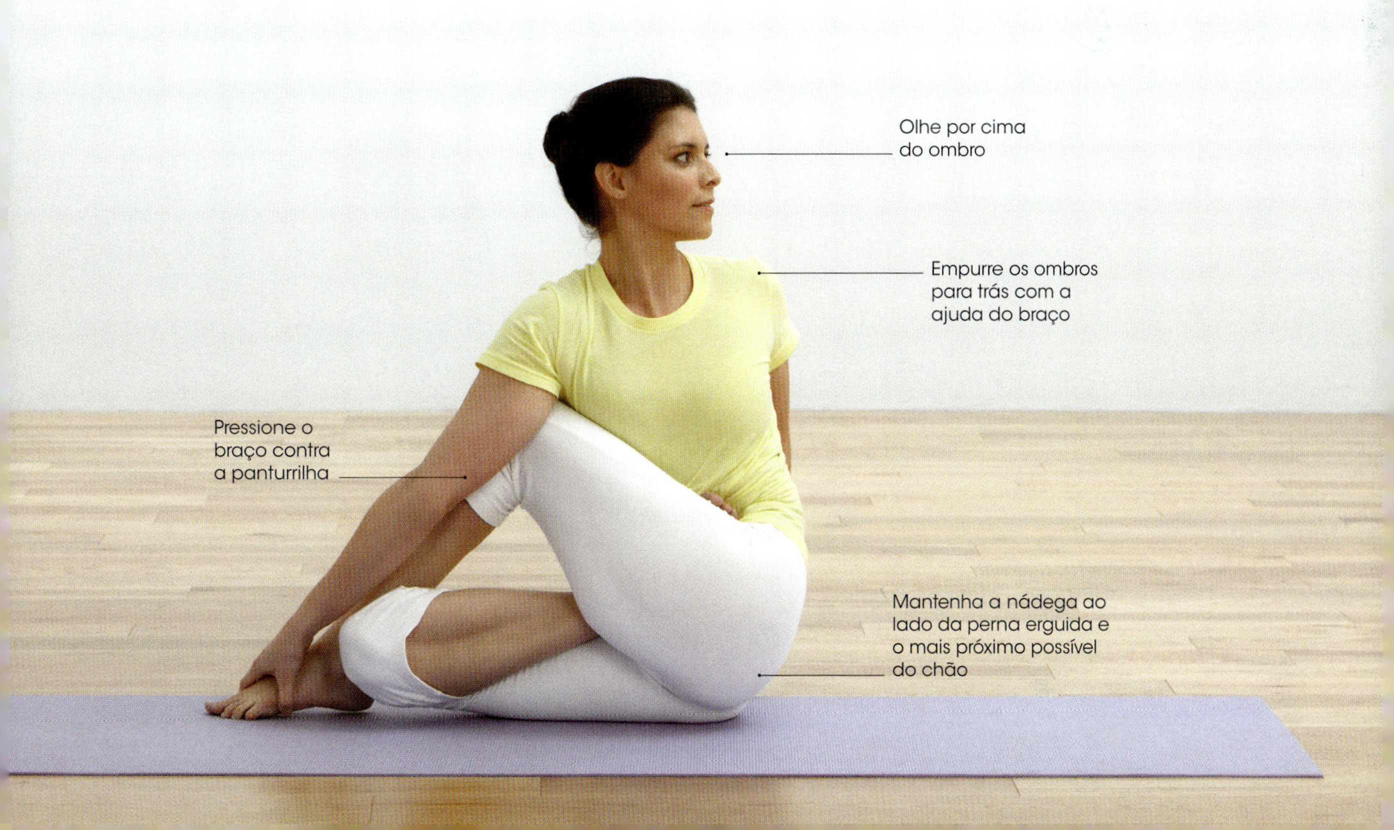
Olhe por cima do ombro
Empurre os ombros para trás com a ajuda do braço
Pressione o braço contra a panturrilha
Mantenha a nádega ao lado da perna erguida e o mais próximo possível do chão

10a Corvo *Kakasana*

Um dos objetivos principais de qualquer programa de exercícios é fortalecer braços e ombros. Em vez de usar pesos, a ioga desenvolveu ássanas de equilíbrio, como o corvo e suas variações. Nelas, o peso do corpo é levantado a partir dos pés, das pernas e do quadril com a força das mãos, dos braços e dos ombros. Relaxe depois na postura da criança (p. 191).

BENEFÍCIOS

FÍSICOS

- Desenvolve a força e a flexibilidade dos pulsos.
- Fortalece os músculos tríceps.
- Fortalece os músculos dos ombros.
- As variações fortalecem ainda mais as pernas, o quadril e as costas.

MENTAL

- Enquanto pratica esta postura, você deve avaliar quanto do seu peso corporal você consegue colocar sobre os braços e as mãos. Se colocar pouco peso, não conseguirá tirar os pés do chão. Depois de um período de experimentação, um só movimento concentrado e determinado o fará entrar na postura. O corvo ajuda, assim, a desenvolver a determinação e a concentração.

Corvo
Iniciante

1 Em posição agachada, com as pernas e os pés separados, coloque os ombros à frente dos joelhos e apoie as palmas no chão, diante do corpo. Mantenha os braços um pouco flexionados e adote a postura correta de mãos e cotovelos (veja quadro). Respire devagar e ritmadamente.

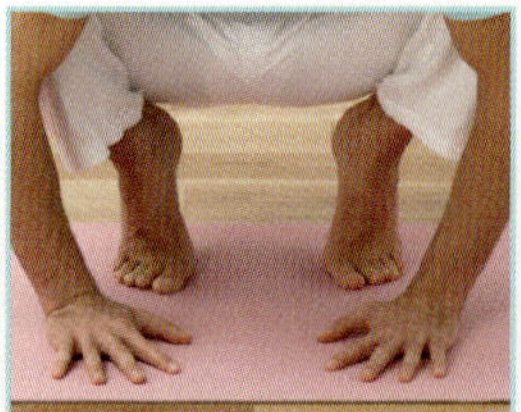

Posição das mãos e cotovelos Abra os dedos, vire os pulsos para dentro e flexione os cotovelos para fora.

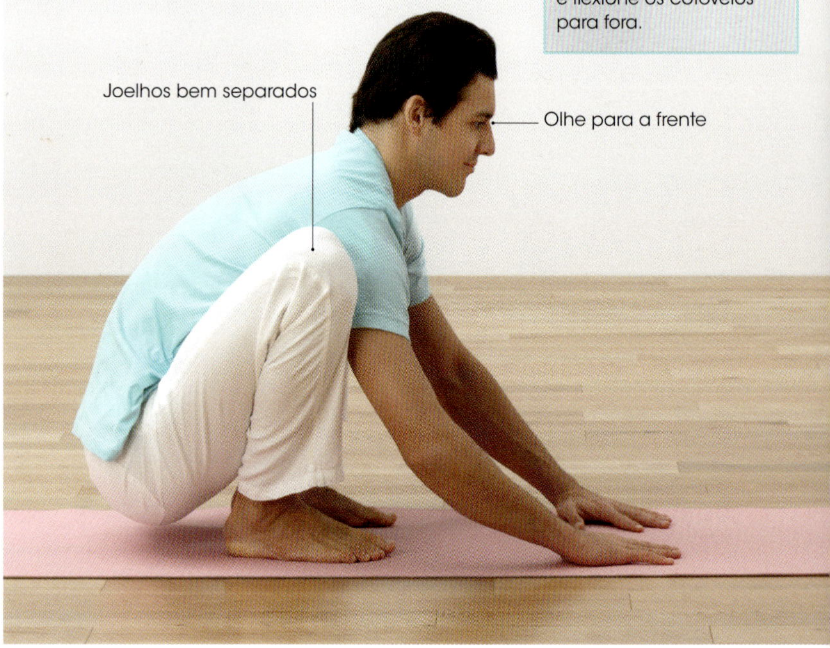

2 Fique na ponta dos pés, erguendo o quadril e pressionando bem os joelhos contra os braços. Continue respirando ritmadamente com o abdome.

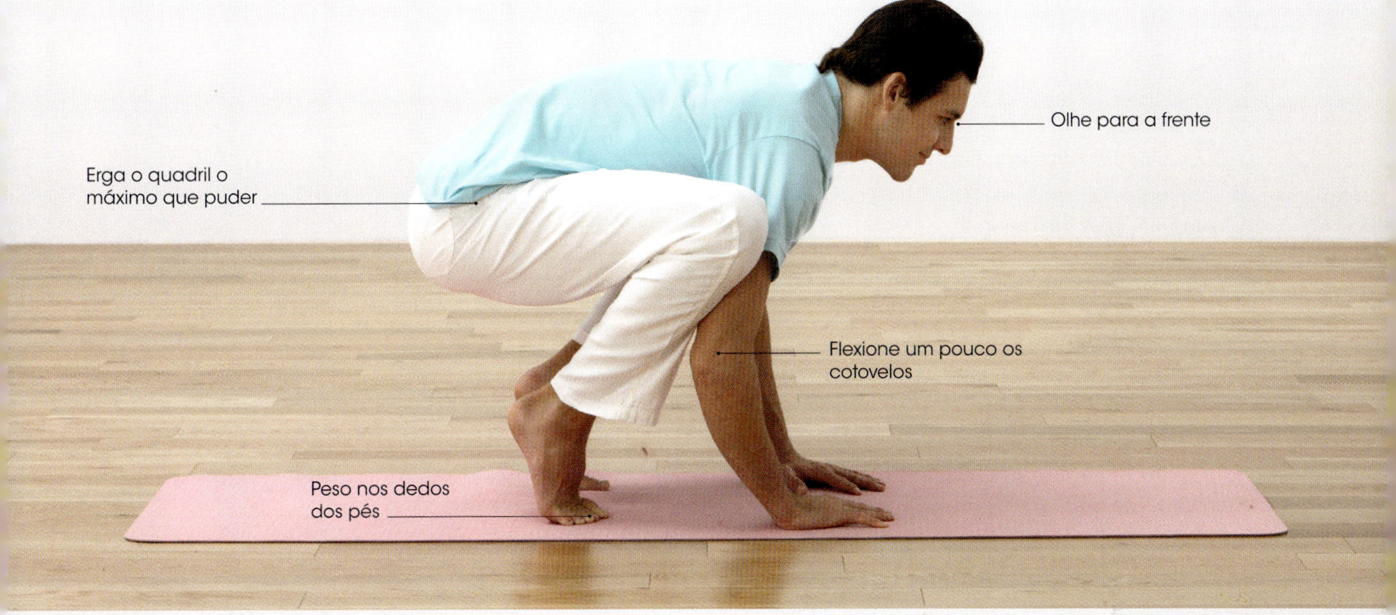
Levante um pouco a cabeça
Olhe para a frente
Erga o quadril o máximo que puder
Flexione um pouco os cotovelos
Peso nos dedos dos pés

3 Respirando mais profundamente, concentre-se num ponto à sua frente, depois erga o corpo lentamente para a frente, transferindo o peso que estava nos pés para os pulsos. Os cotovelos devem ficar um pouco flexionados, e os joelhos, sobre os braços. Continue com o passo 4 (p. 152) ou segure por alguns momentos, expire e volte à posição agachada.

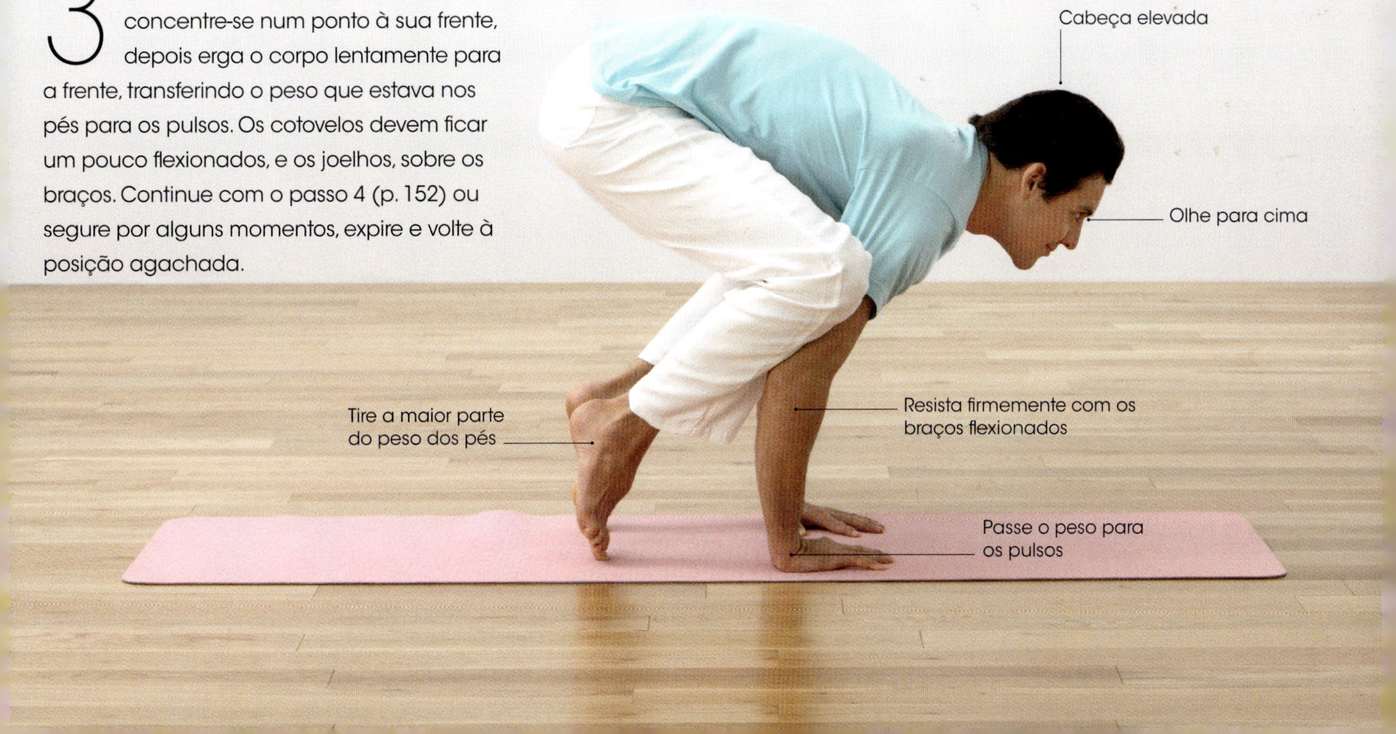
Cabeça elevada
Olhe para cima
Tire a maior parte do peso dos pés
Resista firmemente com os braços flexionados
Passe o peso para os pulsos

Corvo

Intermediário e avançado

Esta variação do corvo é muito mais fácil de praticar do que parece. Você só precisa de uma base estável para suportar o peso das pernas. O corvo lateral ajuda a desenvolver o equilíbrio.

Comece com

1 p. 150

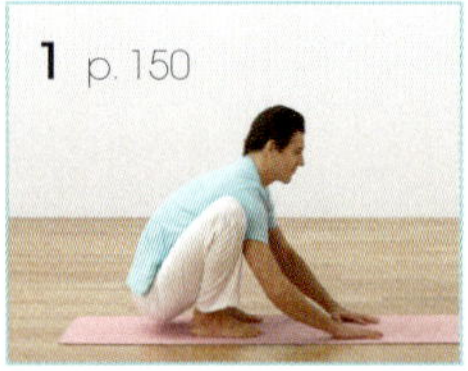

2

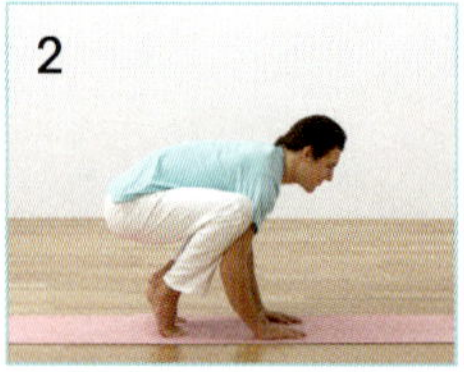

3

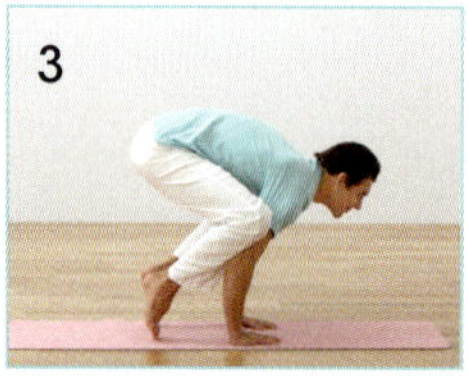

4 Se seus pulsos forem fortes o suficiente, complete a postura. Comece pelo passo 3 do corvo, inspire e segure a respiração, depois transfira devagar o peso para a frente, até os pés saírem do chão. Equilibre-se por alguns momentos, depois expire e volte ao passo 2. Quando conseguir ficar na postura completa, mantenha-a enquanto respira ritmadamente por 30 segundos.

ERROS COMUNS

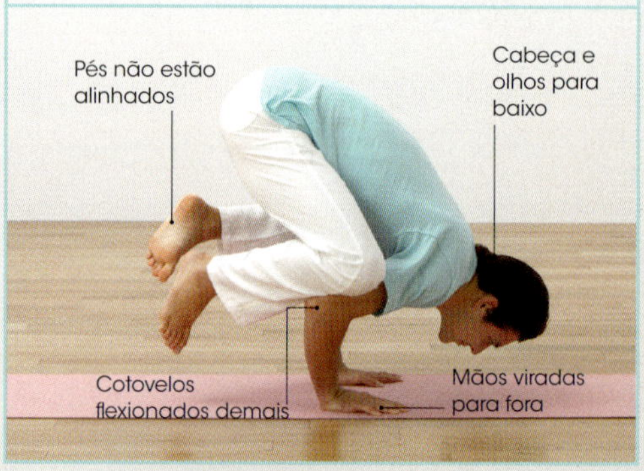
Pés não estão alinhados
Cabeça e olhos para baixo
Cotovelos flexionados demais
Mãos viradas para fora

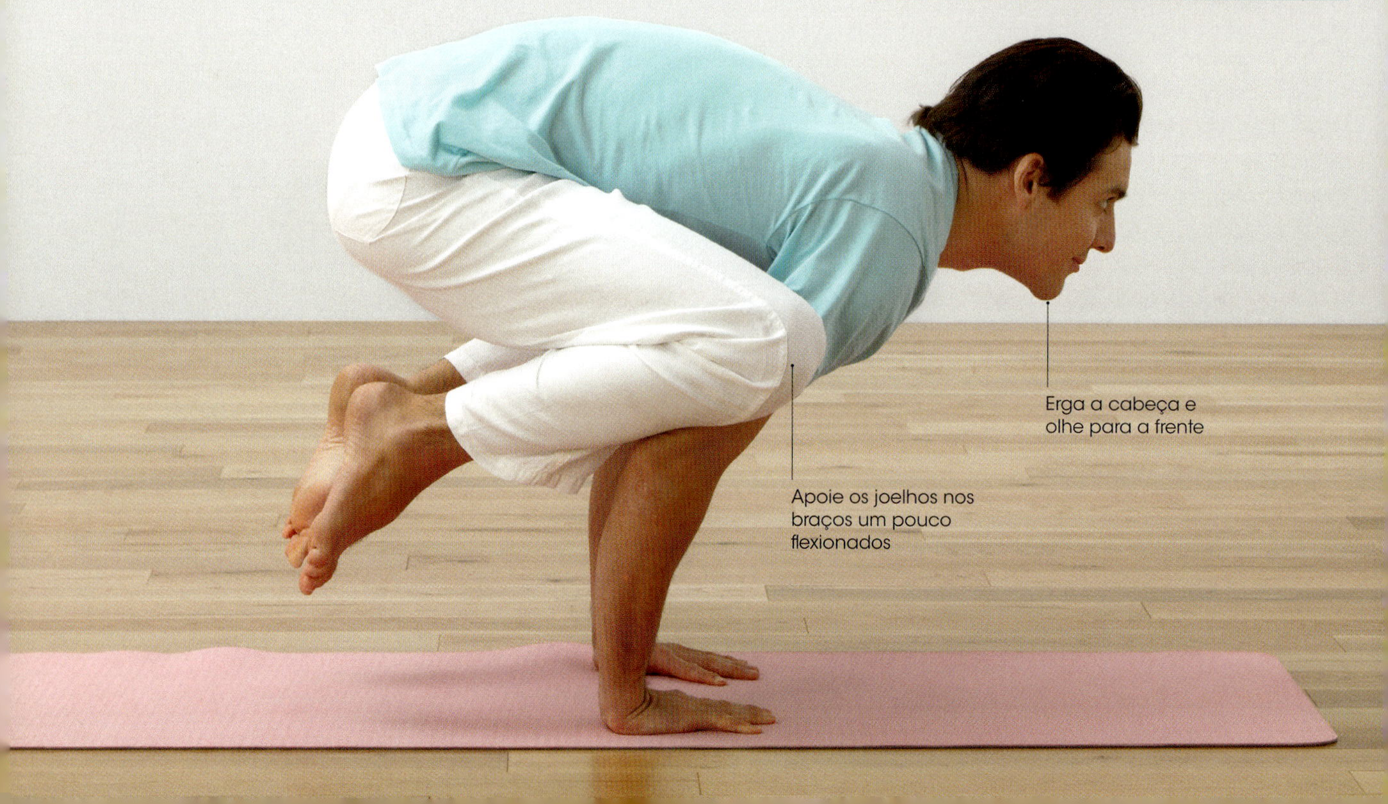
Erga a cabeça e olhe para a frente
Apoie os joelhos nos braços um pouco flexionados

Corvo lateral

Variação avançada

1 Começando pelo agachamento, coloque as mãos separadas a 50 cm à direita das pernas. Ande com os pés para a esquerda.

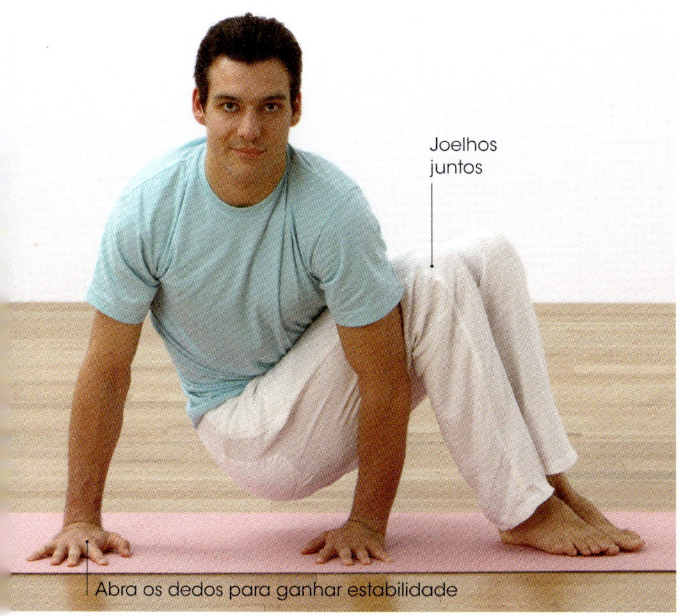
Joelhos juntos
Abra os dedos para ganhar estabilidade

2 Com os pés a 50 cm da mão direita e alinhados com as mãos, flexione os joelhos e erga as pernas até apoiá-las no cotovelo esquerdo. Inspire e segure a respiração enquanto suporta o peso, até os pés saírem do chão.

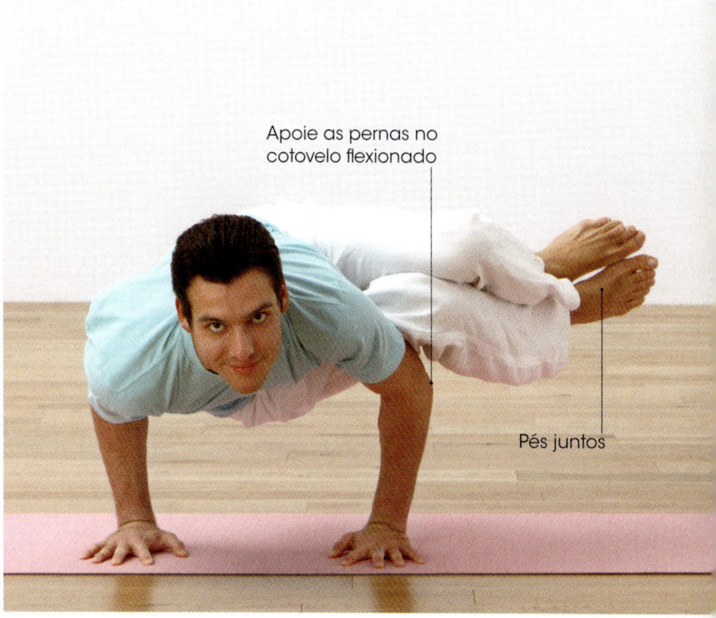
Apoie as pernas no cotovelo flexionado
Pés juntos

3 Respirando profunda e ritmadamente, transfira o peso das costas, do tronco, dos pés e das pernas para a frente e, devagar, estenda as pernas. Segure pelo tempo que puder, respirando rítmica e profundamente, depois flexione os joelhos e volte à posição agachada. Repita do outro lado.

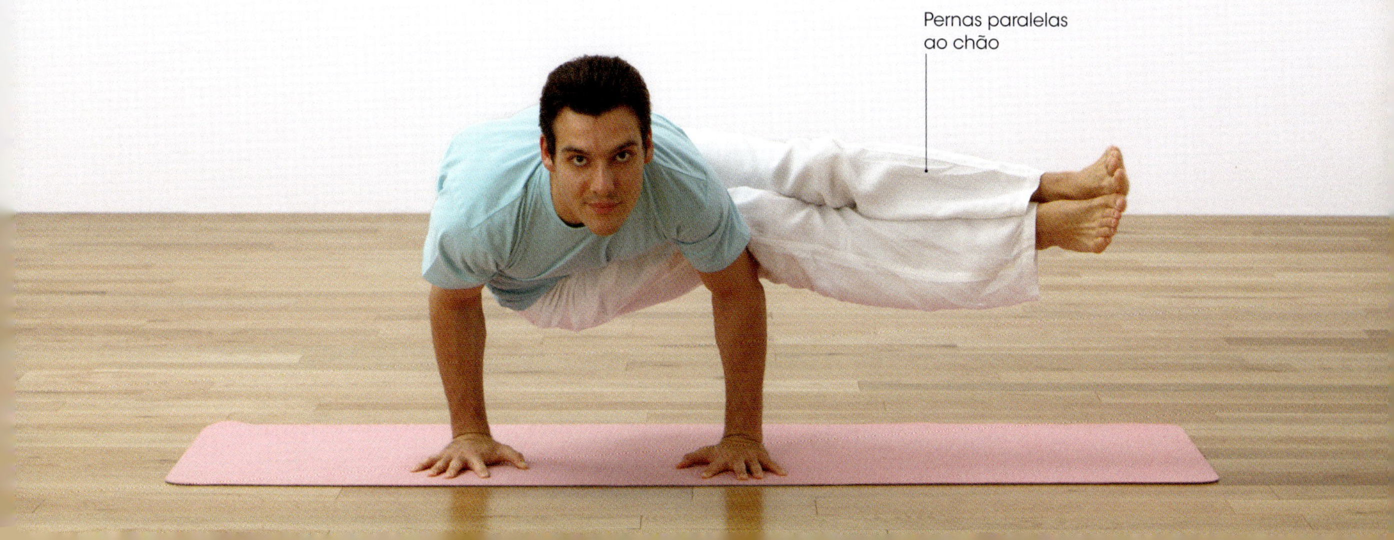
Pernas paralelas ao chão

10b Pavão *Mayurasana*

Quando estiver praticando esta postura, seu corpo parecerá um pavão com as penas abertas atrás. É um ótimo exercício de equilíbrio. Além disso, em apenas alguns segundos, você alongará muitos músculos do corpo e tonificará os pulmões e os órgãos abdominais. Relaxe depois na postura da criança (p. 191).

BENEFÍCIOS

FÍSICO

• Fortalece os músculos das pernas, dos braços, das costas, do abdome, dos ombros e do pescoço.

MENTAL

• A força muscular, a respiração e a concentração exigidas por esta postura ajudam a superar o tédio (p. 212), assim como a hiperatividade (p. 212).

Pavão Iniciante

1 Ajoelhe-se com os joelhos separados e sente-se entre os calcanhares. Estenda os braços à frente, com os cotovelos flexionados, mantendo cotovelos e mãos juntos. Respire profunda e ritmadamente.

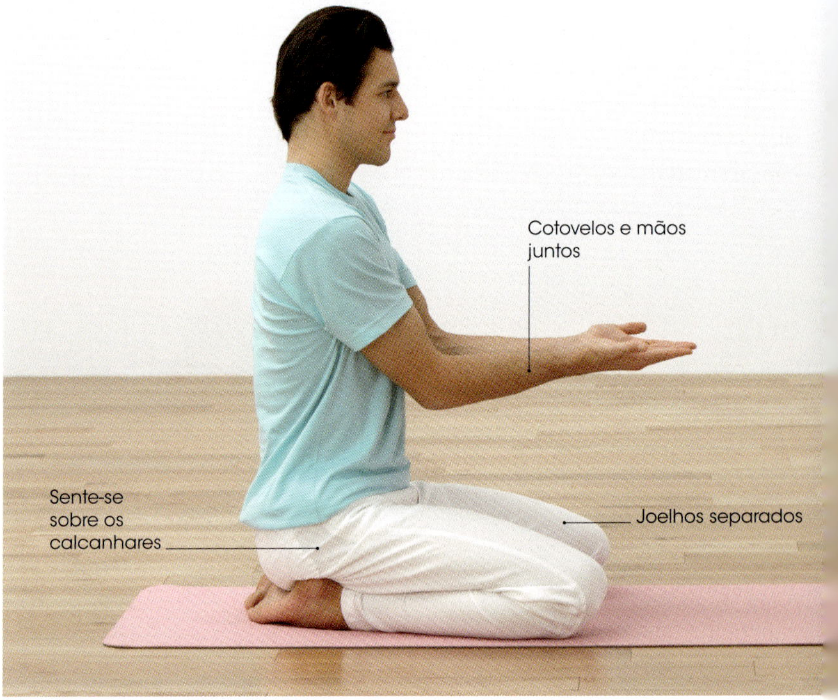

2 Incline-se para a frente, erga o quadril e coloque as palmas no chão, próximas aos joelhos, com os dedos voltados para trás. Mantendo os cotovelos juntos, apoie o abdome neles. Para algumas mulheres, isso pode ser difícil – nesse caso, afaste mais os cotovelos.

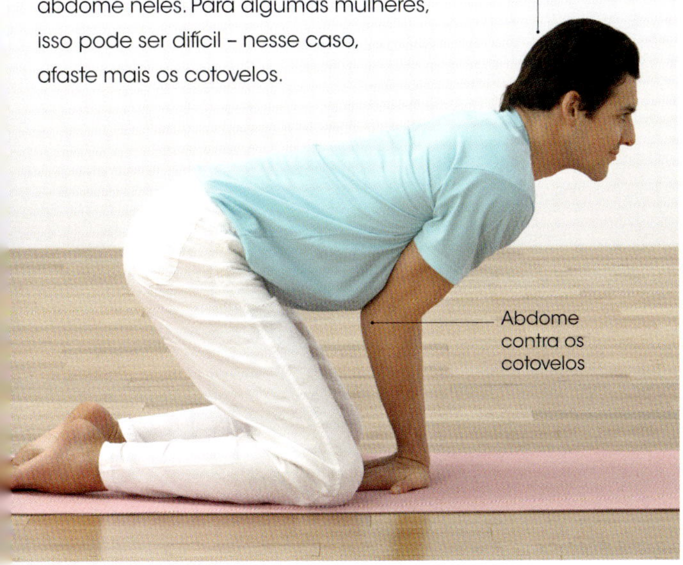

3 Incline-se devagar para a frente e abaixe a testa até o chão. Mantenha o abdome um pouco pressionado pelos cotovelos e continue a respirar ritmadamente.

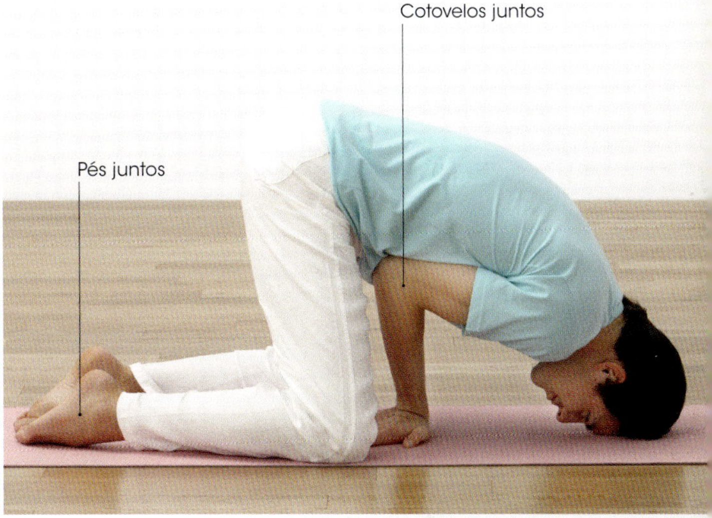

4 Alongue uma perna para trás, depois a outra. Mantenha os pés juntos. Resista à pressão dos cotovelos com os músculos abdominais. Continue com o passo 5 (p. 156) ou saia da postura, expirando, baixando os pés e os joelhos até o chão. Sente-se e chacoalhe os pulsos.

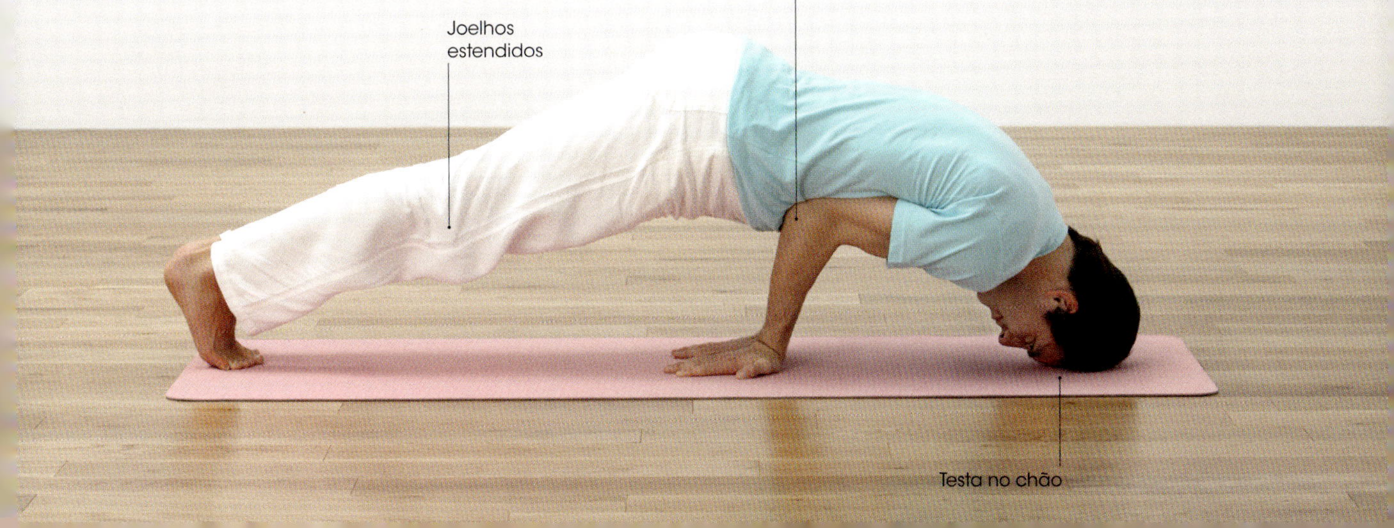

Pavão
Intermediário e avançado

Cada ássana age em pontos de pressão específicos no corpo, permitindo a liberação do prana, ou energia vital (p. 178). O pavão ajuda o prana a circular a partir do plexo solar para todo o corpo.

Comece com

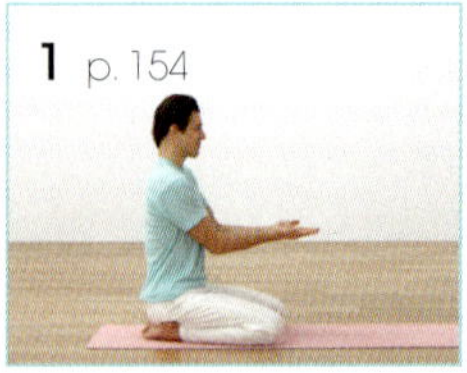
1 p. 154

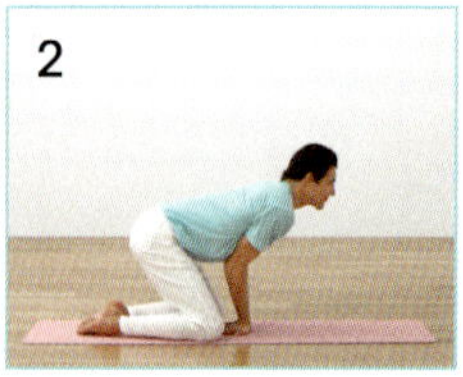
2

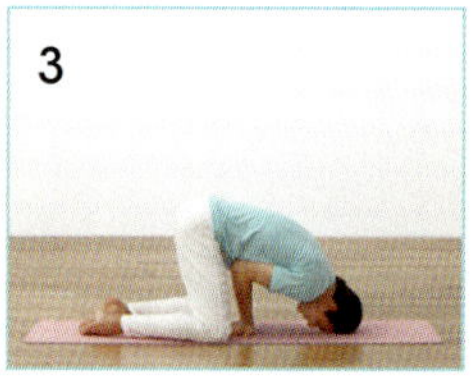
3

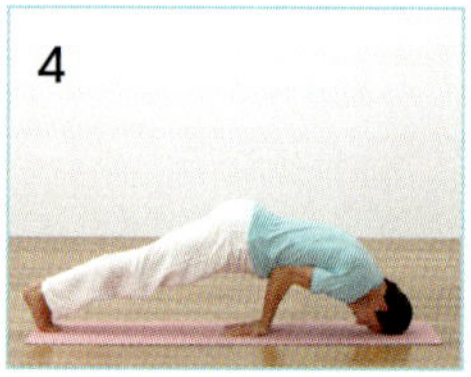
4

Intermediário

5 Começando pelo passo 4 do pavão, inspire e eleve a cabeça e o peito. Respire profundamente mais uma vez e prepare-se para contrair os músculos das pernas, das costas, do abdome e do pescoço. Continue com o passo 6 e abaixe de novo, expirando, recolocando no chão os pés e os joelhos. Sente-se e chacoalhe os pulsos.

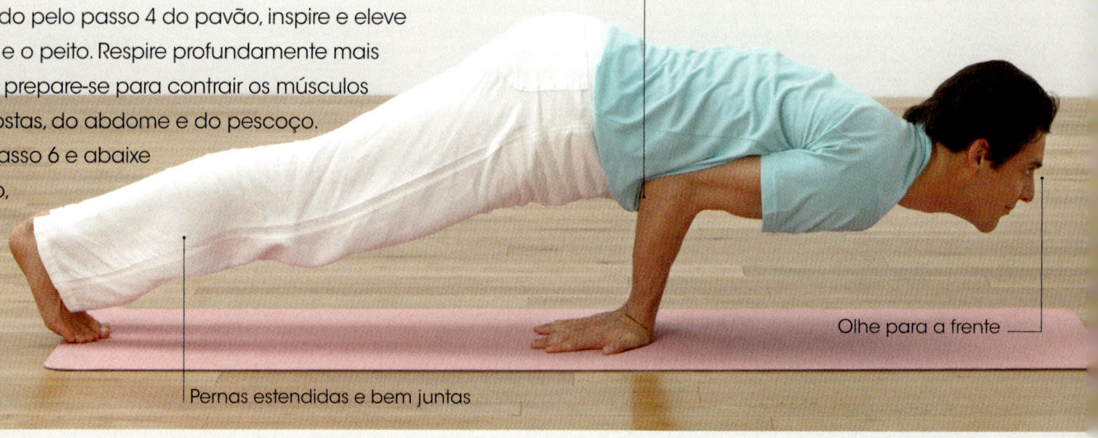
Cotovelos juntos
Olhe para a frente
Pernas estendidas e bem juntas

Avançado

6 Para completar a postura, respire o mais profundamente que puder, segure a respiração, enrijeça o corpo e ande na ponta dos pés até que estes saiam do chão. Expire e abaixe os pés e os joelhos. Sente-se e chacoalhe os pulsos.

ERROS COMUNS

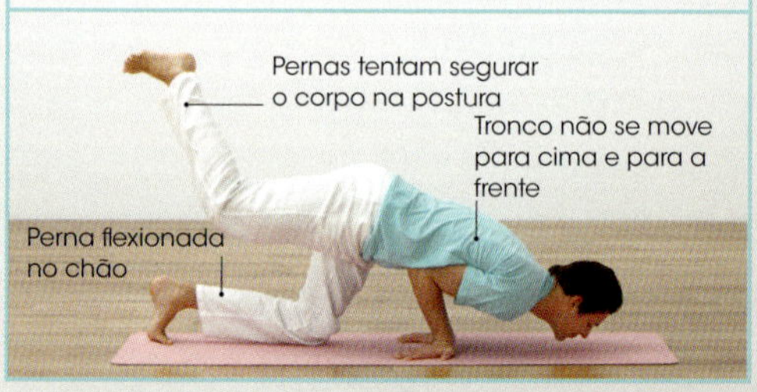
Pernas tentam segurar o corpo na postura
Tronco não se move para cima e para a frente
Perna flexionada no chão

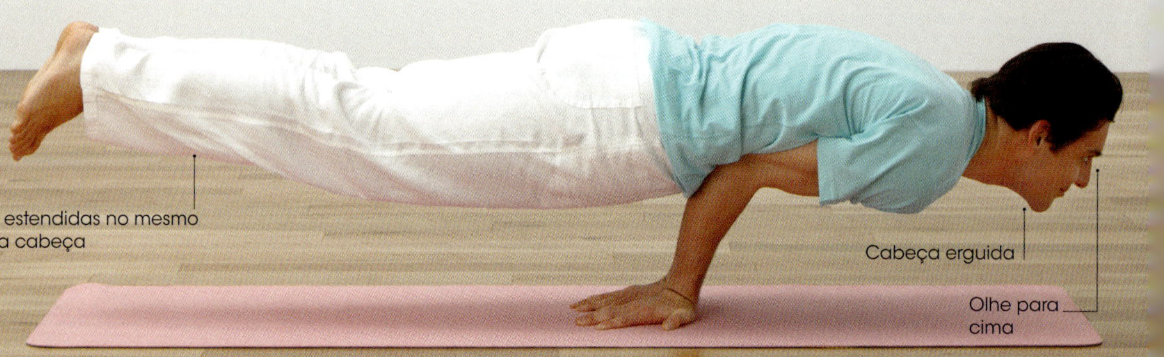
Pernas estendidas no mesmo nível da cabeça
Cabeça erguida
Olhe para cima

Cabeça no chão

Variação avançada

Começando pelo passo 6 do pavão (veja ao lado), continue levantando o peso do corpo até as pernas ficarem altas e a cabeça tocar o chão. Segure por 3 respirações, depois solte. Expire e abaixe os pés e os joelhos. Sente-se e chacoalhe os pulsos.

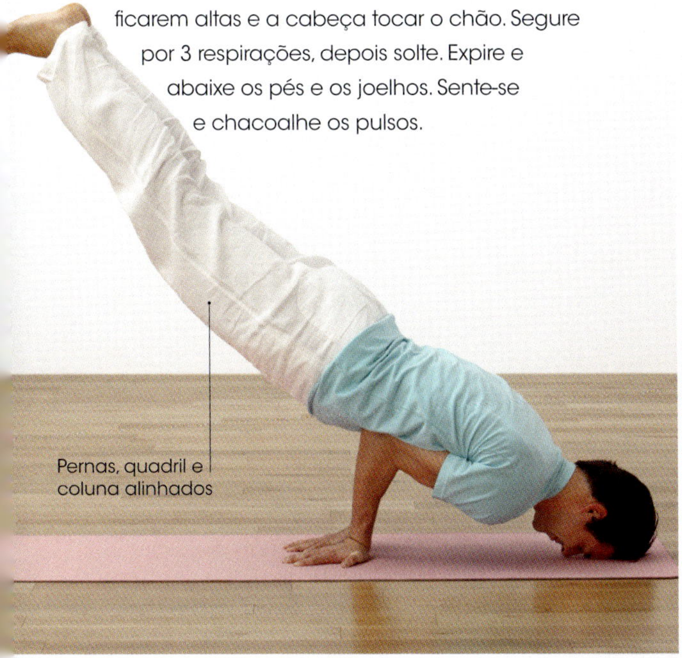
Pernas, quadril e coluna alinhados

Pavão em lótus

Variação avançada

1 Sente-se com as pernas cruzadas em lótus (p. 114), colocando o pé esquerdo sobre a coxa direita, depois o pé direito sobre a coxa esquerda.

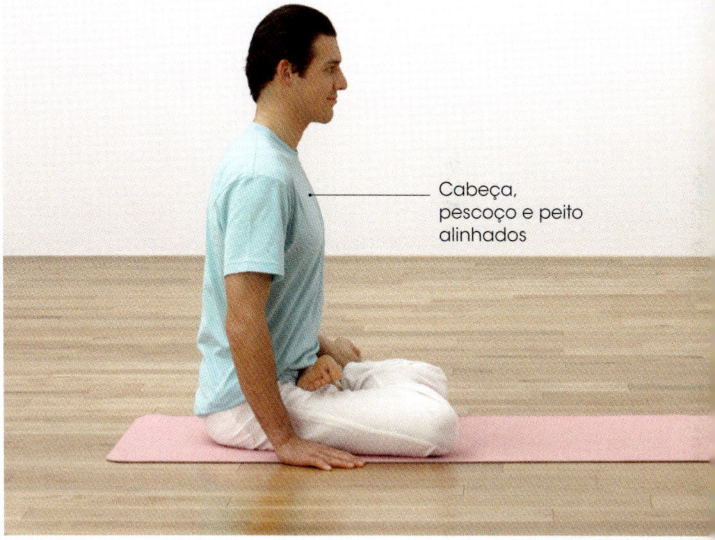
Cabeça, pescoço e peito alinhados

2 Incline o corpo para a frente até se equilibrar sobre os joelhos. Coloque as palmas no chão com os dedos voltados para trás.

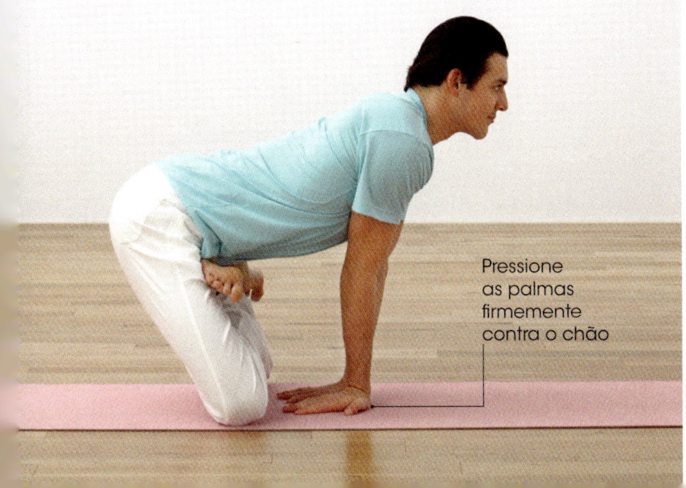
Pressione as palmas firmemente contra o chão

3 Flexione os cotovelos e pressione-os contra o abdome. Inspire e incline o corpo para a frente, erguendo a cabeça e o peito com as pernas flexionadas. Segure por até 3 respirações, depois saia da postura, seguindo os passos 2 e 1, nesta ordem. Repita com a outra perna cruzada na frente.

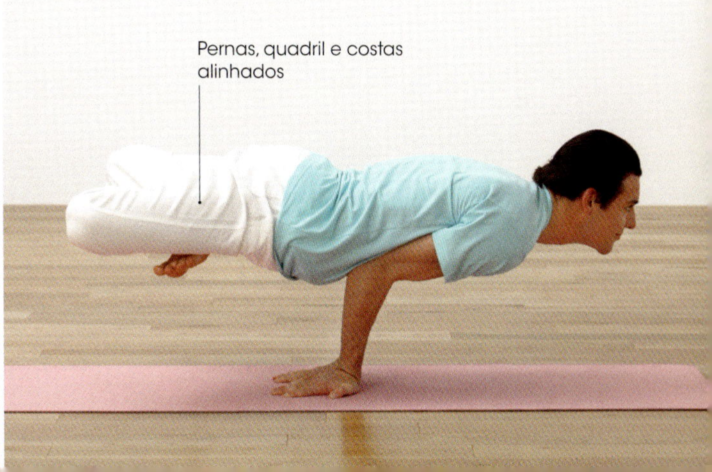
Pernas, quadril e costas alinhados

Equilíbrio em pé
Todos os níveis

Ficar em pé sobre uma perna requer mais concentração e pureza mental do que esforço físico. Encontre o ponto de equilíbrio, alternando o peso entre o calcanhar e os dedos do pé.

Árvore
Iniciante

1 Fique de pé com as costas eretas e fixe o olhar num ponto em frente para se equilibrar. Respire devagar com o abdome. Levante o pé esquerdo e pressione-o contra a perna direita.

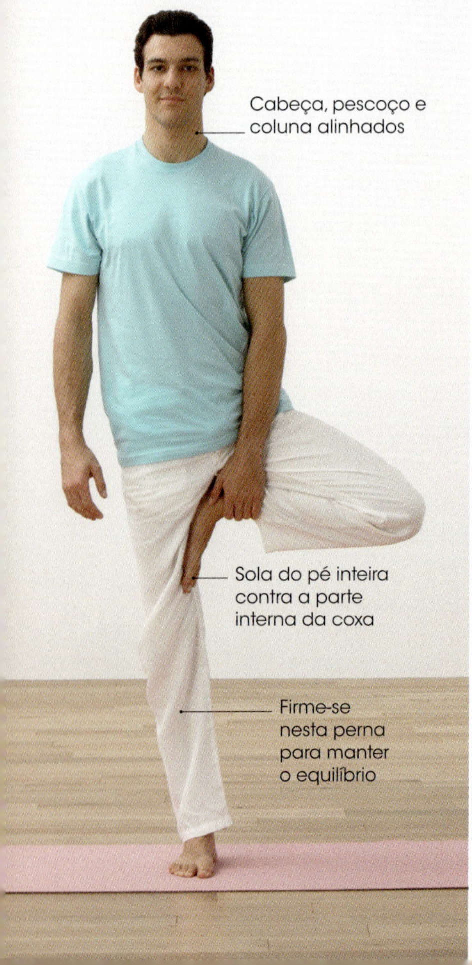
Cabeça, pescoço e coluna alinhados
Sola do pé inteira contra a parte interna da coxa
Firme-se nesta perna para manter o equilíbrio

2 Quando sentir segurança no equilíbrio, solte o pé e posicione as mãos na postura da prece (p. 50) em frente ao peito. Mantenha a respiração ritmada.

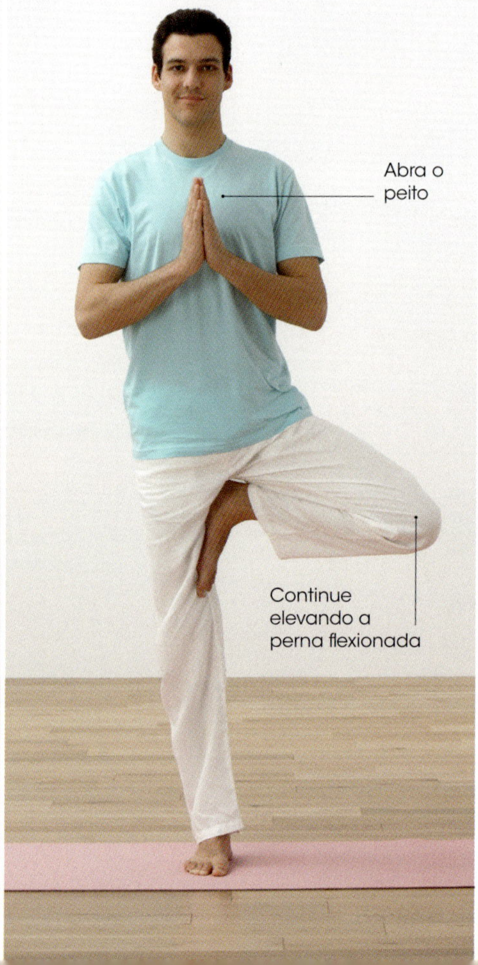
Abra o peito
Continue elevando a perna flexionada

3 Inspirando, levante devagar os braços. Segure a postura por até 1 minuto. Solte e repita do outro lado. Pratique outra ássana em pé (pp. 159-169) ou vá direto para o relaxamento final (pp. 192-193).

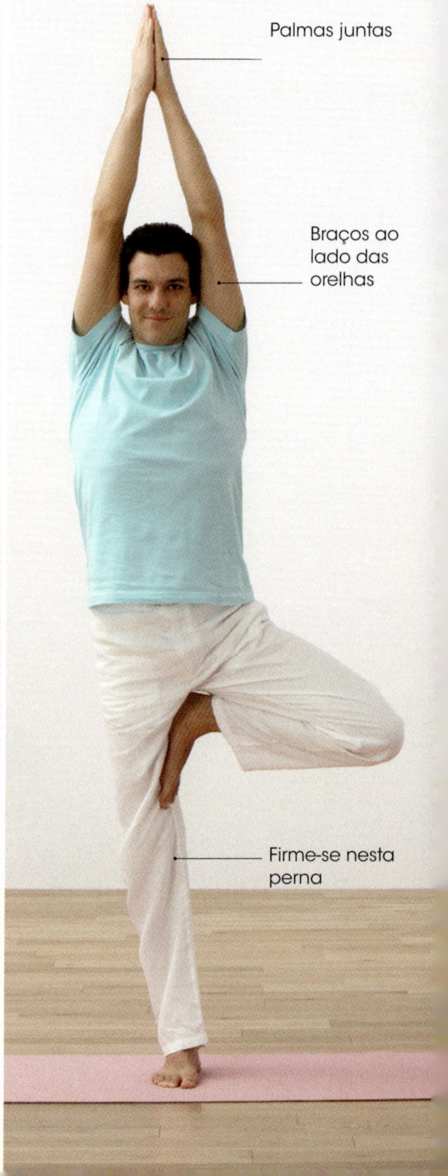
Palmas juntas
Braços ao lado das orelhas
Firme-se nesta perna

Árvore em meio lótus
Variação intermediária

1 Fique de pé e concentre-se num ponto à sua frente para manter o equilíbrio. Levante o pé esquerdo e coloque-o sobre a coxa direita no meio lótus. Solte o pé e deixe os braços ao longo do corpo. Apoie-se firmemente sobre o pé no chão.

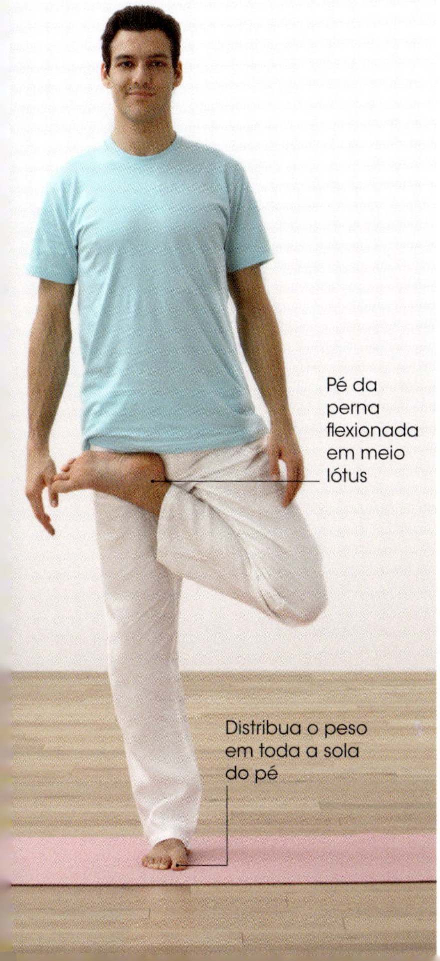
Pé da perna flexionada em meio lótus
Distribua o peso em toda a sola do pé

2 Levante devagar os braços. Segure por até 1 minuto, respirando ritmadamente, depois solte e repita do outro lado. Pratique outra ássana em pé (pp. 159-169) ou vá direto para o relaxamento final (pp. 192-193).

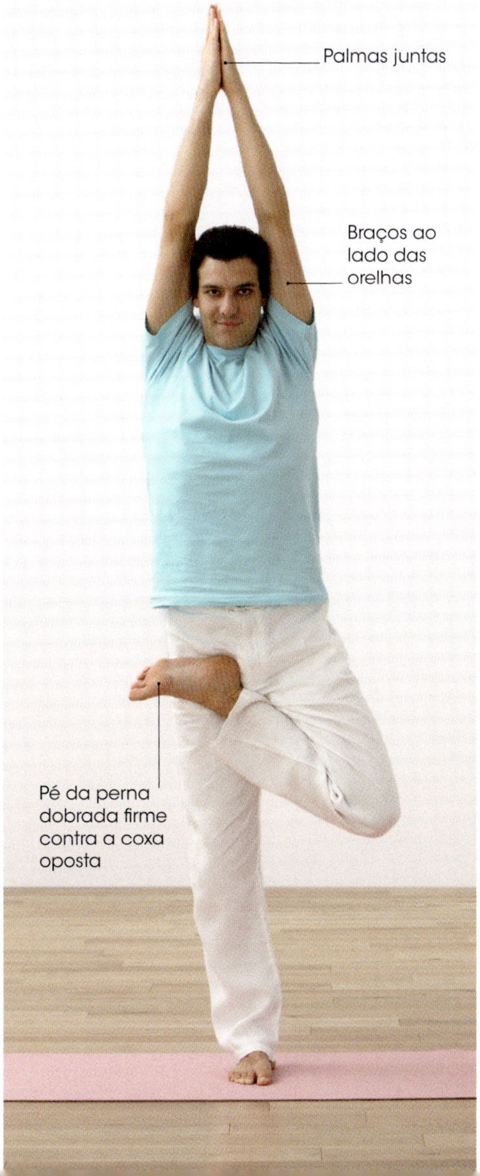
Palmas juntas
Braços ao lado das orelhas
Pé da perna dobrada firme contra a coxa oposta

Águia
Intermediário

Fique de pé com os dois joelhos flexionados. Coloque o joelho direito sobre o esquerdo e prenda o pé esquerdo atrás da canela direita. Passe o braço esquerdo por dentro do cotovelo direito e junte as palmas em frente ao rosto. Segure por 30 segundos, respirando ritmadamente. Solte e repita do outro lado. Pratique outra ássana em pé (pp. 159-169) ou vá direto ao relaxamento final (pp. 192-193).

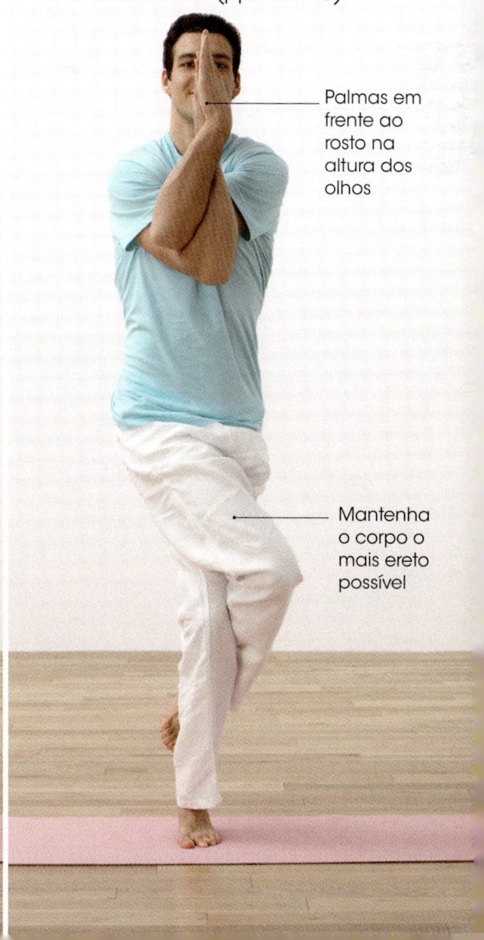
Palmas em frente ao rosto na altura dos olhos
Mantenha o corpo o mais ereto possível

Dança do mestre Shiva

Todos os níveis

Concentrar-se na posição vertical com a perna e o braço estendidos de um lado do corpo cria uma base estável. Assim, é possível realizar o movimento de flexão com o outro lado do corpo.

Iniciante e intermediário

1 Fique de pé sobre os dois pés. Transfira o peso para o pé esquerdo, levante o tornozelo direito e pegue o pé com a mão direita. Equilibre-se, respirando devagar e ritmadamente.

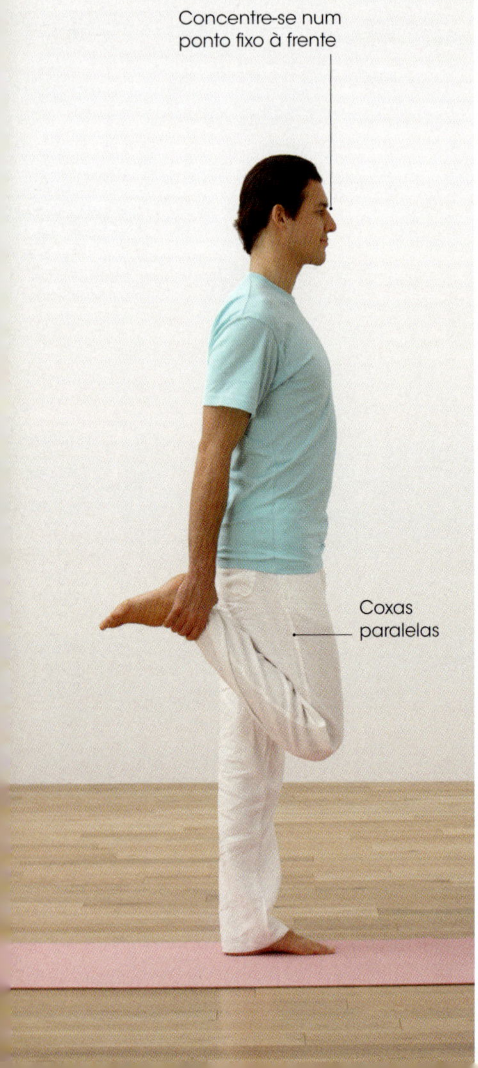
Concentre-se num ponto fixo à frente
Coxas paralelas

2 Inspirando, alongue o braço esquerdo paralelamente à orelha esquerda. Estenda o cotovelo e os dedos da mão para cima. Olhe fixamente para um ponto à sua frente.

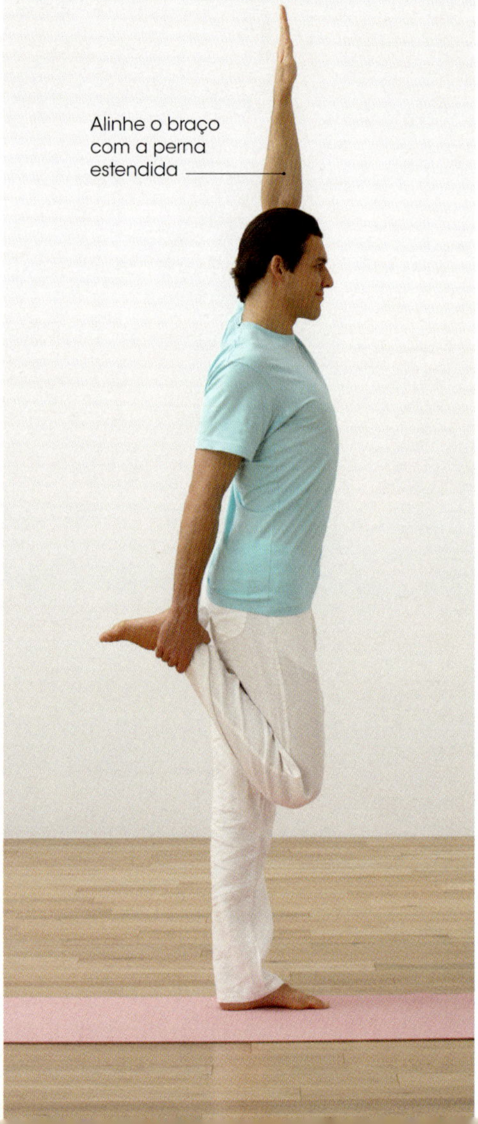
Alinhe o braço com a perna estendida

3 Empurre o pé direito para trás enquanto inclina um pouco o tronco para a frente. Respire profunda e ritmadamente. Segure por até 30 segundos, depois solte e repita do outro lado. Continue com o passo 4 (veja ao lado), ou então pratique a flexão para a frente em pé (pp. 162-163) ou o triângulo (pp. 164-169). Outra opção é ir direto para o relaxamento final (pp. 192-193).

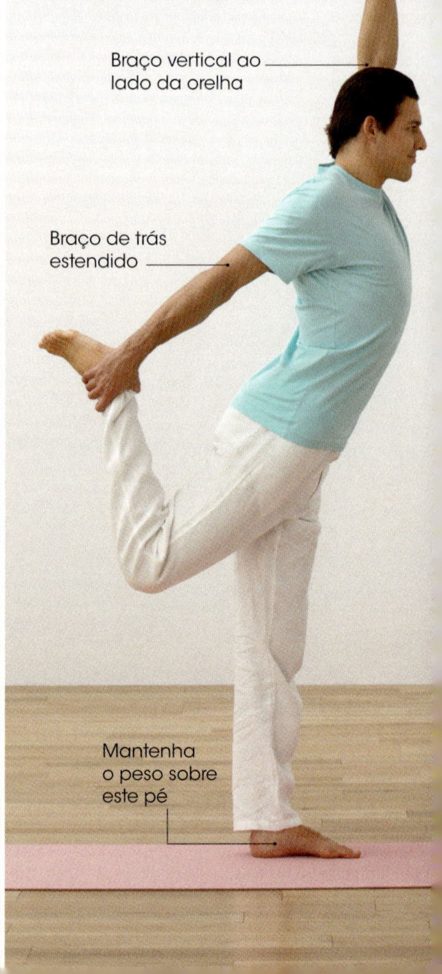
Braço vertical ao lado da orelha
Braço de trás estendido
Mantenha o peso sobre este pé

Avançado

4 Começando pelo passo 3 da Dança do mestre Shiva, puxe o pé direito para perto do ombro direito até erguer bem o cotovelo. Gire o pulso para segurar a parte de cima do pé. Respire profunda e ritmadamente. Segure por 30 segundos e solte. Repita do outro lado.

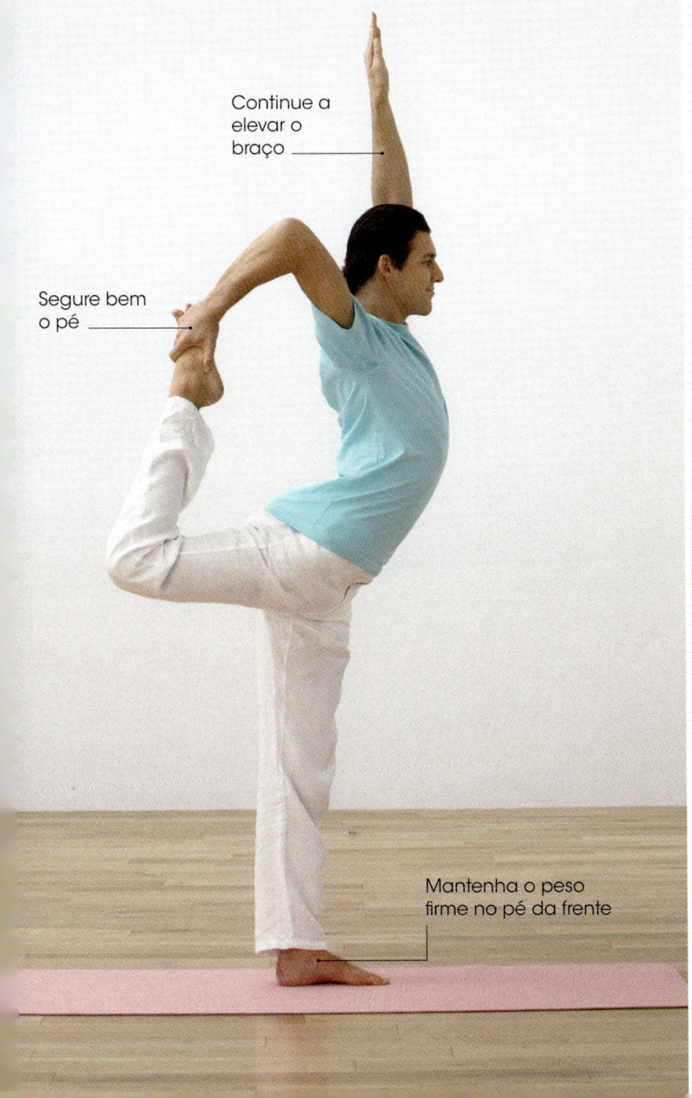
Continue a elevar o braço
Segure bem o pé
Mantenha o peso firme no pé da frente

5 Para completar a postura, traga o braço esquerdo por cima da cabeça e abaixe a mão esquerda para colocá-la no pé direito, segurando-o com as duas mãos. Segure a postura por 30 segundos, respirando profunda e ritmadamente. Solte e repita do outro lado. Pratique a flexão para a frente em pé (pp. 162-163) ou vá direto ao relaxamento final (pp. 192-193).

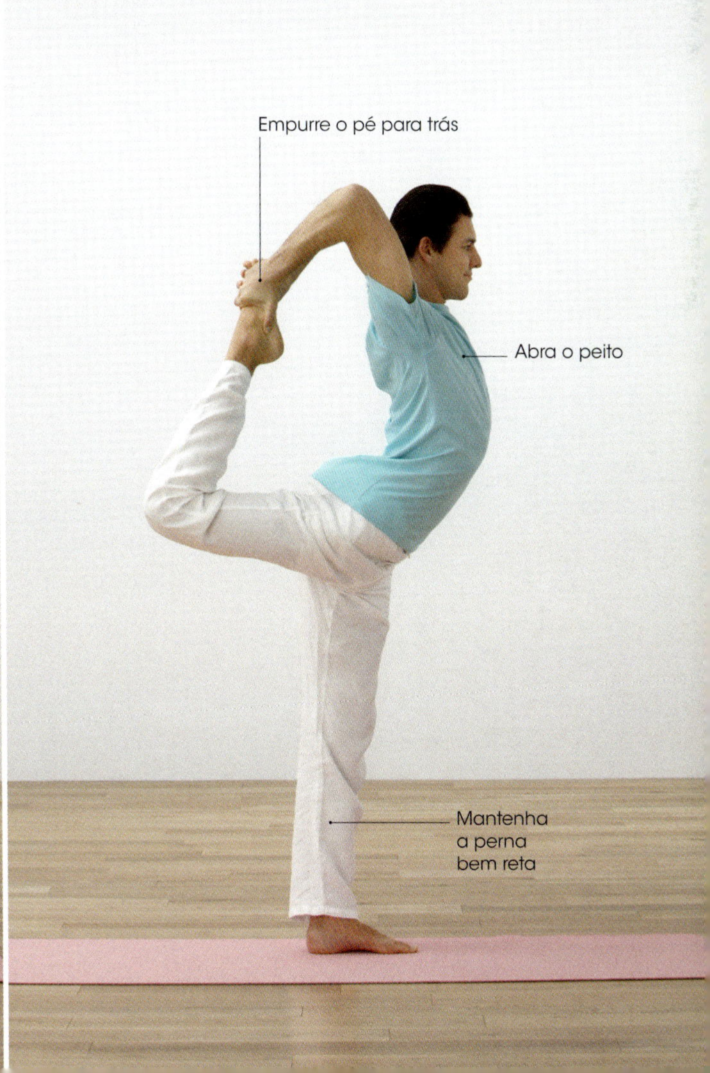
Empurre o pé para trás
Abra o peito
Mantenha a perna bem reta

11 Flexão para a frente em pé – *Pada Hasthasana*

Se sentir que suas pernas estão rígidas demais devido às horas que passou sentado, pratique esta postura. Usando a força da gravidade, esta postura rápida alonga os músculos e os ligamentos de toda a parte posterior do corpo – dos calcanhares ao meio das costas. Também prepara você para a próxima ássana, o triângulo (pp. 164-169).

BENEFÍCIOS

FÍSICOS

- Alonga os músculos das pernas, do quadril e da região lombar.
- Aumenta o fluxo de sangue no cérebro.
- Afina aos poucos a cintura se combinada a uma dieta ideal.
- Ajuda a combater a prisão de ventre.

MENTAL

- A estimulação da coluna, o senso de equilíbrio ativado e o maior fornecimento de sangue ao cérebro produzem um alívio do tamas, um estado de baixa energia caracterizado pela letargia, a inércia, o excesso de sono, a falta de memória e a depressão (p. 212).

CUIDADO Se a parte posterior de seus joelhos for hiperestendida, preocupe-se em mantê-la ereta, sem deixá-la afundar para trás.

Flexão para a frente em pé
Todos os níveis

Iniciante e intermediário

1 Fique de pé com as pernas juntas. Inspire e alongue os braços para cima, ao lado das orelhas.

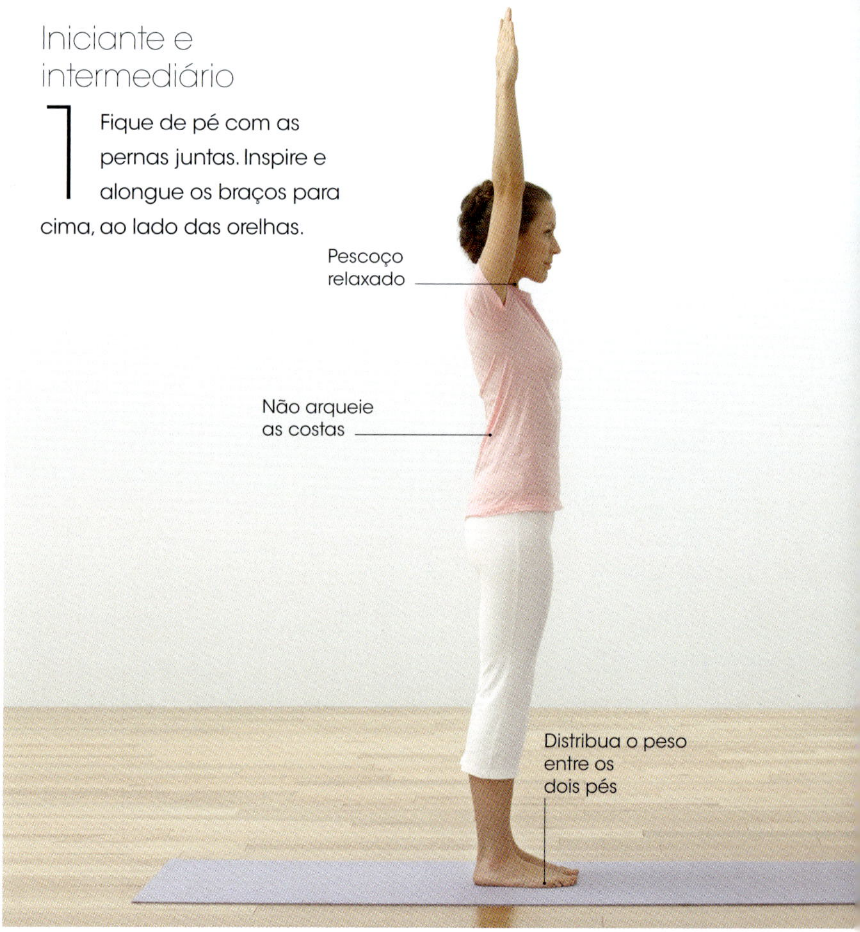
Pescoço relaxado
Não arqueie as costas
Distribua o peso entre os dois pés

2

Expire e flexione o tronco para a frente a partir do quadril, de modo a formar uma linha horizontal com os braços e a parte de cima do corpo.

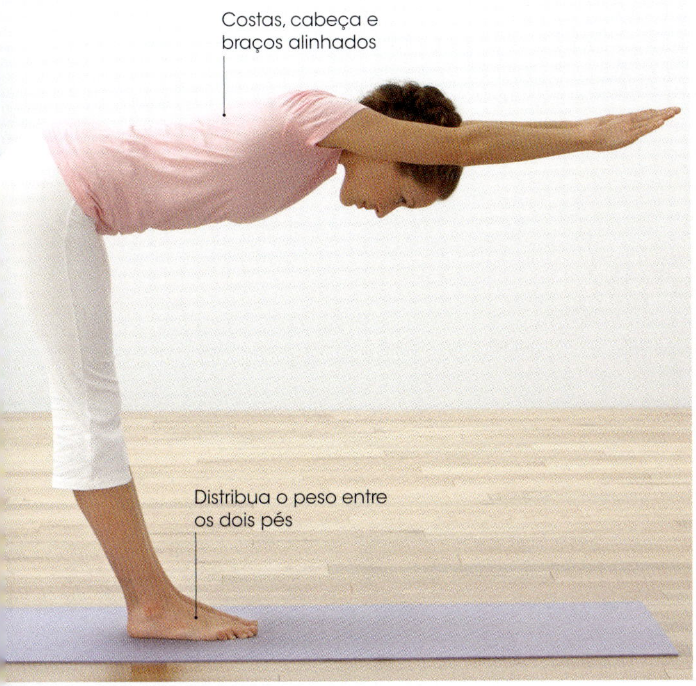
Costas, cabeça e braços alinhados
Distribua o peso entre os dois pés

3

Continue expirando e flexionando o tronco para a frente. Segure nos tornozelos ou nas panturrilhas ou pegue os dedões na postura clássica (veja abaixo). Segure por 1 minuto, respirando ritmadamente. Passe para o passo 4 ou inspire e volte, deixando braços e cabeça por último.

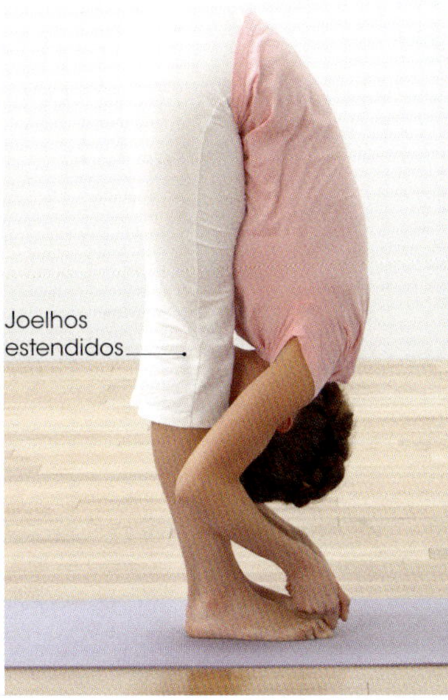
Joelhos estendidos

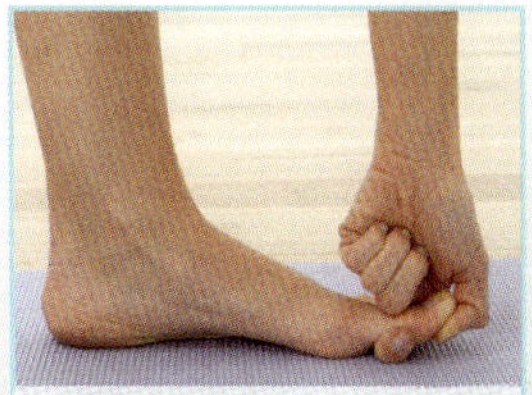

Postura clássica Passe o indicador por trás do dedão do pé e coloque o polegar embaixo dele. Feche os outros dedos para dentro da palma.

Avançado

4

Se conseguir pegar os dedões do pé, complete a postura, trazendo os braços para trás dos joelhos e segurando os cotovelos. Expirando, empurre os braços para trás das panturrilhas. Ou, para alongar ainda mais as pernas, deslize as palmas para debaixo dos pés (veja abaixo). Segure nesta posição por 1 minuto, respirando lenta e ritmadamente, depois volte para o passo 3.

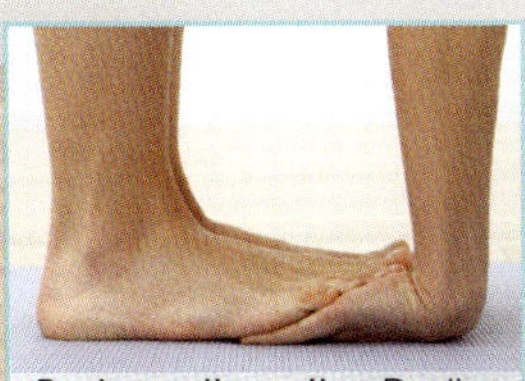

Postura alternativa Deslize as palmas para debaixo dos pés.

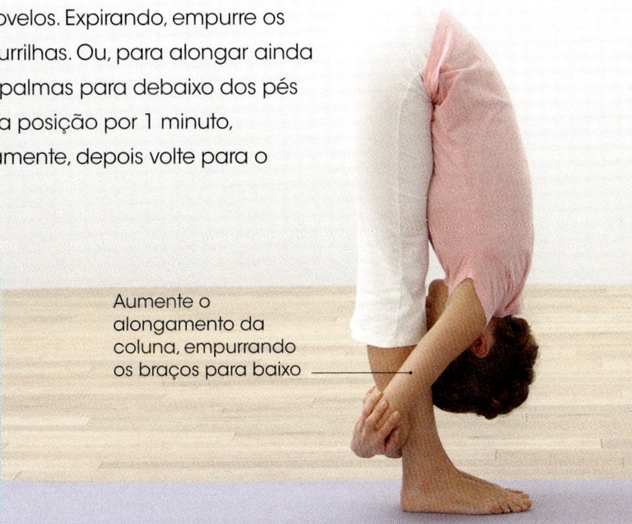
Aumente o alongamento da coluna, empurrando os braços para baixo

ERROS COMUNS

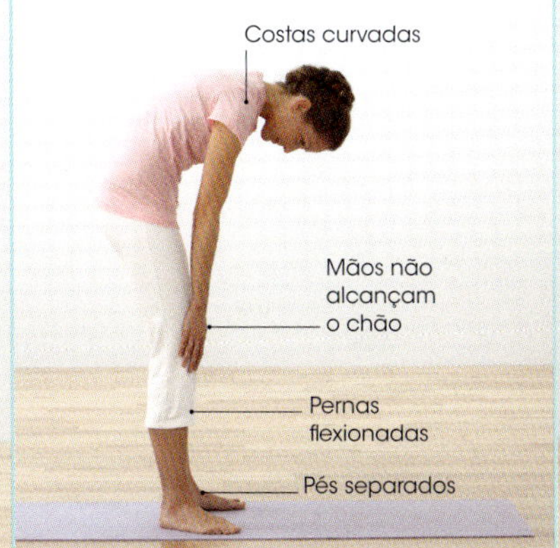
Costas curvadas
Mãos não alcançam o chão
Pernas flexionadas
Pés separados

12 Triângulo
Trikonasana

A postura do triângulo é uma ássana única. Sua flexão lateral fortalece diversos músculos das laterais do corpo ao mesmo tempo. Também colabora com o equilíbrio. É a última das 12 ássanas básicas. Depois de praticar o triângulo, finalize a sessão com o relaxamento final (pp. 192-193) para absorver bem todos os benefícios da prática.

BENEFÍCIOS

FÍSICOS

- Aumenta a mobilidade lateral da região lombar e torácica.
- Fortalece e alonga os músculos das pernas e das costas.
- Tonifica os nervos da coluna.
- Tonifica os órgãos internos do abdome.
- Melhora os movimentos intestinais e o apetite.

MENTAIS

- Trabalhar os músculos das pernas e das costas enquanto respira calmamente com o abdome, tentando relaxar conscientemente, consiste num desafio físico e mental. O triângulo faz você encarar a tarefa desafiadora de cultivar a calma e o desapego.
- Fortalece a concentração e a determinação mental.

Triângulo
Todos os níveis

Iniciante

1 Em pé, com as pernas separadas, mantendo o dobro da largura dos ombros, vire o pé esquerdo para a esquerda e alinhe-o à parte de dentro do pé direito.

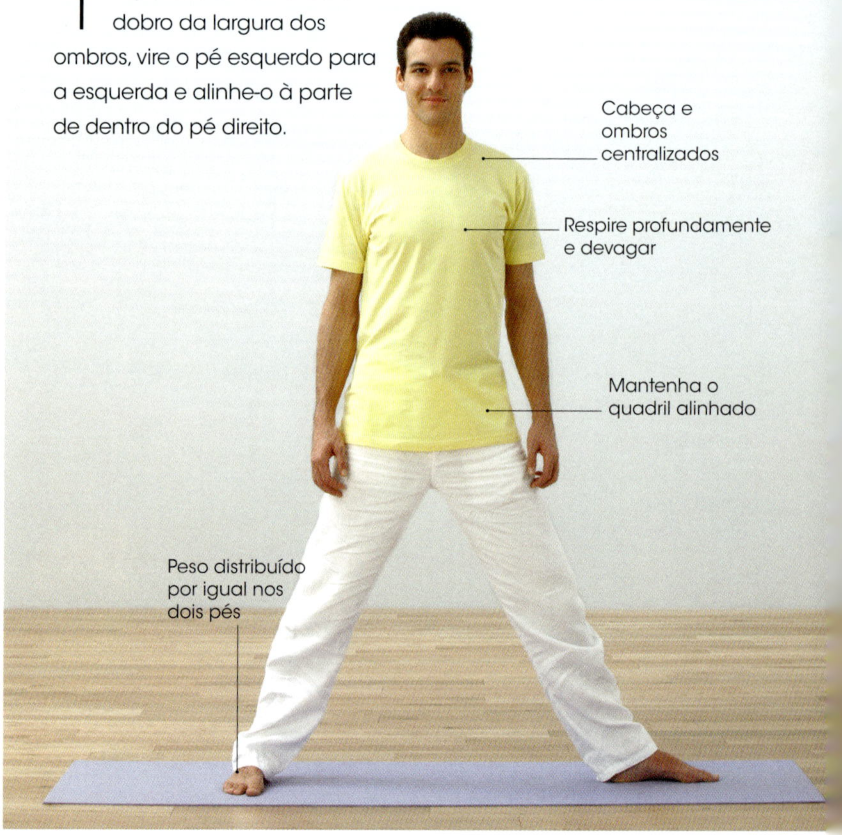
Cabeça e ombros centralizados
Respire profundamente e devagar
Mantenha o quadril alinhado
Peso distribuído por igual nos dois pés

2 Inspire e levante o braço direito ao lado da orelha.

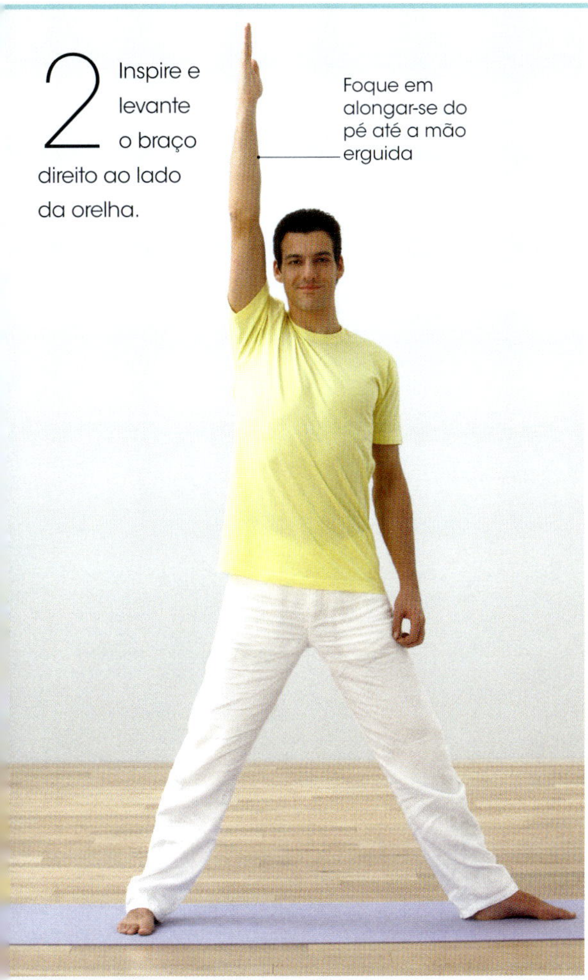
Foque em alongar-se do pé até a mão erguida

3 Se não conseguir estender o braço acima da cabeça sem flexionar a perna (veja passo 3 abaixo), expire e flexione o tronco para a esquerda. Flexione a perna esquerda e coloque a mão esquerda sobre o pé esquerdo. Segure por 1 minuto, depois repita do outro lado.

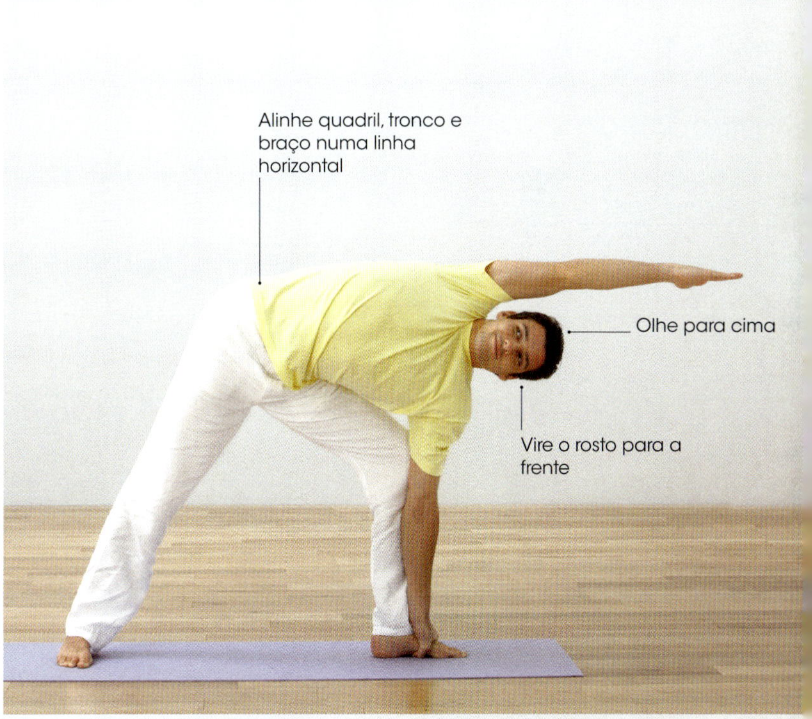
Alinhe quadril, tronco e braço numa linha horizontal
Olhe para cima
Vire o rosto para a frente

Intermediário e avançado

3 Se você conseguir estender o braço sobre a cabeça sem flexionar a perna, complete a postura a partir do passo 2. Expire e flexione para a esquerda, mantendo o joelho esquerdo estendido. Segure no tornozelo ou na panturrilha. Fique por 1 minuto, depois repita do outro lado.

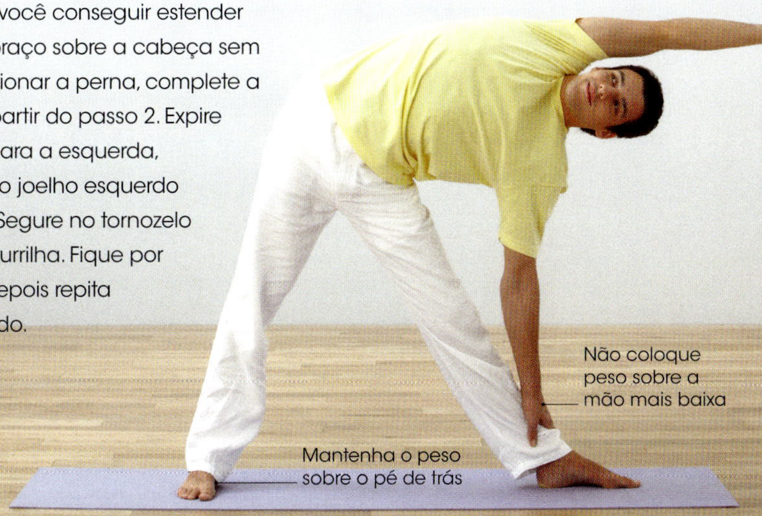
Não coloque peso sobre a mão mais baixa
Mantenha o peso sobre o pé de trás

ERROS COMUNS

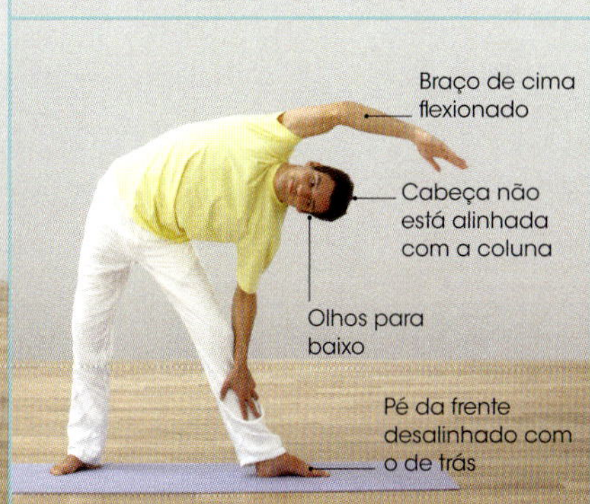
Braço de cima flexionado
Cabeça não está alinhada com a coluna
Olhos para baixo
Pé da frente desalinhado com o de trás

Triângulo
Variações

Estas variações adicionam a rotação de quadril e, depois, a torção da coluna à flexão lateral realizada no triângulo. Essa combinação de movimentos exercita muito bem a coluna.

Torção simples de quadril
Iniciante

1 Fique de pé com as pernas abertas, mantendo o dobro da largura dos ombros. Vire o pé esquerdo para a esquerda e o pé direito para dentro. Entrelace os dedos atrás das costas. Inspire profundamente.

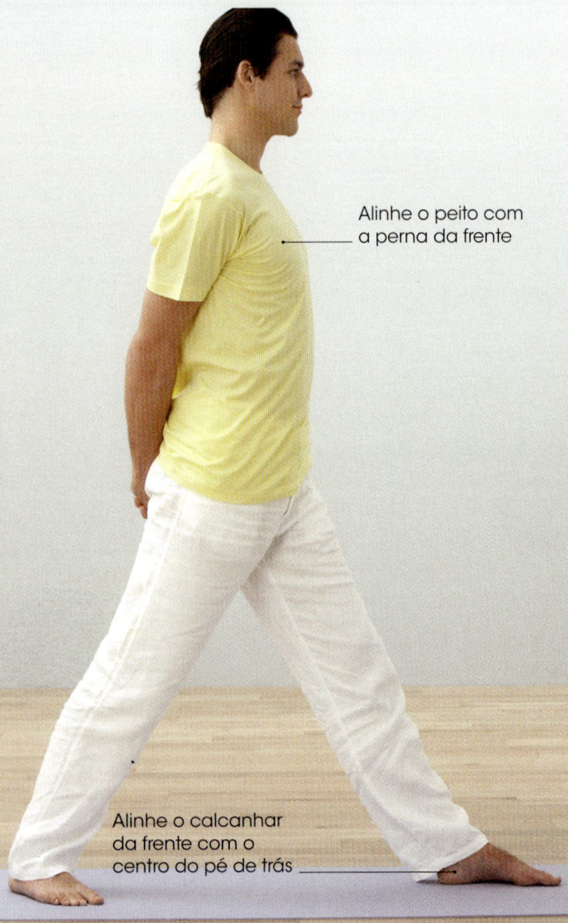
Alinhe o peito com a perna da frente
Alinhe o calcanhar da frente com o centro do pé de trás

2 Expirando, flexione o tronco sobre a perna esquerda, aproximando a testa do joelho esquerdo. Respire ritmadamente, segurando por 1 minuto. Repita do outro lado.

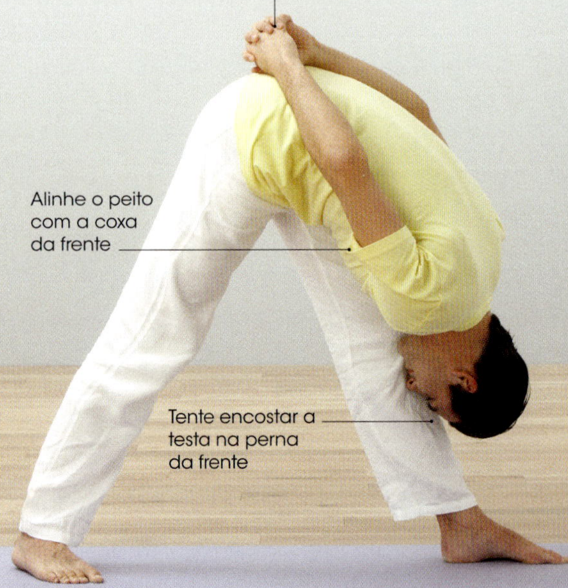
Dedos entrelaçados atrás das costas
Alinhe o peito com a coxa da frente
Tente encostar a testa na perna da frente

Triângulo com torção da coluna

Intermediário

1 Fique de pé com as pernas abertas, mantendo o dobro da largura dos ombros. Vire o pé direito para a direita e o pé esquerdo um pouco para dentro. Levante os braços paralelamente ao chão e torça o tronco o máximo que puder para a direita. Inspire profundamente.

2 Expirando, torça e flexione o tronco a partir da cintura. Coloque a mão esquerda ou no tornozelo direito, ou no chão, ao lado do pé direito. Levante o braço direito e olhe para ele. Respire ritmadamente, segurando por 1 minuto, depois repita do outro lado.

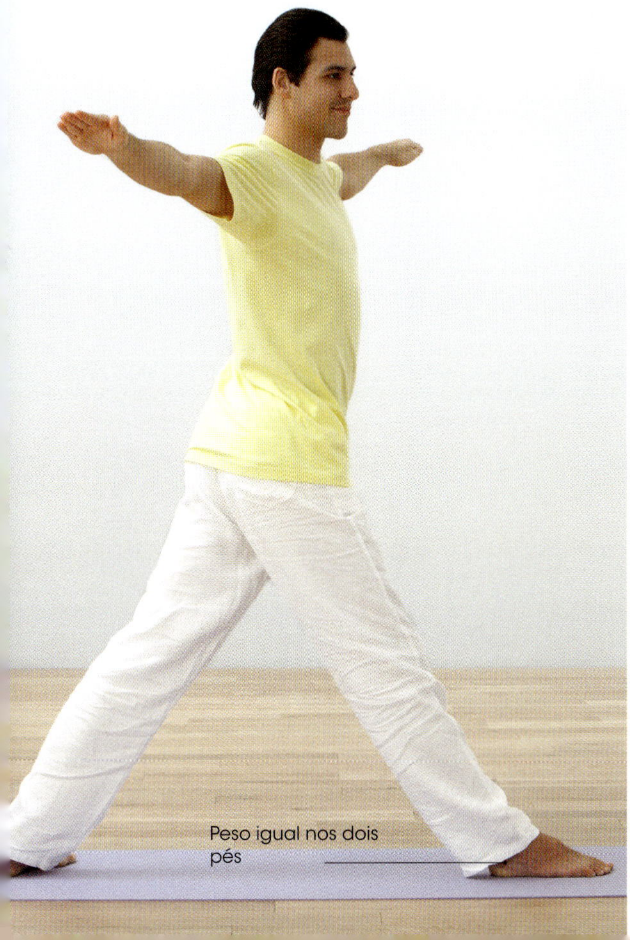
Peso igual nos dois pés

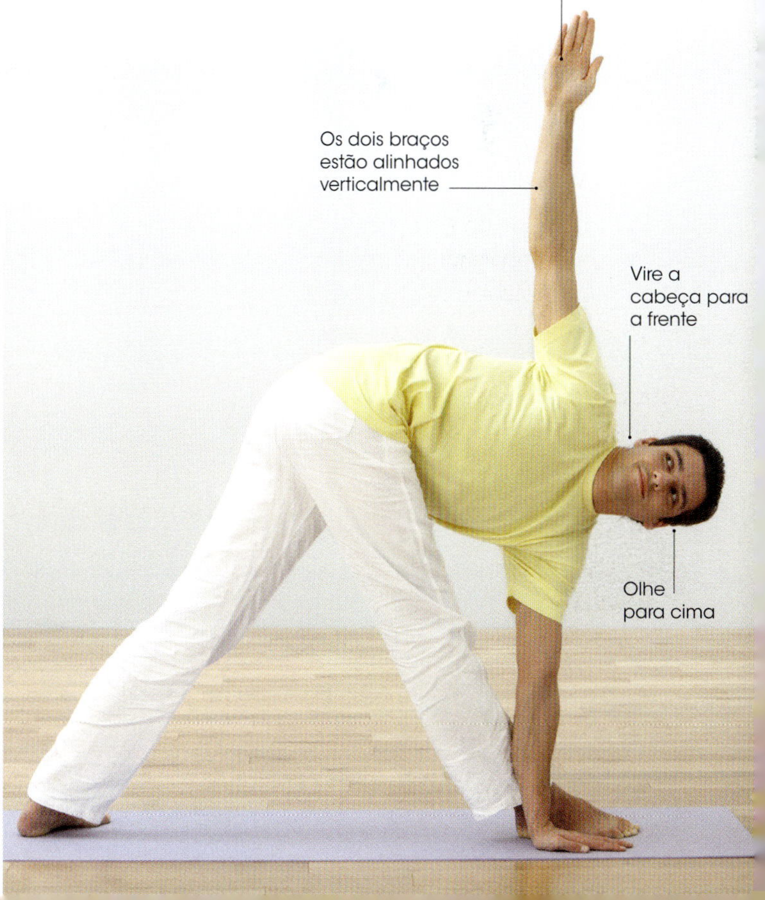
Mantenha a mão virada para a frente
Os dois braços estão alinhados verticalmente
Vire a cabeça para a frente
Olhe para cima

Triângulo
Variações (continuação)

Estas variações enfatizam o alongamento e o fortalecimento da região pélvica. A contração isométrica dos músculos quadríceps exercita intensamente as coxas.

Triângulo com flexão de joelho
Intermediário

1 Com as pernas mais abertas do que no passo 1 (p. 164), vire o pé esquerdo para a esquerda e flexione o joelho, repousando o antebraço esquerdo sobre ele. Mantenha a perna direita estendida. Respire ritmadamente.

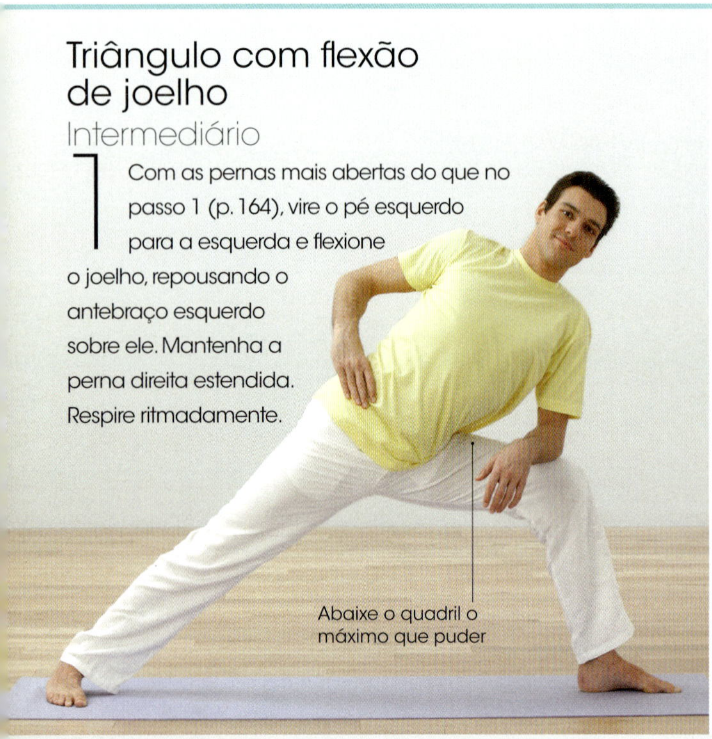
Abaixe o quadril o máximo que puder

2 Vire o tronco para a esquerda, expire e coloque as duas palmas no chão, uma paralela à outra, mantendo as duas ao lado direito do pé esquerdo.

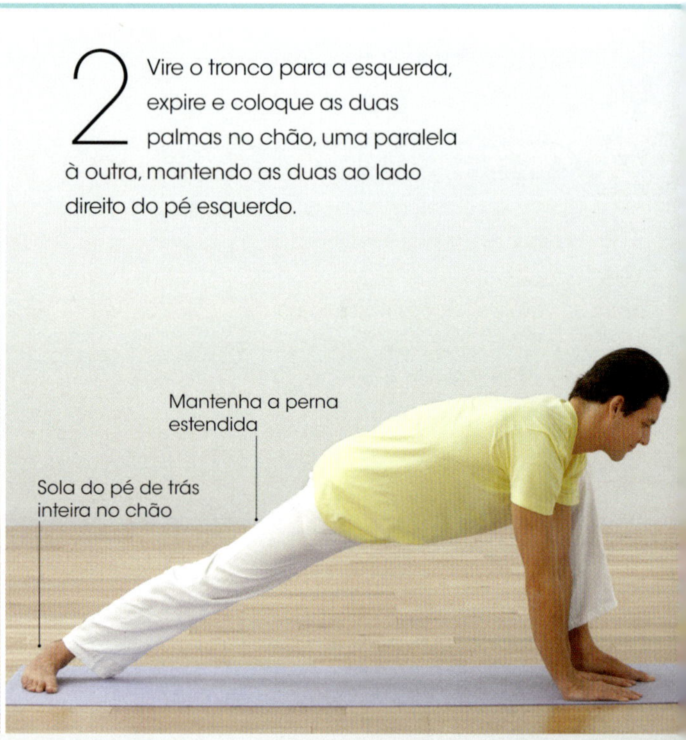
Mantenha a perna estendida
Sola do pé de trás inteira no chão

3 Inspire e levante o braço direito, mantendo-o paralelo à orelha direita. Segure por 30 segundos, respirando ritmadamente. Para sair da postura, levante o braço esquerdo e empurre a partir da perna esquerda, ficando em pé de novo. Repita do outro lado.

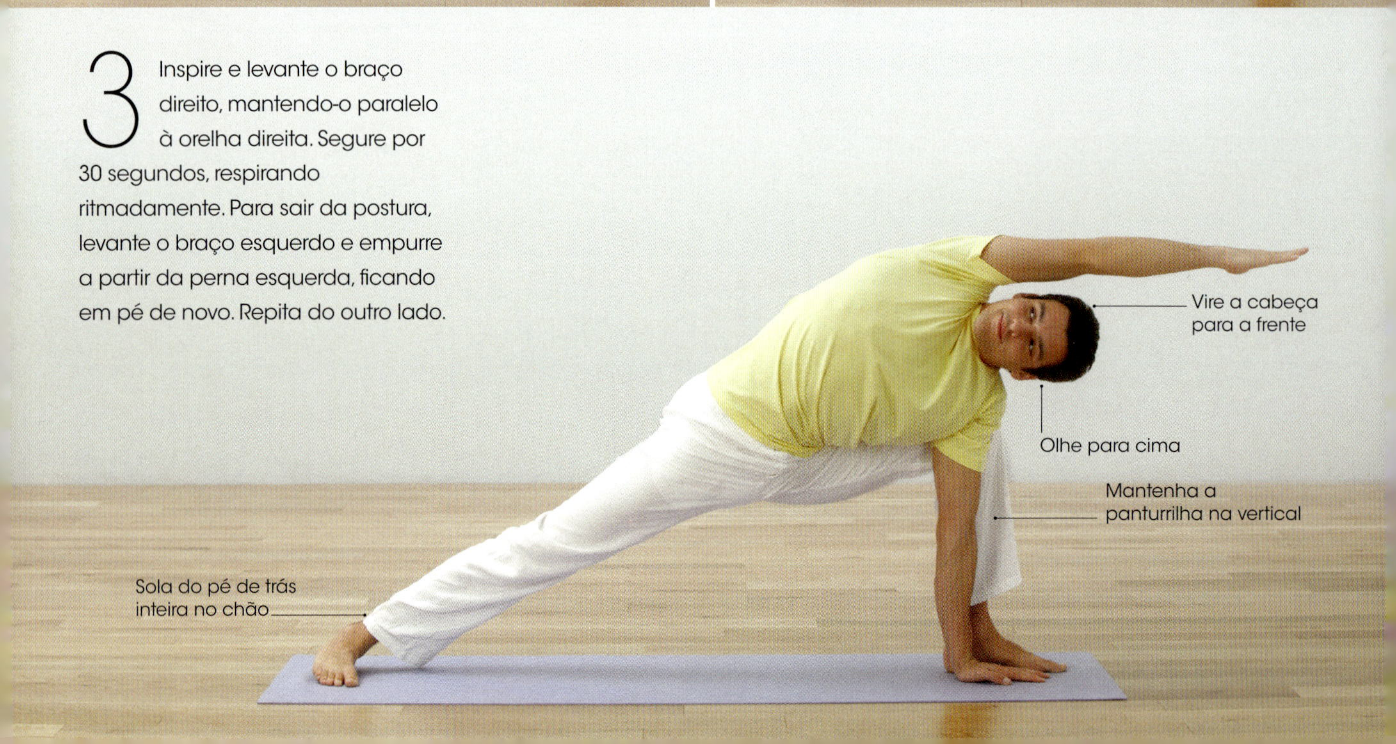
Vire a cabeça para a frente
Olhe para cima
Mantenha a panturrilha na vertical
Sola do pé de trás inteira no chão

Da cabeça aos pés

Avançado

4 Começando pelo passo 2 do triângulo com flexão de joelho (veja ao lado), leve as mãos para trás das costas e entrelace os dedos. Inspire e erga as costas para alinhá-las à perna esquerda, mantendo o equilíbrio nas duas pernas.

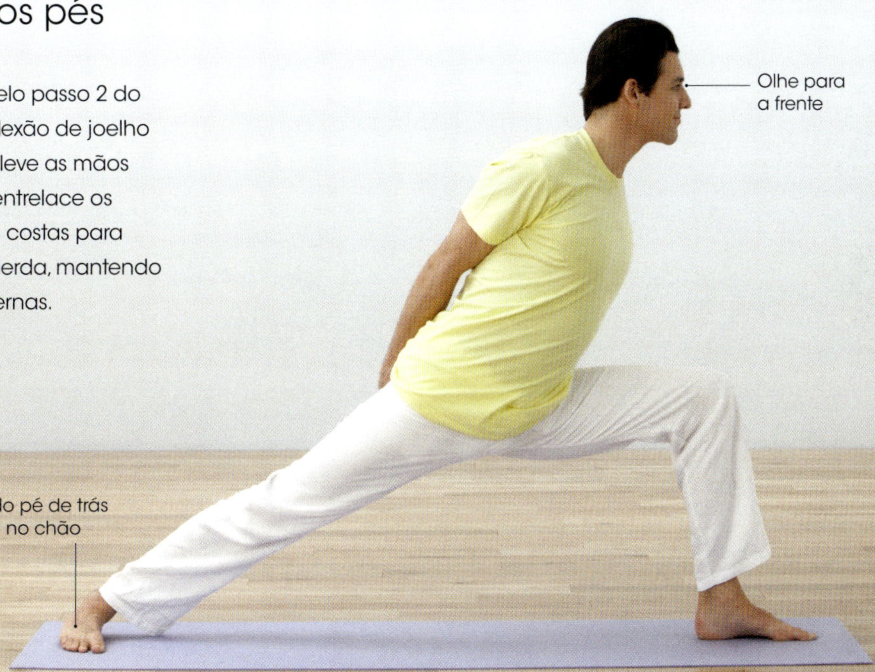
Olhe para a frente
Sola do pé de trás inteira no chão

5 Expire e flexione o tronco para a frente, tentando encostar o topo da cabeça no chão ao lado do pé esquerdo. Segure por 30 segundos. Inspirando, saia da postura, levantando o tronco, depois repita do outro lado.

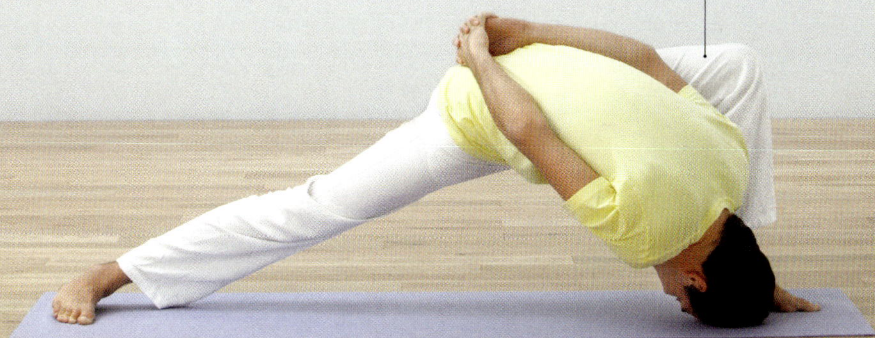
Os quadríceps da perna flexionada contraem-se fortemente

Sequências

As sequências desta seção são adequadas tanto para praticantes iniciantes quanto para os intermediários e os avançados. Cada nível possui treinamentos de 20, 40 e 60 minutos. Lembre-se de sempre descansar na postura do cadáver (p. 46) antes de começar.

Sequências para iniciantes

ATENÇÃO: POSTURA DO CADÁVER/POSTURA DA CRIANÇA/RELAXAMENTO DE BRUÇOS
– Relaxe numa dessas posturas depois da prática

20 minutos

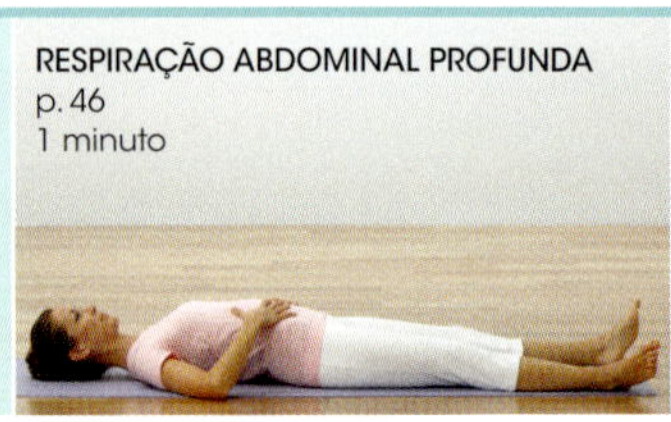
RESPIRAÇÃO ABDOMINAL PROFUNDA
p. 46
1 minuto

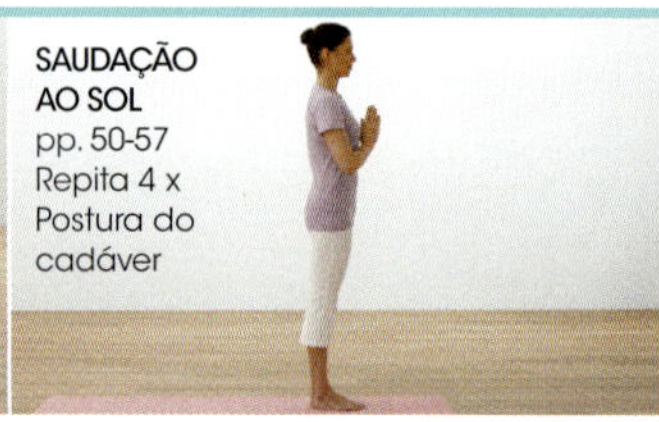
SAUDAÇÃO AO SOL
pp. 50-57
Repita 4 x
Postura do cadáver

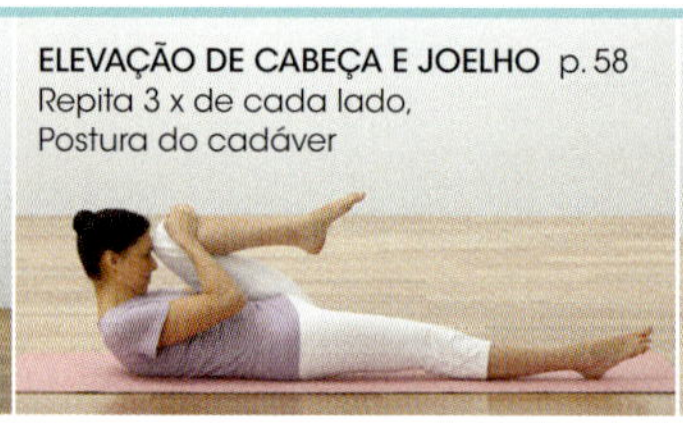
ELEVAÇÃO DE CABEÇA E JOELHO p. 58
Repita 3 x de cada lado,
Postura do cadáver

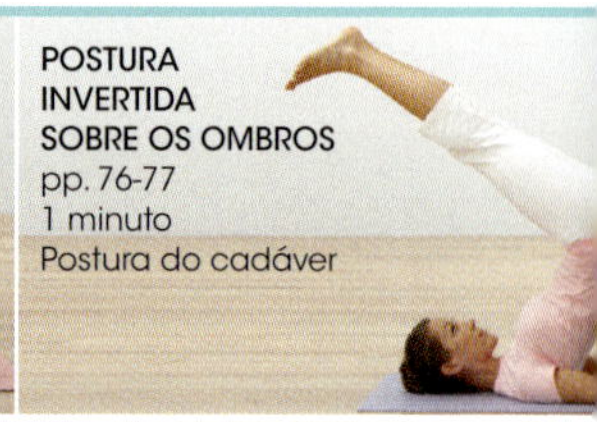
POSTURA INVERTIDA SOBRE OS OMBROS
pp. 76-77
1 minuto
Postura do cadáver

40 minutos

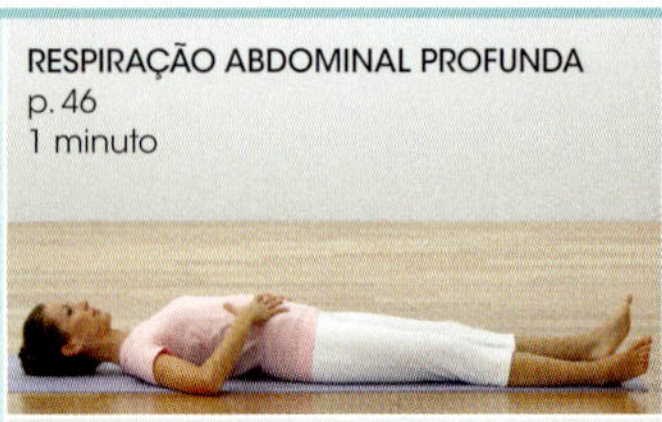
RESPIRAÇÃO ABDOMINAL PROFUNDA
p. 46
1 minuto

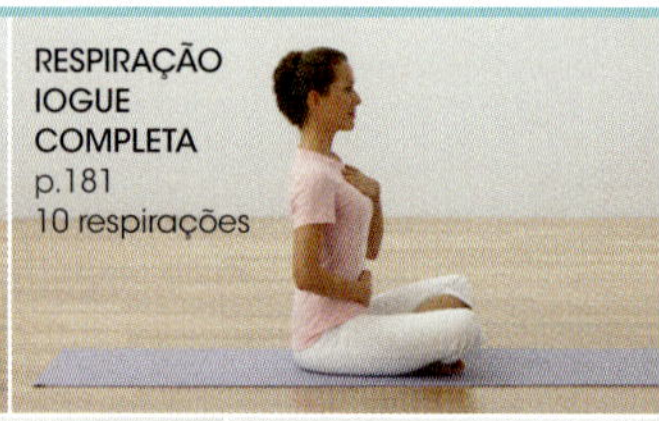
RESPIRAÇÃO IOGUE COMPLETA
p.181
10 respirações

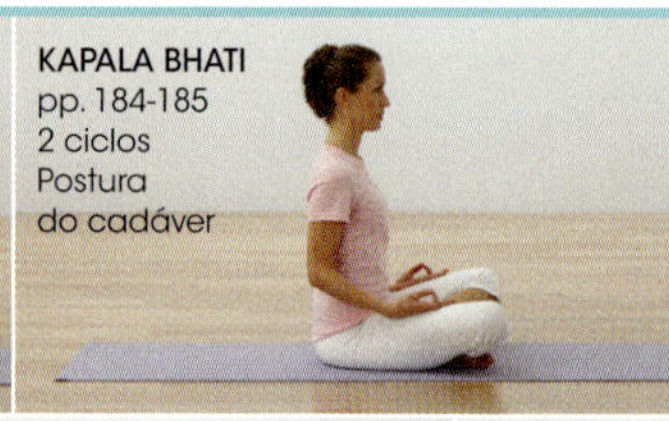
KAPALA BHATI
pp. 184-185
2 ciclos
Postura do cadáver

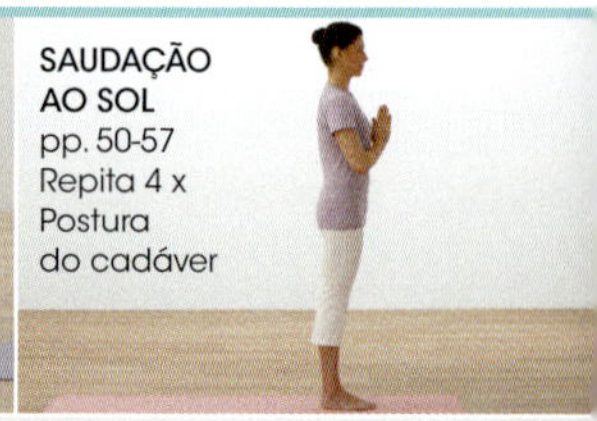
SAUDAÇÃO AO SOL
pp. 50-57
Repita 4 x
Postura do cadáver

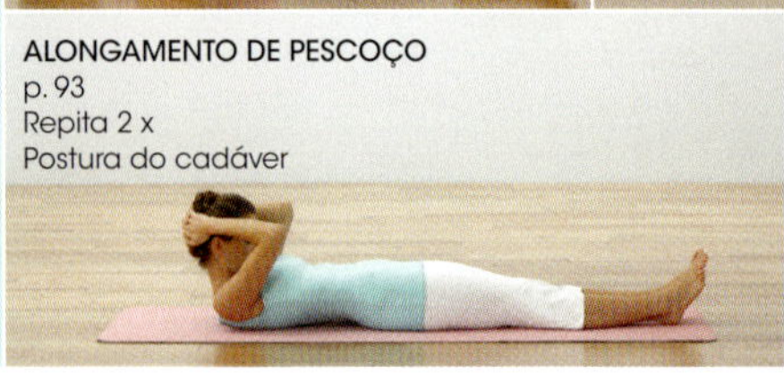
ALONGAMENTO DE PESCOÇO
p. 93
Repita 2 x
Postura do cadáver

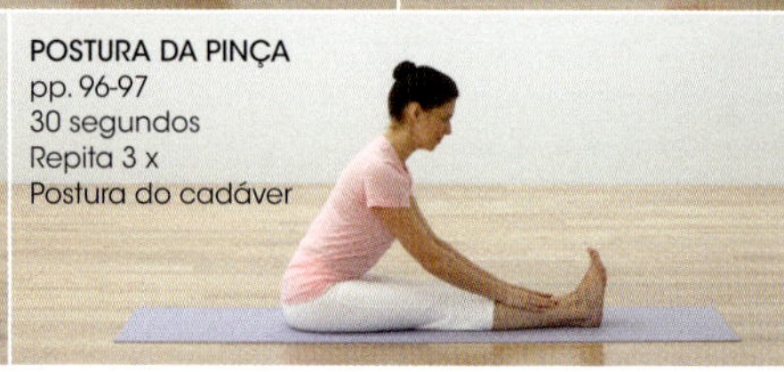
POSTURA DA PINÇA
pp. 96-97
30 segundos
Repita 3 x
Postura do cadáver

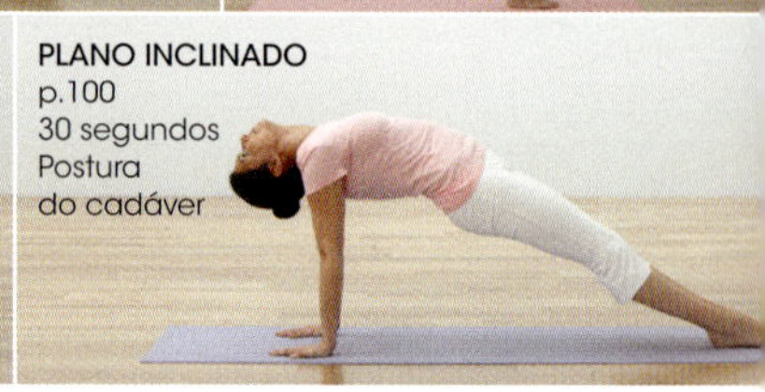
PLANO INCLINADO
p.100
30 segundos
Postura do cadáver

60 minutos

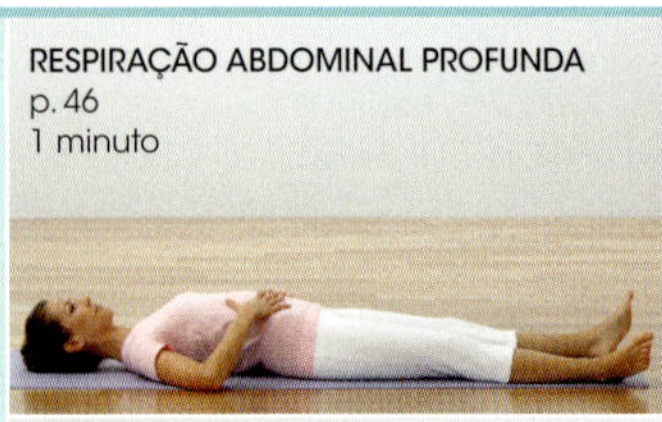
RESPIRAÇÃO ABDOMINAL PROFUNDA
p. 46
1 minuto

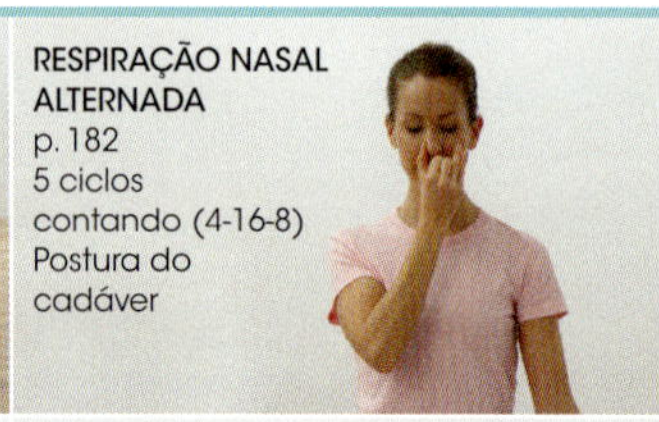
RESPIRAÇÃO NASAL ALTERNADA
p. 182
5 ciclos
contando (4-16-8)
Postura do cadáver

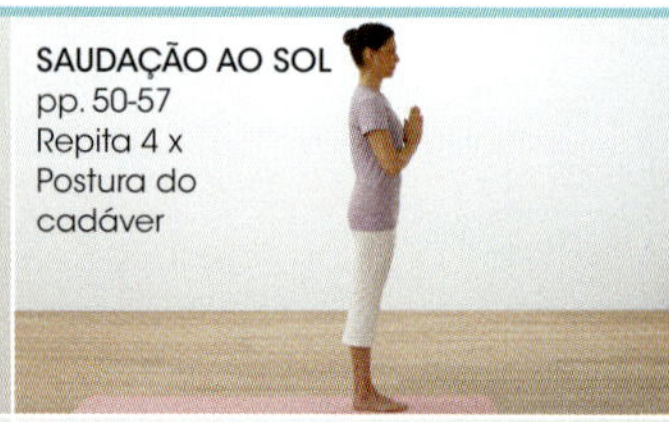
SAUDAÇÃO AO SOL
pp. 50-57
Repita 4 x
Postura do cadáver

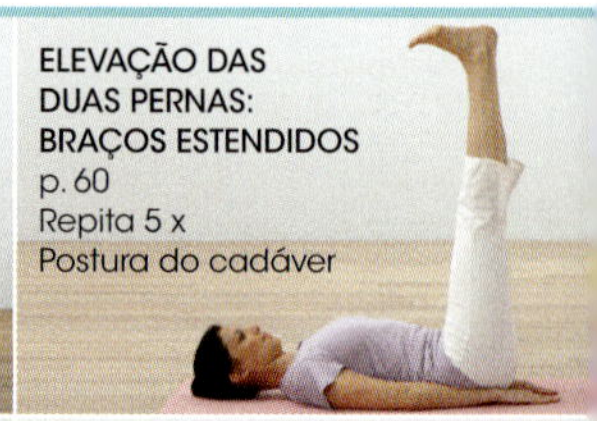
ELEVAÇÃO DAS DUAS PERNAS: BRAÇOS ESTENDIDOS
p. 60
Repita 5 x
Postura do cadáver

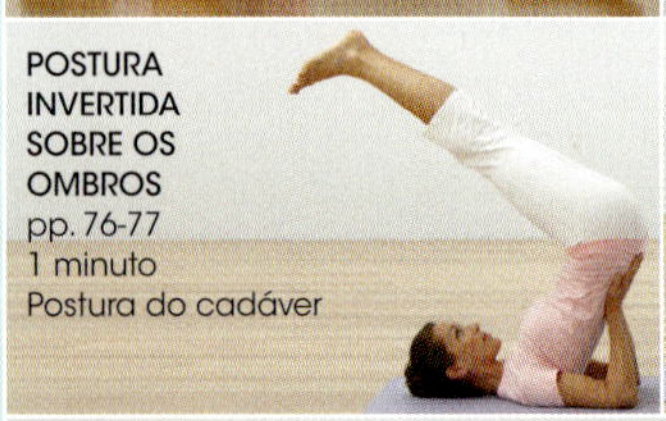
POSTURA INVERTIDA SOBRE OS OMBROS
pp. 76-77
1 minuto
Postura do cadáver

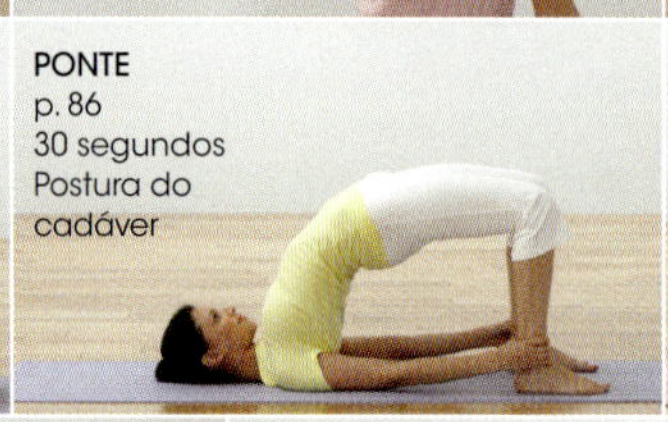
PONTE
p. 86
30 segundos
Postura do cadáver

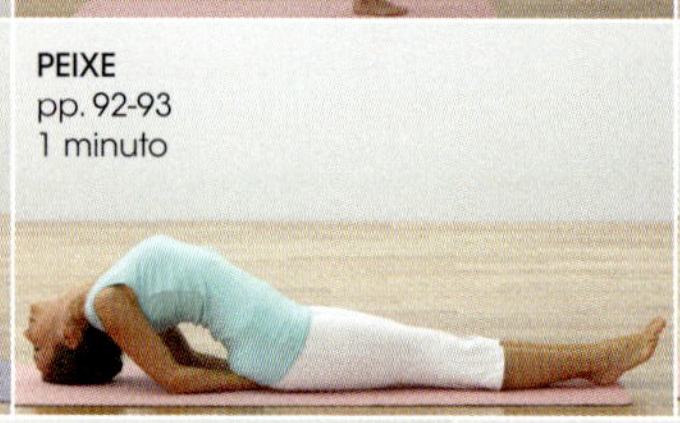
PEIXE
pp. 92-93
1 minuto

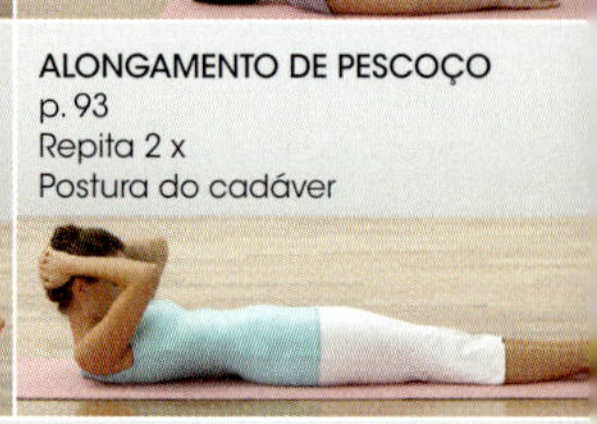
ALONGAMENTO DE PESCOÇO
p. 93
Repita 2 x
Postura do cadáver

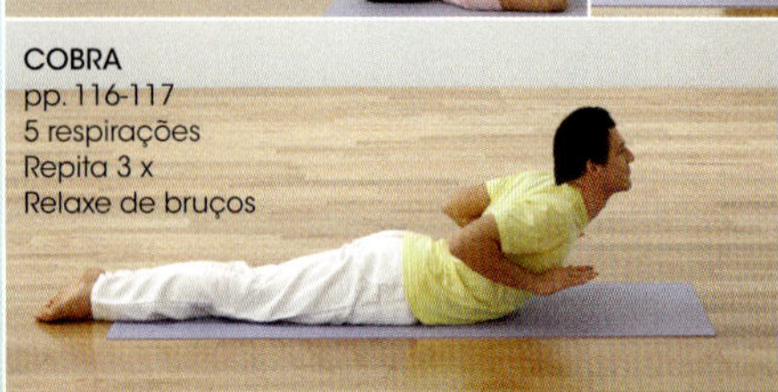
COBRA
pp. 116-117
5 respirações
Repita 3 x
Relaxe de bruços

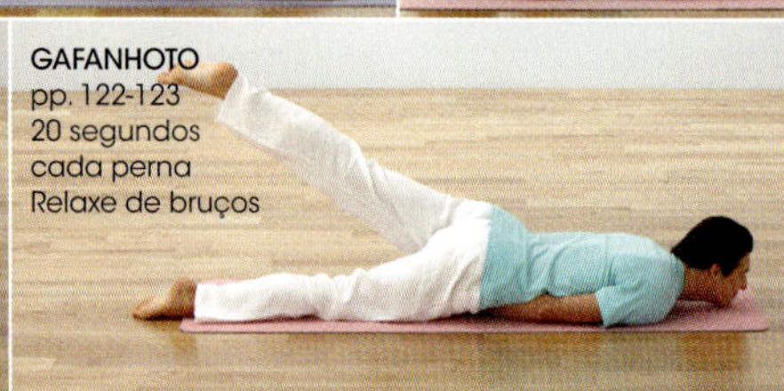
GAFANHOTO
pp. 122-123
20 segundos
cada perna
Relaxe de bruços

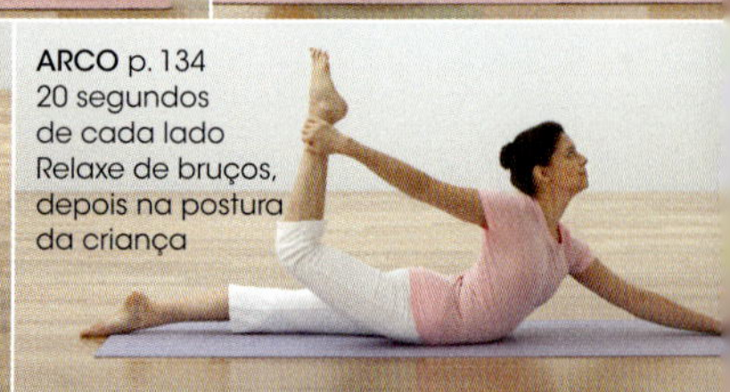
ARCO p. 134
20 segundos
de cada lado
Relaxe de bruços, depois na postura da criança

Posturas de descanso

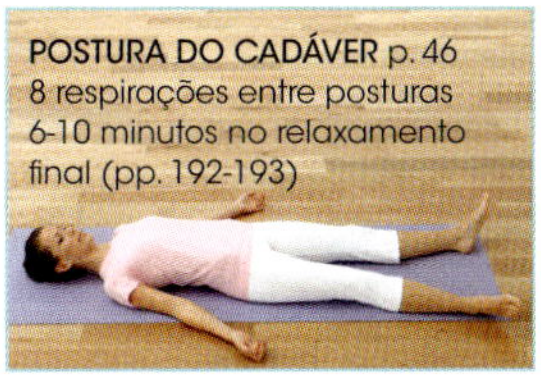

POSTURA DO CADÁVER p. 46
8 respirações entre posturas
6-10 minutos no relaxamento final (pp. 192-193)

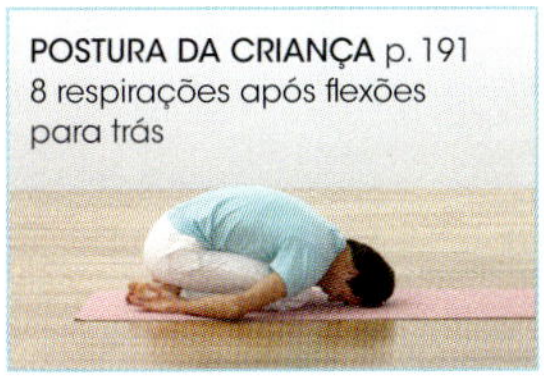

POSTURA DA CRIANÇA p. 191
8 respirações após flexões para trás

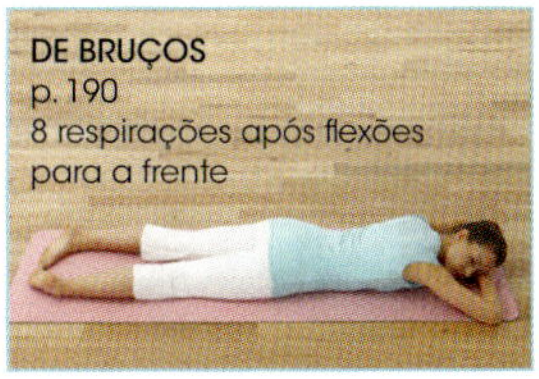

DE BRUÇOS
p. 190
8 respirações após flexões para a frente

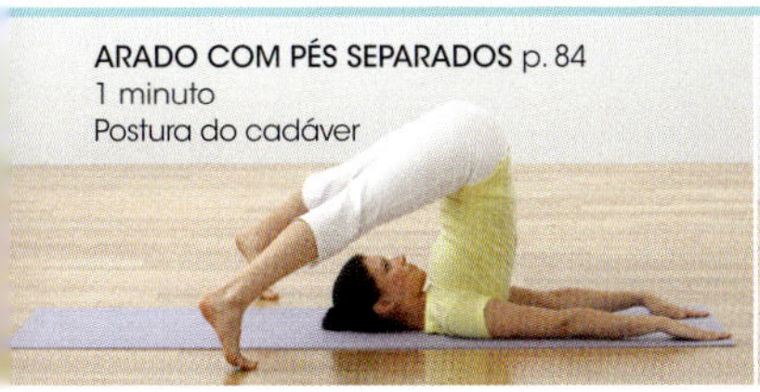

ARADO COM PÉS SEPARADOS p. 84
1 minuto
Postura do cadáver

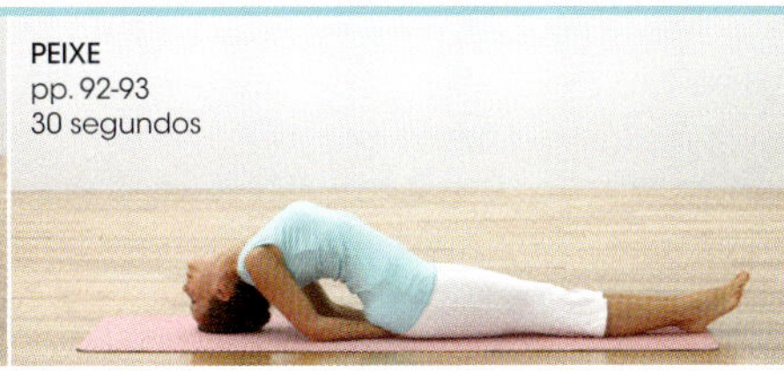

PEIXE
pp. 92-93
30 segundos

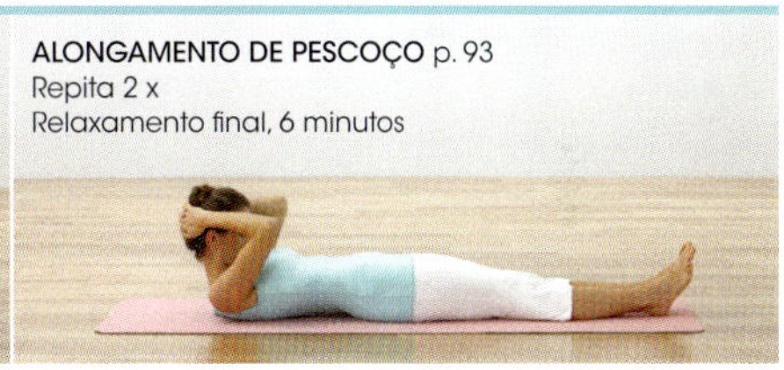

ALONGAMENTO DE PESCOÇO p. 93
Repita 2 x
Relaxamento final, 6 minutos

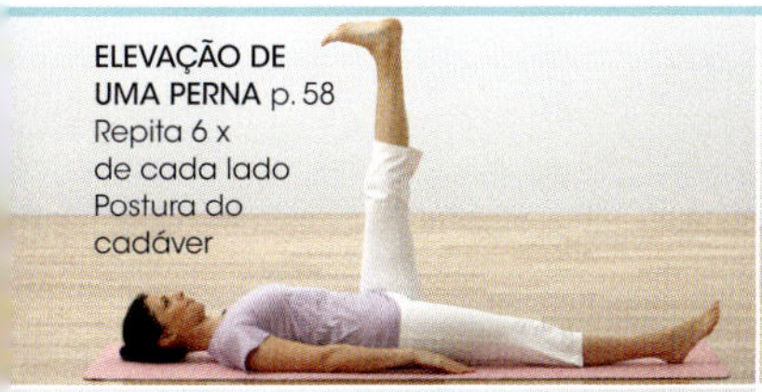

ELEVAÇÃO DE UMA PERNA p. 58
Repita 6 x de cada lado
Postura do cadáver

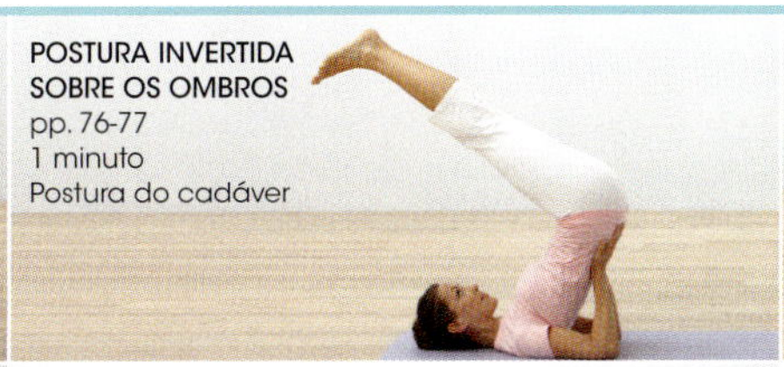

POSTURA INVERTIDA SOBRE OS OMBROS
pp. 76-77
1 minuto
Postura do cadáver

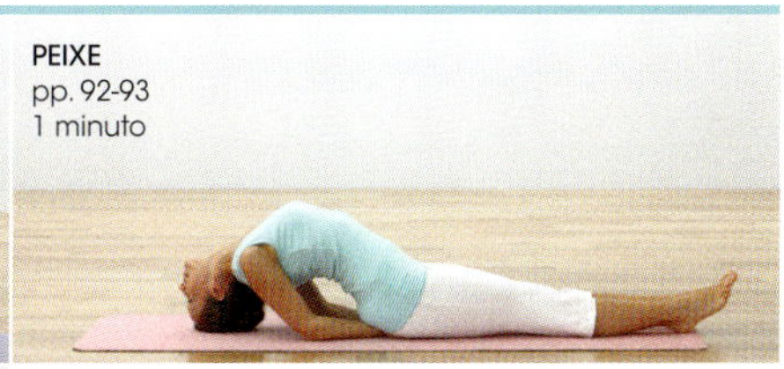

PEIXE
pp. 92-93
1 minuto

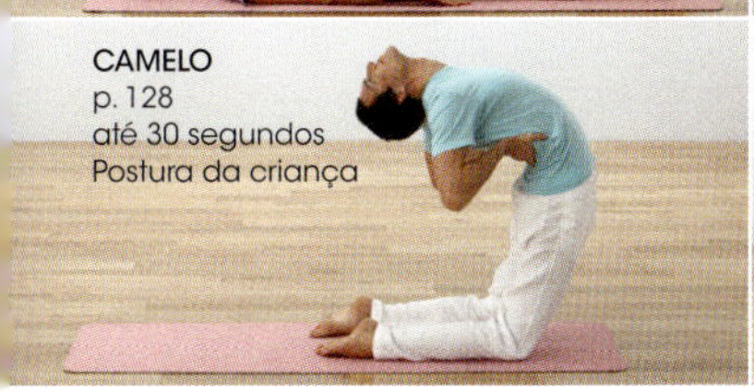

CAMELO
p. 128
até 30 segundos
Postura da criança

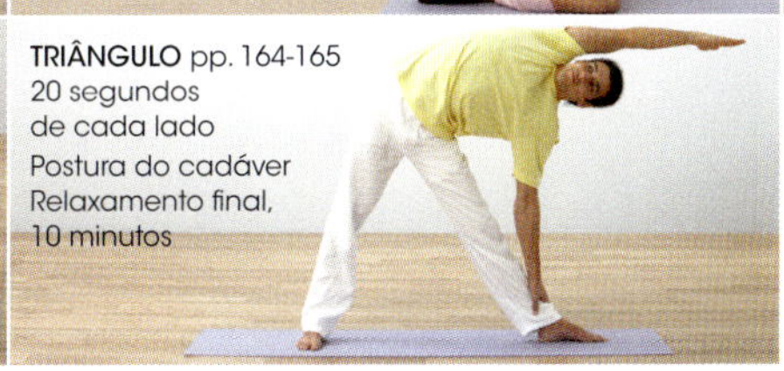

TRIÂNGULO pp. 164-165
20 segundos de cada lado
Postura do cadáver
Relaxamento final, 10 minutos

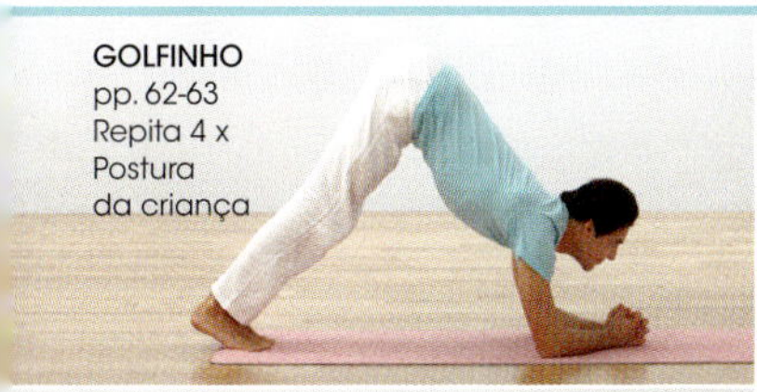

GOLFINHO
pp. 62-63
Repita 4 x
Postura da criança

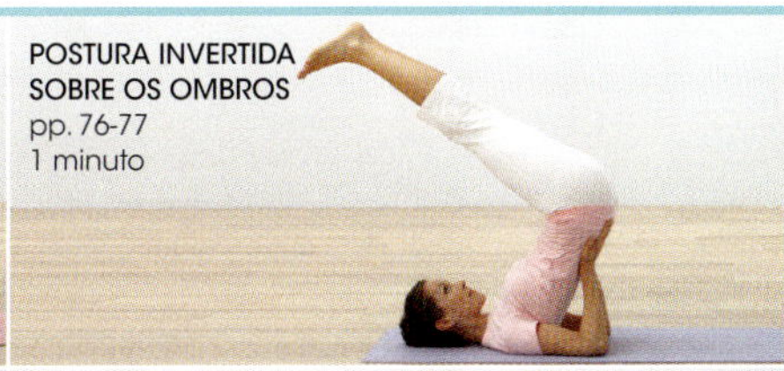

POSTURA INVERTIDA SOBRE OS OMBROS
pp. 76-77
1 minuto

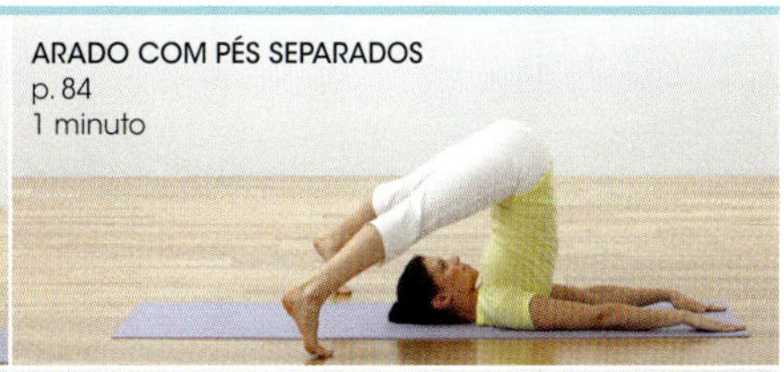

ARADO COM PÉS SEPARADOS
p. 84
1 minuto

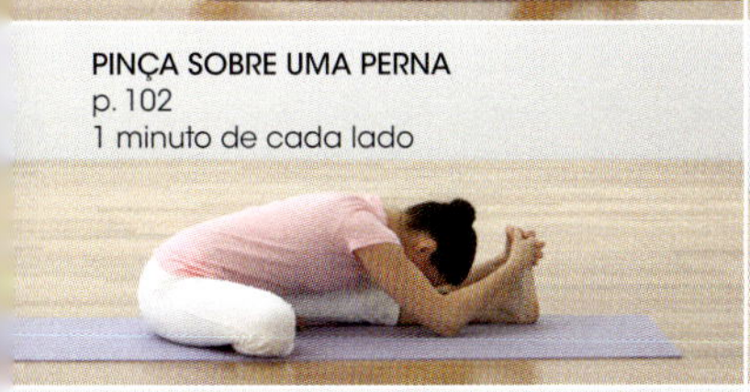

PINÇA SOBRE UMA PERNA
p. 102
1 minuto de cada lado

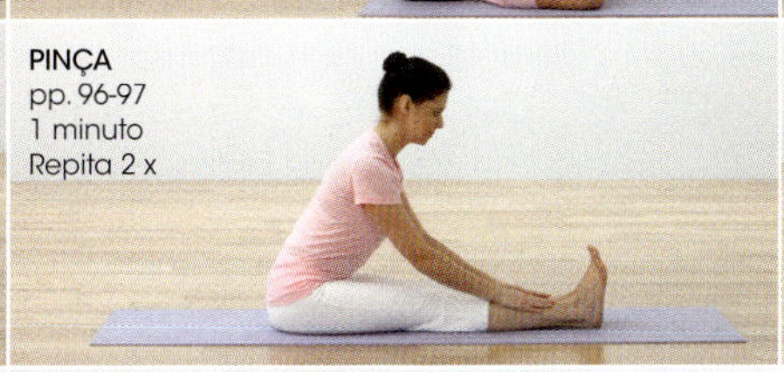

PINÇA
pp. 96-97
1 minuto
Repita 2 x

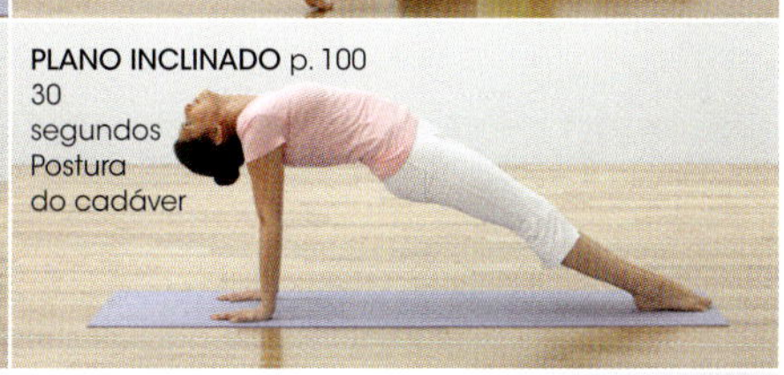

PLANO INCLINADO p. 100
30 segundos
Postura do cadáver

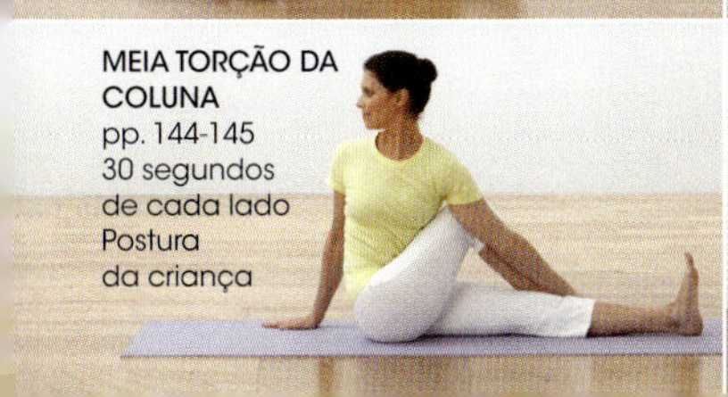

MEIA TORÇÃO DA COLUNA
pp. 144-145
30 segundos de cada lado
Postura da criança

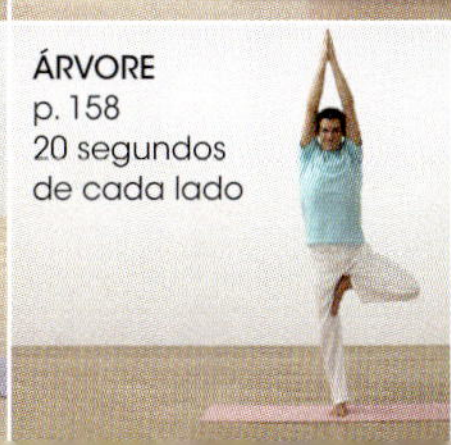

ÁRVORE
p. 158
20 segundos de cada lado

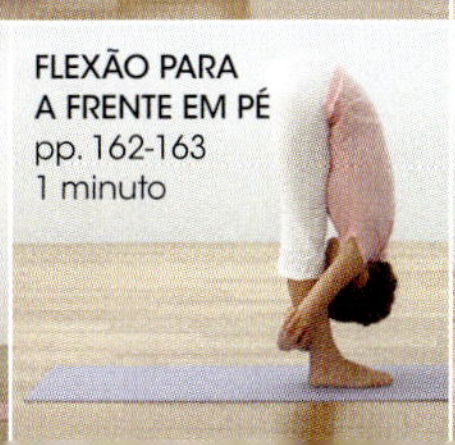

FLEXÃO PARA A FRENTE EM PÉ
pp. 162-163
1 minuto

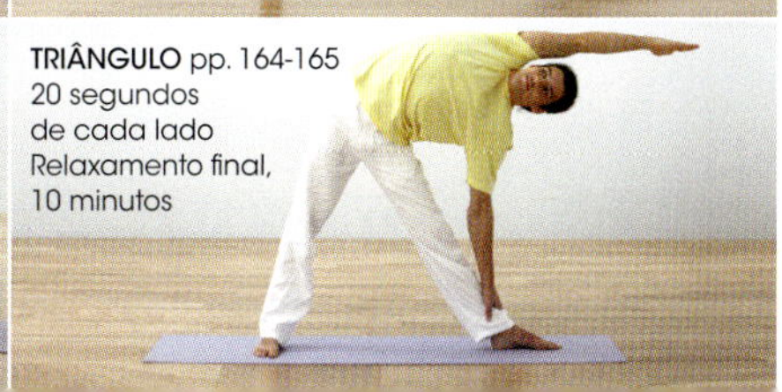

TRIÂNGULO pp. 164-165
20 segundos de cada lado
Relaxamento final, 10 minutos

Sequências intermediárias

ATENÇÃO: POSTURA DO CADÁVER/POSTURA DA CRIANÇA/RELAXAMENTO DE BRUÇOS
– Relaxe numa destas posturas depois dos exercícios

Posturas de descanso

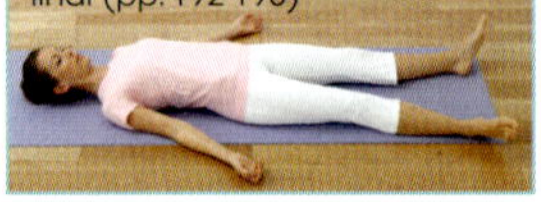

POSTURA DO CADÁVER p. 46
8 respirações entre posturas
6-10 minutos no relaxamento final (pp. 192-193)

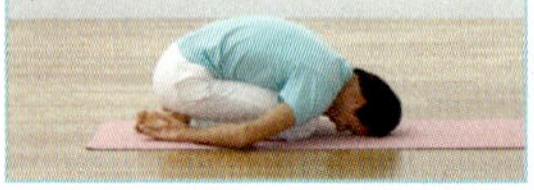

POSTURA DA CRIANÇA
p. 191
8 respirações após flexões para trás

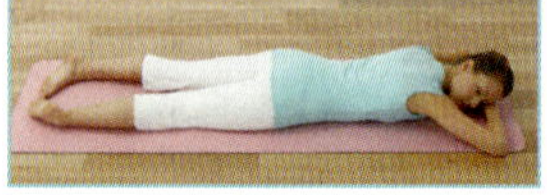

DE BRUÇOS p. 190
8 respirações após flexões para a frente

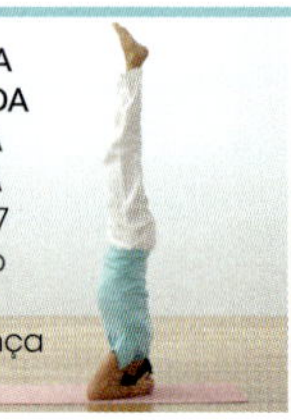

POSTURA INVERTIDA SOBRE A CABEÇA
pp. 64-67
1 minuto
Postura da criança

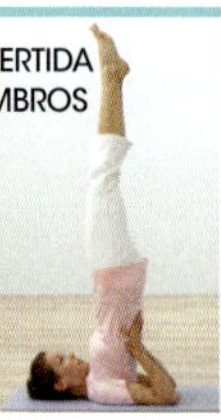

POSTURA INVERTIDA SOBRE OS OMBROS
p. 76-78
1 minuto
Postura do cadáver

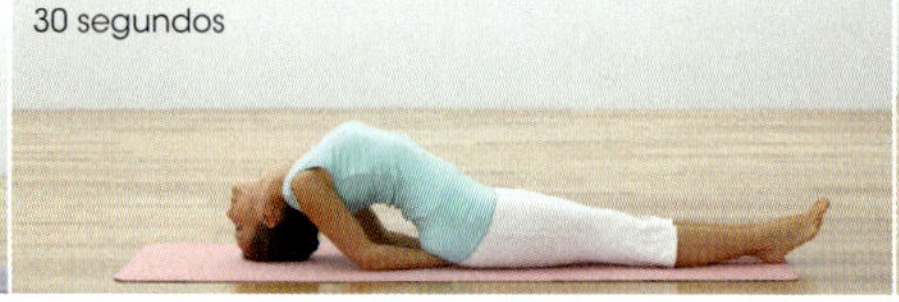

PEIXE
pp. 92-93
30 segundos

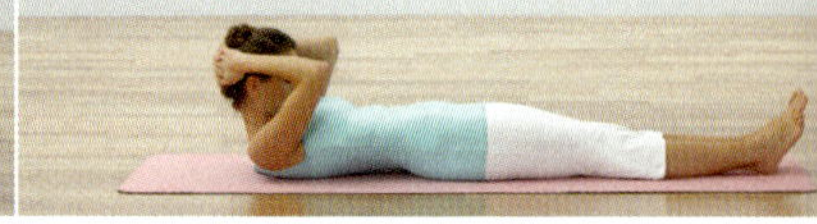

ALONGAMENTO DE PESCOÇO
p. 93
Repita 2 x
Postura do cadáver

40 minutos

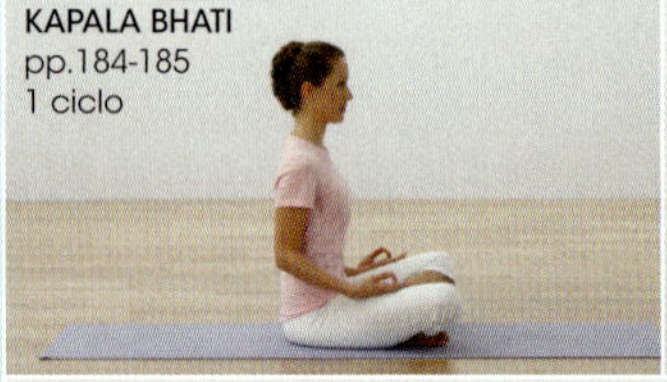

KAPALA BHATI
pp.184-185
1 ciclo

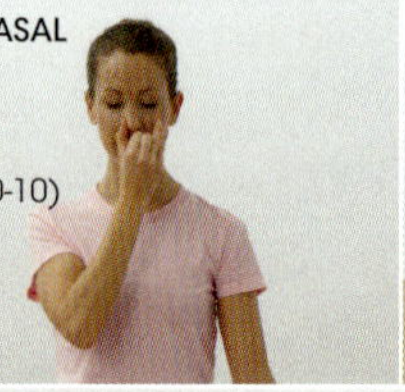

RESPIRAÇÃO NASAL ALTERNADA
p. 182
4 ciclos
contando (5-20-10)
Postura do cadáver

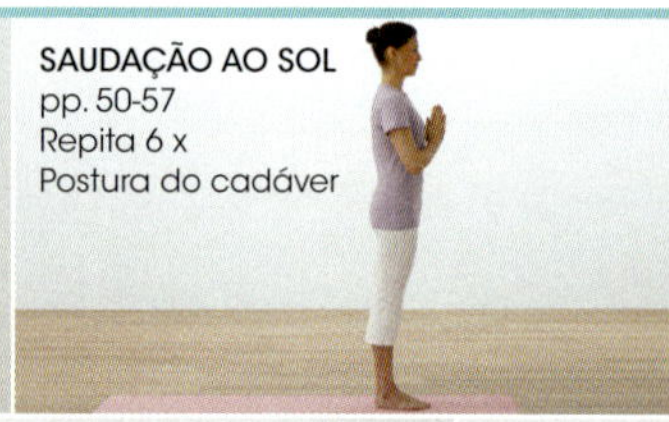

SAUDAÇÃO AO SOL
pp. 50-57
Repita 6 x
Postura do cadáver

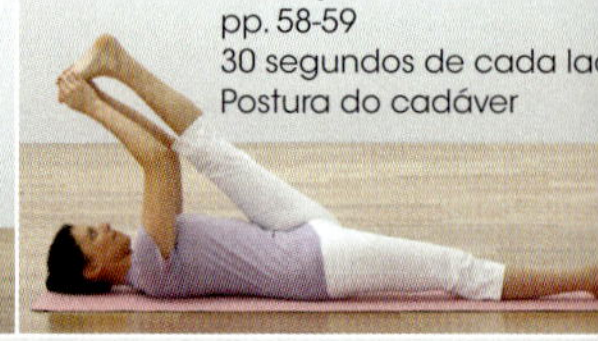

ELEVAÇÃO DE UMA PERN
pp. 58-59
30 segundos de cada la
Postura do cadáver

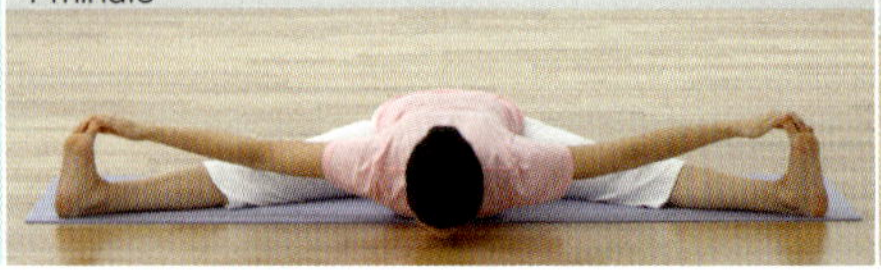

PINÇA COM PERNAS ABERTAS
p. 104
1 minuto

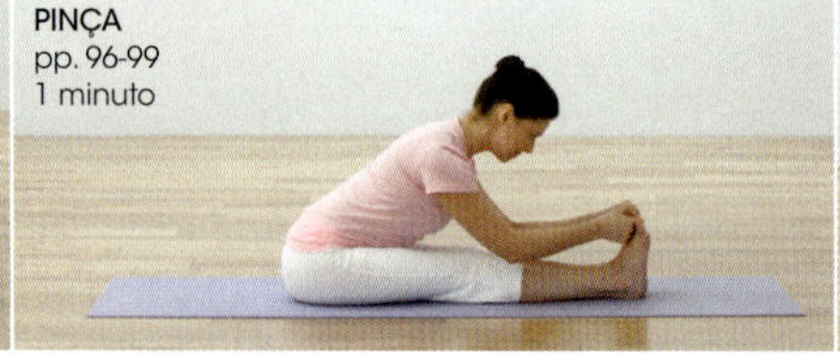

PINÇA
pp. 96-99
1 minuto

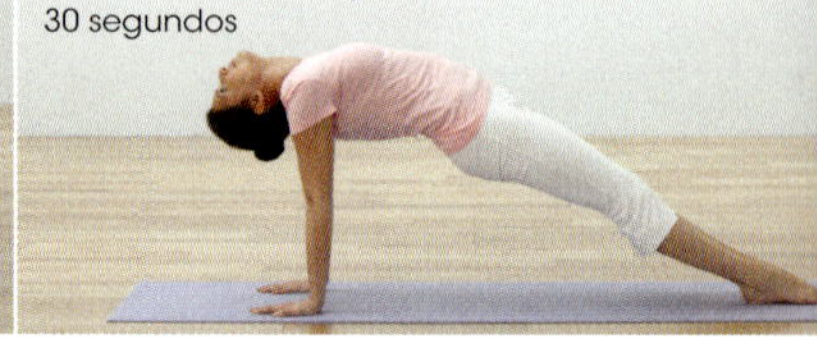

PLANO INCLINADO p. 100
30 segundos

60 minutos

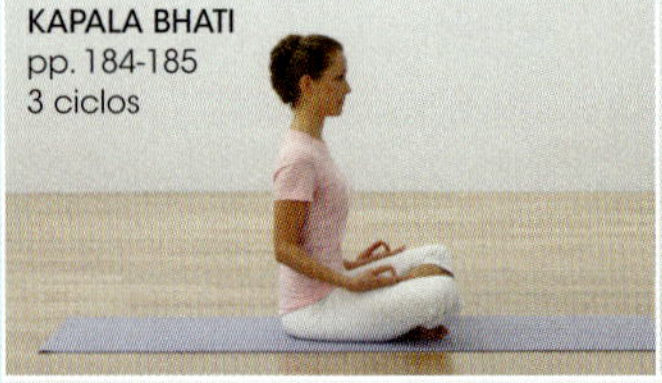

KAPALA BHATI
pp. 184-185
3 ciclos

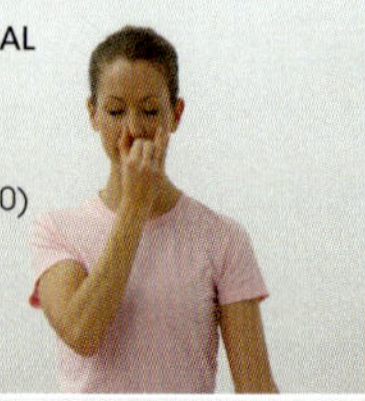

RESPIRAÇÃO NASAL ALTERNADA
p. 182
5 ciclos
contando (5-20-10)
Postura do cadáver

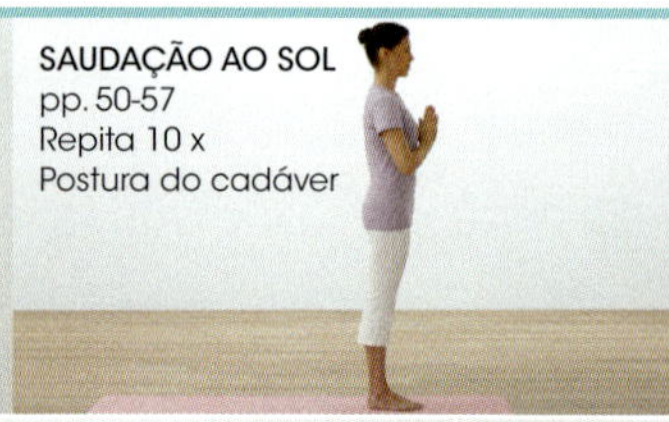

SAUDAÇÃO AO SOL
pp. 50-57
Repita 10 x
Postura do cadáver

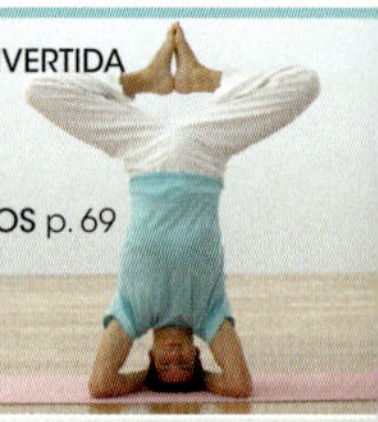

POSTURA INVERTIDA SOBRE A CABEÇA: JOELHOS FLEXIONADOS p. 69
1 minuto
Postura da criança

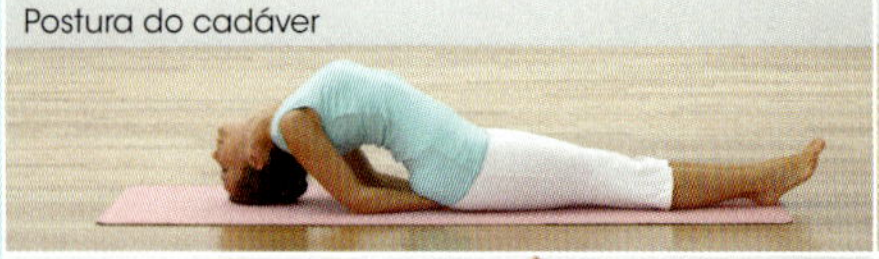

PEIXE
pp. 92-93
1 minuto
Postura do cadáver

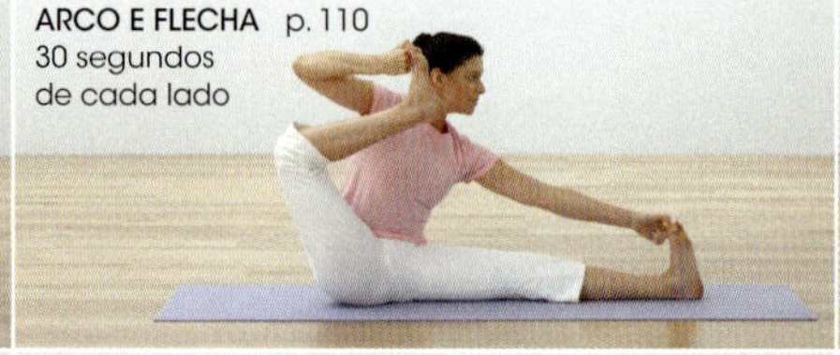

ARCO E FLECHA p. 110
30 segundos de cada lado

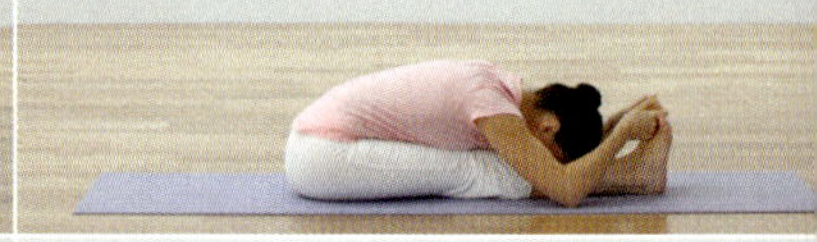

PINÇA
pp. 96-99
2 minutos

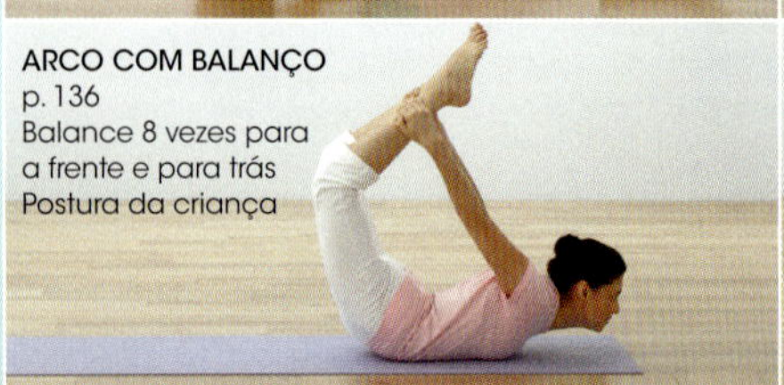

ARCO COM BALANÇO
p. 136
Balance 8 vezes para a frente e para trás
Postura da criança

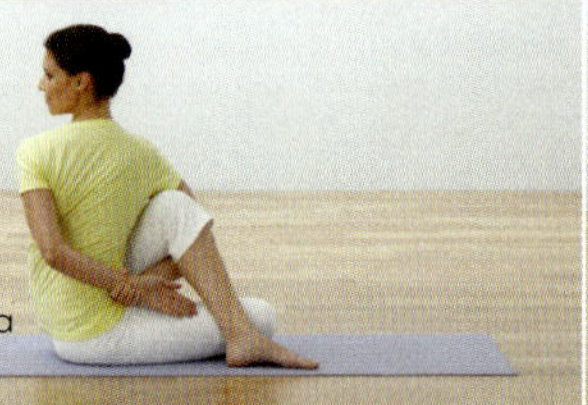

MEIA TORÇÃO DE COLUNA: SEGURANDO O PULSO
p. 148
1 minuto de cada lado
Postura da criança

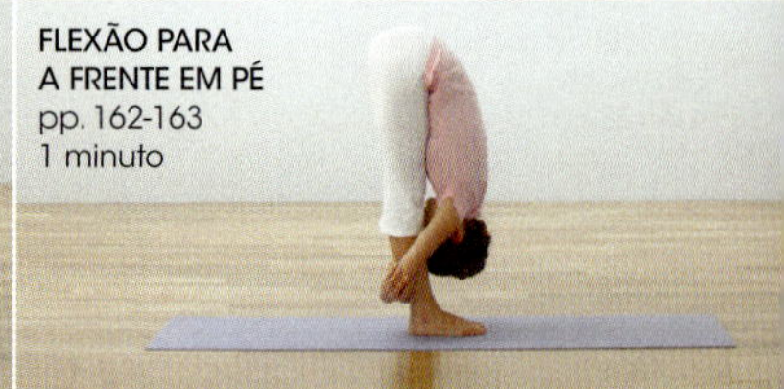

FLEXÃO PARA A FRENTE EM PÉ
pp. 162-163
1 minuto

20 minutos

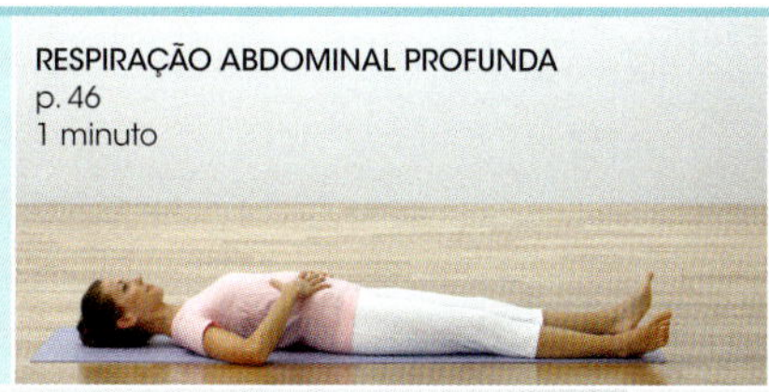
RESPIRAÇÃO ABDOMINAL PROFUNDA
p. 46
1 minuto

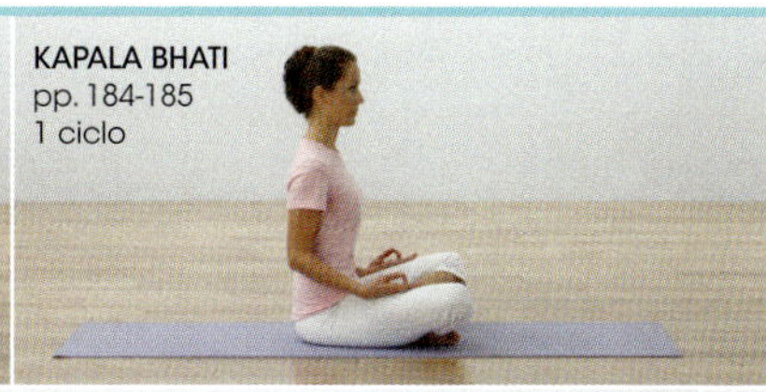
KAPALA BHATI
pp. 184-185
1 ciclo

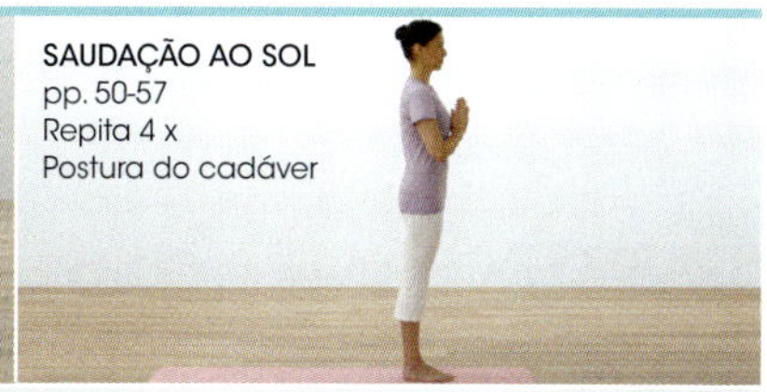
SAUDAÇÃO AO SOL
pp. 50-57
Repita 4 x
Postura do cadáver

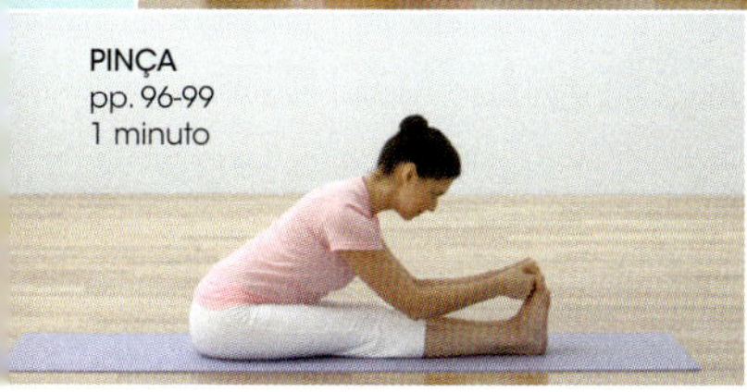
PINÇA
pp. 96-99
1 minuto

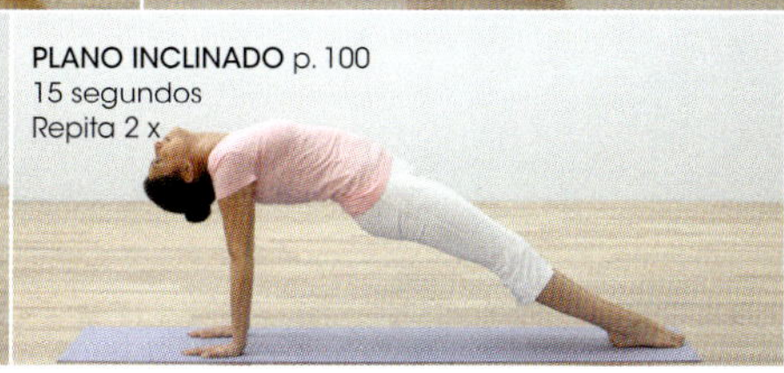
PLANO INCLINADO p. 100
15 segundos
Repita 2 x

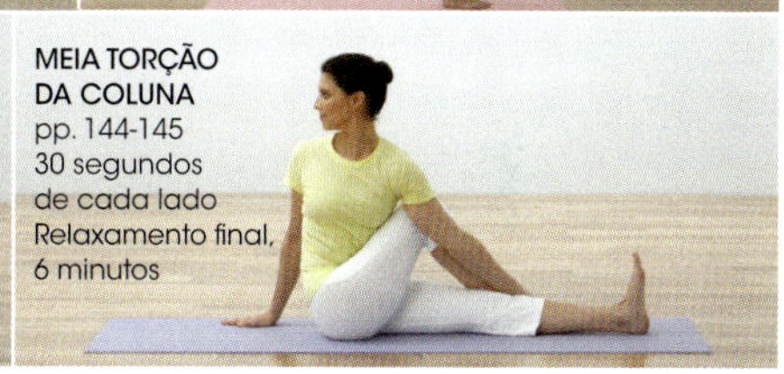
MEIA TORÇÃO DA COLUNA
pp. 144-145
30 segundos
de cada lado
Relaxamento final,
6 minutos

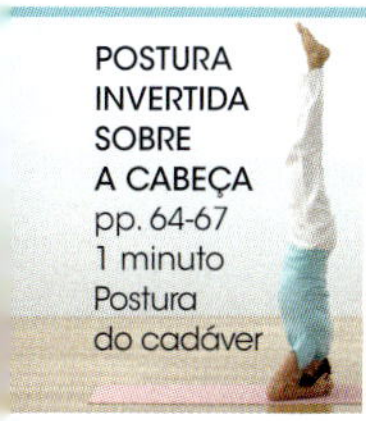
POSTURA INVERTIDA SOBRE A CABEÇA
pp. 64-67
1 minuto
Postura
do cadáver

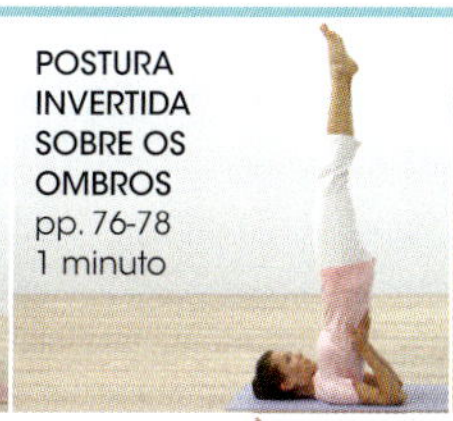
POSTURA INVERTIDA SOBRE OS OMBROS
pp. 76-78
1 minuto

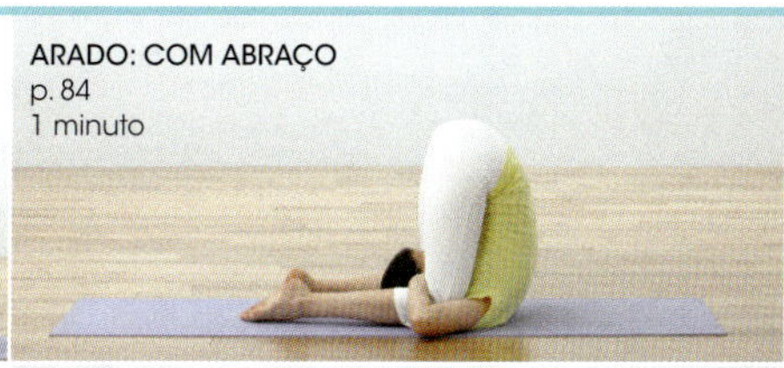
ARADO: COM ABRAÇO
p. 84
1 minuto

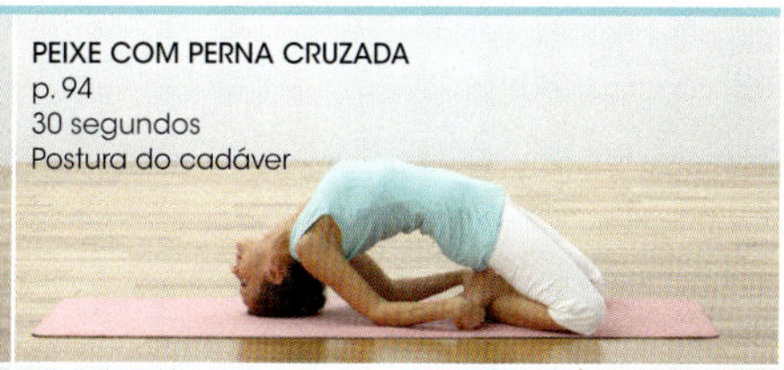
PEIXE COM PERNA CRUZADA
p. 94
30 segundos
Postura do cadáver

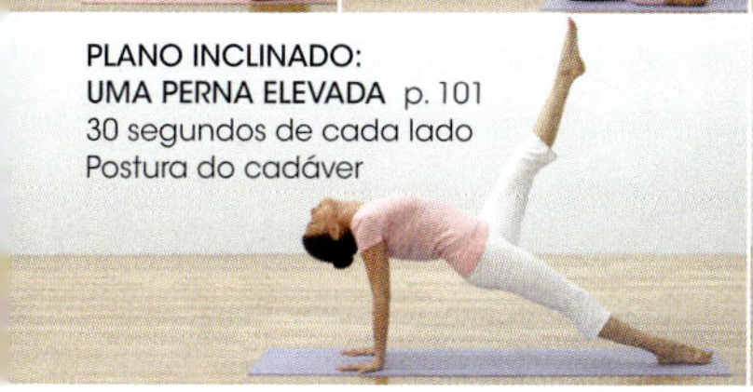
PLANO INCLINADO: UMA PERNA ELEVADA p. 101
30 segundos de cada lado
Postura do cadáver

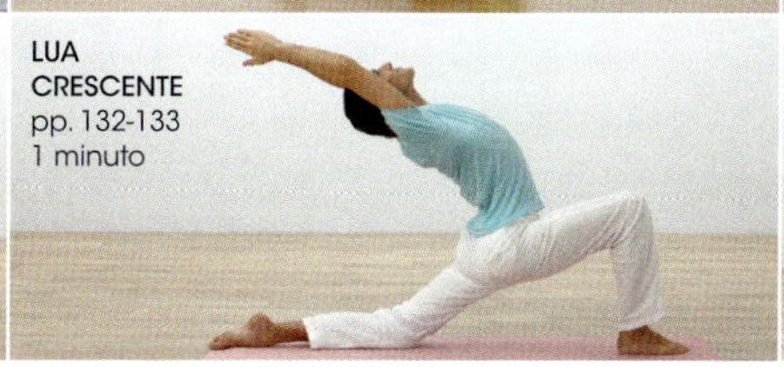
LUA CRESCENTE
pp. 132-133
1 minuto

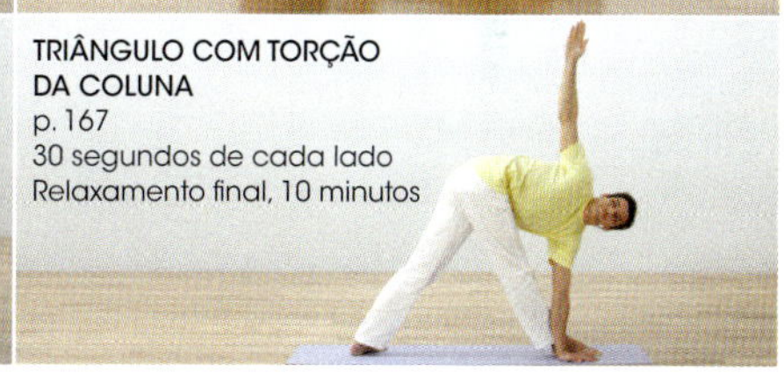
TRIÂNGULO COM TORÇÃO DA COLUNA
p. 167
30 segundos de cada lado
Relaxamento final, 10 minutos

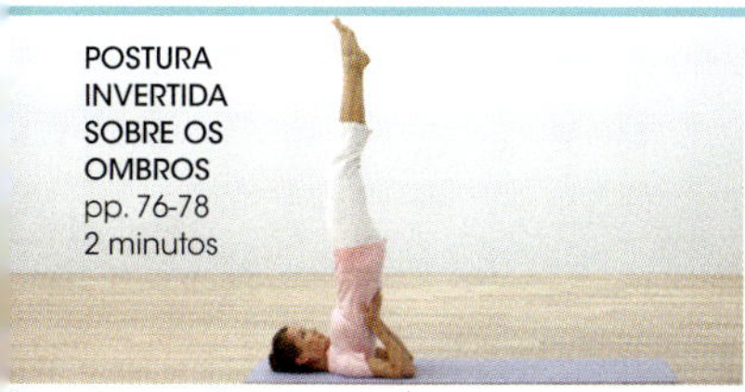
POSTURA INVERTIDA SOBRE OS OMBROS
pp. 76-78
2 minutos

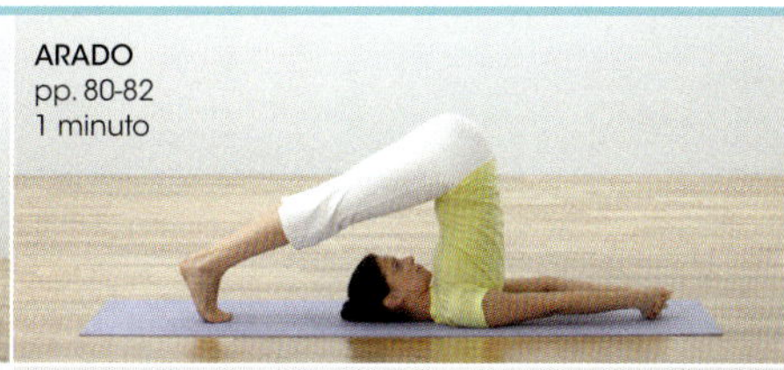
ARADO
pp. 80-82
1 minuto

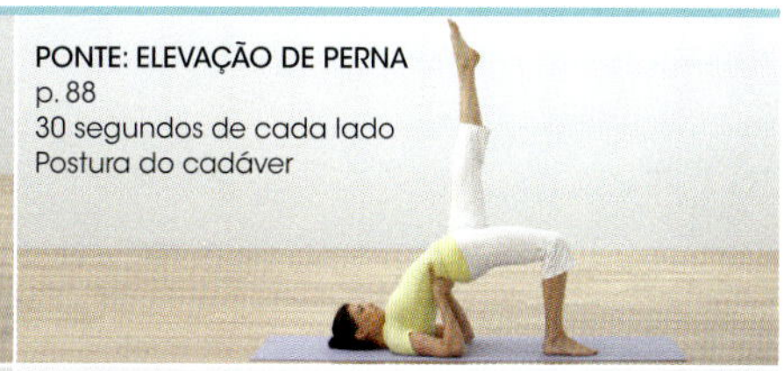
PONTE: ELEVAÇÃO DE PERNA
p. 88
30 segundos de cada lado
Postura do cadáver

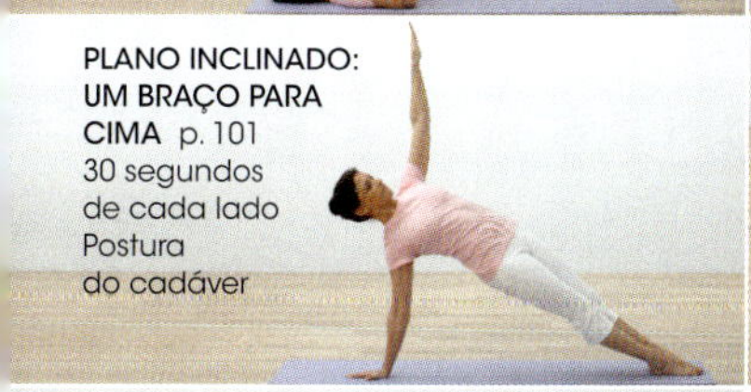
PLANO INCLINADO: UM BRAÇO PARA CIMA p. 101
30 segundos
de cada lado
Postura
do cadáver

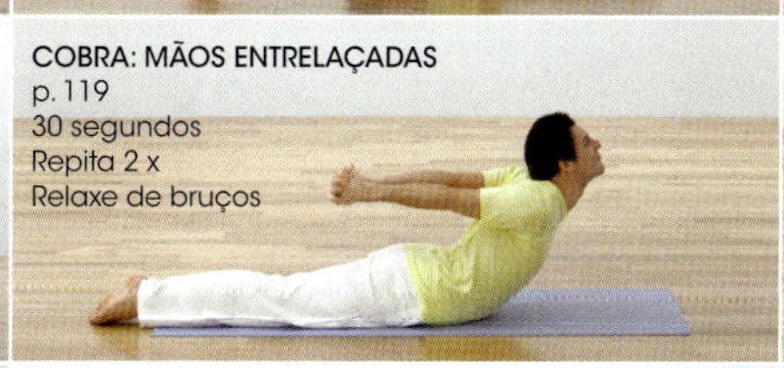
COBRA: MÃOS ENTRELAÇADAS
p. 119
30 segundos
Repita 2 x
Relaxe de bruços

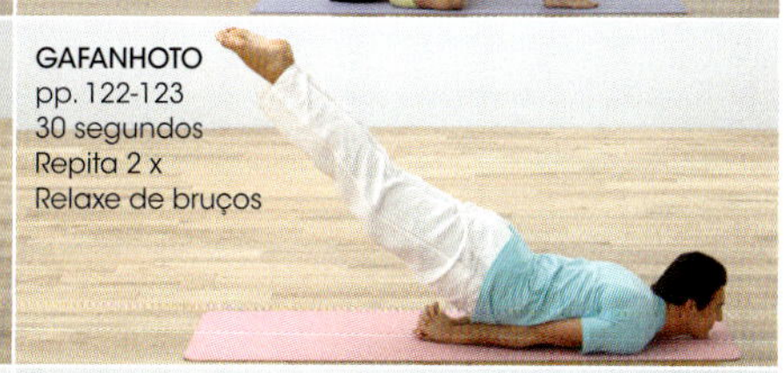
GAFANHOTO
pp. 122-123
30 segundos
Repita 2 x
Relaxe de bruços

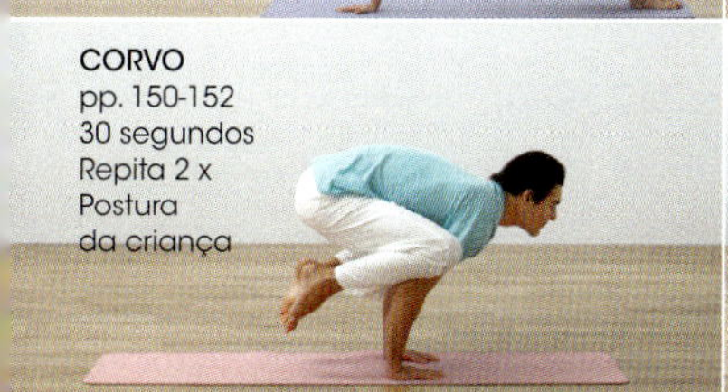
CORVO
pp. 150-152
30 segundos
Repita 2 x
Postura
da criança

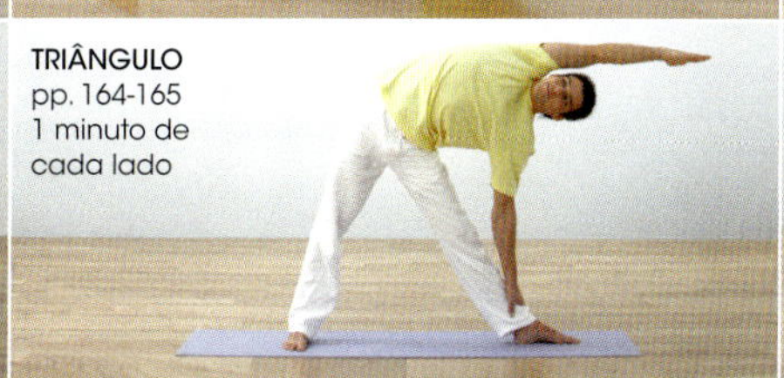
TRIÂNGULO
pp. 164-165
1 minuto de
cada lado

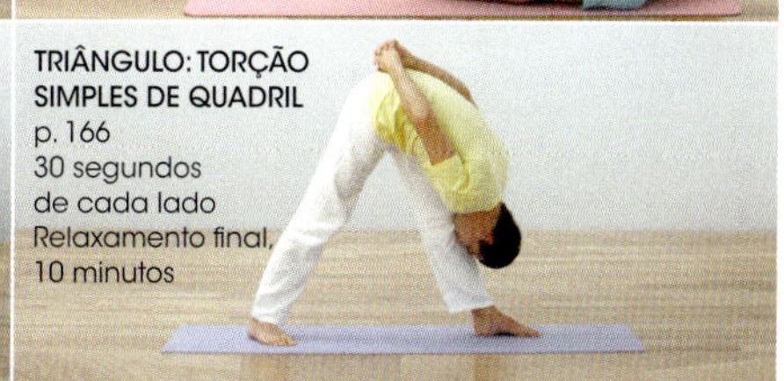
TRIÂNGULO: TORÇÃO SIMPLES DE QUADRIL
p. 166
30 segundos
de cada lado
Relaxamento final,
10 minutos

Sequências avançadas

ATENÇÃO: POSTURA DO CADÁVER/POSTURA DA CRIANÇA/RELAXAMENTO DE BRUÇOS
– Relaxe numa destas posturas depois dos exercícios

Posturas de descanso

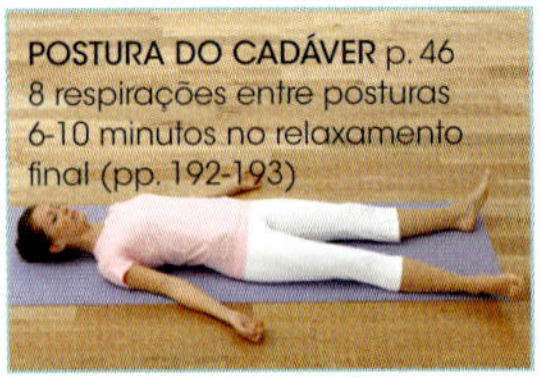

POSTURA DO CADÁVER p. 46
8 respirações entre posturas
6-10 minutos no relaxamento final (pp. 192-193)

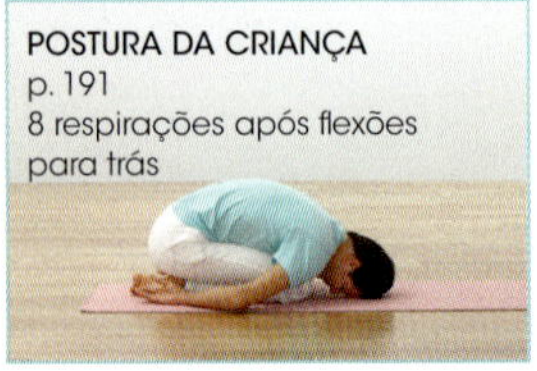

POSTURA DA CRIANÇA
p. 191
8 respirações após flexões para trás

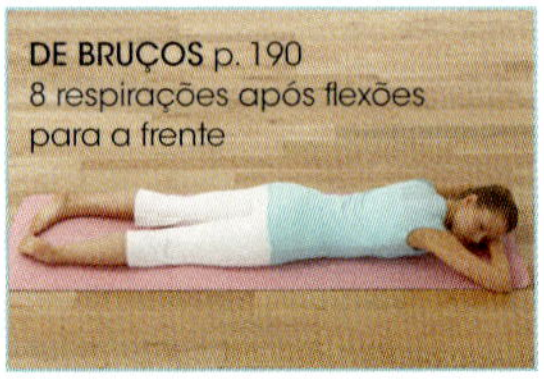

DE BRUÇOS p. 190
8 respirações após flexões para a frente

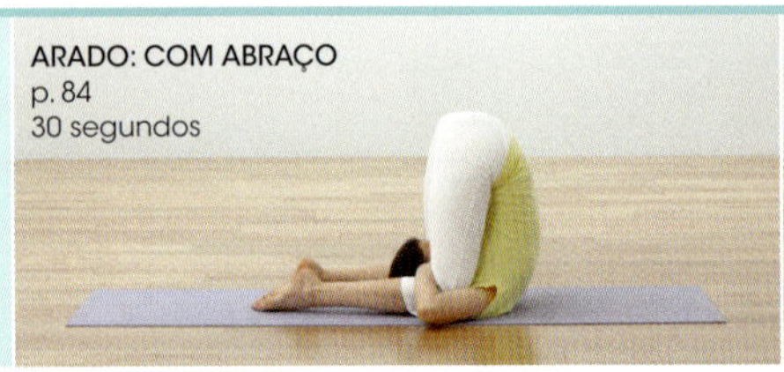

ARADO: COM ABRAÇO
p. 84
30 segundos

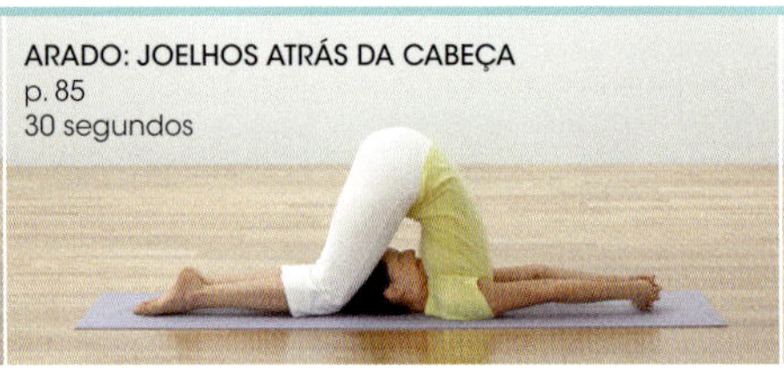

ARADO: JOELHOS ATRÁS DA CABEÇA
p. 85
30 segundos

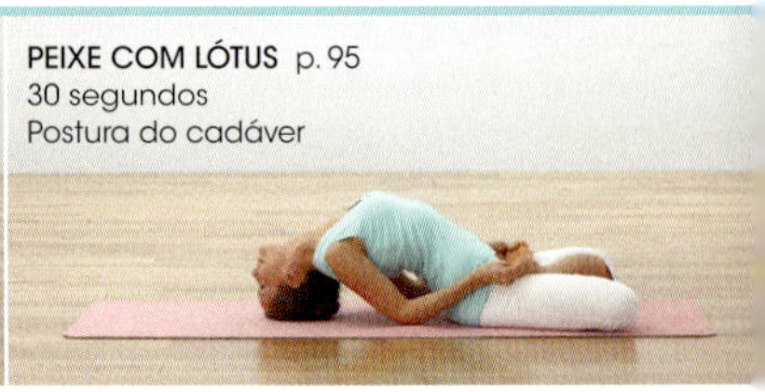

PEIXE COM LÓTUS p. 95
30 segundos
Postura do cadáver

40 minutos

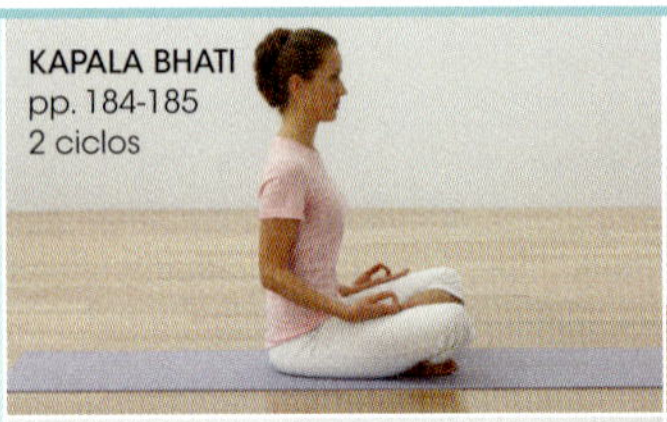

KAPALA BHATI
pp. 184-185
2 ciclos

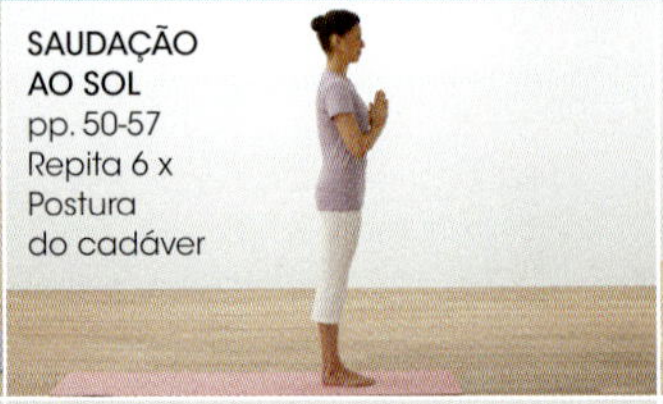

SAUDAÇÃO AO SOL
pp. 50-57
Repita 6 x
Postura do cadáver

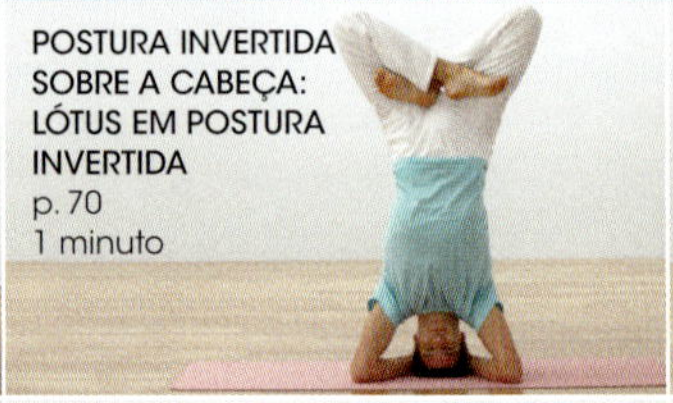

POSTURA INVERTIDA SOBRE A CABEÇA: LÓTUS EM POSTURA INVERTIDA
p. 70
1 minuto

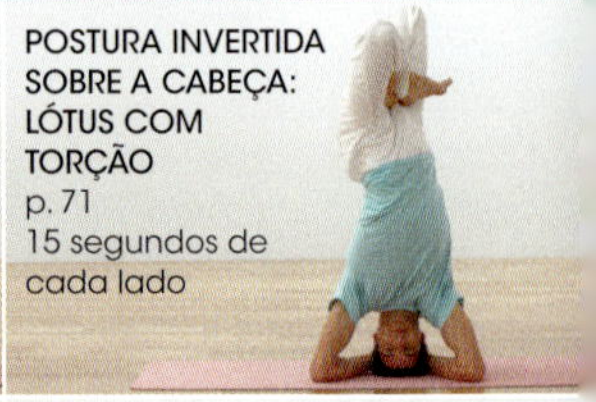

POSTURA INVERTIDA SOBRE A CABEÇA: LÓTUS COM TORÇÃO
p. 71
15 segundos de cada lado

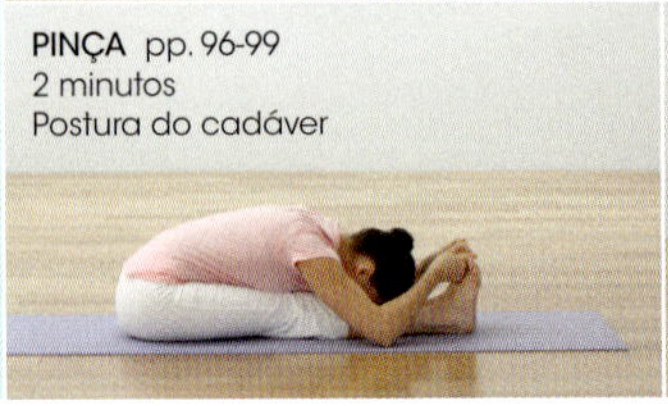

PINÇA pp. 96-99
2 minutos
Postura do cadáver

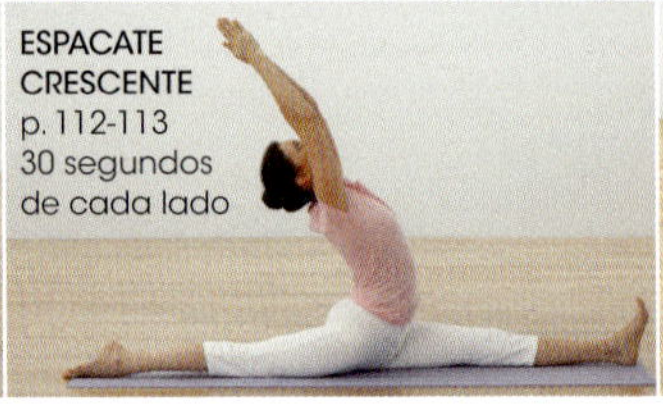

ESPACATE CRESCENTE
p. 112-113
30 segundos de cada lado

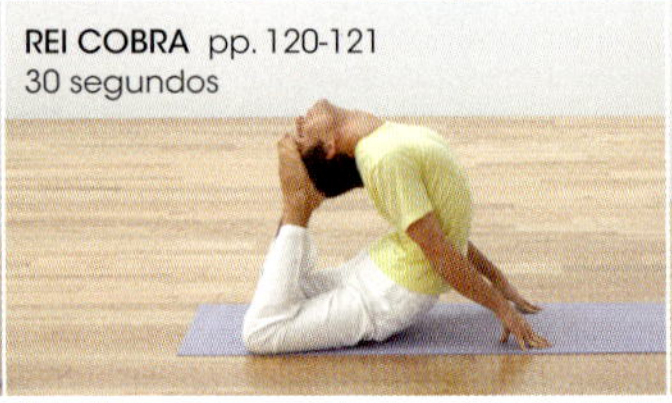

REI COBRA pp. 120-121
30 segundos

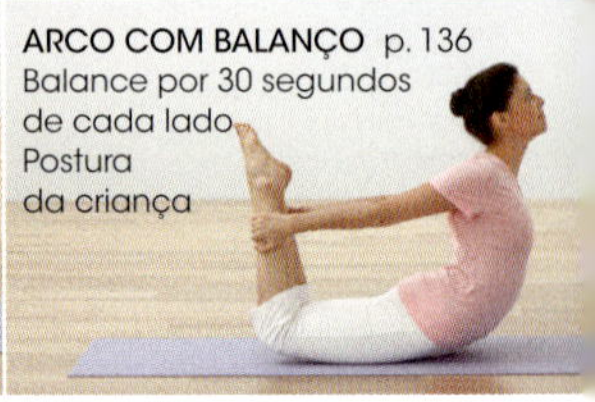

ARCO COM BALANÇO p. 136
Balance por 30 segundos de cada lado
Postura da criança

60 minutos

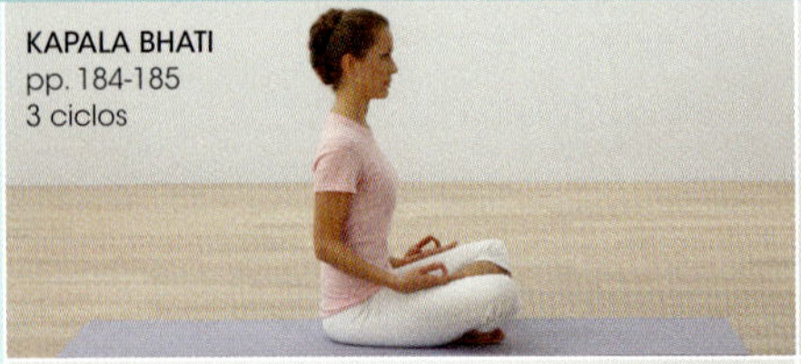

KAPALA BHATI
pp. 184-185
3 ciclos

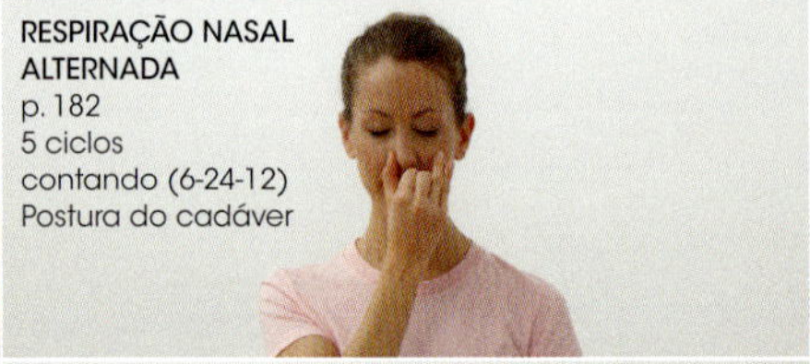

RESPIRAÇÃO NASAL ALTERNADA
p. 182
5 ciclos
contando (6-24-12)
Postura do cadáver

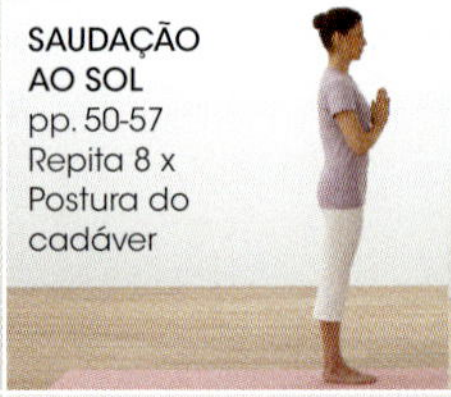

SAUDAÇÃO AO SOL
pp. 50-57
Repita 8 x
Postura do cadáver

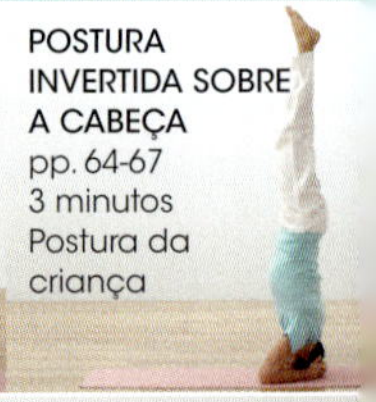

POSTURA INVERTIDA SOBRE A CABEÇA
pp. 64-67
3 minutos
Postura da criança

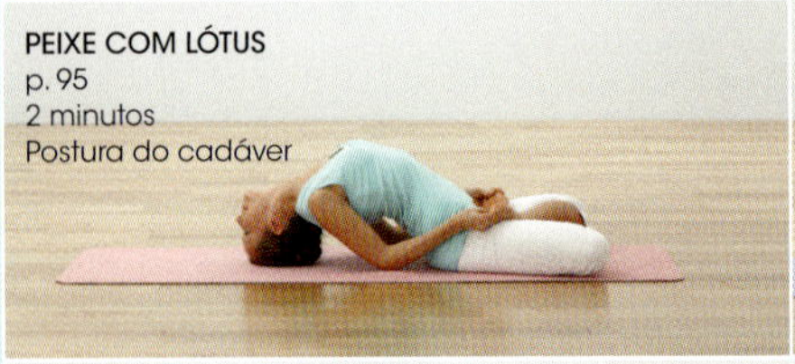

PEIXE COM LÓTUS
p. 95
2 minutos
Postura do cadáver

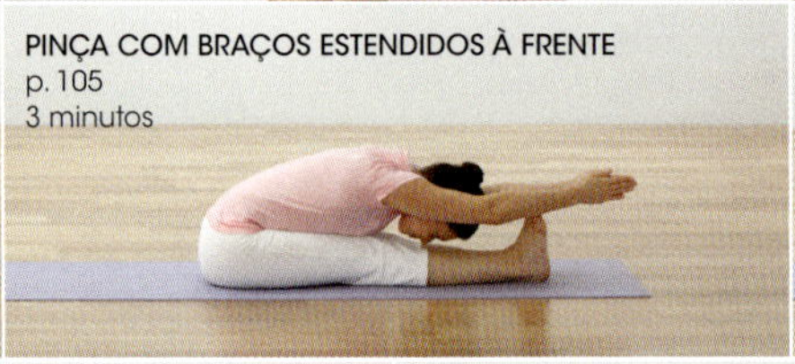

PINÇA COM BRAÇOS ESTENDIDOS À FRENTE
p. 105
3 minutos

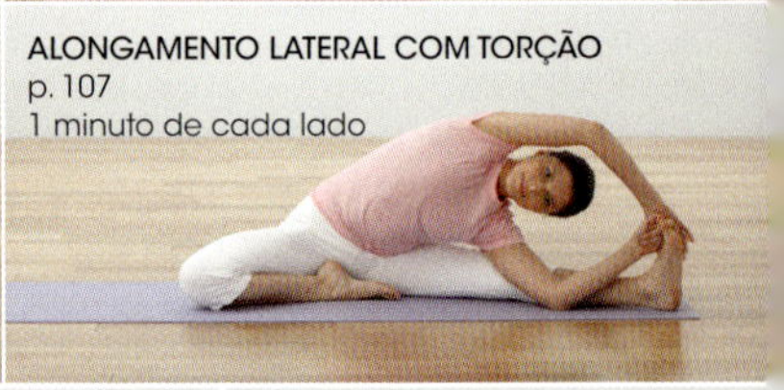

ALONGAMENTO LATERAL COM TORÇÃO
p. 107
1 minuto de cada lado

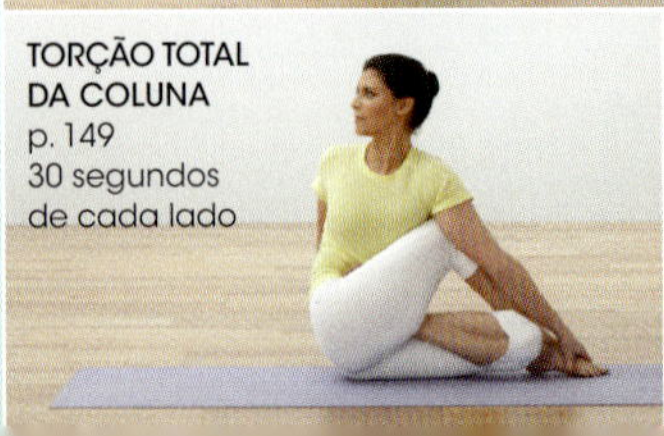

TORÇÃO TOTAL DA COLUNA
p. 149
30 segundos de cada lado

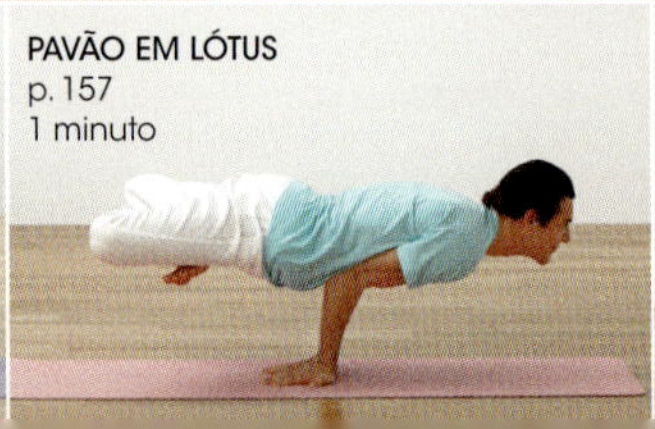

PAVÃO EM LÓTUS
p. 157
1 minuto

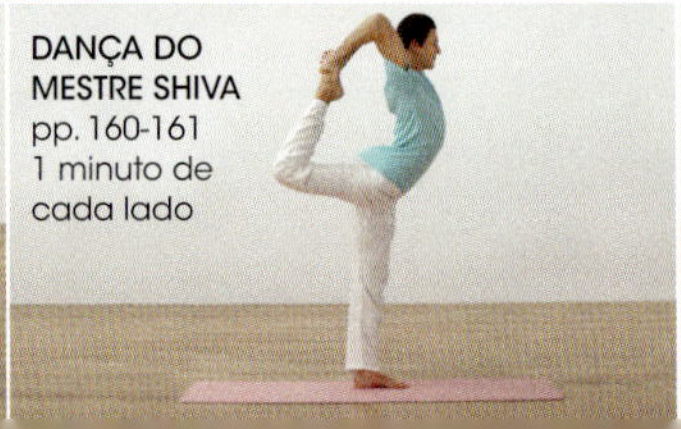

DANÇA DO MESTRE SHIVA
pp. 160-161
1 minuto de cada lado

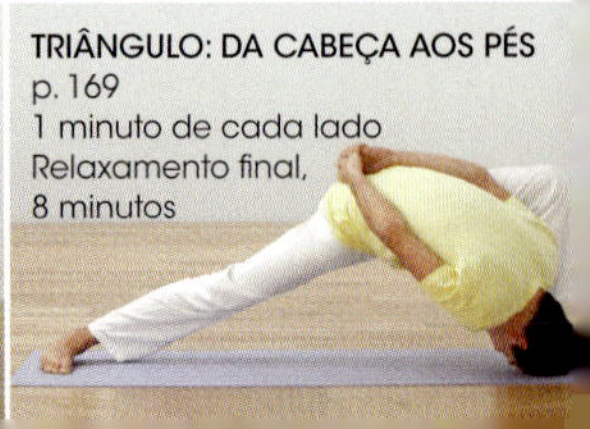

TRIÂNGULO: DA CABEÇA AOS PÉS
p. 169
1 minuto de cada lado
Relaxamento final, 8 minutos

20 minutos

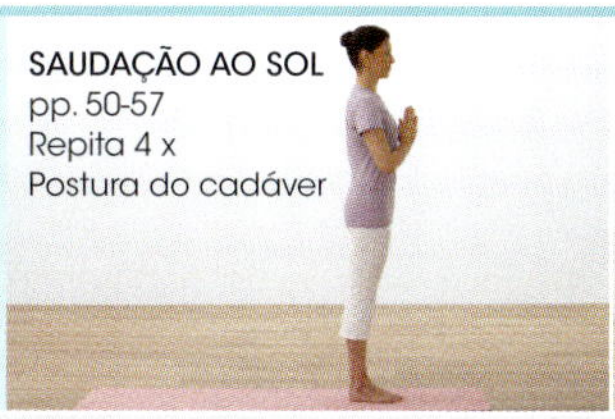
SAUDAÇÃO AO SOL
pp. 50-57
Repita 4 x
Postura do cadáver

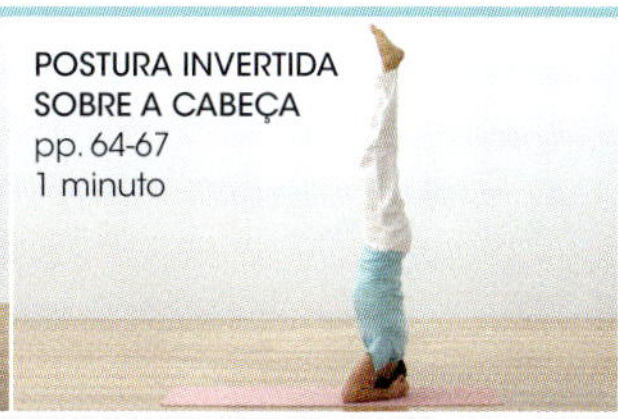
POSTURA INVERTIDA SOBRE A CABEÇA
pp. 64-67
1 minuto

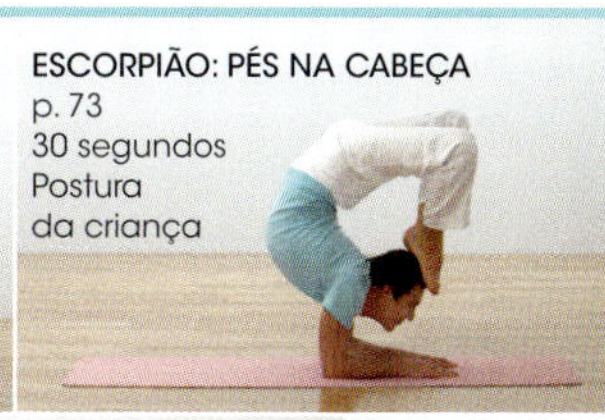
ESCORPIÃO: PÉS NA CABEÇA
p. 73
30 segundos
Postura da criança

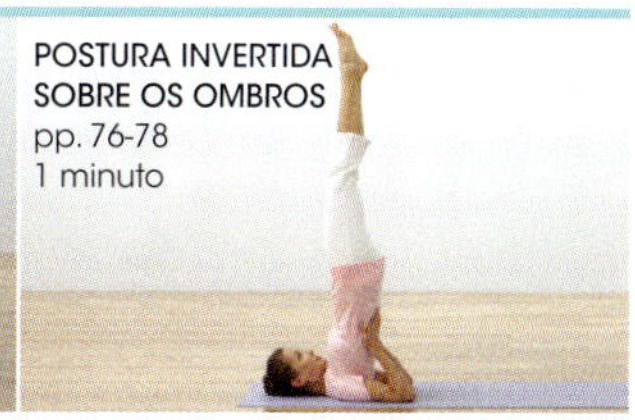
POSTURA INVERTIDA SOBRE OS OMBROS
pp. 76-78
1 minuto

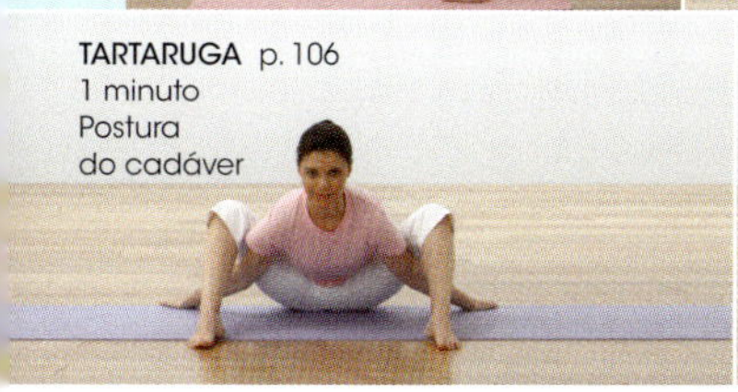
TARTARUGA p. 106
1 minuto
Postura do cadáver

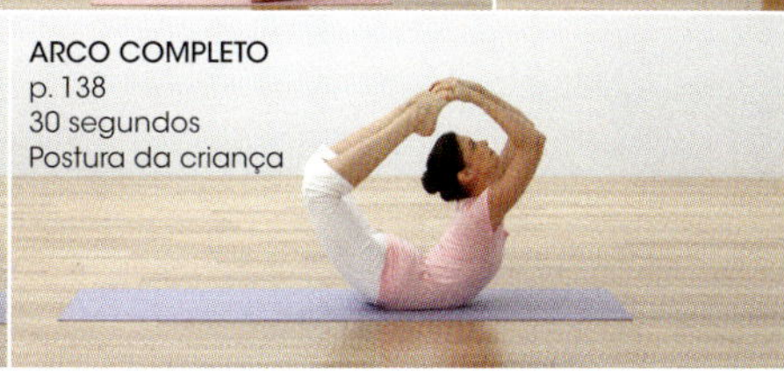
ARCO COMPLETO
p. 138
30 segundos
Postura da criança

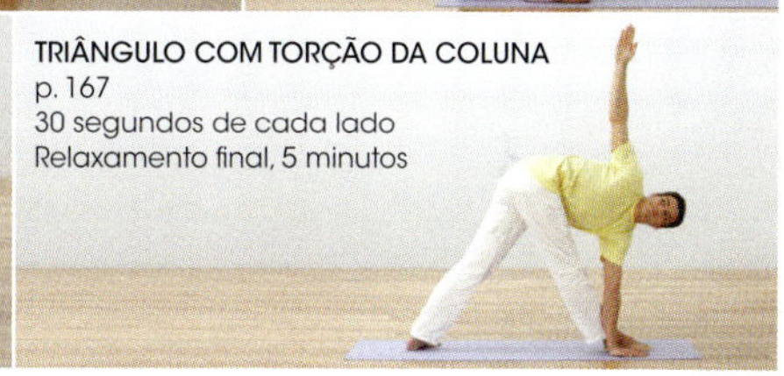
TRIÂNGULO COM TORÇÃO DA COLUNA
p. 167
30 segundos de cada lado
Relaxamento final, 5 minutos

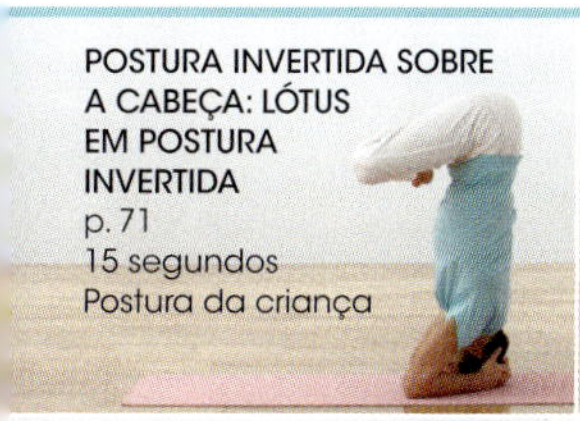
POSTURA INVERTIDA SOBRE A CABEÇA: LÓTUS EM POSTURA INVERTIDA
p. 71
15 segundos
Postura da criança

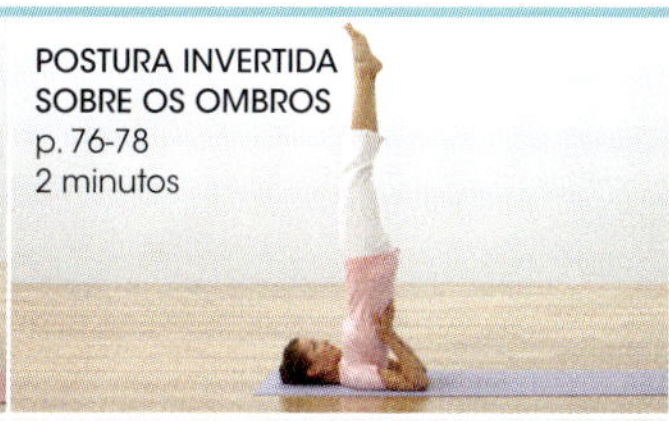
POSTURA INVERTIDA SOBRE OS OMBROS
p. 76-78
2 minutos

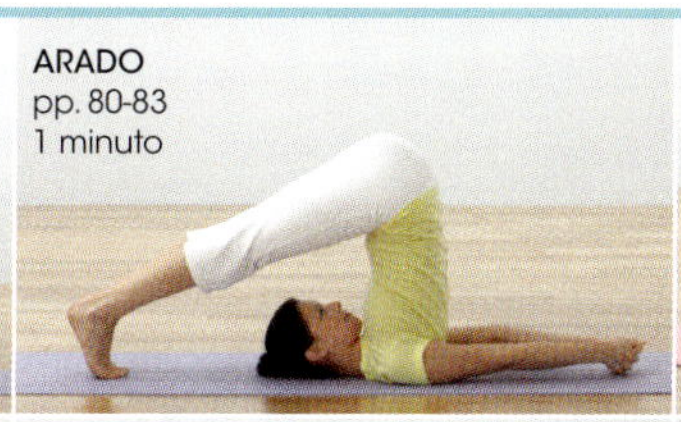
ARADO
pp. 80-83
1 minuto

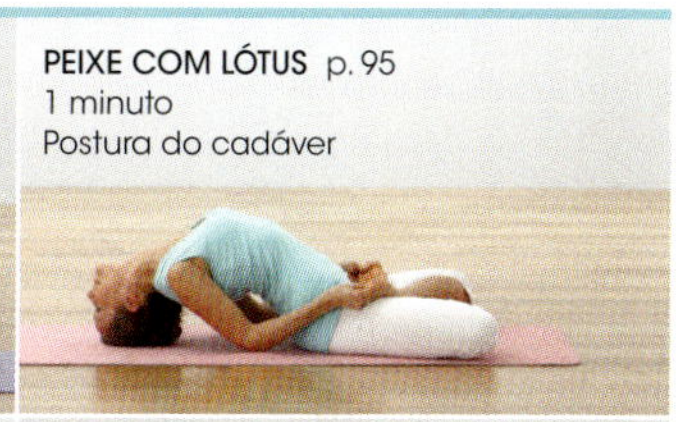
PEIXE COM LÓTUS p. 95
1 minuto
Postura do cadáver

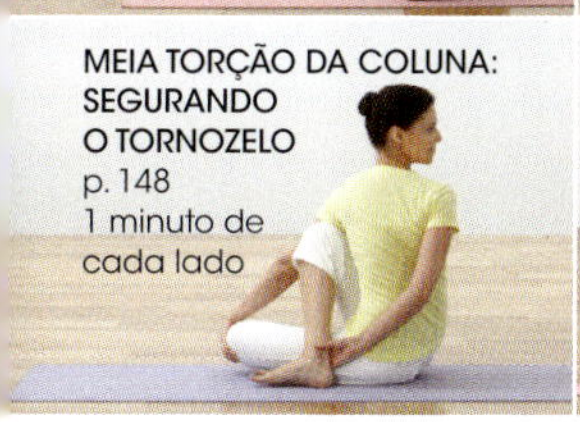
MEIA TORÇÃO DA COLUNA: SEGURANDO O TORNOZELO
p. 148
1 minuto de cada lado

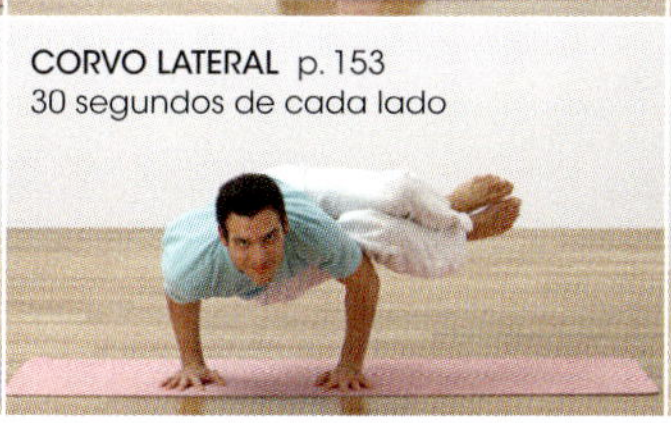
CORVO LATERAL p. 153
30 segundos de cada lado

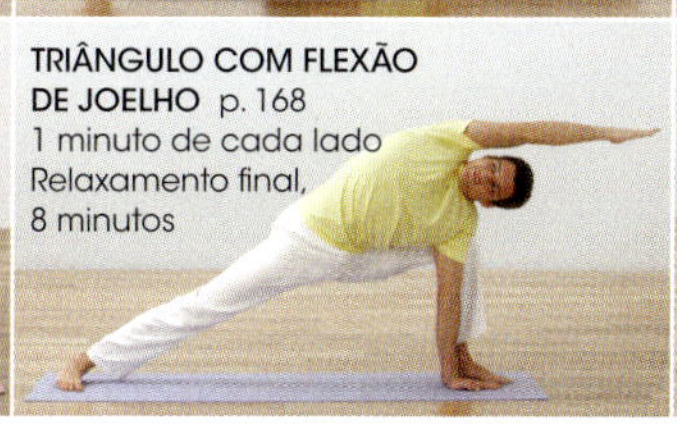
TRIÂNGULO COM FLEXÃO DE JOELHO p. 168
1 minuto de cada lado
Relaxamento final, 8 minutos

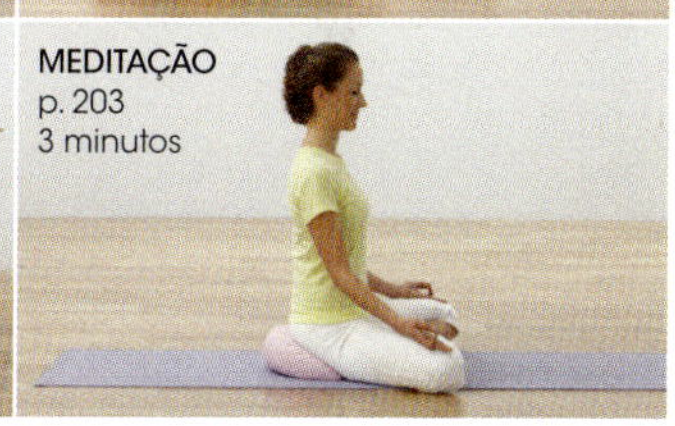
MEDITAÇÃO
p. 203
3 minutos

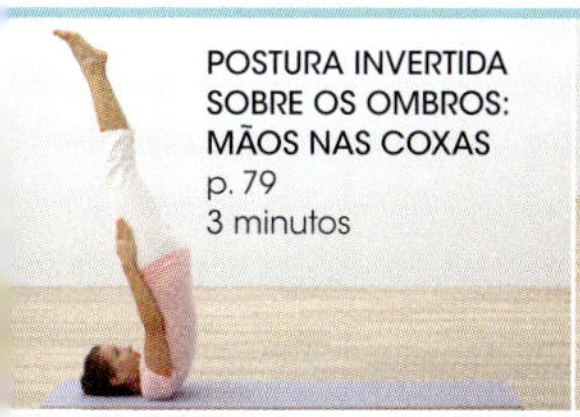
POSTURA INVERTIDA SOBRE OS OMBROS: MÃOS NAS COXAS
p. 79
3 minutos

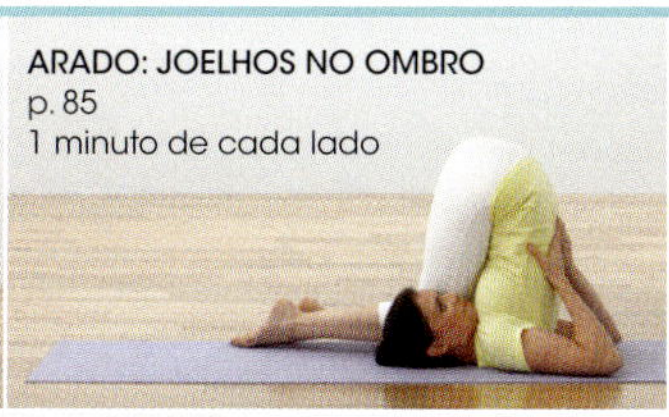
ARADO: JOELHOS NO OMBRO
p. 85
1 minuto de cada lado

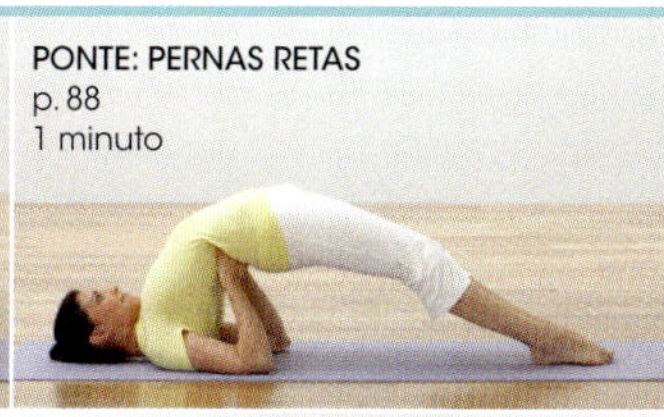
PONTE: PERNAS RETAS
p. 88
1 minuto

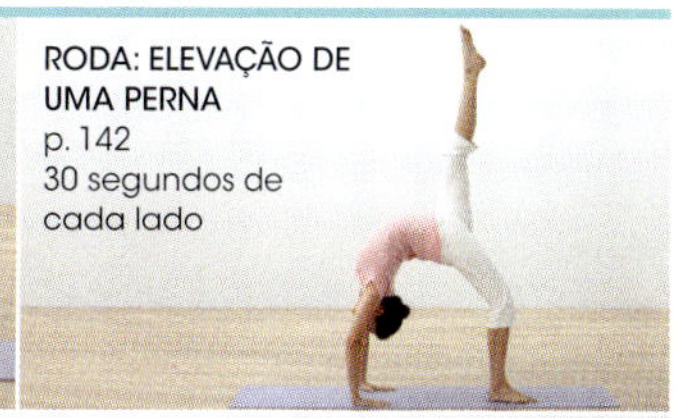
RODA: ELEVAÇÃO DE UMA PERNA
p. 142
30 segundos de cada lado

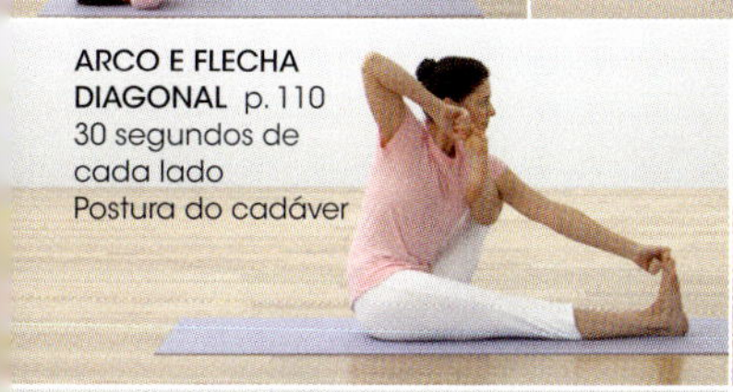
ARCO E FLECHA DIAGONAL p. 110
30 segundos de cada lado
Postura do cadáver

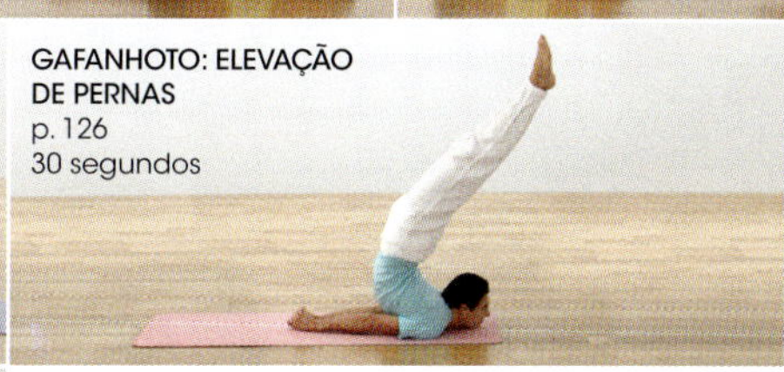
GAFANHOTO: ELEVAÇÃO DE PERNAS
p. 126
30 segundos

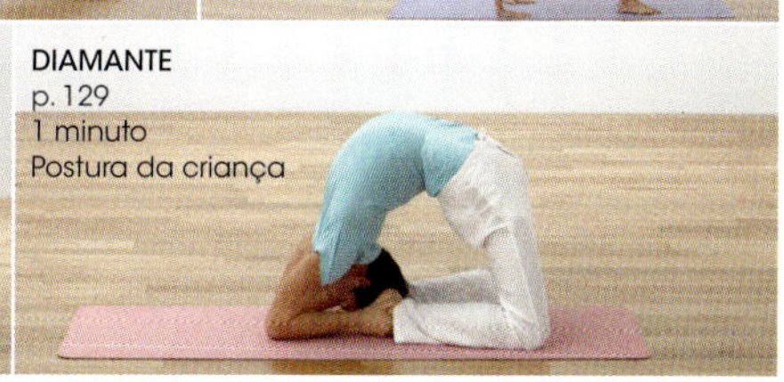
DIAMANTE
p. 129
1 minuto
Postura da criança

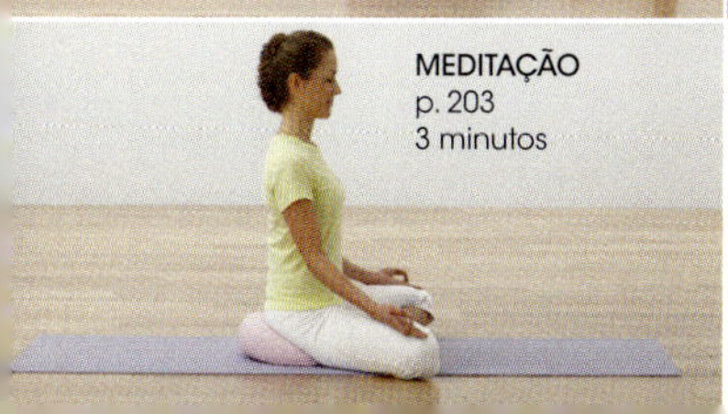
MEDITAÇÃO
p. 203
3 minutos

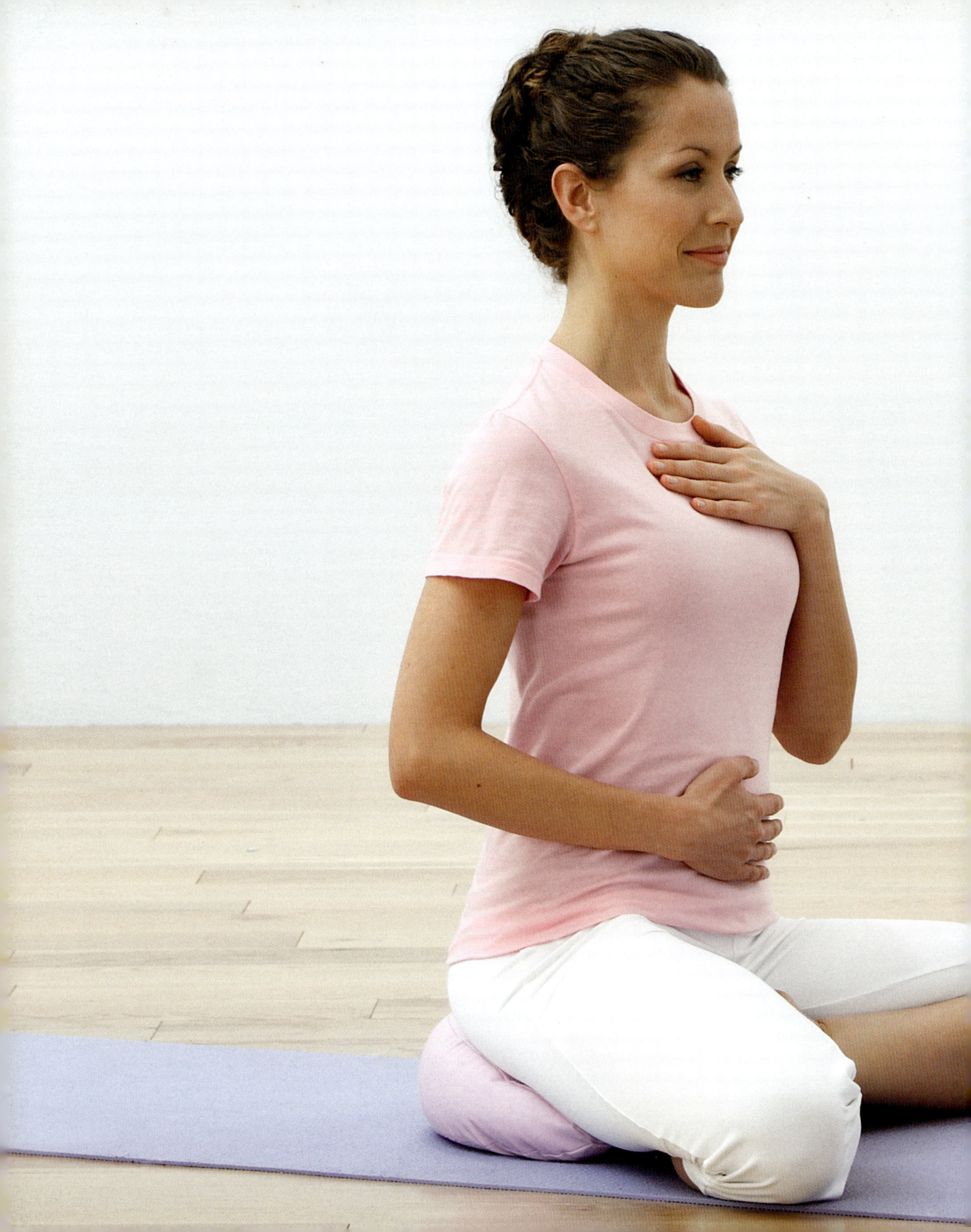

Respiração

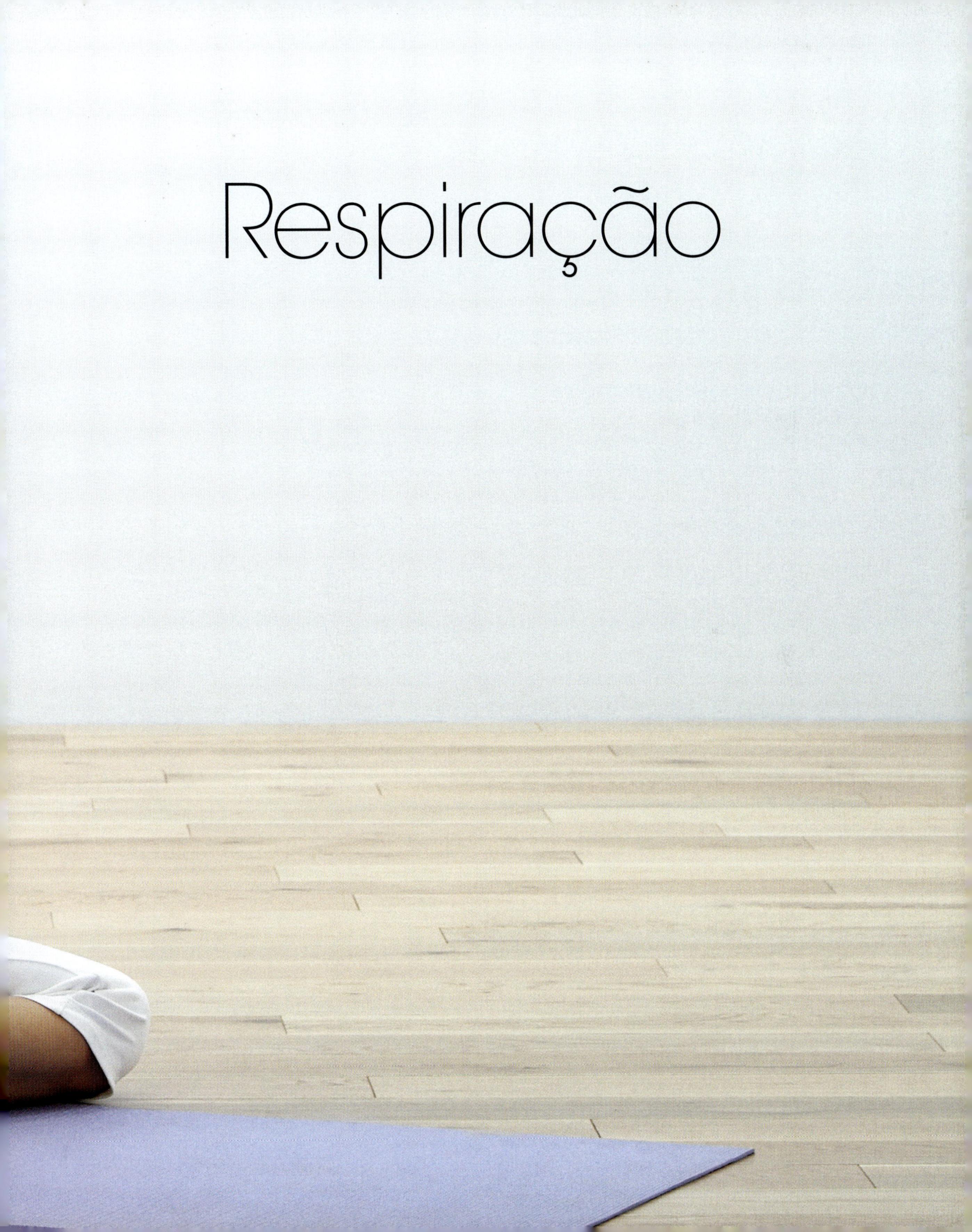

Pranaiama

Na tradição iogue, a respiração é vista como uma manifestação exterior do prana, a energia vital. Controlar a respiração por meio da prática de exercícios – chamados pranaiama – aumenta o fluxo de prana no corpo, literalmente recarregando corpo e mente. Procure praticar pranaiama por até 30 minutos diariamente, antes ou depois das ássanas.

Circulação de prana

De acordo com textos antigos de ioga, o prana circula no corpo numa rede de 72 mil canais astrais de energia, os nadis, que não apenas permeiam todas as partes do corpo, como também criam um vasto campo de energia ao redor dele, a aura. Ao realizar ássanas, você pressiona os pontos atravessados por nadis importantes. Como na acupuntura, a energia é desbloqueada.

Fortalecendo o fluxo de prana

Exercícios de respiração concentram-se especificamente em dois nadis principais - o pingala e o ida - e no aumento do fluxo de prana neles. O pingala corresponde à narina direita e ao hemisfério esquerdo do cérebro, e o ida, à narina esquerda e ao hemisfério direito do cérebro. Na linguagem mística da ioga, o nadi pingala aquece e corresponde a *ha*, o sol; já o ida refresca e corresponde a *ta*, a lua. Chega-se ao passo final do caminho em oito etapas da hataioga e rajaioga (p. 11), quando há perfeito equilíbrio entre esses dois nadis. O nadi mais importante, porém, é o sushumna, que corresponde à coluna vertebral. Quando os nadis pingala e ida encontram-se em equilíbrio, o sushumna se abre, permitindo o fluxo de energia vital e a iluminação espiritual.

Exercitando os músculos respiratórios

Apesar de a linguagem e as imagens do pranaiama parecerem um tanto místicas, na prática seus efeitos são bem concretos. Seja você iniciante, seja um praticante já experiente, o pranaiama exercita os músculos respiratórios, desenvolve o uso dos pulmões e melhora o fluxo de oxigênio no corpo, ao mesmo tempo em que reduz a concentração de gás carbônico. Também ajuda a relaxar e fortalecer o sistema nervoso, acalmando a mente e melhorando a concentração.

Comece sua prática de pranaiama pela postura do cadáver (p. 46) por 2-3 minutos. Depois da prática, relaxe nessa postura de novo para liberar qualquer tensão que tenha se acumulado no quadril ou na região lombar.

O que é o prana?

O prana, ou energia vital, é encontrado em todas as formas de vida, dos minerais aos seres humanos, e controla com sua força todas as partes do corpo, regulando-as. Apesar de o prana estar presente em todas as matérias, ele não é matéria. É a energia que anima a matéria.

O prana está no ar, mas não é oxigênio, nem nenhum de seus componentes químicos. Está nos alimentos, na água e na luz do sol, mas não é vitamina, calor ou luz. Alimentos, água e ar são apenas meios através dos quais o prana é transportado. Absorvemos prana pela comida que comemos, pela água que bebemos e pelo ar que respiramos.

O modo mais fácil de controlar o prana é por meio da respiração, o pranaiama. O corpo fica repleto de prana quando o praticamos, e fica sob nosso controle.

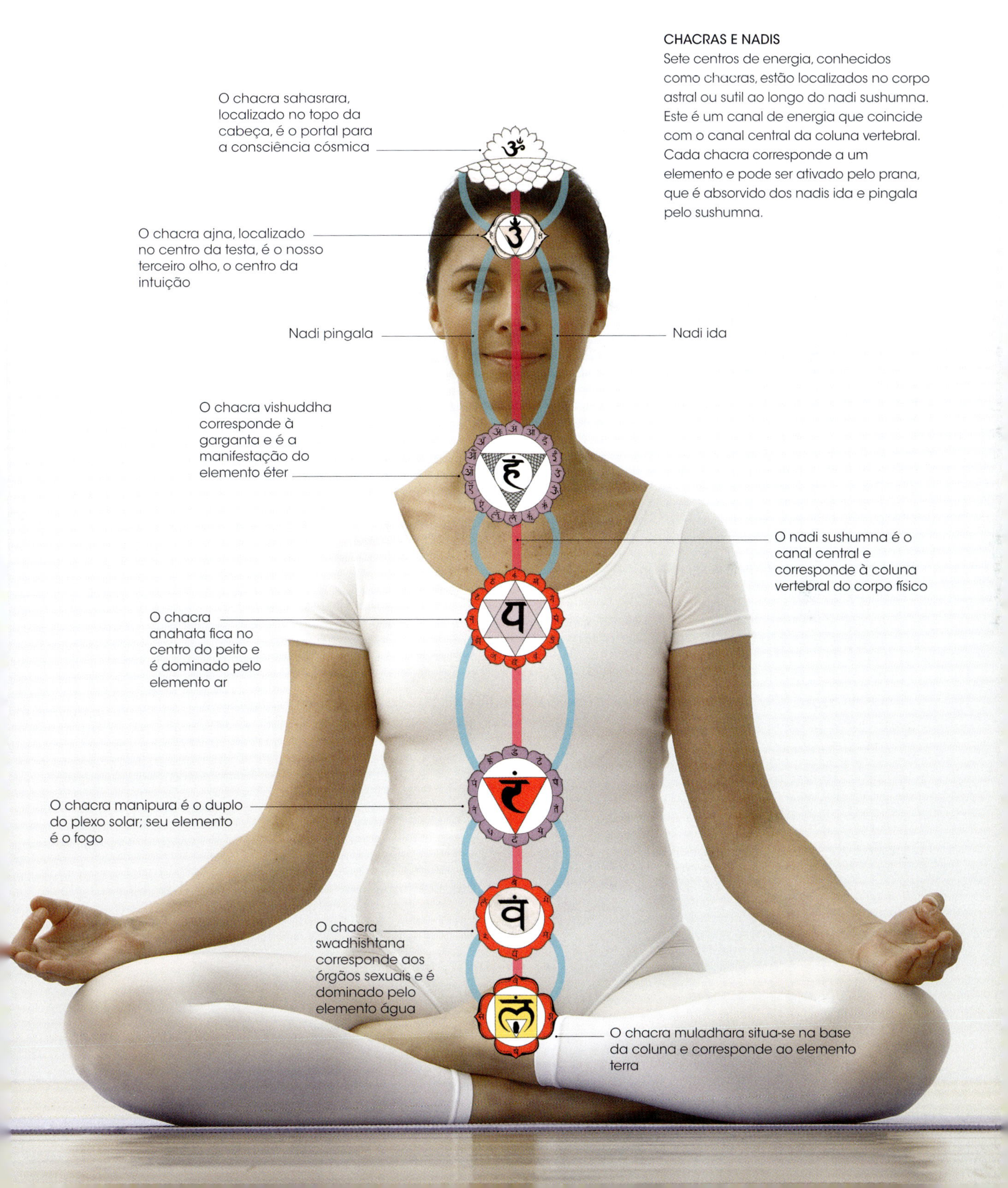

O chacra sahasrara, localizado no topo da cabeça, é o portal para a consciência cósmica
O chacra ajna, localizado no centro da testa, é o nosso terceiro olho, o centro da intuição
Nadi pingala
Nadi ida
O chacra vishuddha corresponde à garganta e é a manifestação do elemento éter
O nadi sushumna é o canal central e corresponde à coluna vertebral do corpo físico
O chacra anahata fica no centro do peito e é dominado pelo elemento ar
O chacra manipura é o duplo do plexo solar; seu elemento é o fogo
O chacra swadhishtana corresponde aos órgãos sexuais e é dominado pelo elemento água
O chacra muladhara situa-se na base da coluna e corresponde ao elemento terra

CHACRAS E NADIS
Sete centros de energia, conhecidos como chacras, estão localizados no corpo astral ou sutil ao longo do nadi sushumna. Este é um canal de energia que coincide com o canal central da coluna vertebral. Cada chacra corresponde a um elemento e pode ser ativado pelo prana, que é absorvido dos nadis ida e pingala pelo sushumna.

Exercícios preparatórios

A respiração abdominal é uma técnica preparatória essencial que você deve dominar antes de passar para o pranaiama. Esta é a primeira etapa do caminho para a respiração iogue completa e ensina você a usar a capacidade total dos pulmões. Quando já estiver dominando esta prática, passe para o pranaiama (pp. 182-185).

Respiração abdominal

Aprender a respirar profundamente com o abdome é uma das chaves para o pranaiama. Pratique primeiro enquanto estiver relaxando na postura do cadáver (p. 46), na preparação para a ássana, e repita quando estiver de novo na postura do cadáver, antes da sessão de pranaiama. Por vários minutos, concentre-se na respiração lenta e ritmada e no movimento do abdome.

Durante a respiração abdominal, o diafragma puxa o ar para dentro e o expele a partir da região mais baixa (e maior) dos pulmões. Para que o diafragma se movimente com liberdade, os músculos abdominais precisam estar relaxados, então pratique por alguns minutos.

"Se o seu corpo estiver forte, saudável e com muito prana, você tenderá naturalmente a irradiar saúde e vitalidade às pessoas que o cercam."

Swami Vishnudevananda

Praticando a respiração abdominal

Deite-se na postura do cadáver (p. 46), com as palmas sobre o abdome e os dedos separados. Enquanto respira, sinta o movimento entre sua primeira costela, o umbigo e o quadril. Perceba que a parte posterior do corpo movimenta-se também ao redor dos rins, na região lombar e logo abaixo da cintura.

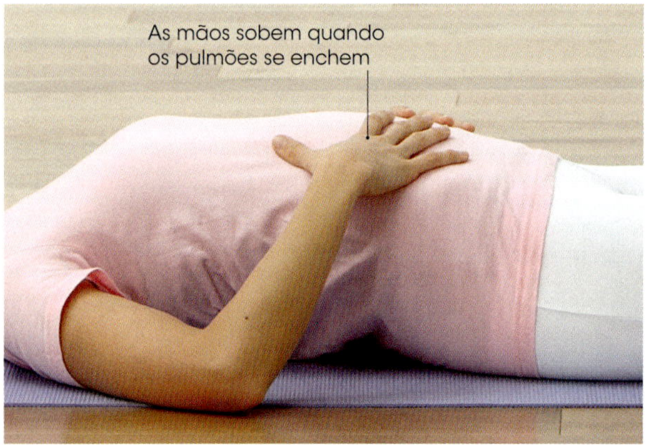
As mãos sobem quando os pulmões se enchem

INSPIRAÇÃO
Inspire por 5 segundos. Conforme o abdome se expande, perceba que suas mãos sobem e os dedos se separam.

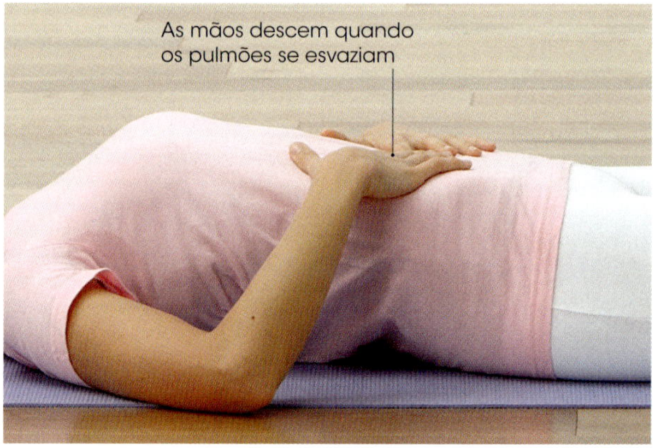
As mãos descem quando os pulmões se esvaziam

EXPIRAÇÃO
Expire por 5 segundos. Perceba como as mãos descem e os dedos se aproximam. Repita essas inspirações e expirações por 2 minutos.

Praticando a respiração iogue completa

Posicionar as mãos sobre o abdome e o peito ajuda a aprender a contrair e relaxar os músculos respiratórios corretamente. Se achar mais fácil, comece com algumas respirações na postura do cadáver (p. 46) antes de sentar-se. Respire bem devagar.

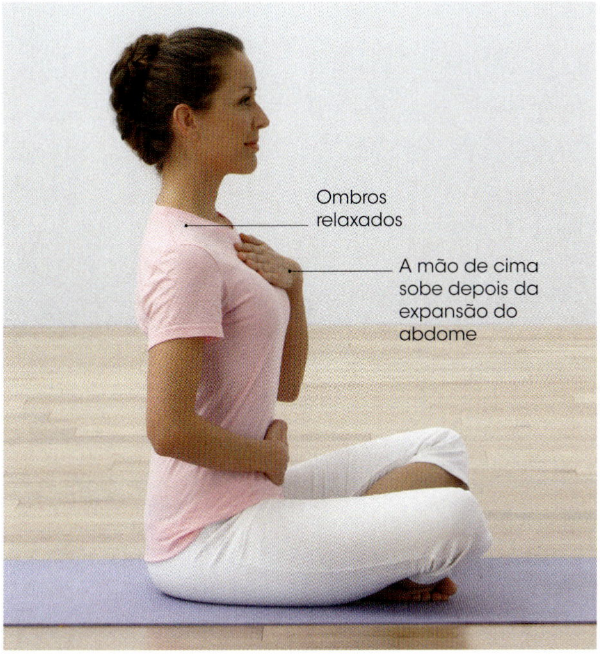
Ombros relaxados
A mão de cima sobe depois da expansão do abdome

INSPIRAÇÃO
Sente-se numa posição confortável, com as pernas cruzadas, e coloque uma mão no peito e a outra no abdome. Enquanto inspira, expanda o abdome aos poucos, depois expanda as costelas e, por último, faça elevar a clavícula.

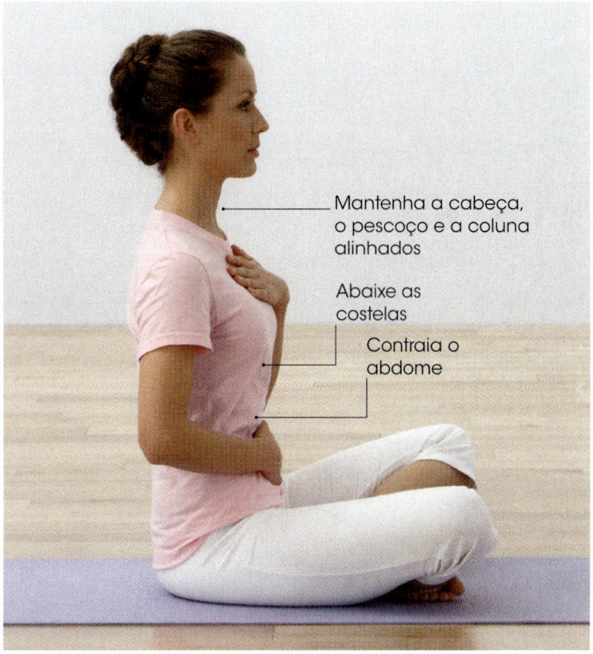
Mantenha a cabeça, o pescoço e a coluna alinhados
Abaixe as costelas
Contraia o abdome

EXPIRAÇÃO
Comece a expiração relaxando o abdome, depois contraia as costelas e, por último, contraia um pouco o abdome para esvaziar os pulmões. Repita as inspirações e as expirações dessa maneira por 2 minutos.

Respiração iogue completa

Esta respiração completa usa todos os músculos respiratórios. Aprender a encher e esvaziar os pulmões em sua plenitude de maneira relaxada e controlada é muito útil. Isso melhora a força muscular enquanto você se mantém em uma ássana ou sai dela. Além disso, quando você pratica alguns ciclos de respiração iogue completa durante o período de relaxamento entre uma ássana e outra, isso o ajuda a repor o oxigênio usado durante o exercício. O controle muscular desenvolvido na respiração iogue – da pélvis ao crânio – também melhora sua consciência do alinhamento postural na ássana. Você pode usar essa respiração ainda para recarregar a energia num intervalo de trabalho, renovando, assim, sua concentração.

Respiração nasal alternada

Este é um exercício excelente para equilibrar o sistema nervoso. Sua prática acalma quando nos sentimos hiperativos, estimula quando nos sentimos letárgicos e dá foco a quem não consegue se concentrar. As expirações prolongadas liberam a tensão, e as profundas inspirações enchem o plexo solar de prana. Já quando se prende a respiração, o prana é direcionado ao terceiro olho, trazendo equilíbrio mental.

Como praticar

O pranaiama deve ser agradável, nunca estressante. Iniciantes acharão a duração das inspirações e das expirações da técnica completa desafiadora demais, por isso comece pela respiração de uma narina antes de passar para os outros níveis. Você sentirá os benefícios não importa em que nível esteja.

Respiração por uma narina

Coloque a mão direita em frente ao rosto no mudra de Vishnu (veja abaixo, à direita). Feche a narina direita com o polegar (veja ao lado). Inspire por 3 segundos e expire por 6 segundos pela narina esquerda. Este é o primeiro ciclo. Pratique 10 ciclos. Repita na outra narina: feche a narina esquerda com o dedo anular e inspire e expire pela narina direita. Pratique 10 vezes de cada lado regularmente ao longo de algumas semanas. Aos poucos, aumente a duração da expiração para cada inspiração – primeiro, inspire por 4 segundos e expire por 8, depois aumente proporcionalmente para 5/10 e, por último, 6/12.

Respiração nasal alternada simples

Depois de dominar a respiração 6/12 por uma narina, passe para a alternada simples. Feche a narina direita com o polegar, inspire pela narina esquerda por 4 segundos, feche-a com o dedo anular, abra a narina direita e expire por 8 segundos. Inspire por 4 segundos pela narina direita e expire pela esquerda por 8 segundos. Pratique 10 ciclos. Aos poucos, aumente a proporção inspiração/expiração para 5/10, 6/12 e, por fim, 7/14.

Respiração nasal alternada com retenção

Depois de dominar a duração 7/14 da respiração nasal alternada, passe para esta com retenção. Inspire pela narina esquerda por 4 segundos,

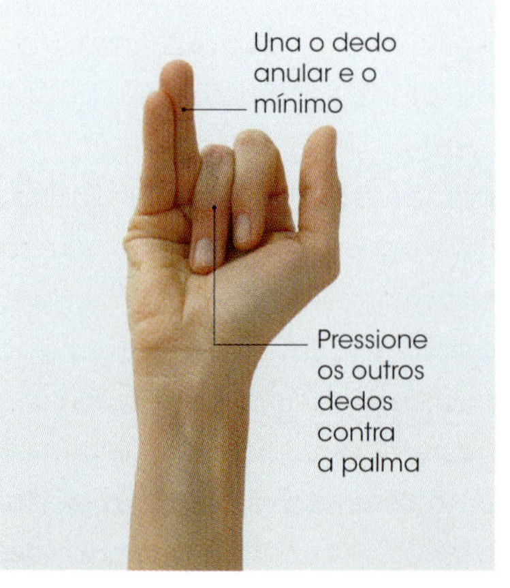

MUDRA DE VISHNU
Posicione a mão com a palma virada para você e dobre os dedos indicador e médio contra a palma. Tente manter o polegar e o anular quase retos.

Posicionamento da mão

Usar um mudra, ou selo energético, como o de Vishnu (veja ao lado) ajuda a manter o prana dentro do corpo e melhora a concentração de modo tangível.

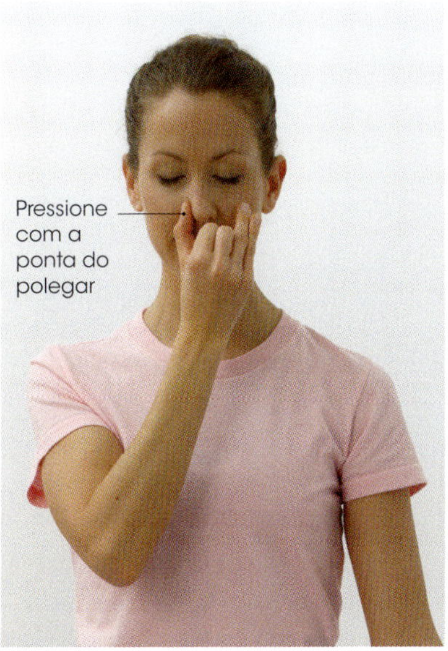

RESPIRAÇÃO PELA NARINA ESQUERDA
Com a mão direita em mudra de Vishnu (veja ao lado), feche a narina direita com o polegar e inspire pela narina esquerda.

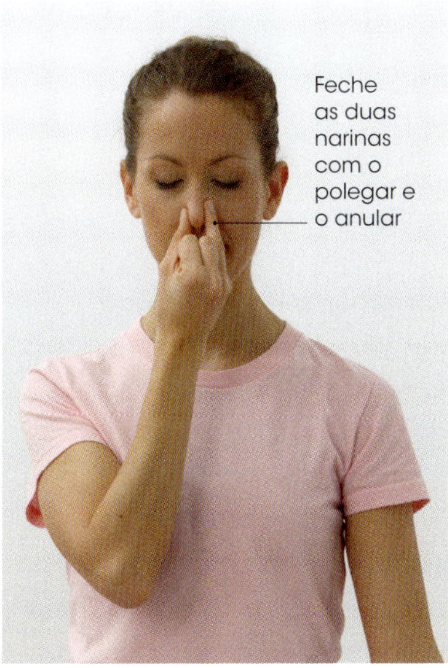

RETENÇÃO DO AR
Para segurar o ar, feche as duas narinas com o polegar e o anular.

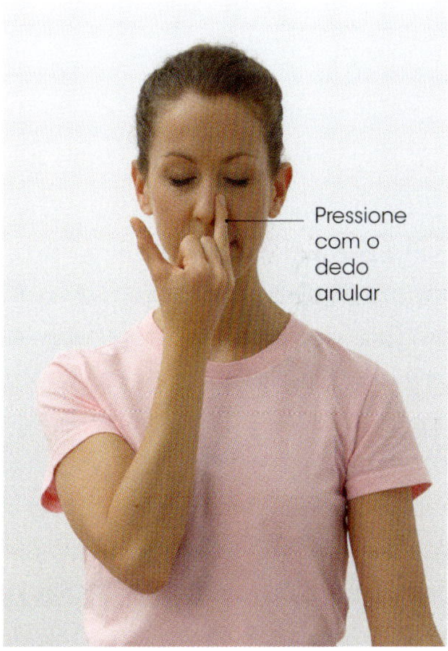

RESPIRAÇÃO PELA NARINA DIREITA
Feche a narina esquerda com o dedo anular e expire pela narina direita.

feche a narina (veja acima), prenda a respiração por 8 segundos, depois expire pela narina direita por 8 segundos. Inspire pela narina direita por 4 segundos, segure a respiração por 8 segundos e expire pela narina esquerda por 8 segundos. Pratique 10 ciclos. Aumente a proporção inspiração/retenção/expiração de 5/10/10 para 6/12/12 e, por último, 7/14/14.

Respiração nasal alternada completa

Ao sentir que progrediu, tente reter o ar por mais tempo nesta respiração completa. Inspire pela narina esquerda por 4 segundos, segure a respiração por 16 segundos e expire pela narina direita por 8 segundos. Depois inspire pela narina direita por 4 segundos, segure a respiração por 8 segundos e expire pela narina esquerda por 16 segundos. Pratique até 10 ciclos. Aumente a proporção inspiração/retenção/expiração de 5/20/10 para 6/24/12 e, por último, para 7/28/14.

Kapala bhati

Literalmente traduzido como "crânio brilhante", este exercício limpa as vias respiratórias. É um dos kriyas, ou exercícios de limpeza dos órgãos da hataioga e rajaioga (pp. 10-11). O kapala bhati aumenta a capacidade pulmonar, estimula a circulação sanguínea e massageia levemente o coração. Pessoas com asma costumam apreciar este exercício.

Como praticar

O kapala bhati consiste numa série de expirações curtas e intensas, alternadas com inspirações passivas e relaxadas. As expirações intensas de ar saturado dos pulmões aumentam a captação de oxigênio no sangue (pp. 32-33), o que pode ser sentido, sobretudo, no cérebro. Isso torna o kapala bhati um excelente modo de melhorar a concentração, esteja você meditando ou em busca de estímulo mental no trabalho.

O exercício é mais eficaz quando praticado durante uma sessão matinal de pranaiama ou de meditação. Não o pratique tarde da noite, pois ativa o sistema nervoso e impede que você durma. Se for iniciante, não tente o kapala bhati até se sentir bem confortável na prática da respiração nasal alternada com retenção (pp. 182-183).

Nível intermediário

Sente-se com as pernas cruzadas e as mãos em mudra de Chin (p. 204) e respire profundamente com o abdome algumas vezes. Perceba como o abdome movimenta-se conforme você inspira e expira. Comece uma série de 10 expirações curtas, ativas e ritmadas (veja ao lado). Depois de cada expiração, deixe uma inspiração leve e passiva ocorrer naturalmente. O tempo somado de uma expiração e de uma inspiração deve girar em torno de 2 segundos.

Após 10 "bombeadas", realize duas respirações iogues completas (p. 181). Depois inspire 80% de sua capacidade de ar e segure o quanto puder por 20-60 segundos. Expire devagar, controladamente. Este é o ciclo 1. Depois de algumas respirações relaxadas, pratique mais 2 ciclos.

Nível avançado

Usando a mesma técnica, aumente aos poucos o número de vezes que "bombeia" o ar para fora para 50 por ciclo. Você pode acelerar, mas nunca leve menos do que 1 minuto para expirar e inspirar. Conforme for relaxando

Evite a hiperventilação

Ao praticar o kapala bhati pela primeira vez, você poderá sentir uma leve tontura causada pela hiperventilação. Se isso acontecer, pare imediatamente, deite-se de costas e relaxe. Quando tiver passado, verifique se estava cometendo um dos erros a seguir e corrija-os como indicado.

Peito e clavículas movimentam-se: apenas o abdome deve se movimentar durante as expirações e as inspirações.

O abdome não se move quando você expira: veja se o abdome está se contraindo ativamente e se encolhe toda vez que você expira.

Você está inspirando muito profundamente ou forçando o abdome para fora: inspire de forma passiva para que o abdome apenas expanda para sua posição neutra.

Você está bombeando rápido demais: reduza a velocidade para 2 segundos para uma expiração/inspiração.

e ganhando foco, segure a respiração durante a retenção por até 90 segundos. Enquanto segura a respiração, concentre-se na área do terceiro olho, entre as sobrancelhas. Você pode sentir um leve aquecimento na região do abdome – o prana ativado no plexo solar. A cada ciclo de prática, o plexo solar recarrega-se mais, e o prana começa a mover-se pela coluna vertebral. Com a experiência, você começará a relacionar o nível de prana ao seu nível de concentração. A energia se move com os pensamentos, por isso você deve focar no terceiro olho.

Inspirando e expirando

É importante entender a técnica de "bombeamento" de forma correta neste poderoso exercício. Dê ênfase à expiração. Se o fizer corretamente, criará um vácuo e a inspiração acontecerá naturalmente, sem nenhum esforço.

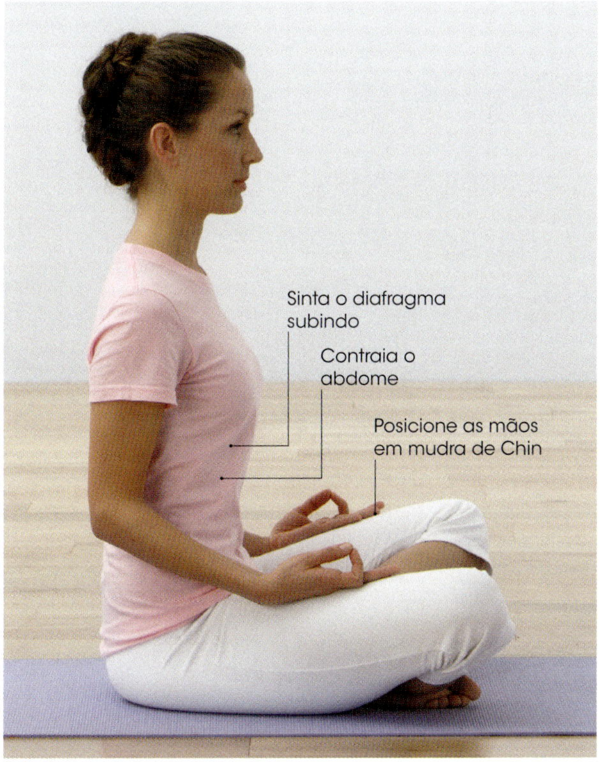
Sinta o diafragma subindo
Contraia o abdome
Posicione as mãos em mudra de Chin

EXPIRAÇÃO ATIVA
Para expirar ativamente, contraia bem o abdome e sinta o diafragma subir e empurrar o ar para fora dos pulmões através das narinas.

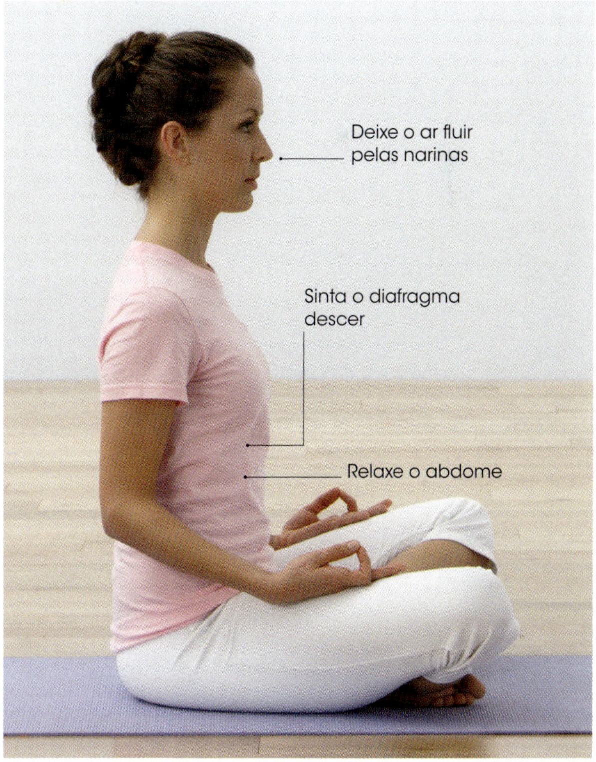
Deixe o ar fluir pelas narinas
Sinta o diafragma descer
Relaxe o abdome

INSPIRAÇÃO PASSIVA
Para inspirar passivamente, apenas solte o abdome. Sinta o diafragma descer e o ar entrar. Não tente inspirar; deixe que a inspiração ocorra sozinha.

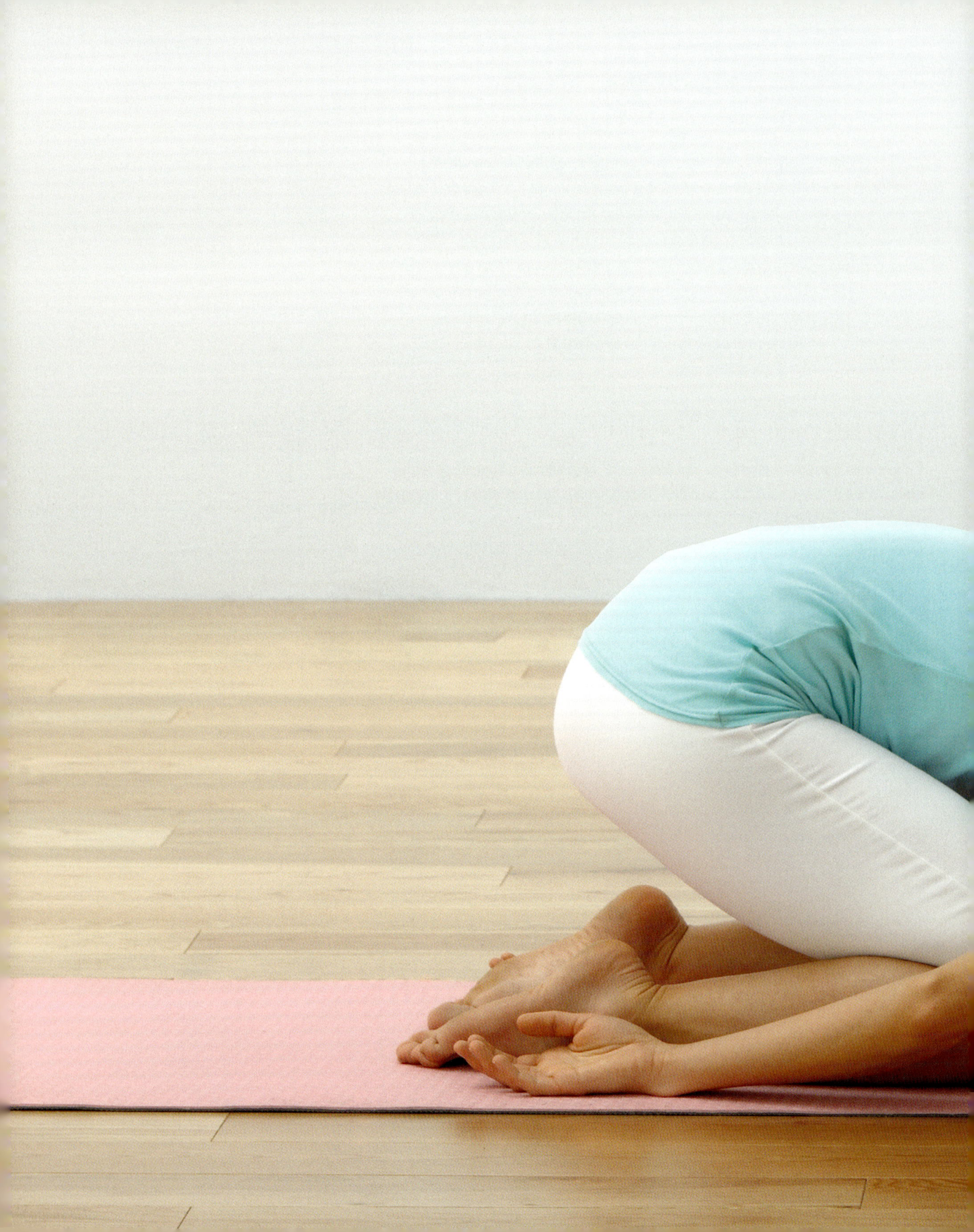

Relaxamento

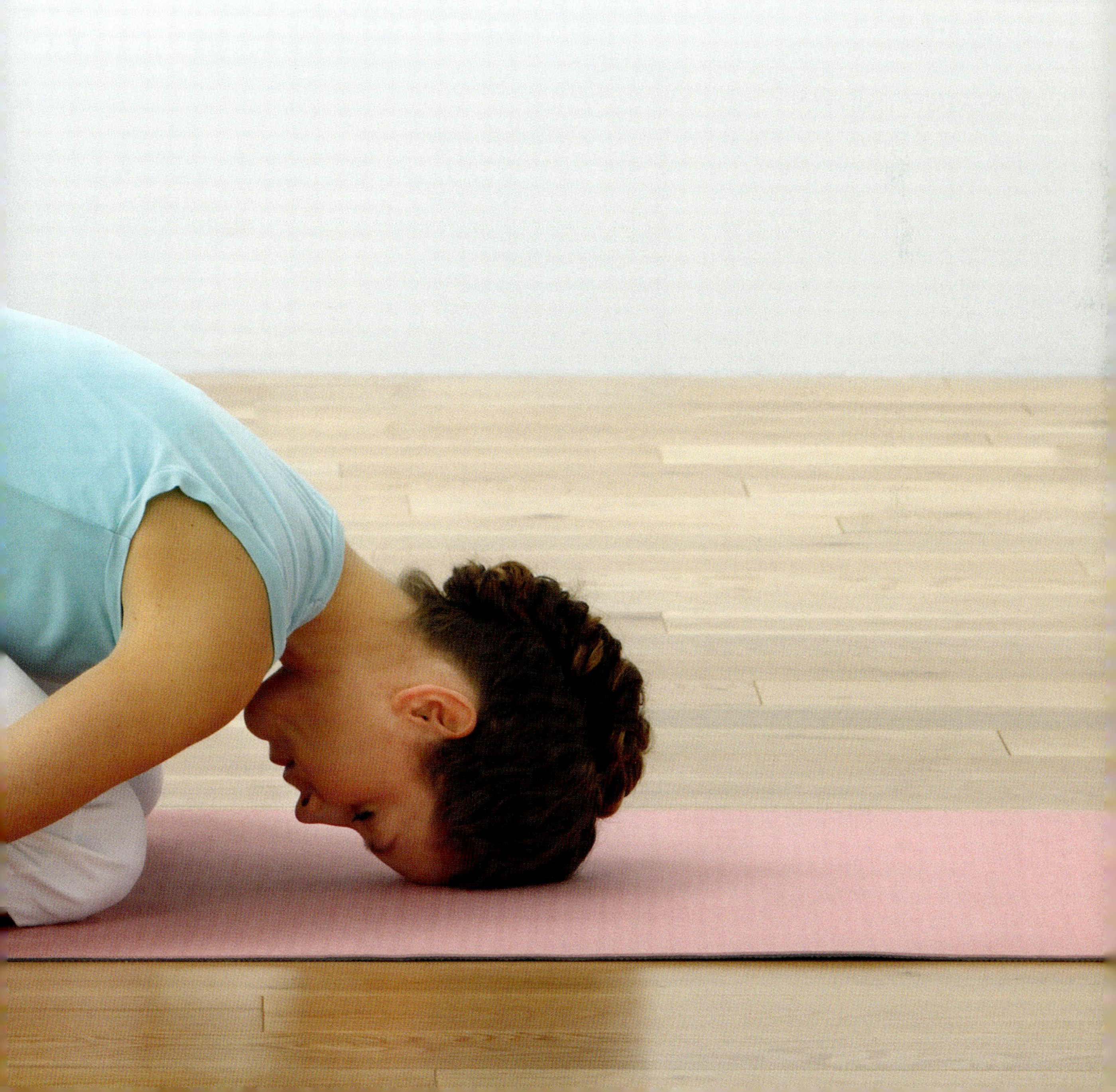

Relaxamento entre ássanas

Relaxe entre as ássanas, pois assim o corpo pode absorver os benefícios da postura e se revigorar. Relaxe por, no mínimo, 8 respirações profundas, mas não mais que 2 minutos, para que o corpo mantenha-se aquecido para a próxima postura.

Por que relaxar?

Ao realizar as posturas, você poderá observar como as ássanas contêm cada uma um desenvolvimento rítmico e alternado entre esforço e relaxamento. Em algumas ássanas, os músculos são primeiro alongados e depois relaxados; em outras, contraídos e depois relaxados (p. 36). Relaxar entre as posturas mantém o padrão de esforço e liberação no sistema nervoso, para, com o tempo, alcançar o relaxamento final (pp. 192-193). O sistema nervoso ficará tão equilibrado que você relaxará só de se imaginar relaxando – em outras palavras, usando a autossugestão (p. 194).

Relaxando de costas

A postura do cadáver é a mais indicada para relaxar entre as ássanas, com exceção das flexões para trás e das posturas invertidas. Se considerar esta postura desconfortável, use as alternativas da página ao lado.

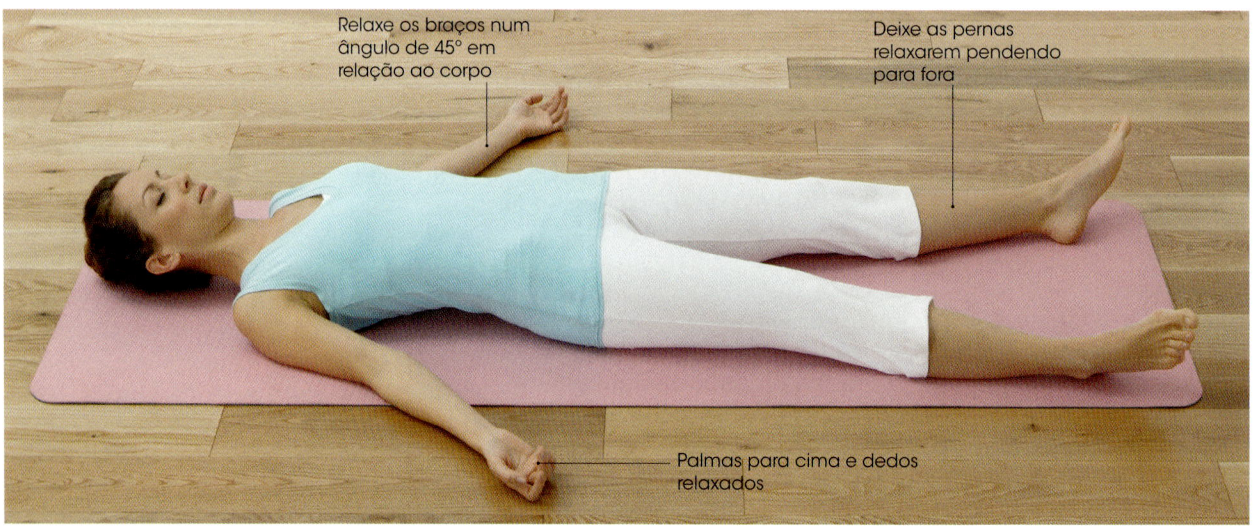

POSTURA DO CADÁVER
Para completar a postura do cadáver, siga as instruções para o relaxamento inicial (p. 46). Respire ao menos 8 vezes ritmadamente enquanto deita na postura e perceba os efeitos físicos e mentais da ássana que acabou de realizar. Passe depois para a próxima ássana. Se considerar a postura do cadáver desconfortável, experimente as alternativas ao lado.

Posição alternativa de costas

Você pode achar desconfortável deitar de costas se não conseguir relaxar os músculos da região lombar. Se for este o caso, experimente o exercício abaixo. Com a prática, a postura do cadáver se tornará mais confortável para relaxar entre as ássanas.

"Para regular e equilibrar o trabalho do corpo e da mente, é necessário economizar a energia produzida pelo corpo. Este é o principal propósito de aprender a relaxar."

Swami Vishnudevananda

Se a postura do cadáver for desconfortável

Traga os joelhos em direção ao peito para liberar a tensão da região lombar. Você também pode apoiar os pés no chão, na largura do quadril, e relaxar assim entre as ássanas.

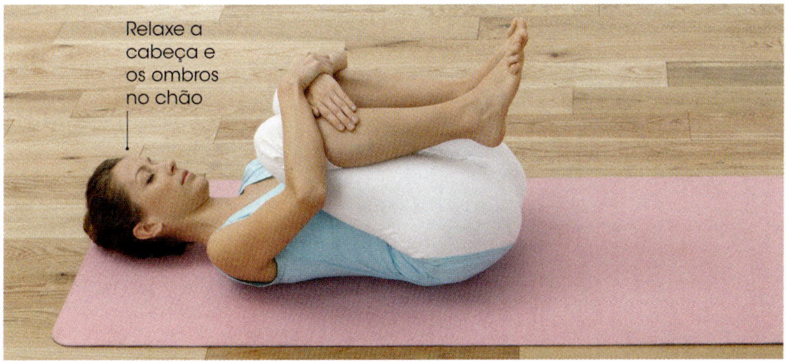
Relaxe a cabeça e os ombros no chão

ABRAÇANDO OS JOELHOS

1 Flexione as pernas, trazendo os joelhos em direção ao peito. Abrace os joelhos e segure os pulsos com a mão contrária. A posição alonga suavemente a região lombar e libera a tensão nessa região da coluna.

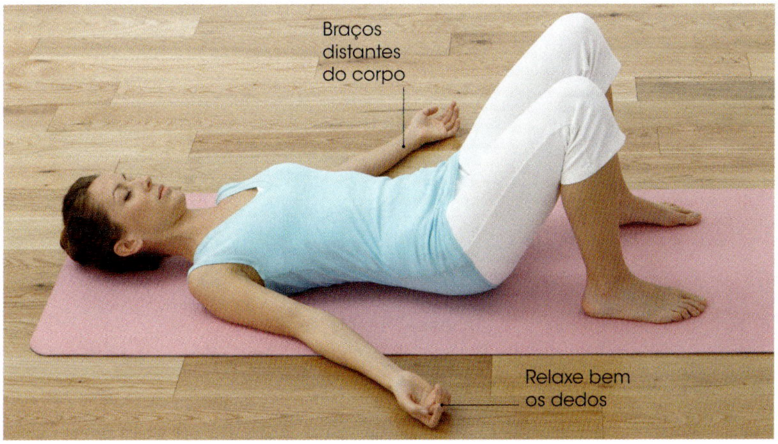
Braços distantes do corpo
Relaxe bem os dedos

PÉS NO CHÃO

2 Coloque as solas dos pés inteiras no chão, a cerca de 20 cm das nádegas, e relaxe os braços ao lado, com as palmas para cima e os dedos bem relaxados. Respire 8 vezes profunda e ritmadamente antes de passar para a próxima ássana.

Relaxando de bruços

Depois de ássanas como a cobra (pp. 116–121) e o gafanhoto (pp.122–133) e de variações realizadas deitadas de frente – repousando sobre o abdome –, relaxe de bruços antes de seguir para a próxima ássana (veja abaixo). Conforme relaxa, perceba no corpo e na mente os efeitos da postura que acabou de fazer e sinta o movimento da respiração no abdome.

Relaxando sobre o abdome

Ao virar as pernas para dentro nessas posições de relaxamento de bruços, isso gera uma rotação nos quadris, o que ajuda a relaxar a musculatura das pernas. Se sentir o corpo tensionando ou cãimbras nos pés nessa posição básica, tente a posição alternativa (veja abaixo).

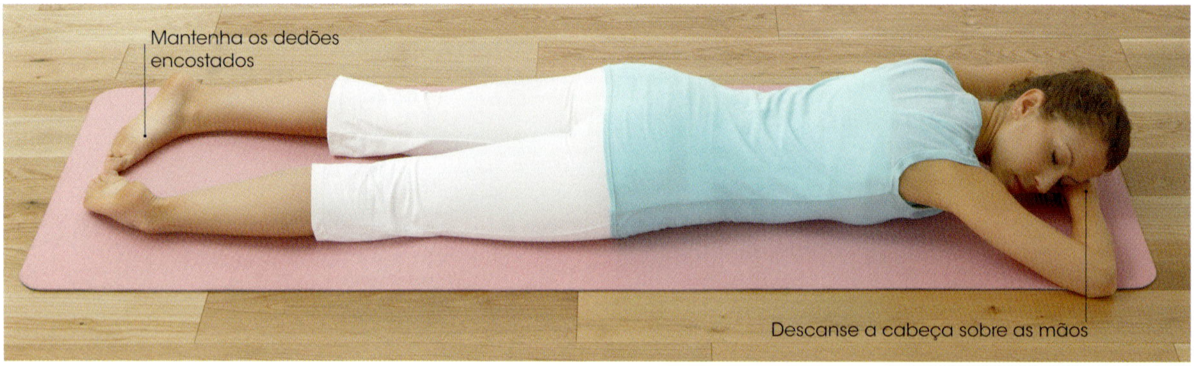
Mantenha os dedões encostados
Descanse a cabeça sobre as mãos

POSIÇÃO BÁSICA
Deite-se de bruços, com os braços dobrados e as mãos uma por cima da outra. Vire a cabeça e repouse-a sobre as mãos. Isso alivia tensões no pescoço e nos ombros e torna a respiração mais confortável. "O travesseiro" das mãos alivia a pressão no rosto. Mantenha as pernas levemente afastadas e volte os dedões para dentro. Fique nessa posição por pelo menos 8 respirações profundas e ritmadas antes de prosseguir para a próxima ássana.

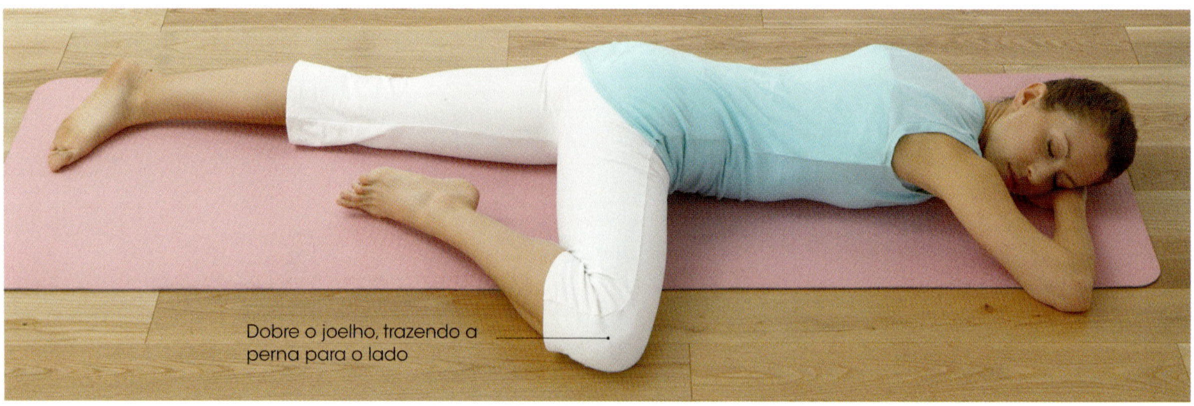
Dobre o joelho, trazendo a perna para o lado

POSIÇÃO ALTERNATIVA
Deite-se de bruços, com os braços dobrados e as mãos uma por cima da outra. Repouse a cabeça sobre as mãos. Mantenha as pernas levemente afastadas e volte os dedões para dentro. Dobre um dos joelhos e leve a coxa em direção ao braço – essa é a postura do bebê Krishna. Mantenha a outra perna estendida, a coluna e a cabeça alinhadas. Fique nessa posição por pelo menos 8 respirações profundas antes de ir para a próxima ássana.

Após a postura invertida sobre a cabeça (pp. 62–75), a meia torção (pp.144–149) ou qualquer outra ássana arqueada para trás, relaxe na postura da criança (veja abaixo). A postura da criança é boa para relaxar a cabeça e os ombros e alongar suavemente a coluna, o que revigora o sistema nervoso. Essa postura também traz um fluxo de sangue revigorante para o cérebro, revitalizando-o antes da prática da próxima postura.

"Não devemos confundir relaxamento com preguiça. Na infância, a criança relaxa naturalmente; alguns adultos também têm esse poder de relaxamento. Essas pessoas são notáveis por sua paciência, seu vigor, sua força e sua vitalidade."

Swami Vishnudevananda

Relaxando na postura da criança

A leve flexão para a frente na postura da criança dá às costas e aos músculos em torno do quadril um suave alongamento. Se encontrar dificuldade para se sentar sobre os calcanhares ou se a testa não tocar o chão, pratique a variação (veja abaixo).

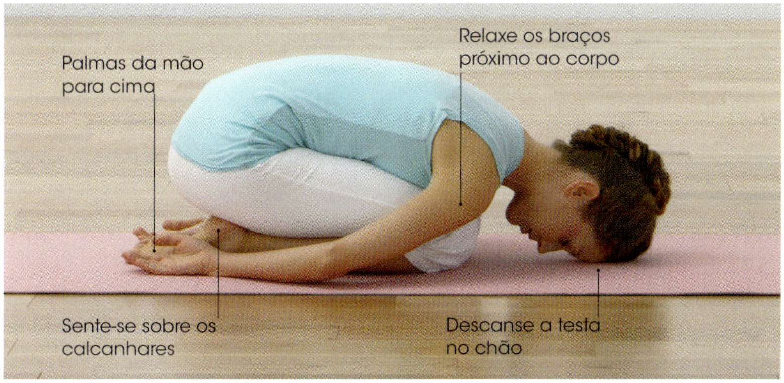
Palmas da mão para cima
Relaxe os braços próximo ao corpo
Sente-se sobre os calcanhares
Descanse a testa no chão

POSTURA DA CRIANÇA
Sente-se sobre os calcanhares e incline-se para a frente, até a testa tocar o chão. Estenda os braços ao longo das pernas com as mãos ao lado dos pés e as palmas para cima. Fique nessa posição por pelo menos 8 respirações profundas e ritmadas antes de ir para a próxima ássana.

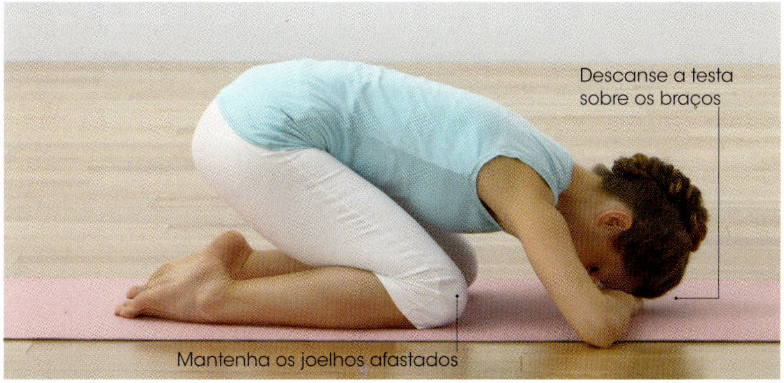
Descanse a testa sobre os braços
Mantenha os joelhos afastados

VARIAÇÃO DA POSTURA DA CRIANÇA
Sente-se sobre os calcanhares com os joelhos ligeiramente afastados, incline-se e cruze os braços à sua frente, com as mãos sobrepostas. Descanse a testa nelas. Fique nessa posição por pelo menos 8 respirações antes de prosseguir para a próxima ássana.

Relaxamento final

Ao final de toda prática de ioga, você deve realizar 15-20 minutos de relaxamento, conquistando, assim, o bem-estar físico, mental e espiritual completo, que consiste na experiência mais importante da ioga.

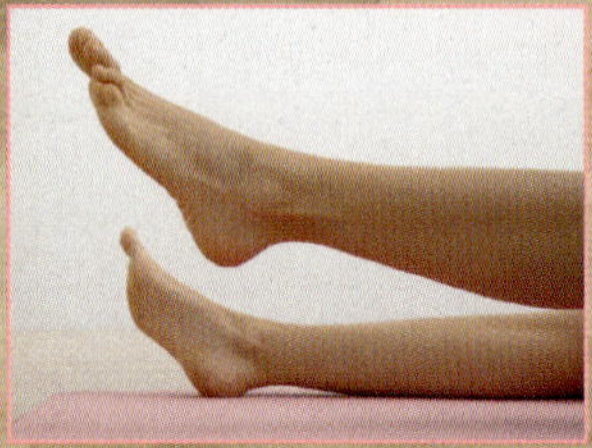

1 Inspire e levante a perna direita 10 cm. Segure a respiração por alguns segundos, contraia a perna, depois expire, deixando-a cair. Repita com a perna esquerda.

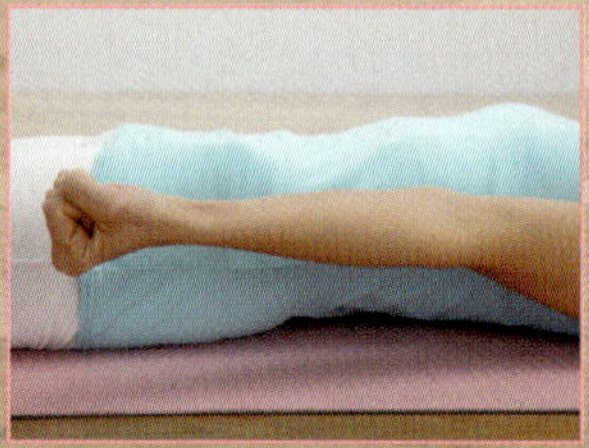

2 Inspire e levante os dois braços 10 cm. Segure a respiração por alguns segundos, contraia os braços e expire, deixando-os cair.

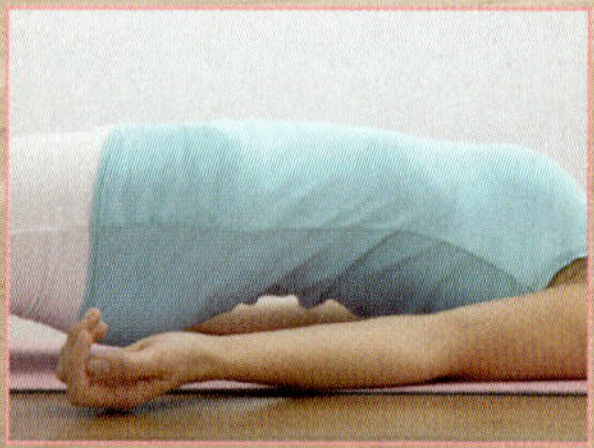

3 Inspire e levante o quadril e as nádegas do chão. Segure a respiração por alguns segundos, contraia as nádegas, depois expire e solte.

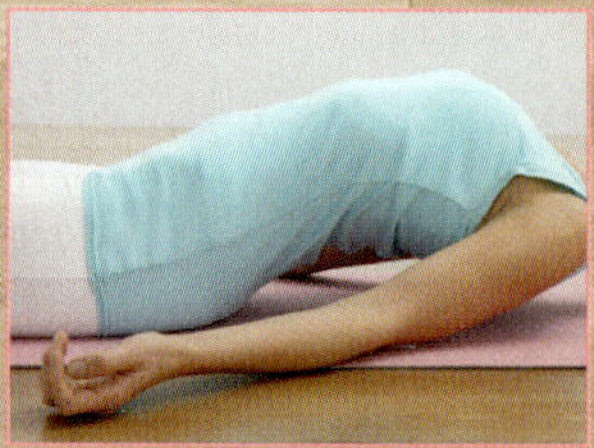

4 Inspire e levante o peito do chão. Segure a respiração por alguns segundos, contraia as escápulas, depois expire e solte.

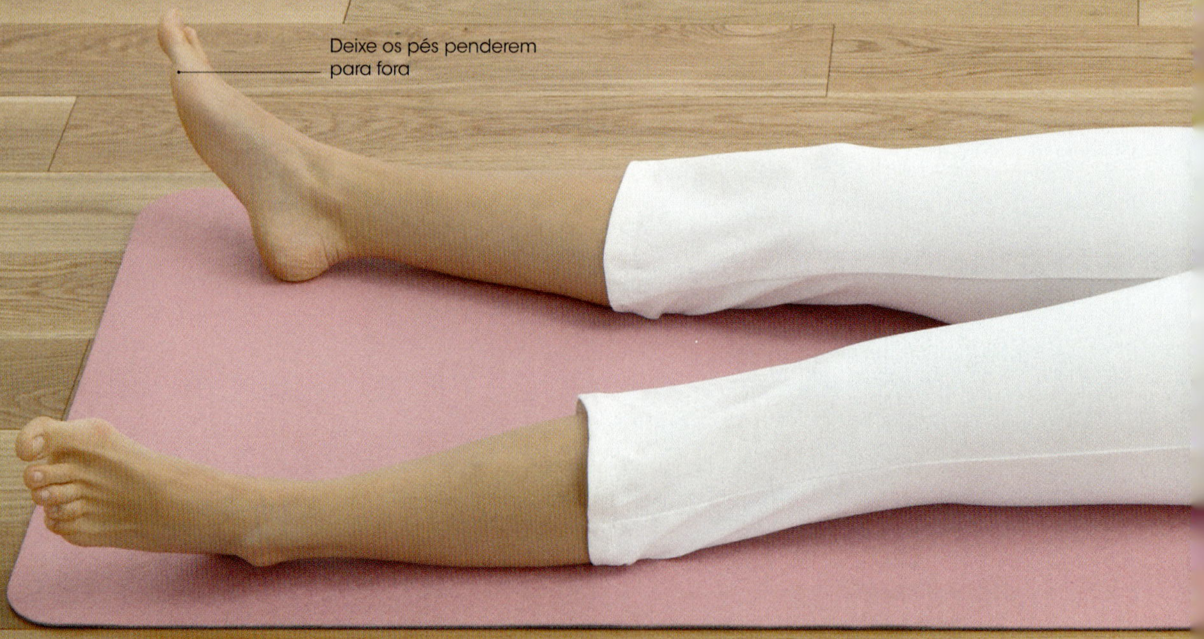

Deixe os pés penderem para fora

Seguindo a sequência

A pressão sanguínea e a temperatura do corpo despencarão durante o relaxamento final. Dependendo do clima, você pode se cobrir com uma manta antes de começar. Siga os passos 1-8 abaixo para ficar confortável na postura do cadáver, depois faça os exercícios de relaxamento físico, mental e espiritual (pp. 194-195) na ordem sugerida. Em seguida, alongue-se e sente-se com as pernas cruzadas por 1 minuto e finalize a prática com o mantra "OM".

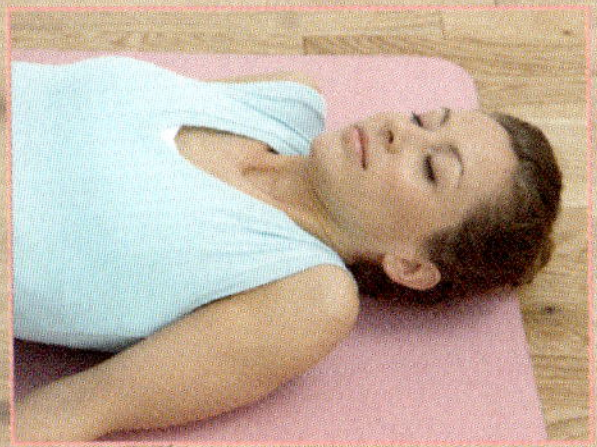

5 Inspire e puxe os ombros em direção às orelhas. Segure a respiração por alguns segundos, expire e solte.

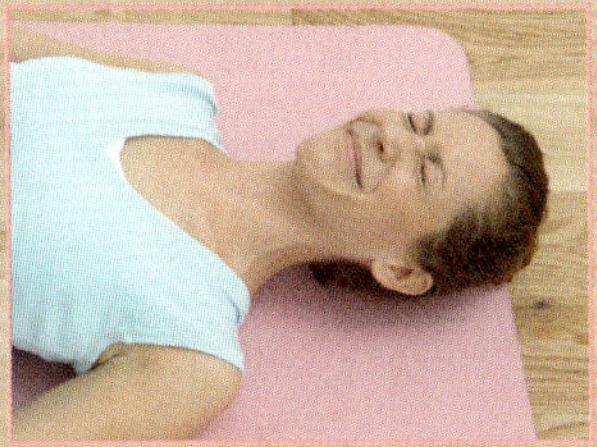

6 Inspire e contraia bem os músculos do rosto. Segure a respiração por alguns segundos, expire e solte.

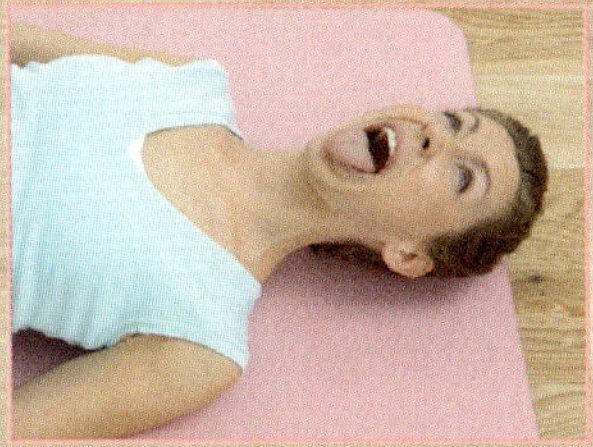

7 Inspire, abra a boca e coloque a língua para fora, olhando para a testa. Segure a respiração por alguns segundos, depois expire e solte.

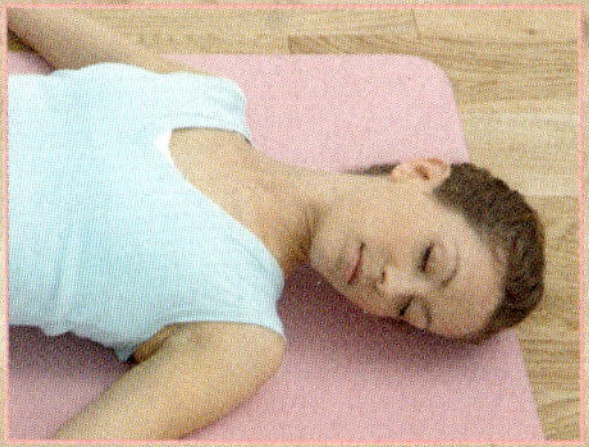

8 Inspirando, vire a cabeça para um lado. Expire e vire para o outro. Finalize trazendo a cabeça para o centro.

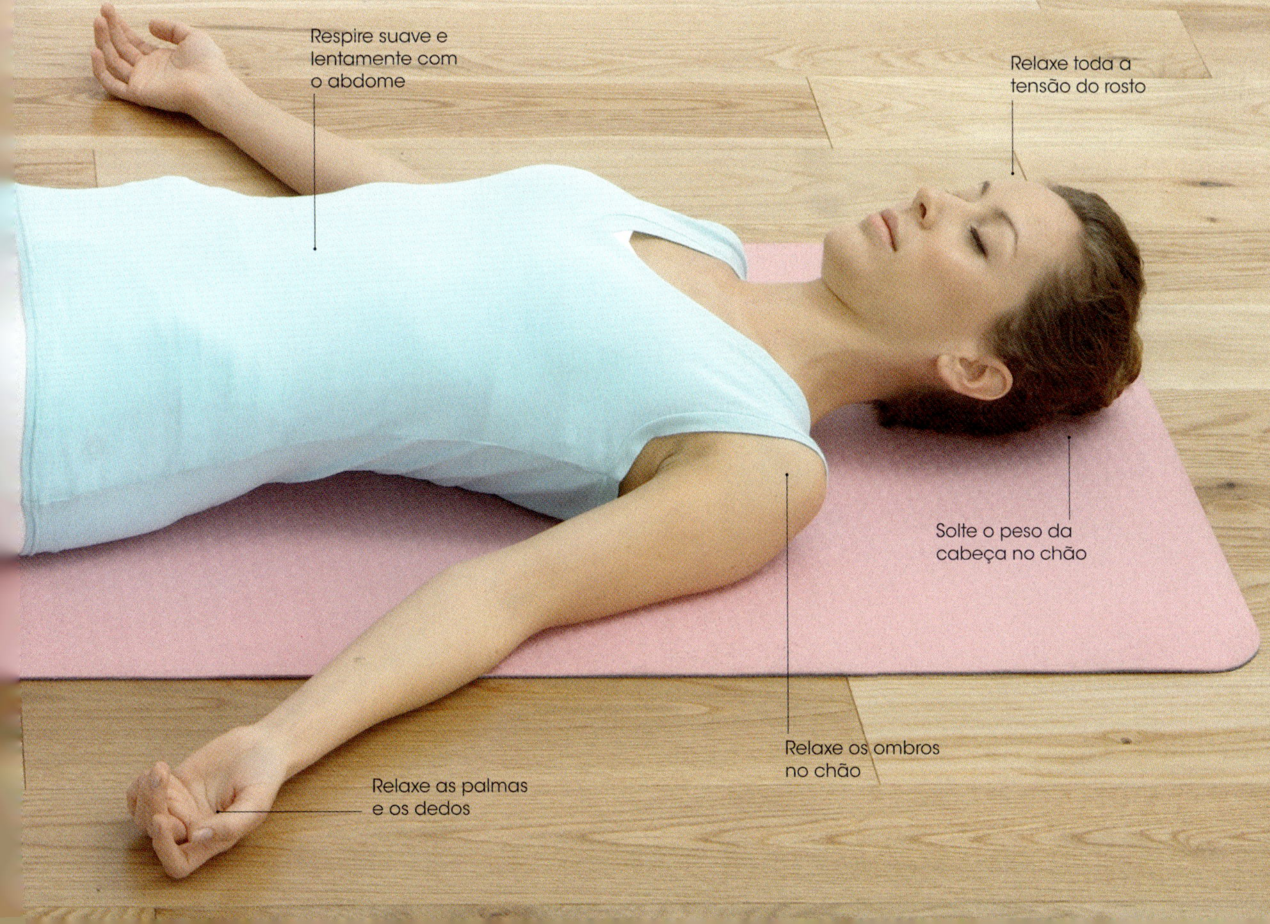

Relaxamento iogue completo

O relaxamento iogue compreende três aspectos: físico, mental e espiritual. Enquanto estiver na postura do cadáver no relaxamento final (pp. 192-193), pratique os exercícios de concentração a seguir para relaxar corpo, mente e espírito.

Parte 1: relaxamento físico

Pratique algumas respirações abdominais devagar e ritmadamente (p. 180). Siga depois este exercício de autossugestão por 5-10 minutos. Faça um retrato mental de seus pés, pense na gravidade puxando-o para baixo e mande um comando mental para os pés dizendo em silêncio: "Estou relaxando meus pés. Estou relaxando os pés, meus pés estão relaxados". Passe para o restante do corpo, visualizando outras partes e pensando na força da gravidade, enquanto respira ritmadamente. Envie um comando de relaxamento para os tornozelos, as panturrilhas, os joelhos e as coxas, depois para o quadril e as nádegas, o abdome e o peito, então para a região lombar, as costas, os ombros, o pescoço, as mãos e os dedos, os braços, a

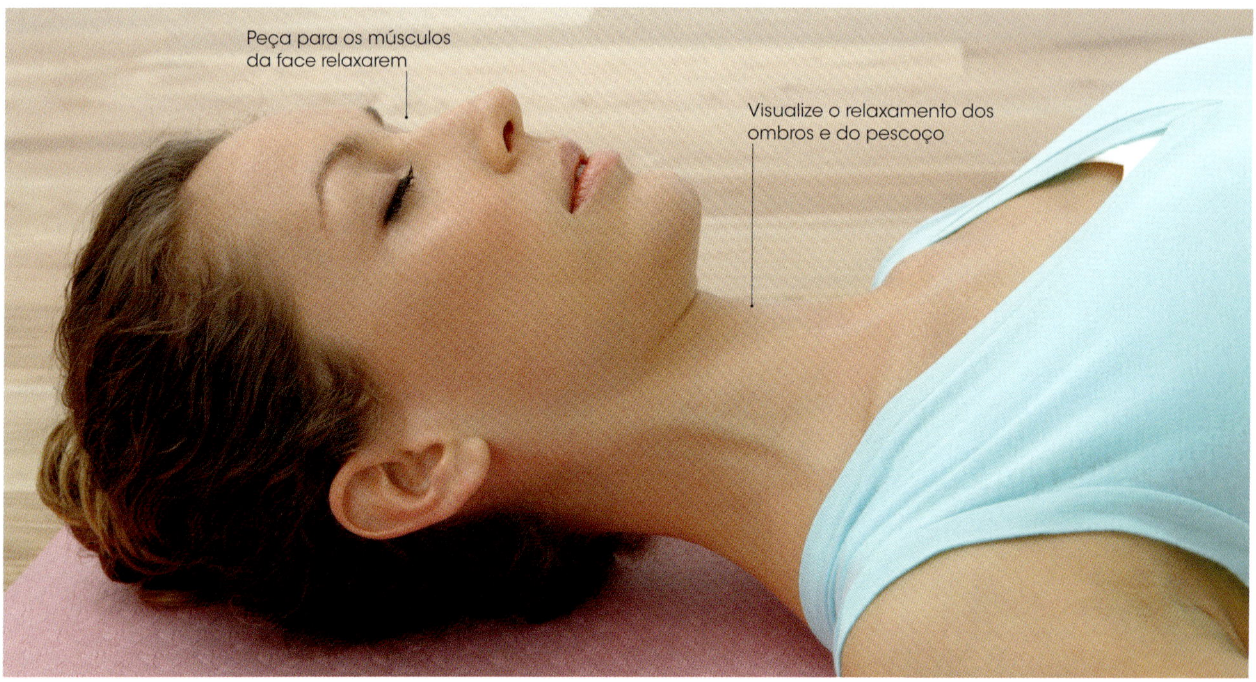

RELAXAMENTO FÍSICO
Quando for passar de uma parte a outra do corpo durante o relaxamento, trace um retrato mental da próxima parte antes de se concentrar na gravidade e na respiração ritmada. Por último, dê um comando mental para que aquela parte relaxe, repetindo a frase "Estou relaxando...".

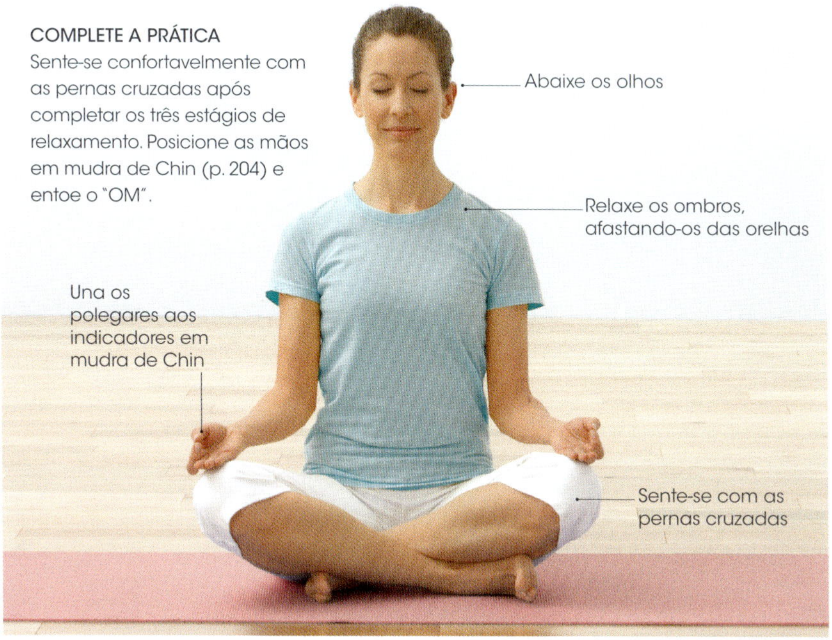
COMPLETE A PRÁTICA
Sente-se confortavelmente com as pernas cruzadas após completar os três estágios de relaxamento. Posicione as mãos em mudra de Chin (p. 204) e entoe o "OM".
Abaixe os olhos
Relaxe os ombros, afastando-os das orelhas
Una os polegares aos indicadores em mudra de Chin
Sente-se com as pernas cruzadas

"Durante o relaxamento espiritual, o iogue identifica-se com o ser repleto, todo--poderoso, pacífico e feliz que existe dentro dele, a real fonte de sabedoria e força."

Swami Vishnudevananda

boca e os olhos, os músculos faciais e o couro cabeludo. Por último, relaxe os órgãos internos. Visualize novamente a área, respire devagar e envie comandos de relaxamento para todos os órgãos, um por vez: rins, fígado, intestino, bexiga, pâncreas, estômago, coração, pulmões e cérebro. Seu subconsciente dará esses comandos.

Parte 2: relaxamento mental

A mente está sempre se movimentando entre o passado e o futuro e, no presente, é constantemente solicitada pelos cinco sentidos. Ela precisa relaxar, por isso pratique o relaxamento mental por cerca de 2 minutos. Continue a respiração abdominal, dessa vez inspirando por 5 segundos e expirando pelo mesmo tempo. A velocidade e o ritmo da respiração e suas ondas de pensamento estão intimamente ligados. Comece a observar o fluxo de ar movendo-se para dentro e para fora das narinas. Logo sua mente ficará mais calma. Se sentir que ela está se ativando de novo, concentre-se na respiração até tranquilizá-la novamente.

Parte 3: relaxamento espiritual

O relaxamento espiritual completo só é possível se seus pensamentos estiverem despreocupados e soltos, então visualize um lago tranquilo, sem ondas. Imagine a água calma dentro do seu eu, que é eterno e imutável. Continue por 5-8 minutos. Respire profundamente algumas vezes e mexa devagar pernas e braços, alongando bem o corpo todo. Por último, sente-se por 1 minuto com as pernas cruzadas e entoe o mantra "OM". Você conseguirá manter o senso de relaxamento e concentração por muitas horas.

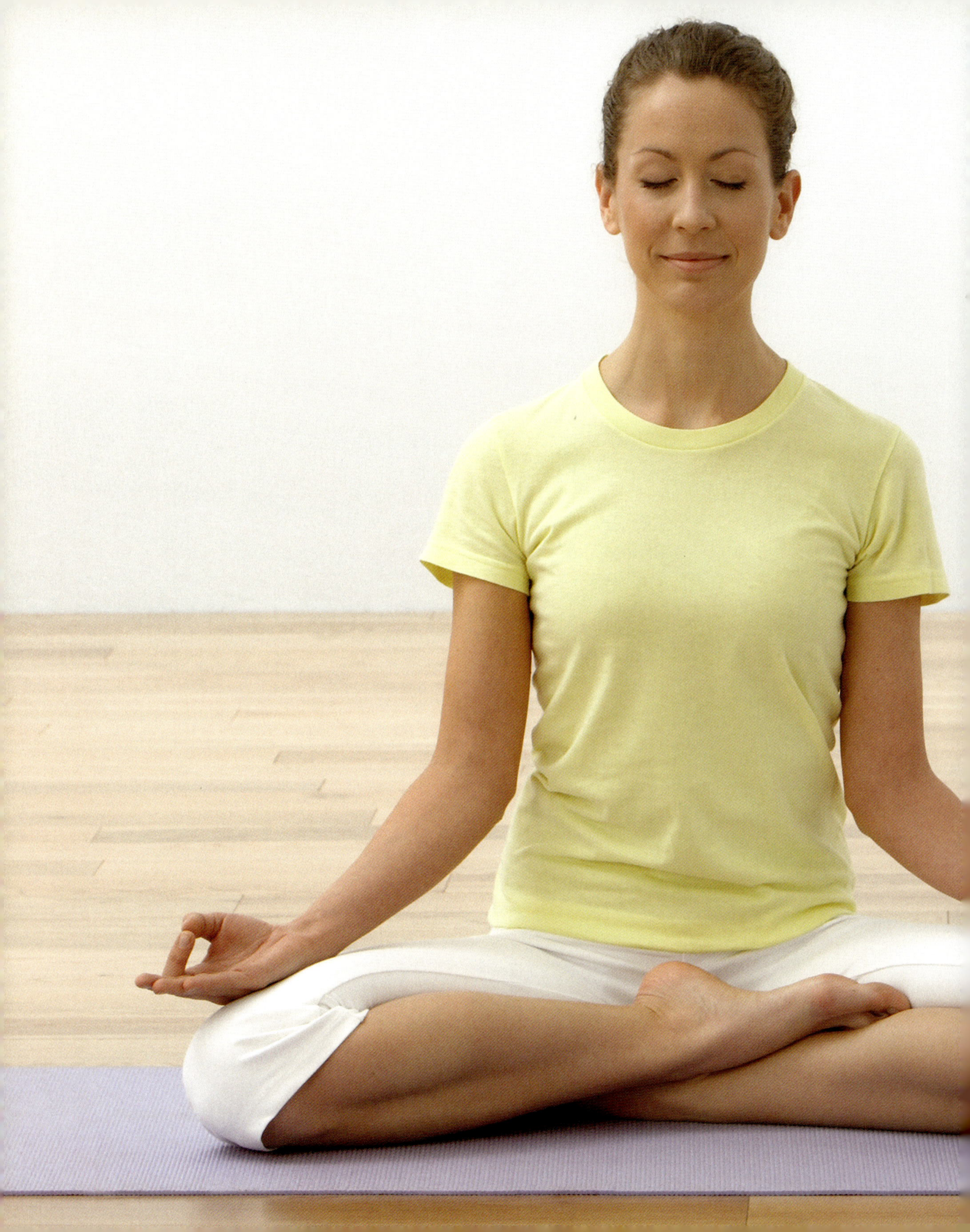

Pensamento positivo e meditação

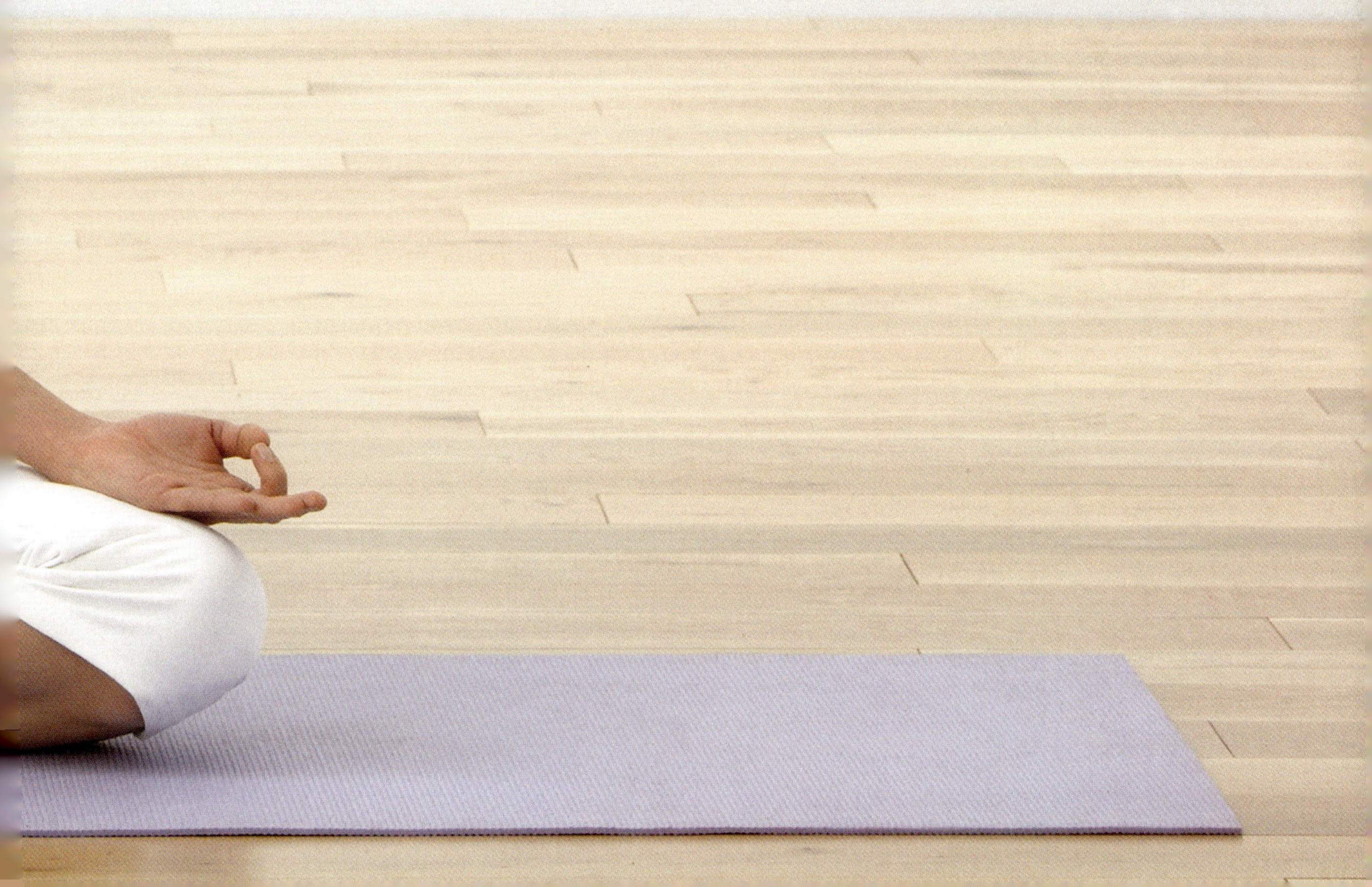

Por que meditar?

A meditação está no centro da prática de ioga. Assim que se sentir confortável praticando as ássanas e os exercícios de respiração, conquistará também mais relaxamento físico. O passo seguinte, de voltar a atenção para a mente por meio da meditação, será natural. Assim, alcançará mais equilíbrio mental e emocional e, por fim, a paz interior.

Benefícios físicos

Durante a meditação, as distrações do mundo exterior desaparecem, e o sistema nervoso parassimpático (pp. 34-35) atinge suavemente um estado de relaxamento e equilíbrio. As frequências cardíaca e respiratória desaceleram, e os órgãos internos descansam. Pesquisas mostram que a meditação também estimula o sistema imunológico, fortalecendo a saúde e protegendo contra doenças.

Adeptos da ioga sabem que as vibrações geradas pelos pensamentos e pelas emoções afetam todas as células do corpo – e que pensamentos negativos prejudicam a homeostase (p. 206) e a capacidade das células de se regenerar. Acreditam também que a meditação e os pensamentos positivos e harmoniosos trazem saúde e bem-estar inclusive no nível celular.

Benefícios mentais

Iogues antigos sabiamente comparavam uma mente desorganizada a um macaco bêbado e louco, pulando de pensamento em pensamento num ciclo infinito. É possível, porém, refrear a mente e quebrar esse ciclo. Durante a meditação, você aprende a concentrar-se no presente, evitando que a mente passeie pelo passado ou se preocupe com o futuro.

Conforme a mente adquire foco, a confusão abre caminho para a clareza. Você verá que consegue encarar os conflitos que perturbam sua paz interior com soluções criativas e positivas. E conquistará maior autocontrole, satisfação interior e senso de propósito.

Além disso, você não tirará proveito desses benefícios apenas durante a meditação. Eles se estenderão pelo restante do dia, ajudando-o a se concentrar melhor no trabalho e no lazer. Ao incentivar o equilíbrio emocional e a conquista da paciência e da compreensão, a meditação ajuda também nas relações interpessoais. Você se irritará menos com os hábitos dos outros e aceitará melhor as limitações alheias.

O grande objetivo da meditação

Antigos textos iogues descrevem o objetivo da meditação como samadhi, ou consciência cósmica.

Nesse estado de compreensão tranquila, a ilusão do ego (o sentimento de que se está separado do mundo) desaparece. Tudo se dissolve em uma única consciência, ou Eu Supremo. Você pode chegar a pensar: "Não sou meu corpo nem minha mente. A mente é apenas minha história, e eu não sou a minha história. Meu corpo não me separa dos outros. Nunca estou só, sou sempre um entre todos". Todas as emoções negativas e ideias limitadoras sobre seu corpo e seu interior desaparecem, libertando-o da insatisfação. Você se conscientiza do propósito da vida e, por fim, perde o medo da morte.

Iogues experientes almejam permanecer nesse estado o tempo todo, vivendo a vida como uma meditação constante. Como iniciante, comece livrando-se do hábito enraizado de se identificar com tudo o que se passa em sua cabeça. Isso exige prática, mas, como diz o ditado, toda grande jornada começa com um único passo.

Benefícios espirituais

Conforme você se aprofundar na prática meditativa, terá vislumbres de um modo de ser nunca experimentado antes. Você poderá sentir como se as nuvens de sua vida tivessem se dissipado, e o azul do céu aparecesse. Adquirirá um grande senso de espaço interior, bem-estar, otimismo e um real sentimento de crença no bem. Aos poucos perceberá que, muito além do mundo já conhecido de pensamentos e emoções, existe um estado de consciência maior. O senso de si mesmo se expandirá para além da percepção do corpo e da mente, e, por fim, você experimentará um sentimento de unidade com tudo à sua volta.

A meditação é tão poderosa que os benefícios estendem-se para além da pessoa que está meditando. Iogues acreditam que as poderosas vibrações de paz que emanam do meditador experiente causam efeito positivo em todos com quem ele tem contato - podendo, dessa forma, influenciar o mundo todo. Assim, tranquilizar a mente por meio da meditação é o melhor que se tem a fazer para contribuir para a paz mundial.

"A meditação é 'a interrupção das atividades mentais'. Quando seus pensamentos se reduzirem a 20%, você experimentará alívio e senso de autocontrole."

Swami Sivananda

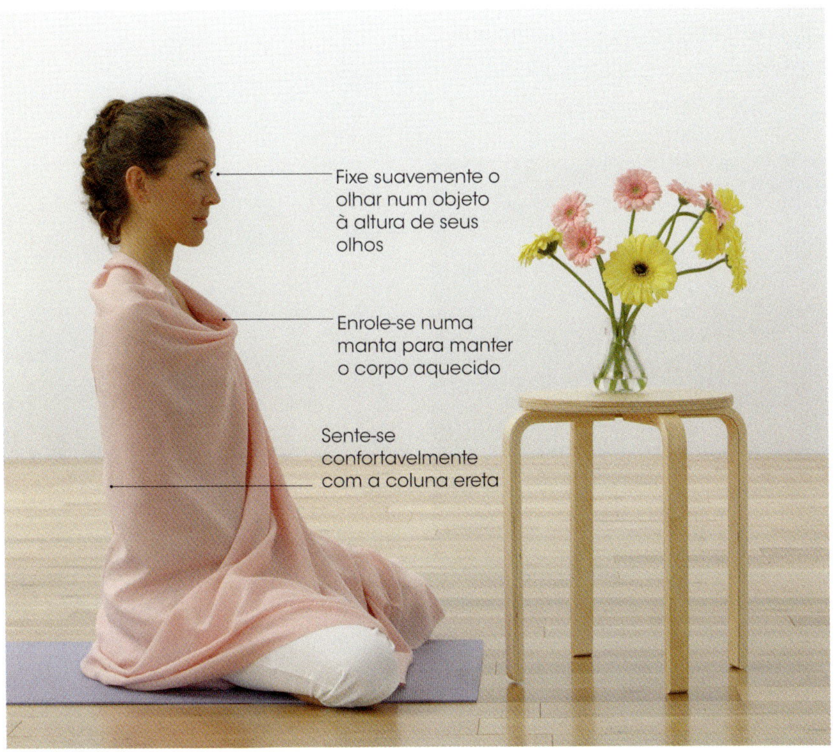
Fixe suavemente o olhar num objeto à altura de seus olhos
Enrole-se numa manta para manter o corpo aquecido
Sente-se confortavelmente com a coluna ereta

SENTE-SE PARA MEDITAR

Quando você se senta para praticar a meditação, seu corpo físico é o primeiro a relaxar. Uma vez que se sentir confortável, a mente começa a desacelerar, focando mais e mais no objeto de concentração.

A arte da concentração

Antes de aprender a meditar, você precisa ser capaz de se concentrar. Todos nós conseguimos nos concentrar em algum grau, mas o estilo de vida atual – ficar o tempo todo ao celular e imerso em um mundo de sons variados – diminui o tempo de foco da maioria das pessoas. A prática dos exercícios sugeridos a seguir ajudará você a aumentar seu tempo de atenção e aprimorar a habilidade de se concentrar, melhorando também a memória e trazendo benefícios à saúde psicológica.

O que é concentração?

Significa dedicar-se a um só pensamento ou objeto por um bom período de tempo. Você se concentra quando mergulha num livro, faz uma refeição sem pensar em trabalho ou se esquece da vida pessoal quando está no escritório. A habilidade de se concentrar é não somente essencial para a meditação, mas também a chave do sucesso em qualquer tarefa. Uma vez que tenha aprendido a se concentrar de fato, você poderá usar essa habilidade em muitas outras áreas da vida. Por exemplo, saber se desligar de outros pensamentos e não tomar decisões precipitadas o tornam mais eficiente no trabalho.

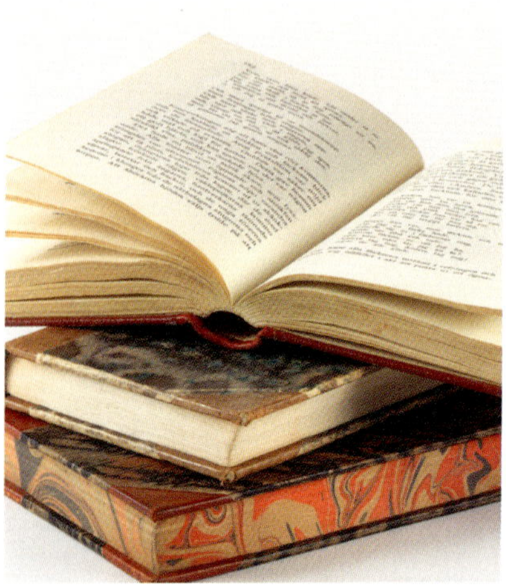

MERGULHE NUM LIVRO
Leia duas ou três páginas de um livro com total atenção. Em seguida, teste sua concentração parando ao final de uma página. Quanto da história você consegue lembrar? Você consegue classificar, agrupar ou comparar os fatos lidos?

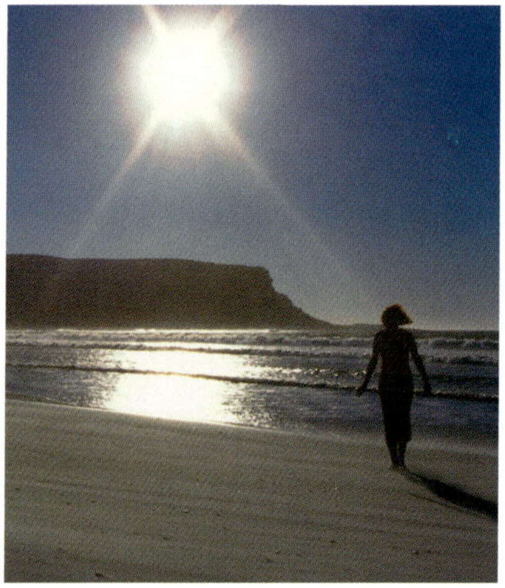

CONTEMPLE A NATUREZA
Durante o dia, concentre-se no céu. Sinta a mente expandindo-se enquanto reflete sobre sua vastidão. À noite, concentre-se na lua e nas estrelas. Na praia, observe as ondas. Ou dirija o olhar a elementos próximos ou distantes, como uma árvore ou uma montanha.

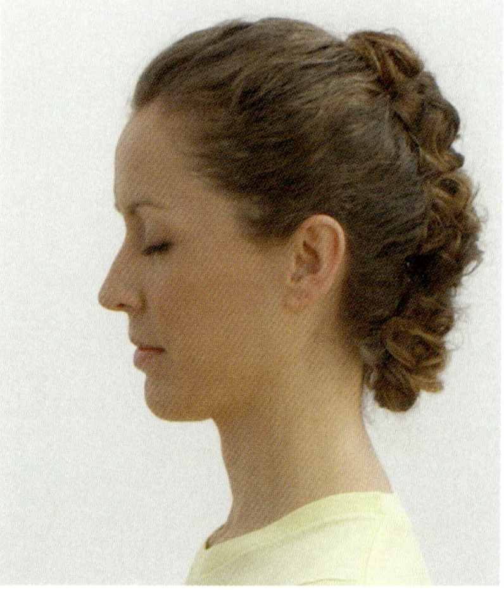

OUÇA UM SOM
Ouça com atenção o tique-taque do relógio. Se a mente se distrair, traga-a de volta para o som. Por quanto tempo você consegue concentrar-se nele? Ou ouça um som perturbador por um tempo, sem reagir. Depois desvie a atenção para os outros sons à sua volta, um a um.

Os benefícios da concentração

Praticar a concentração traz muitos benefícios. Pode fortalecer o fluxo de pensamento (como conectamos ideias no cérebro), facilitando o entendimento de conceitos difíceis, complexos ou confusos. Também torna as ideias mais claras, fazendo-o se expressar melhor. Exercícios de concentração energizam a mente, estimulando a eficiência no trabalho e em outras tarefas, a vontade própria e a habilidade de influenciar outras pessoas de maneira positiva. Também trazem serenidade, discernimento e alegria.

Exercícios práticos

Os exercícios abaixo constituem uma forma fácil de começar a desenvolver a habilidade de concentração. De início, treine a mente para se concentrar em elementos externos, como um livro, um som ou algo da natureza, como as ondas do mar e as estrelas. Conforme for progredindo, você conseguirá concentrar-se em temas mais sutis, como um som interno ou uma ideia abstrata. Enquanto pratica, perceba o quanto atenta para as várias qualidades da experiência de se manter em foco. Note como é difícil assimilar uma experiência quando a mente não está focada. Caso se distraia (o que pode acontecer com frequência), lembre sua mente de voltar à contemplação do objeto ou da qualidade em que você estava focando. Estenda a prática gradualmente, até que consiga se concentrar por meia hora.

"Manter o equilíbrio emocional em todas as atividades é o verdadeiro sinal de progresso..."

Swami Sivananda

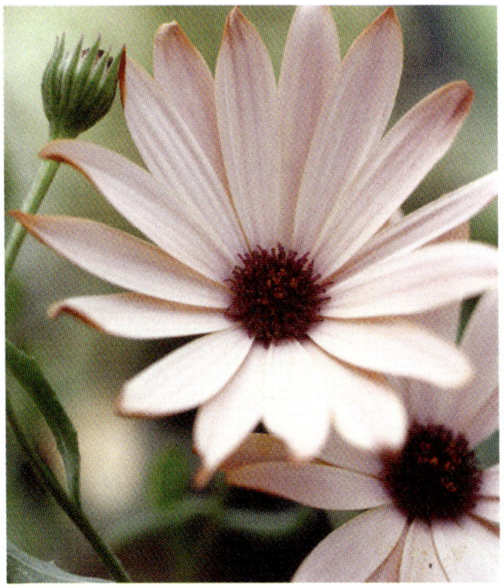

CONCENTRE-SE NUMA FLOR
Sente-se confortavelmente com os olhos fechados. Imagine um jardim com muitas flores. Volte aos poucos sua atenção para uma única flor. Visualize sua cor e explore suas outras características, como textura, formato e fragrância. Concentre-se nisso pelo maior tempo possível.

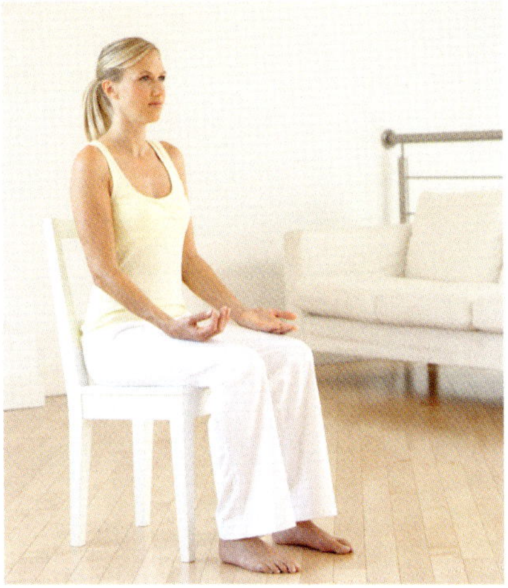

REFLITA SOBRE UMA IDEIA
Relaxe o corpo e a mente e pense sobre um sentimento, como a compaixão. Imagine como poderia expressá-lo em sua vida. Lembre-se de quem o personificou publicamente. Peça para que o sentimento encha seu coração e depois se expanda para todo o mundo. Pense em quão compassivo você é.

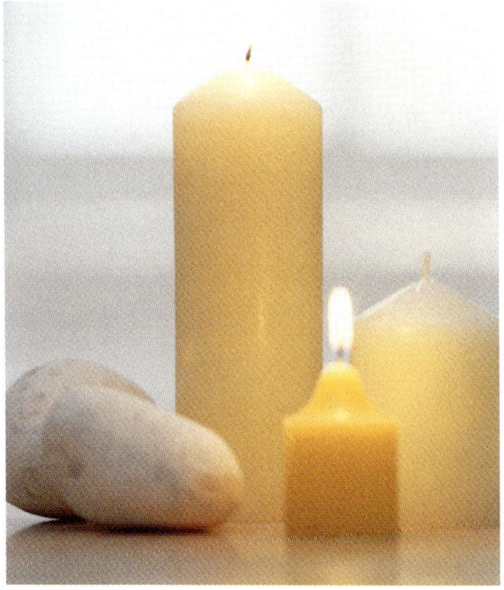

CONTEMPLAÇÃO DE VELAS
Sente-se com as pernas cruzadas num cômodo escuro. Posicione uma vela acesa à altura de seus olhos, a um braço de distância. Observe sua respiração por 2-3 minutos. Depois olhe para a chama por 1 minuto. Tente não piscar. Feche os olhos e visualize a chama entre suas sobrancelhas por 1 minuto.

Praticando a meditação

A meditação é um estado de atenção relaxada. Swami Vishnudevananda costumava dizer que não é possível ensinar alguém a alcançar esse estado, assim como não é possível ensinar alguém a dormir. Apesar disso, quanto mais atenção e cuidado você dedicar no preparo para a meditação, mais positivos serão os resultados. A preparação pode ser dividida em duas partes: primeiro você deve se sentir confortável no aspecto físico, depois focar sua mente na meditação mental (p. 204).

Meditação física

Se você conseguir preparar o ambiente para a meditação, a pureza do espaço físico será tão tangível que, em momentos de estresse, você poderá se sentar nesse lugar, praticar por meia hora e sentir grande conforto e alívio.

LUGAR O ideal é reservar um cômodo para a meditação, mas, se não for possível, tente separar uma parte de um cômodo para isso. Mantenha-a limpa e organizada e estabeleça um ponto de foco com uma vela e uma imagem de inspiração espiritual à altura de seus olhos, diante do local em que você se senta para meditar. Olhar para a chama da vela antes de começar a meditar ajuda a mente a se concentrar e a se voltar para o interior. Acender incenso também pode ajudar a criar uma atmosfera meditativa. Você deverá sentar-se numa manta dobrada sobre um tapete limpo. Muitos iogues preferem posicionar-se de frente para o norte ou o leste, para tirar proveito das vibrações magnéticas favoráveis. Com a prática, as vibrações geradas formarão uma aura magnética. Em seis meses, a paz e a pureza do ambiente ficarão perceptíveis.

TEMPO Os melhores momentos para a meditação são o amanhecer e o pôr do sol, quando se acredita que a atmosfera esteja carregada com uma força espiritual especial. Ao amanhecer, nas horas tranquilas após o sono, a mente está especialmente esclarecida e despreocupada. Mas, se esse momento for complicado para você, pratique no fim do dia ou logo antes de ir dormir. Ou apenas encontre um momento livre em que sua mente esteja calma.

"Sinta o silêncio, ouça o silêncio, toque e saboreie o silêncio. O silêncio é a música de sua alma."

Swami Vishnudevananda

HÁBITO Pratique todos os dias na mesma hora. Conforme seu subconsciente for se acostumando à regularidade, você sentirá que fica mais fácil relaxar e se concentrar. Comece com 15 a 20 minutos e vá aumentando até chegar a 1 hora (ou, pelo menos, 30 minutos). É melhor meditar todos os dias por 30 minutos do que uma vez por semana por 2 horas.

POSIÇÃO Sente-se no chão para meditar, numa posição em que você consiga manter confortavelmente a coluna e o pescoço eretos, mas não tensos. Não precisa ser na clássica posição de lótus – a postura de lótus simplificada ou pernas cruzadas também formam uma base firme (veja abaixo). Sentar-se numa almofada ajuda as coxas a relaxar e aproxima os joelhos do chão. Em todas essas posições, as pernas formam um triângulo, o que faz com que a energia gerada durante a meditação não se disperse em todas as direções.

Se você não consegue sentar-se no chão com facilidade, sente-se numa cadeira e cruze os calcanhares. Não se deite para meditar, pois pode relaxar demais e cair no sono. Escolha uma das três posições de mãos mostradas na p. 204.

RESPIRAÇÃO Uma vez que estiver confortavelmente sentado, relaxe o corpo o máximo que puder, especialmente os músculos do rosto, do pescoço e dos ombros. Abra o peito e eleve as costelas para incentivar a respiração abdominal (veja p. 180), que oxigena bem o cérebro. Inspire e expire ritmadamente, levando 3 segundos em cada etapa, e vá moderando a respiração até alcançar uma cadência imperceptível. Perceba como sua respiração fica mais leve e completamente silenciosa.

POSTURAS

Seja qual for a posição que escolher, você deverá sentir-se confortável e manter a coluna ereta sem precisar se mexer por meia hora. Se achar essas posições incômodas para o quadril ou os joelhos, sente-se numa cadeira. Depois escolha a posição da mão (p. 204).

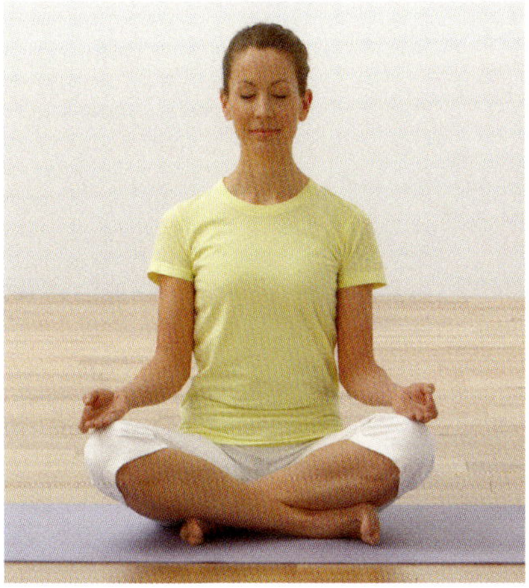

PERNAS CRUZADAS
Sente-se com as costas eretas e dobre os joelhos, cruzando uma canela na frente da outra. Relaxe os joelhos em direção ao chão.

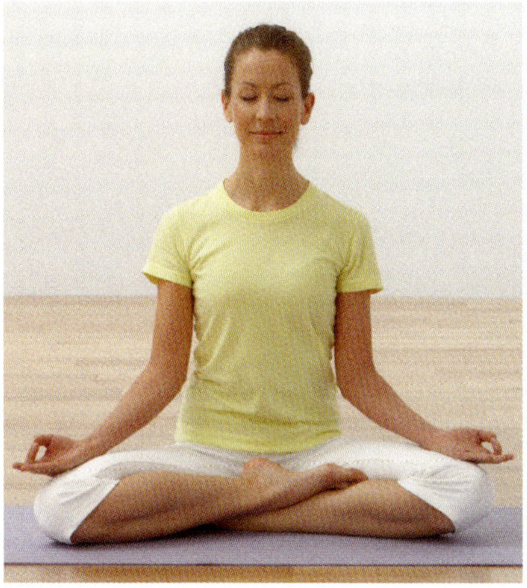

LÓTUS SIMPLIFICADO
Sente-se com as pernas abertas e dobre um joelho com a sola do pé em direção à virilha. Coloque o pé oposto sobre a perna dobrada.

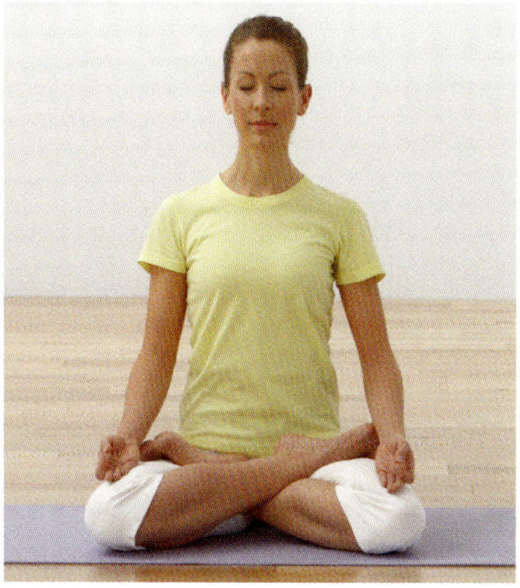

POSTURA DE LÓTUS
Sente-se com as pernas cruzadas. Puxe a perna de cima, trazendo o peito do pé para a coxa oposta. Ponha o outro pé na outra coxa.

Postura das mãos

Após se sentar confortavelmente, alongue a coluna e relaxe os ombros. Repouse as mãos em uma destas três posições, ou mudras, mantendo assim braços e ombros relaxados e concentrando-se no prana, a energia vital.

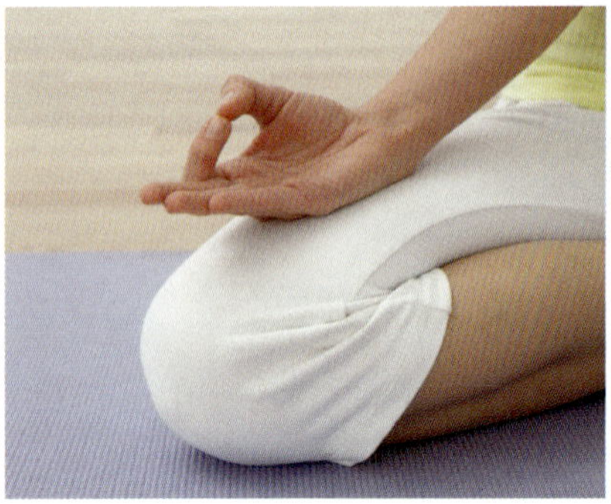

CHIN MUDRA
Repouse as mãos sobre as coxas com as palmas para cima. Una as pontas do polegar e do indicador e estenda os outros dedos.

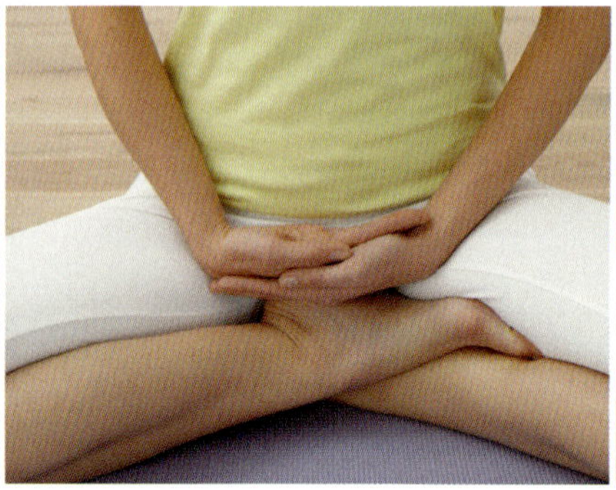

UMA SOBRE A OUTRA
Vire as duas palmas para cima em frente à virilha e repouse a mão esquerda sobre a palma da mão direita.

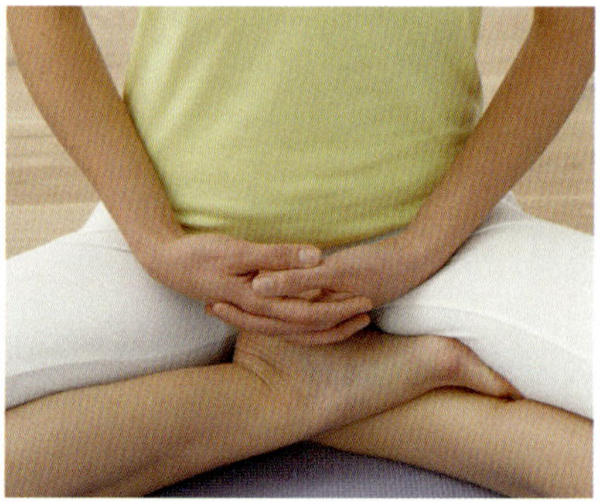

DEDOS ENTRELAÇADOS
Vire as duas palmas para cima em frente à virilha e entrelace os dedos, repousando um polegar sobre o outro.

Meditação mental

Siga estas técnicas de meditação para estabilizar a energia mental e concentrar-se. Mas, antes, apenas deixe a mente distraída. A ansiedade de querer controlar a mente pode provocar dor de cabeça.

DÊ ESPAÇO À MENTE Concentre-se profundamente na respiração para dar espaço à sua mente. Observe a mente com atenção. Seja paciente e compassivo, pois desenvolver uma relação de confiança com a sua mente garante a cooperação dela.

DESASSOCIE Se sua mente se distrair, observe-a com objetividade, como se estivesse assistindo a um filme. Observe seus pensamentos por alguns minutos, e eles irão se dissipar.

"Durante a meditação, observamos a mente sem expectativas. Atenção focada combinada ao desapego revela, por fim, o oceano de sabedoria que existe lá dentro."

Swami Vishnudevananda

PONTO DE CONCENTRAÇÃO Foque sua atenção num chacra (p. 179). Se você se identifica facilmente com outras pessoas, concentre-se no ponto coração (chacra anahata), no centro do peito. Se for analítico, concentre-se no ponto da autoconsciência (chacra ajna), entre as sobrancelhas. Procure manter essa concentração por toda a vida.

OBJETO DE CONCENTRAÇÃO Concentre-se num símbolo – escolha algo concreto, como o sol ou o céu –, ou num sentimento positivo, como o amor ou a compaixão. Ou num mantra, como "OM". Repita o som mentalmente, em sintonia com a respiração.

Como lidar com o estresse

A utilidade da meditação para tratar a depressão e os males relacionados ao estresse é vastamente reconhecida até pela medicina tradicional. Para entender como ela funciona, é necessário conhecer as alterações psicológicas que ocorrem quando estamos nos sentindo estressados, as chamadas "reações de lutar ou fugir". Tal programação mental ajudava os homens primitivos em emergências que exigiam grande esforço físico, como lutar com um animal.

Reação do corpo ao estresse

A "reação de lutar ou fugir" ativa o sistema nervoso e libera substâncias químicas na corrente sanguínea, entre as quais a adrenalina, a noradrenalina e o cortisol, que aumentam o ritmo da respiração, dilatam as pupilas para apurar a visão e transportam sangue do sistema digestório para os músculos, preparando o corpo para um suposto esforço físico. Graças a essas alterações, os reflexos ficam mais rápidos, sentimos menos dor e nosso sistema imunológico fica pronto para agir. De repente, percebemos tudo como uma ameaça e tendemos a agir com raiva e agressividade. Bem antigamente, o homem precisava dessas reações para se proteger de perigos físicos, mas hoje a maior parte do estresse é psicológica, causada pelo trabalho ou pelos relacionamentos. E, enquanto no passado o estresse era canalizado para a luta física ou o esforço para fugir, agora ele pode não ser canalizado para nada. Se o sistema nervoso não recebe a resposta de que o perigo passou, a "reação de lutar ou fugir" persiste. Com o tempo, isso pode tornar-se destrutivo.

COMO COMBATER O ESTRESSE Para que seu corpo volte ao normal, você deve ativar o sistema nervoso parassimpático (pp. 34-37). Faça isso seguindo a preparação física para a meditação (pp. 202-203), sentando-se e respirando de modo rítmico. Use depois as técnicas de preparação mental (veja na página ao lado) para relaxar a mente, concentrar-se num objetivo positivo e afastar-se do que gerou o estresse. Você pode usar afirmações positivas para encarar a situação sob uma nova luz. Tente dizer: "Eu me permito relaxar. Estou vivo e posso respirar. A situação é temporária e vai acabar. Existe ajuda". Concentre então a mente numa cena de natureza, num som harmonioso ou numa memória agradável. Ou visualize um sábio e sinta as vibrações poderosas e calmantes invadindo o seu coração. Você se sentirá conectado a algo maior e ganhará confiança para lidar com as causas do estresse.

Ferramentas antiestresse

Lide com os sintomas do estresse assim que eles surgirem, usando estas técnicas básicas.

Conte a respiração fazendo a respiração abdominal (p. 180) algumas vezes. Use bem o diafragma e expire longamente.

Sente-se confortavelmente numa cadeira com as costas eretas, os pés no chão e as palmas sobre as coxas e feche os olhos. Respire profundamente e volte sua atenção para as partes tensas do corpo. Peça para que relaxem, uma por vez. Repita 3 vezes com confiança.

Se você trabalha muitas horas no computador, pratique os exercícios de olho (p. 48) 2-3 vezes ao dia e olhe com frequência para o céu pela janela.

Se ficar sentado a maior parte do dia, levante-se a cada hora e alongue-se. Incline-se para a frente por alguns segundos, depois para trás. Torça o corpo para os dois lados. Por último, alongue o tronco lateralmente.

Elimine o estresse do pescoço praticando os exercícios de pescoço (p. 49).

A lei do carma

Na ioga, o objetivo da meditação está relacionado à lei do carma – a crença de que tudo acontece por uma razão e que toda ação tem uma reação. A prática de meditação guiará sua mente em direção ao pensamento positivo, que atrairá alegria para a sua vida. Swami Sivananda aconselhava as pessoas a se concentrar num único sentimento positivo por um mês inteiro – o quadro ao lado o ajudará a fazer isso.

O que é carma?

A lei de ação e reação ensina-nos que boas ações atraem bondade para nós, e que o contrário também é verdadeiro: más ações atraem desgosto. Isso também se aplica a pensamentos. A reação provocada por um pensamento será da mesma natureza do próprio pensamento, assim, um pensamento negativo atrai uma reação negativa, e um pensamento positivo, uma reação positiva. Hoje em dia, tendemos a responsabilizar os outros por aquilo que acontece conosco, especialmente em situações extremas. Culpamos com facilidade nossos pais, professores ou a sociedade em geral por nossas aflições. Não percebemos que nossas emoções e pensamentos negativos - medo de errar, ressentimento, raiva, falta de amor-próprio - geram poderosas vibrações negativas. Estas, por sua vez, atraem energia negativa, que também influencia os acontecimentos, as pessoas que encontramos e até as doenças que nos atingem. Por exemplo, mergulhar em lembranças infelizes e preocupar-se com coisas ruins que possam vir a ocorrer de novo definem uma vibração de medo, que só atrai mais medo e dor. Esta é a lei do carma.

"Iogues insistem que a mente pode e deve ser dinâmica, e que a natureza de nosso mundo interno determina a natureza de nossas vidas."

Swami Sivananda

SEJA RESPONSÁVEL POR SUA VIDA A lei do carma nos faz perceber que somos responsáveis por nossas vidas. De nada adianta culpar outras pessoas por acontecimentos e males que nos afligem. O segredo da felicidade e da dor está em nossas mãos - ou melhor, em nossa mente. Se o universo traz a você apenas o que está na mesma frequência de seus pensamentos e sentimentos, a chave para a felicidade é prestar atenção ao que você pensa e sente. Você é o arquiteto de seu próprio destino. Se notar que está cultivando um pensamento negativo, corrija-o com um mais positivo na mesma hora.

O HÁBITO DO PENSAMENTO POSITIVO Sempre que possível, cultive pensamentos alegres, felizes e harmoniosos. Iogues acreditam que eles trazem bem-estar para a mente e o corpo. Praticar meditação é uma boa forma de guiar a mente por um caminho positivo. Praticando pela manhã, os efeitos durarão por todo o dia. Ou repita a afirmação positiva do dia (veja ao lado).

Um ano de pensamento positivo

Comece o dia concentrando-se no tema do mês, indicado abaixo. Permita que a energia vibre em sua mente e visualize os benefícios que esse sentimento traz à interação com os outros. Repita uma vez durante o dia, depois finalize o dia com uma curta meditação concentrada nesse pensamento. Ao final do mês, você terá desenvolvido o hábito do pensamento positivo.

JANEIRO	FEVEREIRO	MARÇO	ABRIL
Paciência *"Confio que a vida trará aquilo de que preciso."*	Compaixão *"Tenho compaixão por todos os seres."*	Adaptabilidade *"Adapto-me facilmente a novas circunstâncias."*	Alegria *"Encaro todas as situações com bom humor."*
MAIO	**JUNHO**	**JULHO**	**AGOSTO**
Amor *"Pretendo saudar todas as pessoas com amor."*	Paz *"Minha mente mantém-se em paz em todas as situações."*	Coragem *"Sou repleto de coragem."*	Determinação *"Minha vontade é poderosa."*
SETEMBRO	**OUTUBRO**	**NOVEMBRO**	**DEZEMBRO**
Humildade *"Rendo-me à vontade do cosmos."*	Desapego *"Olho as circunstâncias da minha vida de uma nova perspectiva."*	Autoconfiança *"Confio que o meu eu interior é puramente positivo."*	Persistência *"Vejo todas as dificuldades como oportunidades para crescer."*

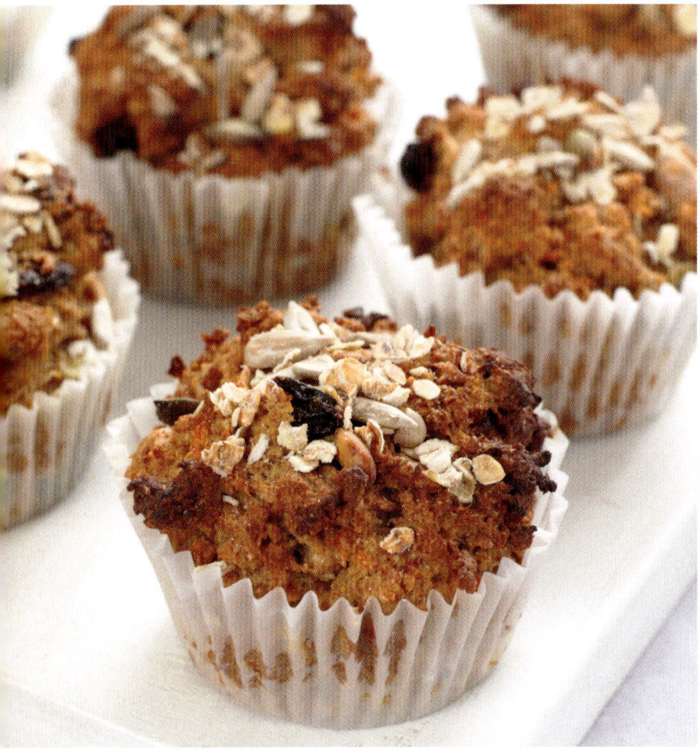

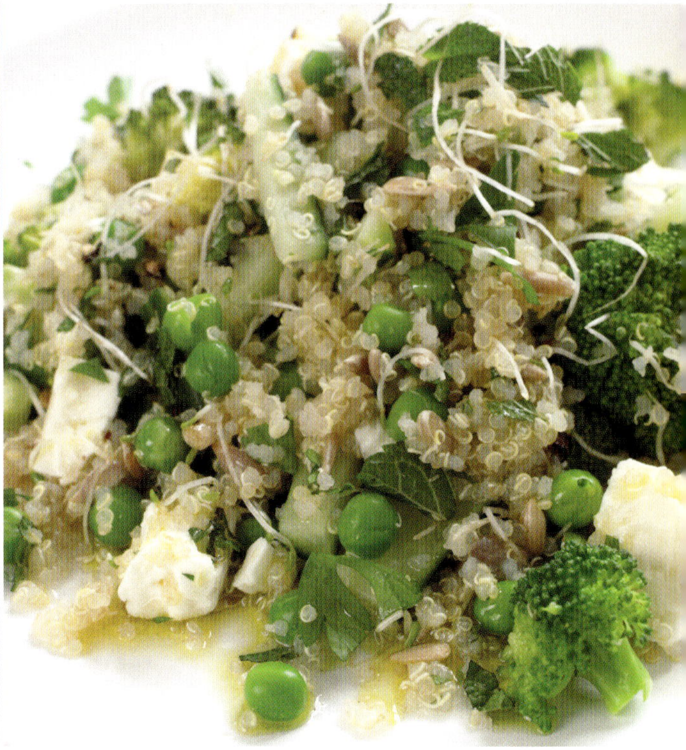

Dieta

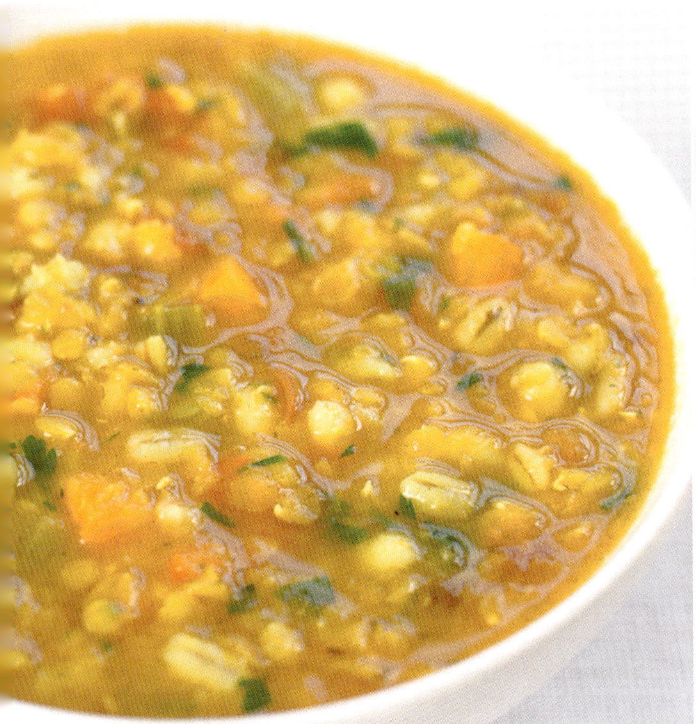

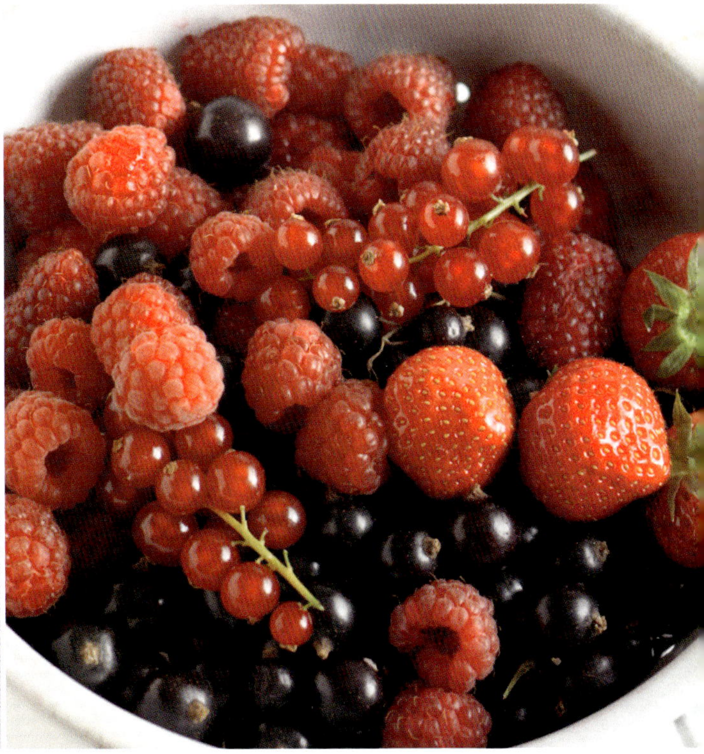

Ioga e vegetarianismo

A tradição iogue defende uma dieta lactovegetariana – sem carne, peixe ou ovos, e com consumo restrito de laticínios. Baseada principalmente no consumo de vegetais, essa dieta privilegia alimentos que recebem energia diretamente do sol, a fonte de toda a vida. Idealmente, os alimentos também devem ser orgânicos e preparados ainda frescos.

Por que ser vegetariano?

De acordo com a tradição iogue, uma dieta não vegetariana constitui uma violação ao princípio de ahimsa, a santidade de todos os seres vivos. Mas o vegetarianismo também traz muitas vantagens à saúde. Pesquisas mostram que, nos países ricos, os vegetarianos são mais saudáveis do que seus conterrâneos que comem carne. São também mais magros, apresentam pressão sanguínea mais baixa e padecem menos de doenças do coração, diabetes, esclerose e vários tipos de câncer.

O PROBLEMA DA CARNE A carne contém alto teor de colesterol e gordura saturada e possui componentes potencialmente cancerígenos, como resíduos de pesticidas. Quando a carne é grelhada ou frita, formam-se hidrocarbonetos aromáticos policíclicos que podem ser cancerígenos. Carnes curadas ou defumadas possuem hidratos e nitritos que também podem aumentar o risco de câncer, sobretudo em crianças. Um estudo realizado na China em 2006 indicou que, quanto menor a porcentagem de alimentos de origem animal na dieta, maiores os benefícios à saúde. Concluiu também que, quando vegetais são a fonte de nutrientes, há redução na incidência de tumores malignos.

Outra preocupação diz respeito às fazendas e às granjas onde a carne é produzida, pois são terrenos férteis para a proliferação de bactérias como salmonela, *e. coli*, listéria e campilobactéria. Além disso, os hormônios, as vacinas e os antibióticos dados aos animais deixam resíduos que, acredita-se, são perigosos para a saúde humana.

Fontes de cálcio

O cálcio é essencial para a saúde dos ossos e para garantir contrações musculares eficientes e boa coagulação sanguínea. Numa dieta lactovegetariana, há muitas opções de fontes de cálcio.

Todos nós precisamos consumir 6-8 porções de alimentos ricos em cálcio por dia. Veja abaixo alimentos que garantem 1 porção:

- 120 g de quinua cozida
- 115 g de brócolis, repolho, quiabo ou espinafre cozidos (ou 230 g crus)
- 30 ml de tahine
- 100 g de tofu
- 125 ml de leite de vaca, iogurte ou leite de soja fortificado
- 130 g de damascos secos ou passas

BENEFÍCIOS DOS VEGETAIS Legumes e verduras contêm grandes quantidades de antioxidantes, fibras e vitaminas. Também possuem fitonutrientes que protegem contra muitos males, ajudam no equilíbrio hormonal, protegem o coração e ajudam a reduzir a pressão sanguínea.

Seguir uma dieta vegetariana colabora também para um estilo de vida consciente em relação à preservação do meio ambiente. Pense nisto: são necessários 11 mil litros de água para produzir 500 g de carne, mas apenas 11 litros para produzir 500 g de trigo. É fácil entender por que há quem defenda a dieta vegetariana como a maneira mais eficiente de alimentar a população mundial.

PIRÂMIDE DA DIETA LACTOVEGETARIANA

Esta pirâmide alimentar vegetariana é baseada em pesquisas recentes e contempla a necessidade diária de nutrientes de uma mulher adulta. Se possui um estilo de vida ativo, exercitando-se 2-3 vezes por semana, você precisa aumentar o consumo de todos os grupos alimentares. Se já não for tão jovem ou tiver vida sedentária, deve reduzir o consumo.

A base da pirâmide é composta por cereais integrais, que devem ser o principal suporte da dieta vegetariana. Uma mulher adulta deve comer, em geral, 6 porções de cereais por dia. Depois, vêm as leguminosas, os laticínios, as castanhas e nozes e as sementes – daqui, deve-se consumir 5 porções. Os próximos são os legumes e verduras, com recomendação de 4 porções diárias, e são a mais importante fonte de vitaminas, minerais e fitonutrientes. Depois vêm as frutas, com 2 porções diárias. Por último, evite o consumo de óleos e gorduras, limitando-os a 2 porções diárias.

É FÁCIL MEDIR AS PORÇÕES
As medidas em xícaras são baseadas na xícara de chá comum e são uma maneira fácil de calcular porções. Você também pode usar copos medidores, partindo das medidas:
1 xícara = 230 ml
½ xícara = 115 ml
¼ de xícara = 55 ml

Óleos e gorduras

AZEITE
2 porções, qualquer óleo vegetal = 10 ml

Frutas

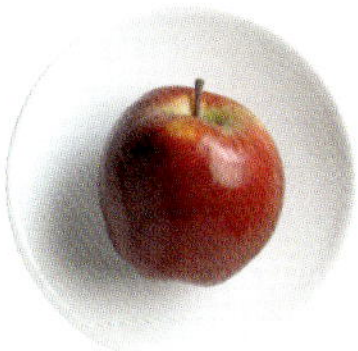

MAÇÃS
1 porção fresca = 90 g

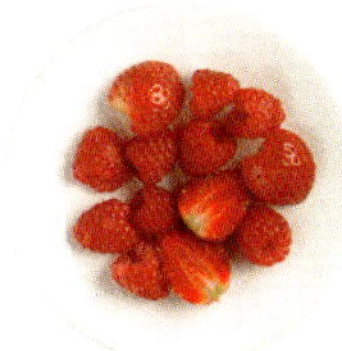

FRUTAS VERMELHAS
1 porção, qualquer fruta leve = 75 g

Vegetais

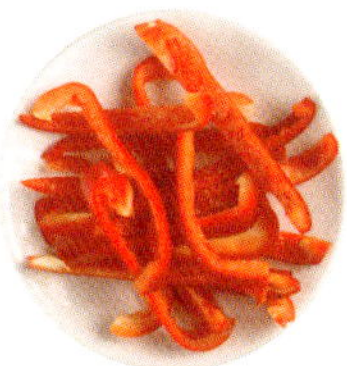

PIMENTÃO VERMELHO
1 porção crua = 90g

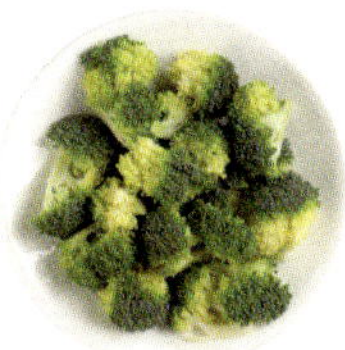

BRÓCOLIS
1 porção crua = 90 g

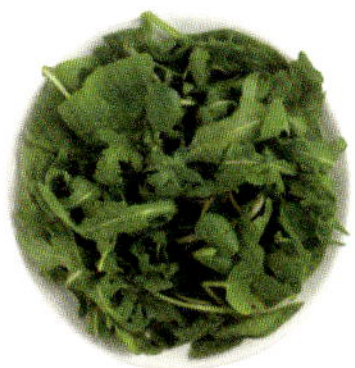

FOLHAS VERDES
1 porção = 35 g

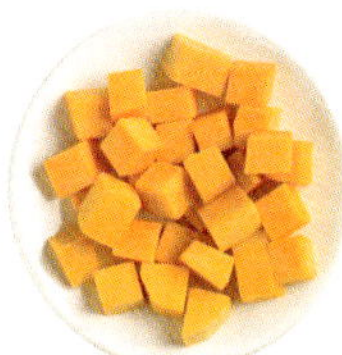

ABÓBORA
1 porção crua = 140 g

Leguminosas, laticínios, castanhas e sementes

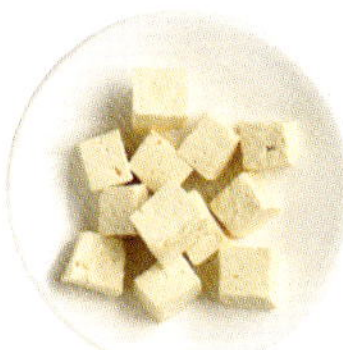

TOFU
1 porção = 110 g

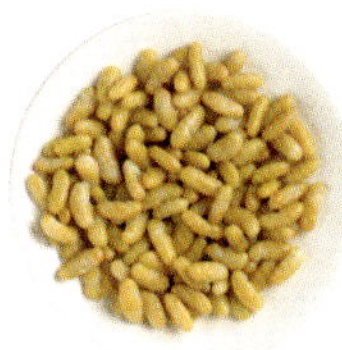

FEIJÃO-BRANCO
1 porção, qualquer leguminosa cozida = 90 g

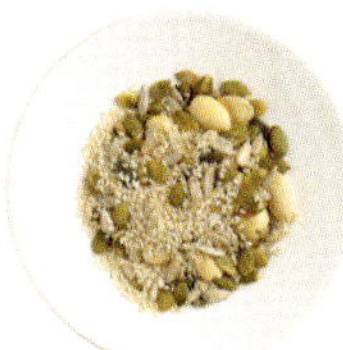

CASTANHAS E SEMENTES
1 porção = 40 g

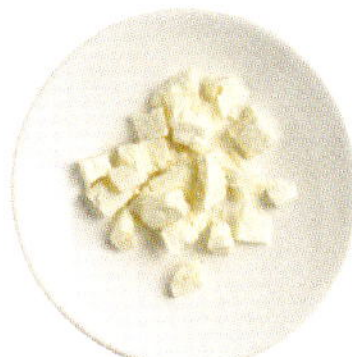

QUEIJO FETA
1 porção, qualquer queijo macio = 30 g

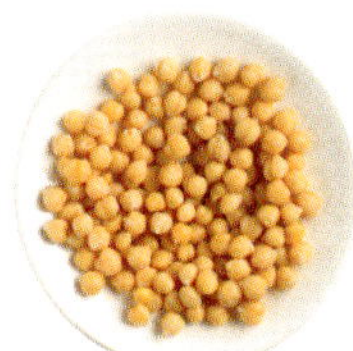

GRÃO-DE-BICO
1 porção, qualquer leguminosa cozida = 90 g

Cereais

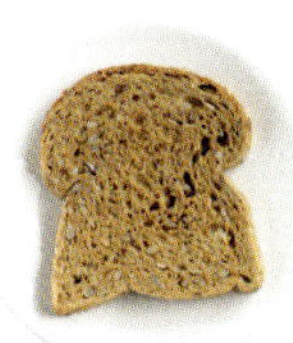

PÃO INTEGRAL
1 porção = 1 fatia fina de 35 g

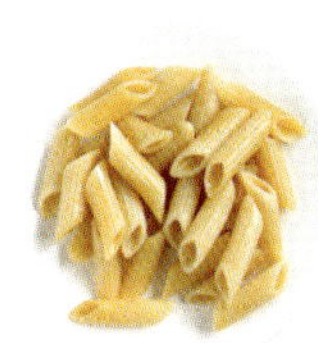

MACARRÃO INTEGRAL
1 porção cozida = 70 g

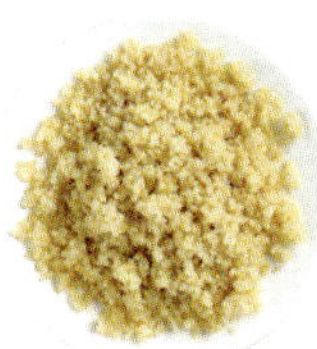

QUINUA
1 porção cozida = 95 g

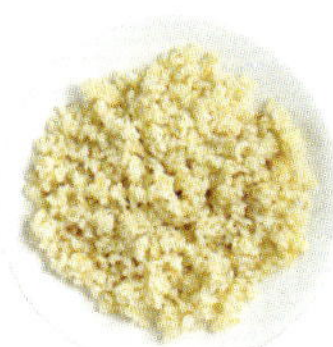

TRIGO-SARRACENO
1 porção cozida = 90 g

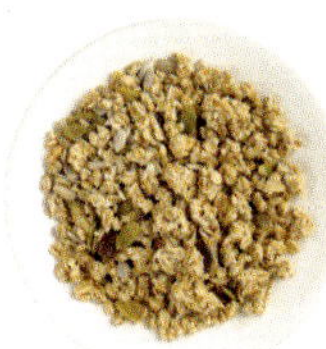

GRANOLA
1 porção = 75 g

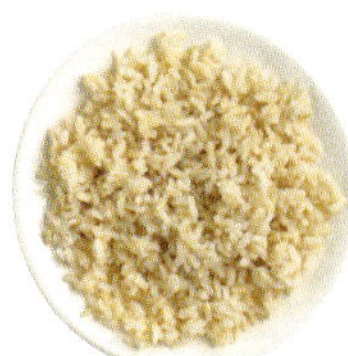

ARROZ INTEGRAL
1 porção cozida = 100 g

Você é o que come

Segundo os Upanixades, antiga escritura da Índia, a comida é Brahman – a divina realidade. Quando comemos, unificamo-nos com o ambiente e uns com os outros. Os alimentos produzem a energia que faz funcionar o corpo, mas também molda as emoções e afeta nossa mente.

Comendo com consciência

Vivemos numa época em que o mais rápido é considerado o melhor e na qual muitos de nós realizam as refeições apressadamente. Comendo rápido, não se tem tempo para saborear os alimentos, saber quando já se comeu o suficiente para matar a fome ou perceber os efeitos que determinado alimento causa no humor e nas emoções. Para o corpo, comer com pressa pode significar indigestão. Já pelo lado emocional e psicológico, esse hábito separa-nos daquilo que comemos. Segundo a prática iogue, a alimentação deve ser consciente, atenta para o que e onde se está comendo.

RELAÇÃO COM O ALIMENTO Adote uma forma equilibrada e alegre de lidar com o que você come. Tire proveito do alimento, respeite-o e agradeça por ele. É um presente da natureza. Quando você cozinha, suas emoções são transmitidas à comida. Sempre prepare a comida com amor, permitindo que o prana passe para os alimentos e nutra aqueles que forem comê-los.

COMO COMER Procure posicionar-se confortavelmente enquanto come. Sente-se num ambiente calmo. Se for comer sozinho, fique em silêncio; se for partilhar uma refeição com amigos ou familiares, evite discussões e assuntos emotivos. Coma devagar, degustando de fato a comida e mastigando bem para prepará-la para o estômago. Além disso, não exagere e coma de forma consciente.

QUANDO COMER Faça três refeições em horários regulares todos os dias e sempre espere a última refeição ser digerida para fazer a próxima. Não coma se não estiver com fome nem faça refeições pesadas tarde da noite. Antes de dormir, evite alimentos mais pesados, como laticínios e leguminosas.

O QUE COMER Consuma alimentos não refinados e orgânicos, de preferência da estação. Evite frutas nas refeições principais, pois podem causar inchaço e indigestão. Coma o alimento mais leve da refeição primeiro. Beba apenas alguns goles de água durante as refeições. Líquidos diluem as enzimas digestivas e prejudicam a digestão. Nunca tome água gelada, pois é fria demais para o corpo.

As gunas

Sattva Esta é a qualidade de pureza, verdade, leveza e amor; a qualidade mais elevada, que permite crescimento espiritual. Alimentos sáttvicos trazem saúde física, mental e espiritual e acalmam a mente. São frescos, puros e repletos de prana. Além disso, são fáceis de digerir e não possuem substâncias químicas, pesticidas, fertilizantes e conservantes. Devem compor a maior parte de sua dieta.

Rajas É a qualidade de mudança, atividade, movimento. Alimentos rajásicos são estimulantes por natureza. Entre eles, estão os alimentos aquecidos ou cozidos, assim como alimentos passados e apodrecidos. Consumidos com moderação, dão energia vital ao corpo, mas, em excesso, causam desequilíbrio, levando à inquietude, à hiperatividade e à raiva.

Tamas Esta é a qualidade de tédio, escuridão e inércia. Alimentos tamásicos levam à indolência, ao enfado e à letargia, conduzindo o corpo à doença. São difíceis de digerir e não contêm prana, por isso devem ser evitados. Entre eles estão os alimentos velhos, apodrecidos, reaquecidos, as sobras e as comidas de micro-ondas, enlatadas e congeladas.

Tipos de alimentos

Na maneira iogue de comer, é importante manter as três gunas (sattva, rajas e tamas) em equilíbrio. Os alimentos são classificados conforme o efeito que têm sobre as gunas.

A necessidade de equilibrar as gunas explica por que alguns alimentos são vetados na dieta iogue, mesmo que, na concepção ocidental, não sejam prejudiciais ao organismo.

		Sáttvicos	Rajásicos	Tamásicos
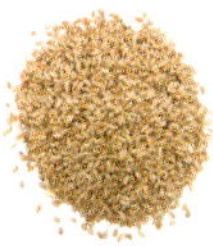	Cereais	Cereais integrais cozidos na hora: arroz, trigo, aveia, cevada, milheto, pão sem fermento	Alimentos feitos com cereais picantes ou salgados, como mingaus e pães	Alimentos feitos com farinhas refinadas: macarrão, pizza, cereais matinais
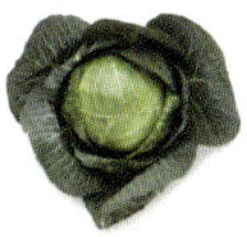	Vegetais	A maioria dos legumes e das folhas	Cebola, alho-poró, rabanete, alho, quiabo, batata, cenoura, pimentão, pimenta, melão-de--são-caetano	Cogumelos e batatas
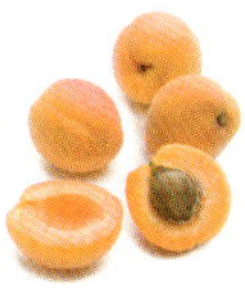	Frutas	A maioria das frutas frescas e dos sucos preparados na hora; tâmaras frescas são consideradas altamente sáttvicas	Frutas não maduras, limão, lima, azeitonas, abacate, tomate, sucos prontos, frutas em conserva ou em calda	Frutas em calda, em conserva ou congeladas
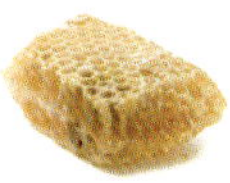	Doces	Mel e açúcar não refinado	Açúcar branco (por seus efeitos rápidos), glicose de milho, xarope de malte e melado	Açúcar branco (por seus efeitos de longo prazo), doces de confeitaria, chocolate, sorvete, geleia
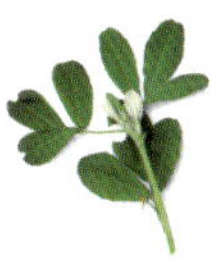	Temperos	Temperos suaves, como cominho, coentro, erva-doce, feno-grego, cardamomo, canela e açafrão	Vinagre; pimentas ardidas, como malagueta e de-caiena; mostarda; picles; ervas de sabor forte; sal; shoyu	Picles e conservas salgadas
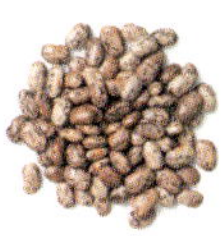	Leguminosas	Preparadas na hora: feijão e lentilha	Picantes ou salgadas	Em lata ou congeladas
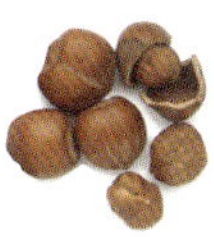	Proteínas	Castanhas (sobretudo amêndoas), sementes, como de girassol, tofu, leite fresco	Ovos, queijos duros, amendoim, castanhas salgadas, creme azedo	Carne, peixe, castanhas salgadas, proteína texturizada de soja, leite pasteurizado ou homogeneizado
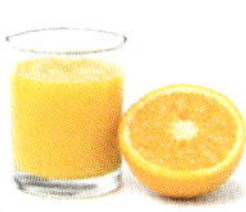	Bebidas	Sucos puros e feitos na hora, leite fresco, lassi fresco, chás de ervas	Café, chá, pequenas quantidades de álcool	Álcool, refrigerantes, leite pasteurizado ou homogeneizado
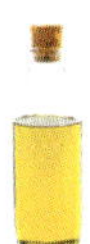	Gorduras	Manteiga orgânica sem sal fresca, ghee, iogurte, azeite, óleo de gergelim, óleo de linhaça	Manteiga com sal, alimentos refogados	Alimentos fritos em imersão, bacon, margarina

Questões frequentes sobre a dieta iogue

Se nunca tentou seguir uma dieta vegetariana, você deve ter muitas perguntas a respeito de como ela funciona. E, se já é praticante de ioga ou está pensando em começar a praticá-la, entenda mais sobre como o vegetarianismo pode colaborar com a prática.

"Por que a dieta iogue lactovegetariana inclui leite e queijo, se há pesquisas que os relacionam a problemas de saúde?"

Leite, manteiga e iogurte são alimentos tradicionais (pp. 212-213) da dieta iogue. Apesar disso, levando em conta os métodos atuais de fabricar laticínios, a inclusão desse tipo de alimento e sua quantidade na dieta são escolhas pessoais. O leite de vaca contém resíduos de antibióticos e hormônios que, como demonstrado, podem desequilibrar os níveis hormonais em homens e mulheres. A pasteurização e a homogeneização destroem as bactérias benéficas do leite, tornando-o de difícil digestão e aumentando o risco de alergias e problemas digestivos.

Mas o corpo precisa de gordura e, por isso, manteiga e queijo fresco são boas fontes de nutrientes e não prejudicam o corpo se consumidos com moderação. Além disso, um pouco de laticínio ajuda emocionalmente e fisicamente se você estiver mudando para uma dieta totalmente vegetariana.

"Pratico ioga por, no mínimo, 2 horas diárias. Como conseguirei obter proteína suficiente para ganhar força, manter meus músculos e desenvolvê-los com uma dieta lactovegetariana?"

A ideia de que é necessário ingerir muita proteína para conseguir se exercitar é um mito. Alguns animais maiores e mais fortes vivem à base de vegetais. O mito da proteína vem sendo disseminado a partir de experimentos mal conduzidos no século 20, que investigaram a necessidade proteica em ratos. Experimentos sobre a necessidade humana de proteína indicaram, na década de 1950, que a maioria dos carboidratos complexos (encontrados em feijões, cereais e vegetais) tem todos os aminoácidos necessários para o nosso corpo.

A crença comum de que vegetarianos teriam de consumir combinações específicas de vegetais na mesma refeição para obter as proteínas necessárias também foi desacreditada. Agora sabemos que o corpo dispõe de uma boa reserva de aminoácidos para completar aqueles que acabamos de consumir.

Além disso, sua necessidade de proteína é provavelmente menor do que se imagina. De acordo com a Organização Mundial de Saúde, apenas 5% do consumo total de calorias deve ser de proteína. Virtualmente, toda leguminosa, vegetal e cereal, toda castanha e fruta fornece mais de 5% de suas calorias em forma de proteína, e alguns alimentos naturais possuem concentrações muito mais altas.

A proteína também não é uma fonte eficiente de energia. A fadiga muscular é causada pela baixa reserva de carboidratos nos músculos e no fígado, portanto dietas ricas em carboidratos (encontrados em cereais integrais, vegetais e leguminosas) previnem a fadiga e as lesões musculares. Se você se exercitar de forma extenuante, uma refeição rica em proteína, ou um lanche, como uma torrada integral com manteiga de semente de girassol, o ajudará a prevenir a queda do nível de aminoácidos no corpo.

Isso significa que, enquanto você estiver consumindo calorias suficientes para suprir sua necessidade energética e evitando alimentos refinados e industrializados, a dieta lactovegetariana dará facilmente conta de sua necessidade proteica.

"Ouvi falar do equilíbrio ácido-alcalino. O que isso significa? Tem algo a ver com vegetarianismo?"

O ácido é produzido no corpo por muitas razões, e, em geral, os níveis ácido-alcalinos são precisamente controlados por um complexo mecanismo bioquímico. O metabolismo dos alimentos que comemos e nosso estilo de vida podem produzir grande quantidade de ácido. Quando nos estressamos, o nível de ácido sobe. Alimentos de origem animal, cereais refinados, gorduras e açúcar também estimulam a produção de ácido, assim como álcool, café, chá-preto, amendoim, nozes, conservantes em geral e queijos duros.

Ácido demais no corpo pode levar à acidose, o acúmulo de ácido nos tecidos. Esse desequilíbrio pode conduzir a muitas doenças, como gota, reumatismo, cálculos renais e aterosclerose, além de doenças do coração. Dores de cabeça e cânceres também já foram relacionados a altos níveis de ácido. E o prejuízo não para por aí. Para contrabalançar os níveis de ácido, o corpo pode retirar sais alcalinos, como cálcio, dos ossos, levando assim à osteoporose.

Para combater a acidose, pratique ioga, que é conhecida como uma ferramenta antiestresse. Além disso, siga uma dieta composta por 80% de bebidas e alimentos alcalinos. É aí que entra o vegetarianismo. A maioria dos vegetais, com exceção da lentilha, é alcalina e, mesmo que você coma lentilha algumas vezes por semana, se estiver seguindo uma dieta orgânica, ela não causará nenhum desequilíbrio.

"A dieta pode ajudar no poder de concentração da ioga?"

É recomendado seguir uma dieta sáttvica. Se sua dieta for rajástica (pp. 212-213), a inquietude que ela causará o impedirá de meditar. Se for tamásica (pp. 212-213), você sentirá o corpo pesado e lento demais para pensar com clareza. Evite estimulantes, como chá, café e chocolate.

Ademais, sabemos que os neurônios precisam de gorduras para funcionar bem, então inclua uma pequena quantidade de sementes e castanhas e seus óleos em sua dieta. Os óleos de linhaça e de cânhamo são boas fontes. Por último, use alecrim e sálvia na comida ou em infusões. O alecrim é um estimulante cerebral e a sálvia pode suavizar bloqueios emocionais e trazer calma e clareza mental.

Transição para a dieta iogue

Este plano de seis semanas ajuda você a entrar aos poucos na dieta lactovegetariana ou vegetariana. Para conseguir melhores resultados, faça mudanças graduais e ajuste a dieta conforme suas necessidades.

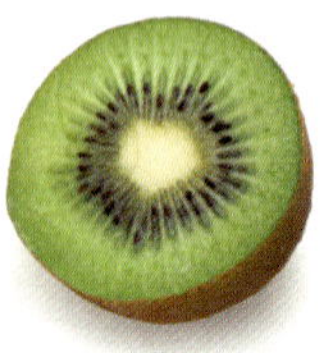

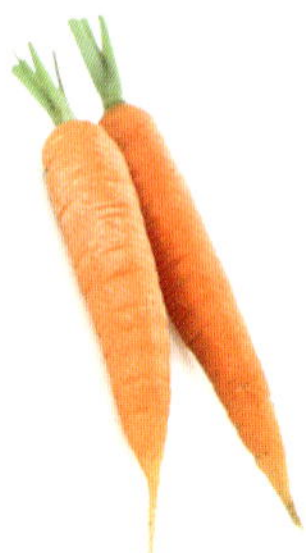

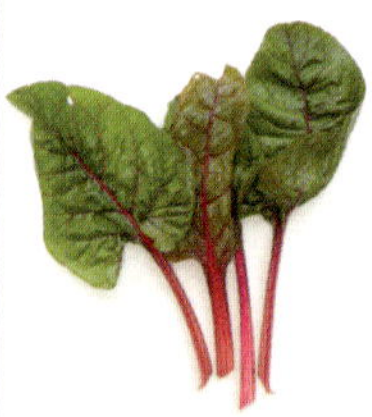

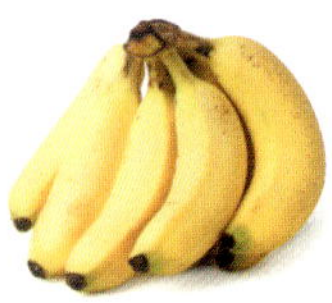

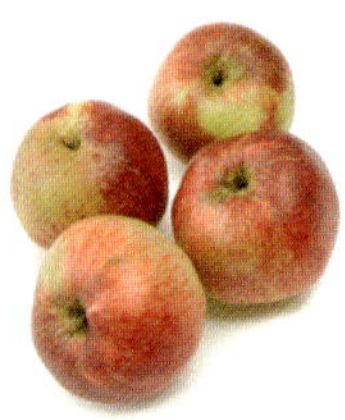

Semana 1

- ☐ Comece a fazer as refeições em horários regulares. Coma devagar, mastigando bem.
- ☐ Faça uma limpeza na despensa, usando logo ou passando para a frente alimentos processados, como açúcar, biscoitos e molhos prontos.
- ☐ Compre apenas produtos orgânicos, como frutas e vegetais da estação; cereais e leguminosas, óleos prensados a frio para cozinhar e temperar saladas; carne, peixe, ovos e laticínios.
- ☐ Reduza as porções de carne e use mais vegetais. Elimine carnes processadas, como linguiça, salame e hambúrguer.
- ☐ Elimine refrigerantes.

Dica da semana

Prepare um prato vegetariano. Veja as receitas deste livro para ter ideias.

Semana 2

- ☐ Pare de comer carne vermelha. Substitua a carne de vaca, o cordeiro e a carne de porco por carnes mais leves, como peixe e frango.
- ☐ Nesta semana, realize duas refeições vegetarianas. Use grão-de-bico, lentilha e feijão em vez de lasanha à bolonhesa e carnes de panela. Tente usar tofu na comida.
- ☐ Prove cereais integrais diferentes em todas as refeições, como arroz integral, quinua e cuscuz marroquino. Mastigue-os bem para evitar inchaço.
- ☐ Prove alternativas ao café feitas com cereais integrais e reduza o número de xícaras consumidas.
- ☐ Não tome álcool três dias da semana. Substitua por sucos diluídos em água com gás.

Vá a uma livraria e escolha um livro de receitas vegetarianas inspirador.

Semana 3

- ☐ Se sentir que é o momento, elimine toda a carne, exceto o peixe. Caso sinta falta da textura da carne, use rodelas grandes de berinjela ou faça pães com castanhas.
- ☐ Reduza o tamanho das porções de peixe e ovo e aumente as porções de vegetais.
- ☐ Limite o consumo de chá e café a menos de duas xícaras por dia.
- ☐ Mantenha os três dias sem álcool.

Prove pratos vegetarianos quando comer fora. Há sempre boas opções.

Você pode sentir sintomas de desintoxicação, como dores de cabeça, fadiga ou problemas na pele. Se isso acontecer, vá mais devagar. Seis meses ou mais podem ser necessários para completar a transição.

Semana 4

☐ Coma peixe apenas a cada dois dias. Use o cardápio (pp. 220-221) para planejar os dias sem peixe.

☐ Tente substituir pratos como ovos mexidos por alternativas como a fritada de tofu com legumes (p. 225).

☐ Reduza o consumo de chá e café para uma xícara por dia.

☐ Não sinta culpa se não tiver alcançado todas as metas. Identifique sua maior dificuldade e trabalhe para superá-la.

Convide alguns amigos para jantar e prepare uma refeição vegetariana.

Semana 5

☐ Reduza o consumo de peixe a duas vezes por semana.

☐ Se comer ovos todos os dias, diminua para dia sim, dia não.

☐ Procure substituir ovos por outros alimentos, como uma banana em lugar de cada ovo em bolos e panquecas, ou encontre alternativas em lojas de produtos naturais.

☐ Se sentir que as refeições estão leves demais, adicione um pouco de óleo de linhaça prensado a frio ou azeite para temperar os vegetais, ou prepare um molho tahine (p. 235). Coma muitos cereais.

☐ Veja se consegue eliminar o álcool por completo, exceto em ocasiões especiais.

☐ Se familiares ou amigos convidarem você para jantar, avise-os de que prefere frango ou peixe – mas não pregue seus ideais para eles.

Avise a família e os amigos que você está adotando uma dieta mais saudável.

Semana 6

☐ Pare de comer peixe e ovos e tire proveito de uma grande variedade de pratos com vegetais.

☐ Assegure-se de estar ingerindo a quantidade correta de porções de todos os grupos alimentares (veja a pirâmide na p. 211).

☐ Aumente seu repertório de receitas pesquisando em livros de culinária ou na internet.

☐ Não coloque um limite de tempo rígido para a mudança na dieta. Em vez de se preocupar com o que não conquistou, orgulhe-se das metas alcançadas.

Parabéns! Você completou a transição para uma dieta iogue saudável.

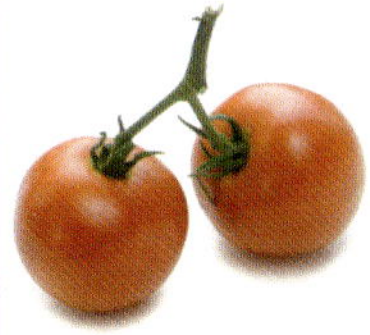

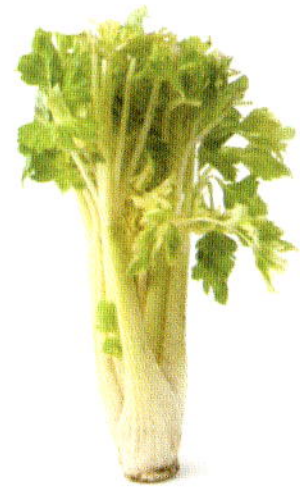

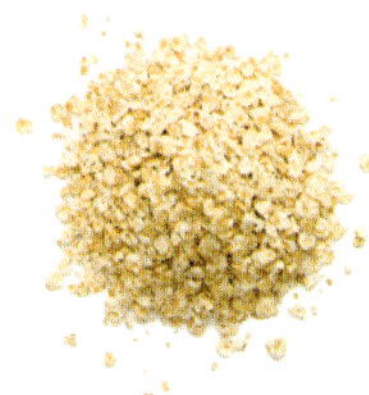

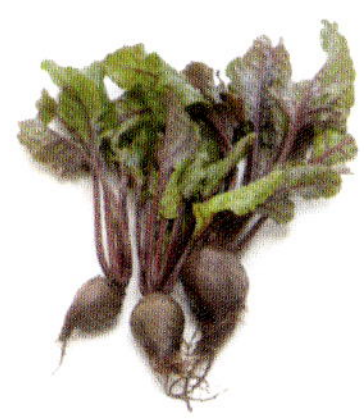

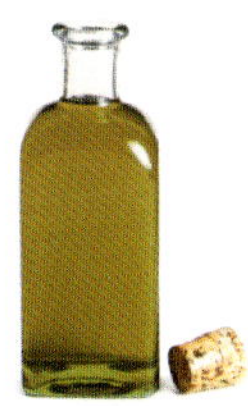

Técnicas culinárias

Cereais e leguminosas são a base da dieta lactovegetariana, mas muitos os consideram difíceis de digerir. É importante saber cozinhá-los da maneira correta para evitar inchaço, gases e indigestão. Lavá-los e deixá-los de molho antes de cozinhar ajuda a remover o pó, tornando-os mais digeríveis. Óleos vegetais podem substituir a gordura animal. Aprender a armazenar os óleos corretamente para evitar que fiquem rançosos é essencial.

Cereais

O segredo de cozinhar cereais é medir a quantidade para saber o volume exato de água a usar. O quadro abaixo mostra as proporções corretas de cereais e líquido para produzir cerca de 3½ vezes o volume dos grãos secos.

LAVAR E DEIXAR DE MOLHO A maioria dos cereais, como a quinua e o milheto, ficam mais fáceis de digerir depois de ficarem de molho por pelo menos 30 minutos antes de serem cozidos, ou, de preferência, de um dia para o outro. Como alternativa, a quinua e o milheto também podem ser torrados a seco por alguns minutos. Mesmo que não os tenha colocado de molho, lave-os em água fria 2-3 vezes antes de cozinhá-los, até que a água fique transparente.

COZINHAR Ferva a quantidade certa de água (veja quadro) e coloque os cereais e uma pitada de sal. Deixe ferver de novo, diminua o fogo e tampe a panela. Cozinhe até a água ser absorvida. Retire, mas deixe por alguns minutos na panela tampada antes de servir, para que os grãos sequem um pouco.

Tempo de cozimento e volume de água

Cereal	Peso dos grãos secos	Volume de água	Tempo de cozimento	Peso final
Cevadinha	200 g	2½ vezes	35–40 minutos	560 g
Trigo-mouro	170 g	2–2½ vezes	35–40 minutos	600 g
Trigo seco (para quibe)	175 g	2 vezes	35–40 minutos	630 g
Cuscuz marroquino	185 g	2 vezes	15 minutos	540 g
Milheto	195 g	3 vezes	25–30 minutos	600 g
Aveia	115 g	2¾ vezes	10 minutos	800 g
Quinua	180 g	2 vezes	15–20 minutos	800 g
Arroz basmati	205 g	2 vezes	15–20 minutos	650 g
Arroz basmati integral	205 g	2½ vezes	30–35 minutos	600 g
Flocos de arroz	105 g	1¼ vez	5–7 minutos	315 g
Arroz selvagem	180 g	4 vezes	50 minutos	600 g

Leguminosas

Muitas pessoas têm problemas para digerir feijão e leguminosas, pois podem causar flatulência e alergias. Se você está começando a incluir leguminosas em sua dieta, consuma-as não mais que 1-2 vezes por semana nas primeiras semanas. Depois disso, você pode aumentar seu consumo para 3-4 vezes por semana. As leguminosas mais fáceis de digerir são o feijão-verde ou jalo, o feijão-azuki (vermelho) e o feijão-da-índia (urad dal). Siga as orientações abaixo para facilitar a digestão de leguminosas.

LAVAR E DEIXAR DE MOLHO Sempre deixe as leguminosas de molho antes de cozinhá-las. Isso ajuda a remover os oligossacarídeos (tipo de carboidrato) que causam a flatulência. Deixe de molho por 4 horas ou de um dia para o outro em volume de água 3-4 vezes maior do que o dos grãos. Favas devem ficar de molho por 24 horas. Lave antes de cozinhar.

COZINHAR Cozinhe em volume de água 6 vezes maior do que o dos grãos, pois uma parte da água evapora durante o cozimento. Deixe ferver com a panela semitampada e cozinhe em fogo baixo até os grãos ficarem macios. Não coma leguminosas semicruas, não as deixe fervendo, nem acrescente sal ou grandes quantidades de ingredientes ácidos, como limão e tomate. Tudo isso pode deixá-las mais difíceis de digerir.

SERVIR Adicionar gengibre, erva-doce, cominho ou pimenta-do-reino às leguminosas já cozidas colabora para a digestão. Tradicionalmente, esses temperos são refogados em manteiga clarificada (ghee) ou óleo e adicionados ao prato.

Óleos

Pesquisas mostram que as gorduras trans contribuem para doenças cardiovasculares mais do que as gorduras não saturadas. As gorduras trans são formadas quando os óleos são expostos ao calor ou ao ar, por isso é importante saber armazenar os óleos até o momento de cozinhar.

ARMAZENAR Sempre armazene óleos em locais escuros e escolha os que vêm em recipientes escuros de vidro ou metal. Evite os que vêm em garrafas plásticas transparentes. Óleos estáveis - que não são prejudicados quando expostos a altas temperaturas, como ghee e azeite — podem ser armazenados num armário escuro. Óleos prensados a frio, como o de abacate, linhaça, açafroa e girassol, são muito instáveis e devem ser guardados na geladeira.

COZINHAR Para cozinhar em altas temperaturas, sobretudo acima de 160°C ou no forno, use apenas óleos estáveis. Escolha entre ghee orgânica, óleo de gergelim orgânico e óleo de coco. Você pode refogar alimentos em temperatura média usando azeite. Nunca use óleos prensados a frio e instáveis para cozinhar.

Cardápio da semana

Este cardápio da semana o ajudará a fazer a transição para a dieta vegetariana. Cada dia traz sugestões para o café da manhã, o almoço e o jantar, assim como lanches e até sobremesas.

	Segunda-feira	Terça-feira	Quarta-feira
Café da manhã	Cereal matinal de quinua com baunilha (p. 222) servido com mel, melado ou glicose de milho	Mingau com especiarias (p. 224)	Vitamina matinal energética (p. 225)
Almoço	Macarrão com refogado de legumes e tofu (p. 231)	Sopa básica de legumes (p. 242) e Salada de ervilha e quinua (p. 227)	Wraps à moda da Toscana (p. 233) servidos com salada verde temperada com Molho de salsa com avelã ou sementes (p. 235)
Jantar	Abóbora recheada (p. 238) e Espinafre mediterrâneo (p. 236)	Kicharee (p. 240) e Chapati (p. 245)	Ensopado de abóbora, abobrinha e batata-doce com trigo (p. 241)
Lanches e sobremesas	Grão-de-bico torrado (p. 248)	Pasta de missô e avelã (p. 249) com aveia	Frutas orgânicas frescas e sementes de gergelim e de girassol

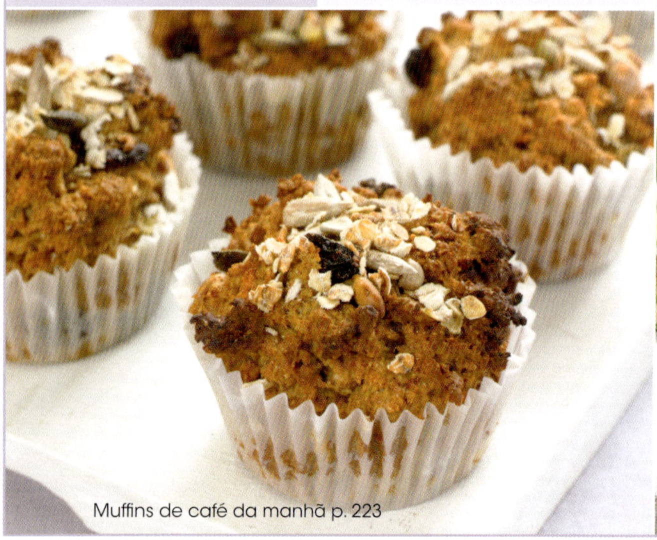
Muffins de café da manhã p. 223

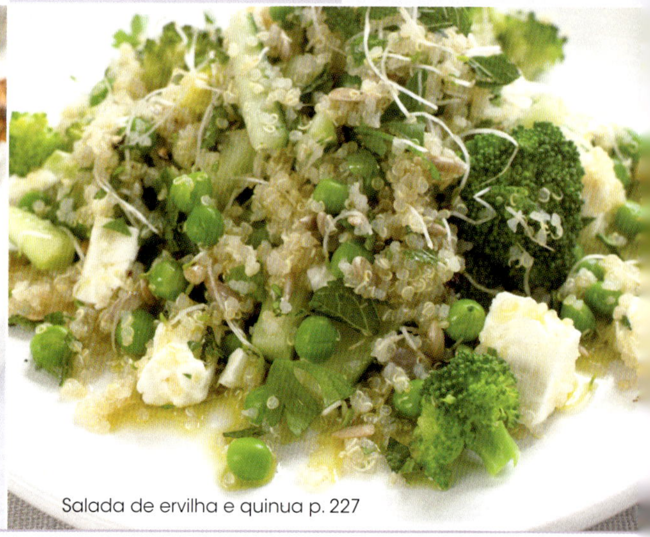
Salada de ervilha e quinua p. 227

Todas as receitas estão neste capítulo. O cardápio foi concebido com base na variedade de sabores, mas faça substituições a seu gosto.

Quinta-feira	Sexta-feira	Sábado	Domingo
Fritada de tofu com legumes (p. 225) servida com torrada orgânica de centeio	Granola crocante (p. 224) servida com iogurte natural orgânico	Panquecas de banana e trigo (p. 225) servidas com mel	Salada de frutas frescas e Muffins de café da manhã (p. 223)
Raízes assadas com grão-de-bico e cuscuz marroquino (p. 226) e Pães sírios de trigo (p. 244), servidos com salada verde	Dhal doce de canela (p. 228), Arroz basmati integral (p. 218) e Chapati (p. 245) servidos com vagens cozidas	Hambúrgueres de milheto (p. 231), Salada de repolho com nozes (p. 234), Gomasio (p. 237) e Crumble de frutas (p. 247)	Curry de vegetais com coco (p. 229), Arroz basmati integral (p. 218), Cenoura doce com gergelim (p. 236), Chutney de coentro e coco (p. 237)
Risoto de cevadinha (p. 243)	Macarrão com pesto de tofu (p. 241) servido com salada verde	Sopa de tomate, lentilha e cevadinha (p. 239)	Sopa básica de legumes (p. 242), Pão de abóbora (p. 244)
Frutas orgânicas frescas	Uvas-passas e sementes de gergelim e de girassol	Frutas orgânicas frescas e sementes de gergelim e de girassol	Musse de chocolate com tofu (p. 246)

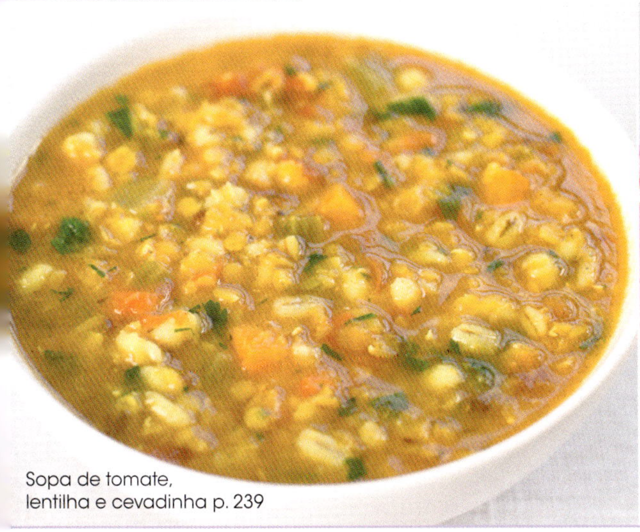
Sopa de tomate, lentilha e cevadinha p. 239

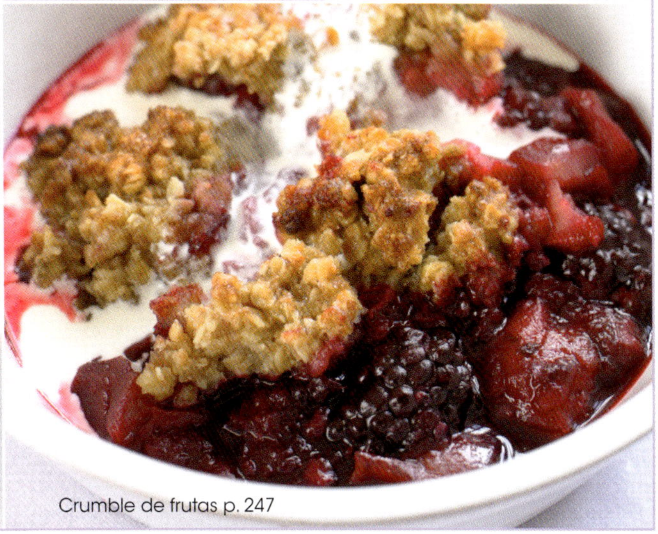
Crumble de frutas p. 247

Café da manhã

Na correria do dia a dia, o café da manhã consiste muitas vezes numa xícara de café com pão ou numa porção de cereal matinal rico em açúcar. Em vez disso, procure começar o dia de maneira tranquila, para assim permanecer o resto do tempo: reserve 15 minutos para comer devagar, degustando grãos integrais, que fornecem energia e bom humor.

Müsli caseiro

Você encontra muitos tipos de müsli nos mercados, mas é divertido fazer o seu – e muito mais econômico.

4 porções

Escolha 5 colheres (sopa) de qualquer dos seguintes cereais:
flocos de cevada
flocos de aveia
flocos de trigo
flocos de milheto (ou painço)*
flocos de arroz*
flocos de quinua*
flocos de trigo-mouro*

* Numa dieta sem glúten, opte pelos alimentos com asterisco.

1. Coloque os flocos misturados numa tigela e acrescente 1 colher (sopa) de coco ralado ou 1 colher (sopa) de sementes variadas (de girassol, linhaça e gergelim). Você também pode adicionar 1 colher (sopa) de uvas-passas ou tâmaras secas picadas.
2. Adicione água filtrada ou o leite de sua preferência e deixe de molho pelo menos por 10 minutos antes de servir. Se tiver tempo, é melhor deixar os grãos de molho na água a noite toda, pois assim ficarão mais fáceis de digerir.
3. Você pode preparar uma quantidade maior de flocos e armazenar num recipiente hermético. Quando for servir, acrescente as sementes, o coco ou as frutas secas. Sementes moídas devem ficar na geladeira para não oxidarem.

Cereal matinal de quinua com baunilha

A quinua é uma boa fonte de proteína e cálcio e garante uma alimentação nutritiva e leve para iniciar o dia.

4 porções

200 g de quinua
500 ml de leite de amêndoas
1 fava de baunilha cortada ao meio
1 pitada de noz-moscada
2 colheres (sopa) de melado

1. Coloque a quinua numa peneira sob a torneira. Deixe a água correr sobre os grãos até sair transparente do outro lado.
2. Passe a quinua para uma panela média e cubra com 250 ml de água fria. Deixe ferver em fogo médio, tampe e diminua o fogo. Cozinhe por cerca de 15 minutos, mexendo até a quinua ficar leve e soltinha.
3. Coloque o leite de amêndoas, a fava de baunilha e a noz-moscada numa panelinha e leve ao fogo baixo para aquecer.
4. Na hora de servir, misture o leite com a quinua. Sirva com o melado.

Muffins de café da manhã

Para deixá-los ainda mais saudáveis, substitua 25 g da farinha por farelo de aveia, que ajuda a reduzir o colesterol no sangue.

6 porções

150 g de farinha de trigo integral peneirada
25 g de aveia para mingau
2 colheres (chá) de fermento em pó
½ colher (chá) de especiarias a gosto
½ colher (chá) de canela
50 g de uvas-passas
50 g de damascos secos picados
25 g de sementes de abóbora
25 g de açúcar mascavo
3 colheres (sopa) de azeite
1 banana média amassada
1 cenoura média ralada
3 colheres (sopa) de leite de vaca ou de soja

Para decorar

um punhado de sementes de girassol e abóbora
um punhado de aveia

1. Preaqueça o forno a 190°C. Coloque 6 forminhas de muffins numa fôrma untada.

2. Misture os ingredientes secos numa tigela grande e reserve. Em outra, misture bem os outros ingredientes. Incorpore tudo até ficar homogêneo.

3. Distribua a massa nas forminhas.

4. Salpique as sementes de girassol e de abóbora e a aveia. Asse por 20-30 minutos, até que, ao espetar um palito no meio dos muffins, ele saia limpo.

5. Deixe os muffins esfriarem na fôrma por 5 minutos, depois retire e os deixe esfriar por completo. Ficam deliciosos com manteiga orgânica, geleia ou queijo cottage.

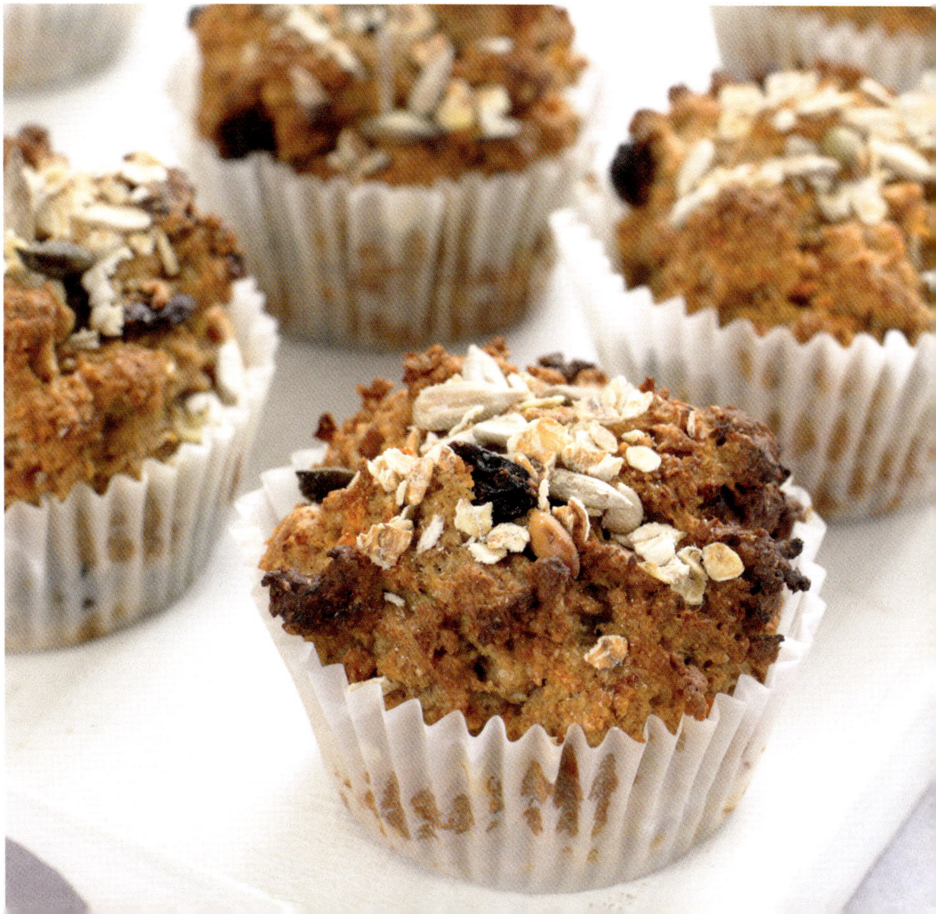

Compota de frutas secas

Quando está quente, uma salada de frutas frescas é sempre bem-vinda, mas, no inverno, esta compota de frutas secas pode ser mais atraente.

4 porções

200 g de damascos secos
100 g de ameixas secas
100 g de pera seca (ou outra fruta)
3 cravos-da-índia
1 pau de canela
2 colheres (sopa) de suco de laranja espremido na hora

1. Coloque as frutas secas numa tigela com os cravos e a canela, o suco de laranja e 600 ml de água filtrada. Deixe de molho de um dia para o outro.

2. Na manhã seguinte, ferva numa panela. Diminua o fogo, tampe parcialmente e cozinhe por 30 minutos. Retire os cravos e a canela e sirva.

Mingau com especiarias

Flocos de milheto cozinham tão rapidamente quanto de aveia, e o mingau fica mais cremoso. As especiarias agregam mais sabor.

4 porções

200 g de flocos de aveia ou de milheto
4 colheres (sopa) de uvas-passas
½ colher (chá) de cardamomo em pó
½ colher (chá) de gengibre em pó

Para servir

160 ml de leite orgânico de vaca ou de soja
2 colheres (sopa) de melado ou mel (opcional)
noz-moscada moída na hora a gosto

1. Numa panela média em fogo médio, ferva 1,5 litro de água filtrada. Misture a aveia ou o milheto, as passas e as especiarias. Mexa sem parar.

2. Diminua o fogo e cozinhe, mexendo de vez em quando, até o mingau ficar com consistência cremosa (7-10 minutos).

3. Sirva em tigelinhas e acrescente leite e noz-moscada a gosto. Se quiser que fique mais doce, adicione melado ou mel.

Granola crocante

É uma alternativa ao müsli caseiro (p. 222) e pode ser servida com iogurte natural.

4 porções

3 colheres (sopa) de melado ou glicose de milho
algumas gotas de essência de baunilha
1 colher (sopa) de canela em pó
200 g de flocos de aveia
75 g de aveia
75 g de sementes de girassol
60 g de sementes de abóbora
150 g de uvas-passas

1. Preaqueça o forno a 160°C.

2. Misture o melado, a baunilha e a canela com 3 colheres (sopa) de água quente.

3. Misture as aveias e as sementes numa tigela grande. Junte o melado e misture bem.

4. Espalhe a massa em duas assadeiras levemente untadas e leve ao forno por 20-25 minutos, mexendo de vez em quando, até dourarem. Acrescente as passas e asse por mais 5 minutos. Deixe esfriar e armazene num recipiente hermético.

Panquecas de banana e trigo

Uma guloseima perfeita para o café da manhã do fim de semana e mais gostosa ainda quando servida com mel.

4 porções

75 g de farinha de trigo integral
¼ de colher (chá) de pimenta-da-jamaica
¼ de colher (chá) de canela em pó
½ colher (chá) de fermento em pó
uma pitada de sal marinho
120 ml de leite de amêndoas (suficiente para deixar a massa cremosa, veja receita na p. 249)
1 banana pequena em rodelas
um punhado de mirtilos frescos (ou outra fruta vermelha)
1 colher (chá) de óleo de girassol
mel ou melado para acompanhar

1. Peneire a farinha, a pimenta, a canela, o fermento e o sal numa tigela grande e misture bem.
2. Adicione aos poucos o leite de amêndoas e bata até obter um líquido levemente cremoso. Junte a banana e as frutinhas.
3. Leve uma frigideira ao fogo médio. Coloque o óleo e mexa a panela para espalhar bem por todo o fundo.
4. Despeje uma pequena concha de massa na panela. Deixe por alguns minutos, vire e cozinhe do outro lado até dourar bem. Repita com o restante da massa para fazer cerca de 8 panquecas. Sirva com mel.

Fritada de tofu com legumes

Substitui muito bem os ovos mexidos. O tofu absorve os sabores e fica muito apetitoso.

4 porções

2 colheres (chá) de azeite ou manteiga clarificada (ghee)
½ colher (chá) de açafrão em pó
um punhado de aspargo, abobrinha e brócolis picados
2 tomates sem pele em cubos
300 g de tofu picadinho e amassado
um punhado de salsinha picada
uma pitada de sal grosso e pimenta a gosto

1. Aqueça o óleo ou a manteiga numa panela em fogo médio e refogue os legumes com o açafrão e um pouco de água por 2 minutos.
2. Acrescente o tofu e as ervas e refogue por mais 4-6 minutos, até os sabores se integrarem e a mistura ficar bem quente.
3. Tempere com sal e pimenta a gosto e sirva.

Vitamina matinal energética

Digestiva e rica em ferro, garante uma boa dose de energia nos dias mais corridos.

4 porções

8 damascos secos
8 damascos secos orgânicos (sem enxofre)
240 ml de iogurte natural orgânico
720 ml de leite orgânico de vaca, de cabra ou de soja

1. Coloque as frutas secas numa tigela, cubra com 500 ml de água filtrada e deixe de molho de um dia para outro.
2. Na manhã seguinte, bata as frutas secas com a água da demolha, o iogurte e o leite no liquidificador até ficar cremoso. Acrescente leite a gosto.
3. Para dar um sabor especial, adicione ½ colher (chá) de gengibre em pó ou cardamomo em pó, se preferir mais adocicado.

Almoço

O almoço deveria ser a principal refeição do dia, mas muitas pessoas com rotina de trabalho muito corrida têm menos tempo para almoçar e mais disponibilidade para jantar. Mesmo assim, o ideal é que se inclua no almoço ao menos um cereal cozido, um ou mais vegetais cozidos e, dependendo de sua digestão e do clima, uma pequena porção de salada com vegetais crus. Se quiser mais proteína, inclua tofu e feijão ou uma pequena porção de queijo leve ou adicione castanhas e sementes no molho da salada.

Raízes assadas com grão-de-bico e cuscuz marroquino

O cuscuz marroquino, feito de semolina de trigo, é fácil de preparar. Você pode variar os vegetais e ajustar o tempo de cozimento se preciso.

4 porções

125 g de grão-de-bico deixado de molho de um dia para o outro em 500 ml de água filtrada
150 g de mandioca
150 g de batata-doce
150 g de aipo
150 g de cenoura
150 g de beterraba
1 colher (chá) de ervas variadas
2 colheres (chá) de sementes de cominho
4 colheres (sopa) de óleo de gergelim
pimenta-do-reino moída na hora
uma pitada de sal
125 g de cuscuz marroquino bem lavado em água fria
um pouco de limão e de azeite
chapatis (p. 245)

1. Escorra o grão-de-bico e coloque numa panela com 500 ml de água. Deixe ferver, cozinhe sem tampa por 20 minutos, depois tampe parcialmente e deixe por mais 1-1h30, até ficar macio. Escorra e deixe esfriar.
2. Preaqueça o forno a 180°C.
3. Corte todos os legumes em cubos de tamanhos similares e coloque-os numa assadeira com as ervas e o cominho. Misture com o óleo de gergelim e tempere com pimenta e sal.
4. Asse por cerca de 1 hora, mexendo de vez em quando para não queimar.
5. Quando os legumes estiverem quase cozidos, junte o grão-de-bico e leve ao forno por mais 10 minutos.
6. Enquanto isso, prepare o cuscuz marroquino. Coloque numa tigela, cubra com 250 ml de água filtrada quente e deixe de molho por 10 minutos.
7. Para servir, solte os grãos de cuscuz com um garfo e divida-os em 4 pratos. Junte os legumes e regue com um pouco de limão e azeite.
8. Sirva com pães leves, como os chapatis.

Salada de ervilha e quinua

Tecnicamente considerada uma fruta, a quinua é muito nutritiva. Possui grande quantidade de proteína e cálcio e é uma boa fonte de ferro e vitamina B.

4 porções

175 g de quinua
400 g de buquês de brócolis
175 g de ervilhas frescas
½ pepino grande cortado em palitos
100 g de azeitonas verdes picadas (opcional)
200 g de queijo de cabra orgânico picado
45 g de sementes variadas ou pinholes torrados
2 colheres (sopa) de salsa picada
2 colheres (sopa) de hortelã picada
3 colheres (sopa) de azeite extravirgem
2 colheres (sopa) de óleo de semente de abóbora
suco de ½ limão
sal e pimenta-do-reino moída na hora
45 g de alfafa ou agrião

1. Toste um pouco a quinua numa panela a seco em fogo médio. Acrescente 900 ml de água filtrada fria e deixe ferver. Diminua o fogo e cozinhe por cerca de 15 minutos, até que a água tenha sido absorvida e os grãos estejam macios. Passe a quinua para uma travessa para esfriar rapidamente.

2. Cozinhe os brócolis e as ervilhas até ficarem macios; ponha-os numa peneira e passe sob água fria para interromper o cozimento. Coloque a quinua já fria, os brócolis e as ervilhas numa tigela grande e junte o restante dos ingredientes (exceto o azeite e o óleo, o limão e a alfafa). Misture bem.

3. Para o molho, misture o azeite, o óleo de semente de abóbora e o limão e tempere a gosto.

4. Quando estiver pronta para servir, espalhe por cima o molho e salpique a alfafa ou o agrião.

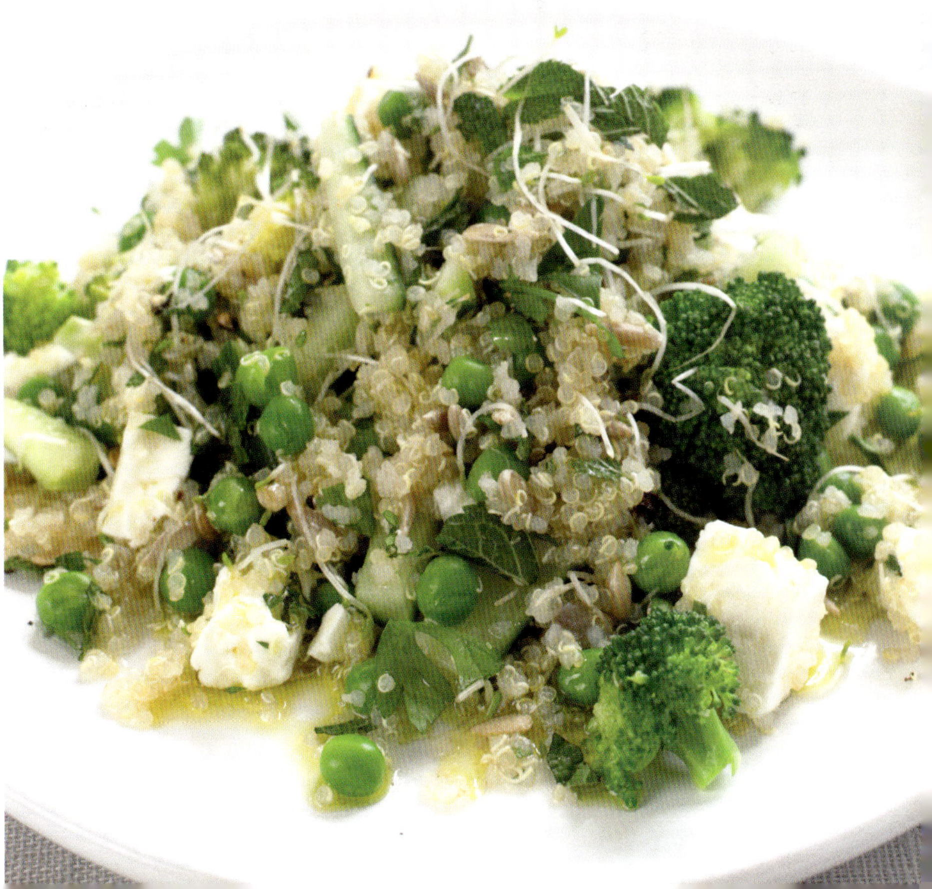

Torta vegetariana

A versão original desta torta inglesa típica é feita com carne, mas pode ser facilmente transformada num prato vegetariano saboroso e nutritivo.

4 porções

Base de vegetais e lentilha

100 g de lentilha
1 colher (sopa) de azeite
200 g de cenoura em rodelas finas
200 g de nabo em rodelas finas
3–4 talos de aipo picados
1 folha de louro
225 g de tomates sem pele picados
1 ramo de alecrim picado
1 colher (chá) de orégano seco
1 colher (sopa) de molho tamari
sal e pimenta-do-reino moída na hora

Purê de batata

700 g de batata picada
40 g de manteiga orgânica
3 colheres (sopa) de azeite
3–5 colheres (sopa) de leite de vaca ou de soja
75 g de queijo prato orgânico (ou outro) ralado (opcional)
rúcula e cenoura para servir

1. Lave bem as lentilhas e cozinhe-as em água (o volume de água deve ser 4 vezes o volume das lentilhas), até ficarem macias, por cerca de 1 hora.
2. Preaqueça o forno a 200°C.
3. Aqueça o azeite numa panela e refogue a cenoura, o nabo e o aipo até ficarem macios. Adicione um pouco de água e o louro, tampe e deixe cozinhar até as cenouras ficarem macias. Junte a lentilha, o tomate, o alecrim e o orégano e cozinhe por mais alguns minutos. Tempere a gosto com molho tamari, sal e pimenta.
4. Cozinhe as batatas em água fervente com sal. Quando estiverem macias, escorra-as e amasse-as com a manteiga, o azeite e o leite para obter um purê cremoso. Tempere a gosto.
5. Passe os vegetais para um travessa refratária, retire o louro e cubra com o purê. Se quiser, salpique o queijo ralado. Asse por 30–40 minutos, até a superfície dourar bem. Sirva com salada de rúcula e cenoura.

Dhal doce de canela

Tradicionalmente, usa-se o faséolo, um tipo antigo de feijão, em pratos indianos como o dhal, mas esta receita usa lentilhas.

4 porções

1 colher (sopa) de manteiga clarificada (ghee) ou óleo de gergelim
½ colher (chá) de sementes de mostarda
½ colher (chá) de açafrão
½ colher (chá) de sementes de erva-doce
½ colher (chá) de canela em pó
1 colher (chá) de coentro em pó
275 g de lentilhas deixadas de molho em água filtrada por 30 minutos
¾ de colher (chá) de sal
2 colheres (chá) de limão
1 colher (chá) de glicose de milho
arroz integral, chapatis (p. 245) e vegetais de sua preferência

1. Aqueça a manteiga ou o óleo numa panela grande e coloque as sementes de mostarda. Quando começar a pipocar, junte todos os outros condimentos e cozinhe por alguns minutos, mexendo até liberarem seus aromas.
2. Escorra as lentilhas, misture aos ingredientes na panela com 750 ml de água filtrada e deixe ferver. Diminua o fogo, tampe parcialmente a panela e cozinhe por 25–30 minutos, mexendo de vez em quando, até engrossar e a lentilha amolecer.
3. Para uma consistência ainda mais cremosa, bata metade no liquidificador e recoloque na panela, misturando bem com o restante. Se engrossar demais, adicione um pouco de água. Acrescente o sal, o limão e a glicose de milho e sirva com o arroz, os chapatis e os vegetais.

Curry de vegetais com coco

Este curry delicioso tem sabor suave e adocicado. É preciso começar o preparo na noite anterior, mas, na hora de servir, o processo é bem rápido.

4 porções

- 150 g de coco ralado orgânico
- 125 g de grão-de-bico deixado de molho de um dia para o outro em 500 ml de água
- 3 colheres (chá) de sementes de cominho
- 1 colher (chá) de sementes de coentro
- ½ colher (chá) de sementes de erva-doce
- 2 colheres (sopa) de manteiga clarificada (ghee)
- sementes de 3 bagas de cardamomo
- ½ colher (chá) de canela em pó
- 1 pitada de cravo-da-índia em pó
- ½ colher (chá) de gengibre em pó
- 25 g de gengibre fresco ralado
- 2 tomates orgânicos grandes sem pele nem sementes picados
- 200 g de abóbora em cubos ou 1 batata-doce grande em cubos
- 2 cenouras picadas
- 100 g de espinafre sem os talos picado
- limão a gosto
- 1 colher (sopa) de glicose de milho
- sal e pimenta-do-reino moída na hora
- 4 colheres (sopa) de coentro fresco picado
- arroz basmati integral, cenoura doce com gergelim (p. 236) e chapatis (p. 245) para servir

1. Para preparar o leite de coco, coloque o coco numa tigela e despeje 600 ml de água fervente sobre ele. Mexa e deixe de molho por 10 minutos. Bata no liquidificador em velocidade alta por 1 minuto. Deixe por mais 10 minutos e peneire sobre uma tigela, amassando com uma colher para retirar o excesso de umidade. Descarte o coco que ficar na peneira.

2. Escorra o grão-de-bico e lave sob água fria. Coloque numa panela média, cubra com 360 ml de água e ferva. Tampe, diminua o fogo e cozinhe por 1h30–2h, até ficar macio. Escorra de novo.

3. Numa panela grande, toste levemente o cominho, o coentro e as sementes de erva-doce em fogo médio por 1 minuto, até liberarem os aromas. Amasse num pilão com as outras especiarias. Aqueça a manteiga na panela, junte as especiarias amassadas e o gengibre ralado e frite em fogo baixo por 1-2 minutos. Adicione os tomates, mexa bem e cozinhe por mais 1 minuto.

4. Misture o leite de coco ao conteúdo da panela e cozinhe em fogo médio por 5 minutos, até o molho engrossar.

5. Enquanto isso, em outra panela, grelhe a abóbora ou a batata-doce por 6–8 minutos, até ficar macia. Junte depois ao creme de coco e aos tomates e acrescente o espinafre, o grão-de-bico, o limão e a glicose de milho. Tempere a gosto e cozinhe por mais 2–3 minutos. Adicione um pouco de água se engrossar demais e misture o coentro picado. Sirva com arroz basmati, cenoura doce e chapatis, se quiser.

COENTRO
Este tempero não apenas dá um sabor fresco e agradável ao prato, como também fornece muitos nutrientes e ajuda na digestão.

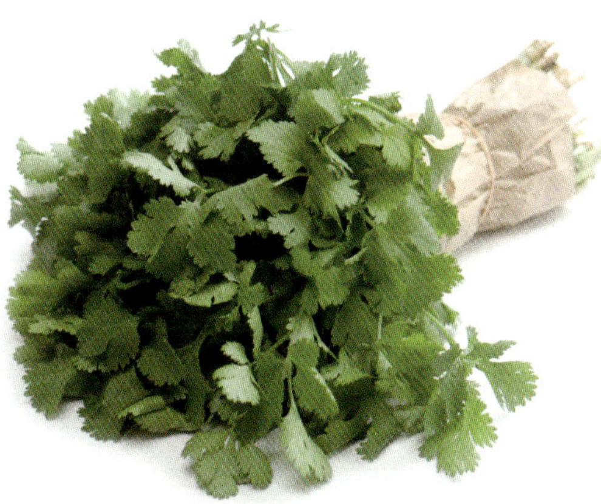

Espetinho de tofu com arroz de açafrão

Rico em proteína, vitaminas do complexo B e cálcio, o tofu absorve os sabores da marinada e compõe uma base deliciosa da refeição.

4 porções

Espetinho

- 3 colheres (sopa) de molho tamari
- raspas de 1 laranja e suco de metade dela
- 1 colher (chá) de gengibre fresco ralado
- 1 colher (sopa) de azeite
- ½ colher (chá) de açafrão
- um punhado pequeno de folhas de coentro picadas
- ¾ de colher (chá) de sal e pimenta-do-reino moída na hora a gosto
- 500 g de tofu firme em cubos grandes
- 2 abobrinhas em rodelas
- 8 tomates-cereja

Arroz

- 1 pitada de pistilos de açafrão
- 1 colher (chá) de sementes de cominho
- 250 g de arroz basmati bem lavado
- ½ colher (chá) de sal grosso
- salada de cenoura com uvas-passas (p. 234) e chapatis (p. 245)

1. Prepare a marinada misturando o molho tamari, as raspas e o suco de laranja, o gengibre, o azeite, o açafrão e o coentro picado. Tempere com sal e pimenta. Espalhe essa marinada sobre os cubos de tofu, cubra e leve à geladeira por 2 horas.

2. Distribua os cubos de tofu, alternando-os com as rodelas de abobrinha e os tomates, em 8 espetinhos de churrasco. Pincele as abobrinhas e os tomates com o restante da marinada.

3. Preaqueça a grelha.

4. Para fazer o arroz, toste um pouco o açafrão e o cominho numa panela média de fundo espesso por 2–3 minutos. Acrescente o arroz, 750 ml de água e o sal. Deixe ferver, tampe e diminua o fogo. Cozinhe por cerca de 10 minutos, até que a água tenha sido absorvida e os grãos de arroz estejam macios.

5. Enquanto o arroz estiver cozinhando, grelhe os espetinhos por 8–10 minutos, virando com frequência e pincelando com mais marinada.

6. Sirva os espetinhos com o arroz, a salada de cenoura com uvas-passas e os chapatis ou outro pão leve.

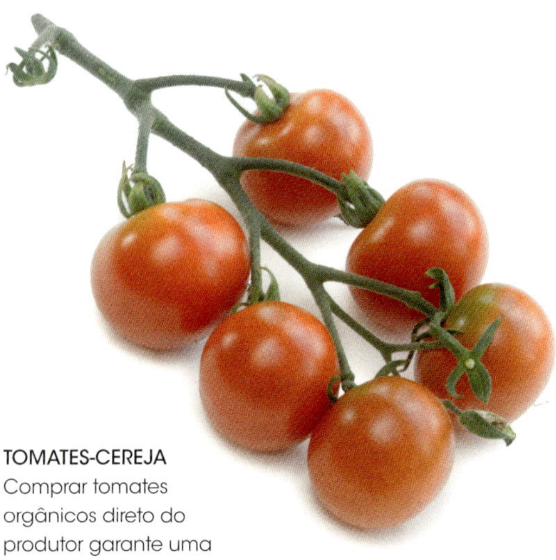

TOMATES-CEREJA
Comprar tomates orgânicos direto do produtor garante uma comida mais saborosa.

Macarrão com refogado de legumes e tofu

Feito de trigo-mouro, o macarrão tipo sobá é uma boa opção para quem segue uma dieta sem glúten, além de cozinhar rapidamente.

4 porções

- 4 colheres (sopa) de molho tamari
- 4 colheres (sopa) de limão
- 1 colher (chá) de gengibre ralado
- um punhado de coentro picado e mais um pouco para decorar
- pimenta-do-reino moída na hora
- 500 g de tofu em cubinhos
- 250 g de macarrão oriental (sobá, de arroz ou udon)
- óleo de gergelim
- cerca de 600 g de legumes variados, como pimentões vermelho e verde, cenoura, brócolis, abobrinha e brotos de feijão
- sementes de gergelim torradas para decorar

1. Misture o tamari, o limão, o gengibre e o coentro numa tigela e tempere com pimenta-do-reino. Mergulhe o tofu nessa marinada e deixe por 15–30 minutos.

2. Enquanto isso, pique os vegetais em tamanhos similares.

3. Cozinhe o macarrão conforme as instruções da embalagem numa panela grande de água fervente com sal. Escorra, passe sob água fria e reserve.

4. Aqueça uma panela grande ou wok e unte-a com um pouco de óleo. Mantenha em fogo alto e refogue os legumes, exceto os brotos de feijão. Adicione 2 colheres (sopa) de água e mexa levemente por cerca de 3 minutos. Acrescente o tofu e sua marinada e refogue por mais 3 minutos. Por último, junte os brotos de feijão e o macarrão e cozinhe por mais 1-2 minutos, até aquecer bem. Sirva na hora decorado com sementes de gergelim e coentro fresco.

Hambúrguer de milheto

O milheto (ou painço) é um cereal sem glúten que, além de ser de fácil digestão, refresca e acalma o aparelho digestório.

4 unidades grandes

- 200 g de milheto
- 4 colheres (sopa) de ervas frescas (sálvia, manjericão ou salsa) picadas
- 125 g de abobrinha ralada
- 75 g de amêndoas torradas moídas ou sementes de girassol
- 1 colher (sopa) de azeite ou de óleo de gergelim
- 1 colher (chá) de açafrão
- 1-2 colheres (sopa) de farinha de trigo integral (numa dieta sem glúten, substitua por farinha de soja ou de trigo-mouro)
- sal e pimenta-do-reino moída na hora

1. Ferva 800 ml de água e junte o milheto. Misture bem e deixe ferver de novo. Diminua o fogo, tampe e cozinhe por mais 30 minutos, até o milheto ficar macio e todo o líquido evaporar. Deixe esfriar.

2. Quando o milheto estiver frio, amasse-o com as ervas. Junte a abobrinha, as amêndoas, o óleo, o açafrão e 1 colher (sopa) de farinha. Tempere bem e misture para formar uma massa.

3. Molde os 4 hambúrgueres, juntando o restante da farinha se a massa estiver úmida demais. Amasse com cuidado para a massa não desmanchar. Para ajudar a manter a forma, leve os hambúrgueres à geladeira por 30 minutos antes de assar.

4. Preaqueça o forno a 180°C.

5. Retire os hambúrgueres da geladeira e leve-os ao forno por 30 minutos, até dourarem e aquecerem bem. Você também pode grelhá-los numa frigideira antiaderente untada com um pouco de óleo, pressionando-os com uma espátula e virando-os com cuidado, até dourarem.

Torta de inhame com crosta de amêndoas

Esta receita usa farinha de amaranto, encontrada em lojas de produtos naturais ou na seção de produtos sem glúten.

4 porções

Crosta

75 g de sementes de girassol moídas

75 g de amêndoas moídas

75 g de farinha de amaranto (ou substitua por farinha de trigo integral ou de centeio)

¾ de colher (chá) de canela

uma pitada de sal grosso

3 colheres (sopa) de óleo de gergelim

1½ colher (sopa) de suco de maçã

Recheio

3 inhames médios em cubos de 1 cm (ou 5 batatas-doces médias)

1 colher (chá) de manteiga clarificada (ghee) ou óleo de gergelim

3 talos de aipo picados

15 g de manteiga

1 colher (sopa) de leite de soja

1 colher (sopa) de araruta em pó

½ colher (chá) de canela

1 pitada de noz-moscada, de pimenta-da-jamaica e de cravos-da-índia em pó

1. Preaqueça o forno a 180°C.

2. Para preparar a crosta, misture os ingredientes secos até obter uma mistura homogênea. Adicione o óleo de gergelim com o suco de maçã e vá incorporando aos poucos os ingredientes secos. Use um garfo para mexer a massa até obter uma farofa.

3. Pressione a crosta numa assadeira de 23 cm untada para formar uma camada de 5 mm no fundo e nas laterais. Reserve 1-2 colheres (sopa) da crosta para espalhar por cima.

4. Leve a crosta ao forno por 4-5 minutos, retire e deixe esfriar.

5. Para fazer o recheio, cozinhe o inhame no vapor até ficar bem macio (por 10-15 minutos).

6. Aqueça a ghee numa panela e refogue o aipo até ficar macio.

7. Amasse o inhame com a manteiga e junte o aipo e o restante dos ingredientes. Coloque esse purê sobre a crosta já assada e alise a superfície com uma faca.

8. Salpique com o restante da crosta e leve ao forno à temperatura de 180°C por 50-60 minutos, até ficar firme e dourar.

9. Deixe esfriar pelo menos por 5 minutos antes de fatiar. Sirva com vegetais ou com um prato de ervilhas e feijão, se quiser.

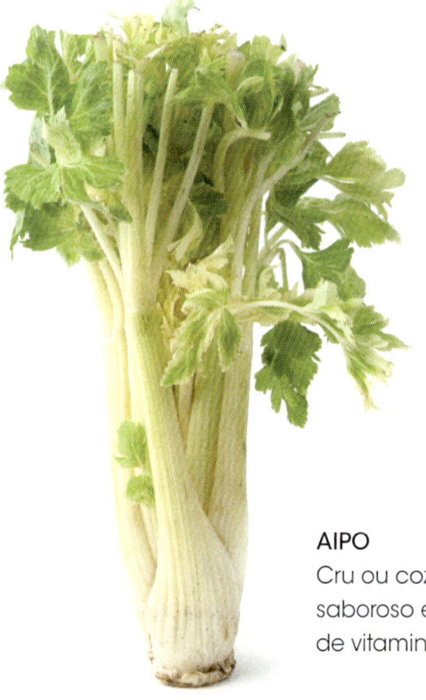

AIPO
Cru ou cozido, o aipo é saboroso e excelente fonte de vitamina C e fibras.

Wraps à moda da Toscana

Estes wraps versáteis contêm boa quantidade de proteína e são ideais para um almoço saudável.

4 porções

2 abobrinhas grandes cortadas ao meio sem sementes
4 pimentões vermelhos cortados ao meio sem sementes
2 colheres (sopa) de óleo de gergelim
2 colheres (chá) de orégano seco
2 colheres (chá) de alecrim
sal e pimenta-do-reino moída na hora
75 g de pinholes torrados
200 g de queijo de cabra cremoso
4 pães-folhas orgânicos ou 8 chapatis pequenos (p. 245) aquecidos
oito punhados grandes de agrião

1. Preaqueça o forno a 180°C. Corte as abobrinhas em meias-luas grandes e coloque-as numa assadeira com os pimentões, o óleo, as ervas e temperos a gosto. Leve à grelha central do forno e asse por 30 minutos, até a pele dos pimentões começar a escurecer.

2. Retire os legumes do forno e deixe as abobrinhas esfriarem. Para tirar a pele dos pimentões, coloque-os em sacos plásticos e espere até conseguir manuseá-los. Retire a pele e corte a polpa em fatias grossas.

3. Numa panela em fogo baixo, torre os pinholes por cerca de 3 minutos, até dourarem.

4. Espalhe uma camada de queijo de cabra nos pães aquecidos e distribua os pimentões, as abobrinhas, o agrião e os pinholes entre eles. Enrole para formar os wraps e sirva na hora ou deixe na geladeira até servir.

WRAP CALIFORNIANO Espalhe abacate sobre os pães e cubra com fatias de tomate, espinafre e feijões-verdes. Finalize com uma pitada de pimenta-do-reino.

WRAP ÁRABE Use homus como base e cubra com fatias de beterraba e bastante rúcula.

WRAP COM SOJA Use 50 g de tempeh (soja fermentada) por porção. Cozinhe o tempeh a vapor e corte-o em fatias. Espalhe abacate nos pães e cubra com tempeh, espinafre, fatias de tomate e cenoura ralada para ficar crocante.

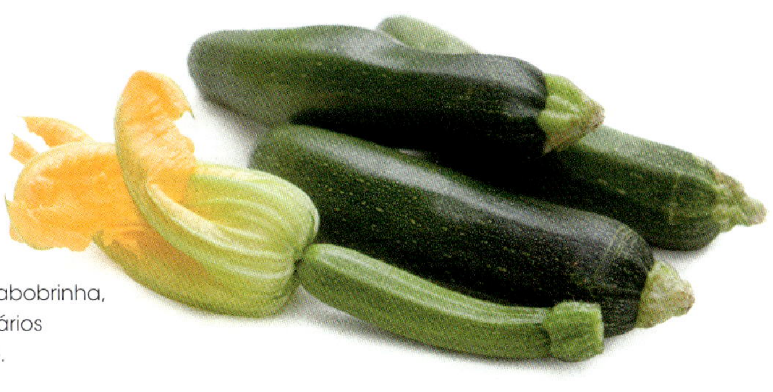

ABOBRINHA
Não descasque a abobrinha, pois a casca traz vários benefícios à saúde.

Saladas e molhos

Alimentos crus são uma importante fonte de prana (p. 178) e de enzimas. Saladas são a melhor forma de incluir vegetais crus, folhas e ervas nas refeições. Mas, como podem ser difíceis de digerir, é melhor servi-las no almoço, quando a digestão está mais potente.

Salada de repolho com nozes

Esta salada tradicional fica bem mais gostosa quando feita em casa e é rápida de preparar.

4 porções

50 g de nozes picadas
2 colheres (sopa) de pinholes
1 colher (sopa) de sementes de gergelim
1 colher (sopa) de sementes de girassol
¼ de repolho roxo grande picado
1 cenoura grande ralada
50 g de uvas-passas brancas
4 colheres (sopa) de iogurte natural
suco de ½ limão
3 colheres (sopa) de óleo de nozes
2 colheres (chá) de mel
¼ de colher (chá) de sal
pimenta-do-reino moída na hora
3 colheres (sopa) de hortelã, coentro ou manjericão picados e mais algumas folhas inteiras para decorar

1. Coloque as nozes, os pinholes e as sementes de gergelim e de girassol numa panela e toste-os em fogo médio, chacoalhando a panela, por cerca de 1 minuto, até liberarem os aromas.
2. Coloque o repolho picado, a cenoura, as uvas-passas e as nozes, os pinholes e as sementes torradas numa saladeira grande e misture bem.
3. Para o molho, misture o iogurte, o limão, o óleo de nozes, o mel, o sal e a pimenta e bata até ficar homogêneo.
4. Espalhe o molho sobre o repolho e acrescente as ervas. Misture bem.
5. Coloque as folhas inteiras das ervas por cima antes de servir.

Salada de cenoura com uvas-passas

Nesta receita, o sabor doce da cenoura e das uvas-passas é atenuado pelas especiarias e pelo suco de limão.

4 porções

40 g de uvas-passas
2 colheres (sopa) de óleo de gergelim
½ colher (chá) de sementes de cominho
½ colher (chá) de sementes de mostarda
uma pitada de coentro em pó
2 cenouras médias raladas
1 colher (sopa) de limão
½ colher (chá) de mel
2 colheres (sopa) de coentro e 1 colher (chá) de sementes de gergelim para decorar

1. Deixe as uvas-passas de molho em 500 ml de água quente por 10 minutos, para que fiquem mais fáceis de digerir.
2. Aqueça 1 colher (sopa) de óleo de gergelim numa panelinha e acrescente as sementes de cominho e mostarda. Quando começarem a pular na panela, junte o coentro e refogue por 1 minuto.
3. Misture as uvas-passas, as sementes, as cenouras raladas, o limão e o mel numa tigela com o restante do óleo de gergelim. Mexa bem e decore com coentro e sementes de gergelim antes de servir.

Molho básico de azeite e limão

Os molhos prontos contêm muitos conservantes e vinagre, que deve ser evitado na dieta iogue.

4 porções

75 ml de limão espremido na hora (cerca de 2 limões)

75–120 ml de azeite extravirgem

2 colheres (chá) de mel (opcional)

sal e pimenta a gosto

1. Bata todos os ingredientes numa tigelinha com um garfo ou um batedor manual.

2. Para dar um toque a mais ou variar, acrescente ervas frescas ou secas, como estragão, alecrim, sálvia, salsa ou orégano.

Molho de tahine

Este molho combina especialmente com folhas amargas. Experimente com agrião.

4 porções

2 colheres (chá) cheias de tahine (pasta de gergelim)

4 colheres (chá) de azeite ou óleo de gergelim orgânico prensado a frio

2 colheres (chá) de limão

pimenta-do-reino moída na hora (opcional)

1. Usando um garfo, misture todos os ingredientes numa xícara e adicione um pouco de água filtrada.

2. Regue a salada e sirva na hora.

Molho de salsa com avelã ou sementes

A salsa é uma boa fonte de vitamina C e betacaroteno, que é convertido em vitamina A pelo corpo.

4 porções

um punhado grande de salsa fresca

60 g de sementes de abóbora ou avelãs

1 colher (chá) de sal

75 ml de limão

2 colheres (sopa) de óleo de girassol

1. Lave e pique a salsa

2. Pique as sementes de abóbora ou avelãs.

3. Bata todos os ingredientes no liquidificador com 250 ml de água filtrada, até obter a consistência desejada.

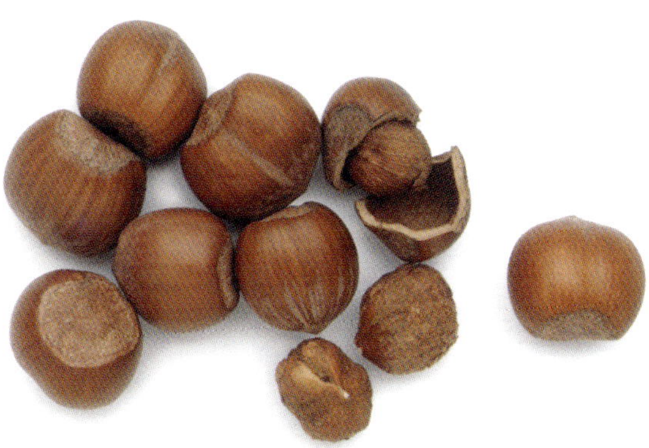

AVELÃS
São uma boa fonte de vitaminas B e E.

Vegetais e molhos salgados

Vegetais são não apenas excelentes fontes de vitaminas e minerais, como também contêm fitonutrientes, considerados anticancerígenos. Eles têm um efeito alcalinizante no corpo, portanto todos devem incluí-los na dieta. Além do vegetal principal de sua refeição, procure consumir outra variedade como acompanhamento.

Espinafre mediterrâneo

Esta tradicional receita do Mediterrâneo tem sabor fresco e marcante e é facílima de preparar.

4 porções

60 ml de azeite
75 g de pinholes
1 kg de espinafre sem os talos
sal e pimenta-do-reino moída na hora
50 g de amoras ou outra fruta vermelha
1 colher (sopa) de limão
⅛ de colher (chá) de noz-moscada em pó
⅛ de colher (chá) de canela em pó

1. Aqueça o azeite numa panela grande. Acrescente os pinholes e refogue em fogo baixo, mexendo até dourarem bem.
2. Adicione o espinafre e tempere com um pouco de sal e de pimenta. Mexa, tampe e cozinhe por 2-3 minutos, até o espinafre murchar. Se necessário, retire o excesso de umidade da panela.
3. Misture as amoras, o limão, a noz-moscada e a canela com o espinafre e sirva na hora.

Cenoura doce com gergelim

Cenouras são ricas em açúcar natural. Esta receita potencializa esse traço e acrescenta o exotismo das especiarias à doçura.

4 porções

1 colher (chá) de óleo de gergelim
2 colheres (chá) de óleo de girassol
1 colher (chá) de sementes de mostarda preta e amarela
½ colher (chá) de açafrão
1 colher (chá) de coentro em pó
500 g de cenouras em fatias finas
um pouco de suco de laranja
1 colher (chá) de mel ou de xarope de arroz
sal e pimenta-do-reino a gosto
1 colher (sopa) de sementes de gergelim torradas para decorar

1. Aqueça os óleos numa panela grande e frite as sementes de mostarda em fogo médio, até começarem a pular. Junte o açafrão e o coentro em pó e refogue por mais 1 minuto.
2. Adicione as cenouras, o suco de laranja, o mel e 2 colheres (sopa) de água. Tampe a panela e cozinhe em fogo baixo por 5-10 minutos, até as cenouras ficarem macias.
3. Tempere a gosto e salpique por cima as sementes de gergelim antes de servir.

Chutney de coentro e coco

Este molho possui uma linda e vibrante cor verde. Fica delicioso com ensopados com curry e também com tortas e quiches.

4 porções

30 g de coco ralado
2 colheres (sopa) de gengibre fresco ralado
2 colheres (chá) de mel ou glicose de milho
½ colher (chá) de sal e ½ colher (chá) de pimenta-do-reino moída na hora
120 ml de limão espremido na hora
2–3 punhados de coentro picado

1. Bata o coco, o gengibre, o mel, o sal e a pimenta no liquidificador por 1–2 minutos. Acrescente o limão aos poucos e 120 ml de água filtrada. Bata até formar uma pasta.
2. Junte o coentro picado e misture bem (só junte o coentro quando ficar líquido).
3. Reserve por 20 minutos antes de servir para deixar o coentro absorver todo o sabor. Se o chutney parecer muito seco, acrescente um pouco de limão. Ele deve ficar com consistência de molho de salada e não de purê, como a maioria dos chutneys. Pode ficar na geladeira por até 48 horas.

Raita

Fica uma delícia servida como acompanhamento de ensopados com curry. O gengibre estimula a digestão.

4 porções

1 colher (chá) de sementes de erva-doce em pó
½ colher (chá) de gengibre em pó
500 g de iogurte natural orgânico
2 colheres (sopa) de folhas de coentro picadas
140 g de pepino sem casca ralado
⅓ de colher (chá) de sal
¼ de colher (chá) de pimenta-do-reino

1. Toste as sementes de erva-doce numa panela em fogo médio por 5 minutos. Retire e moa num pilão.
2. Numa tigela, misture a erva-doce, o gengibre, o iogurte, o coentro e o pepino. Tempere a gosto com sal e pimenta.
3. Cubra e leve à geladeira por pelo menos 30 minutos antes de servir.

Gomasio

Salpicar gomasio na comida é uma boa maneira de reduzir o consumo de sal e adicionar óleos saudáveis à dieta.

140 g

140 g de sementes de gergelim sem casca
1 colher (chá) de sal grosso

1. Torre as sementes numa panela em fogo médio, mexendo até liberarem o aroma e ficarem um pouco douradas (cerca de 3–5 minutos). Tome cuidado para não queimar.
2. Acrescente 1 colher (chá) de sal, ou a gosto.
3. Use um processador ou um pilão para moer as sementes. Armazene num recipiente hermético e chacoalhe antes de usar. O gomasio dura de 1 semana a 10 dias na despensa fresca e escura ou na geladeira. Vai bem com saladas, legumes e sopas.

Jantar

De acordo com a ioga e a ciência aiurvédica, a refeição noturna deve ser leve e fácil de digerir, pois nossa capacidade digestiva é mais baixa à noite e o metabolismo, mais lento. Uma refeição pesada, tarde da noite, pode sobrecarregar o fígado, levando à formação de toxinas. Coma três horas antes de dormir e evite laticínios e porções grandes de leguminosas. Sopa, macarrão e ensopados são boas opções. Prove estas receitas e acordará na manhã seguinte com mais energia para passar o dia.

Abóbora recheada

Embora a abóbora nem sempre tenha aparência agradável, sua polpa é deliciosa.

4 porções

2 abóboras (750 g cada uma)
2 colheres (sopa) de óleo de gergelim
4 colheres (sopa) de sementes de girassol torradas
2 colheres (chá) de gomasio (p. 237)
um punhado grande de salsa picada
um punhado grande de sálvia picada
sal e pimenta-do-reino moída na hora
2 colheres (chá) de glicose de milho
200 g de queijo feta ou branco (opcional)

1. Preaqueça o forno a 200°C.

2. Corte as abóboras ao meio e coloque-as com a polpa virada para cima numa assadeira. Regue com um pouco de óleo e asse por 45–60 minutos, até ficarem macias.

3. Ao final desse tempo, cozinhe o arroz em 600 ml de água e uma pitada de sal. Deixe ferver, tampe a panela e diminua o fogo. Cozinhe por 25 minutos, até que a água tenha sido absorvida e os grãos estejam macios. Quando as abóboras estiverem assadas, retire as sementes e descarte-as. Retire a polpa com cuidado para não furar a casca. Misture a polpa com o arroz cozido e os outros ingredientes. Recheie as abóboras e leve de volta ao forno por 10–15 minutos.

4. Sirva com salada verde e legumes no vapor

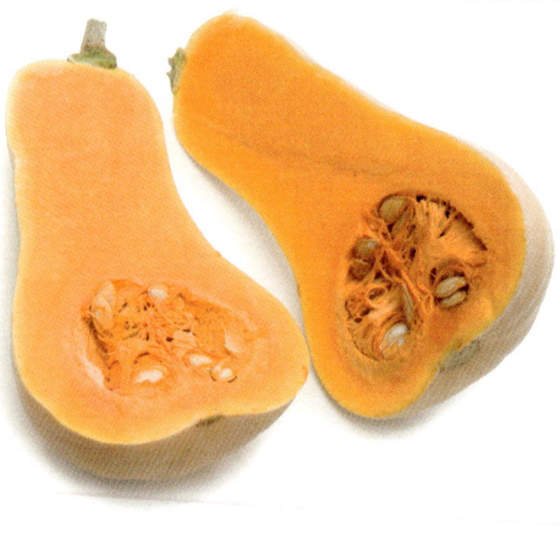

ABÓBORA
De sabor doce, é uma boa fonte de vitaminas A e C.

Sopa de tomate, lentilha e cevadinha

A combinação de lentilha, legumes e especiarias aromáticas torna esta sopa um prato equilibrado, saboroso e substancioso.

4 porções

- 1 colher (chá) de sementes de cominho
- 1 colher (chá) de sementes de coentro
- 1 colher (sopa) de azeite
- ¼ de colher (chá) de açafrão em pó
- 2 colheres (chá) de gengibre fresco ralado
- 1 talo de aipo picadinho
- 150 g de nabo em cubinhos
- 150 g de aipo-rábano em cubinhos
- 1 cenoura grande em cubos
- 3 tomates orgânicos grandes sem pele picados
- sal e pimenta-do-reino moída na hora
- 2 ramos de alecrim
- 2 folhas de louro
- 1 litro de caldo de legumes quente ou água
- 60 g de cevadinha lavada
- 115 g de lentilha lavada e deixada de molho por 30 minutos
- 2-3 colheres (sopa) de salsa picada para servir

1. Esquente uma frigideira pequena em fogo médio e toste as sementes de cominho e de coentro por 1 minuto, até liberarem os aromas. Amasse-as num pilão até virarem pó. Aqueça o azeite numa panela grande e coloque as sementes em pó, o açafrão e o gengibre e refogue por 1-2 minutos.

2. Acrescente o aipo, o nabo, o aipo-rábano e a cenoura e refogue por 4-5 minutos. Junte os tomates e cozinhe por 2-3 minutos.

3. Lave a cevadinha em bastante água e junte-a aos ingredientes da panela com o alecrim, o louro e o caldo de legumes. Mexa bem e deixe ferver. Reduza o fogo para médio e cozinhe por 20 minutos.

4. Escorra as lentilhas e junte-as também à panela. Mexa, deixe ferver e diminua o fogo. Cozinhe por 25 minutos, até as lentilhas ficarem macias. Se a sopa ficar muito espessa, adicione mais caldo ou água.

5. Retire as folhas de louro e os ramos de alecrim, salpique a salsinha e sirva quente.

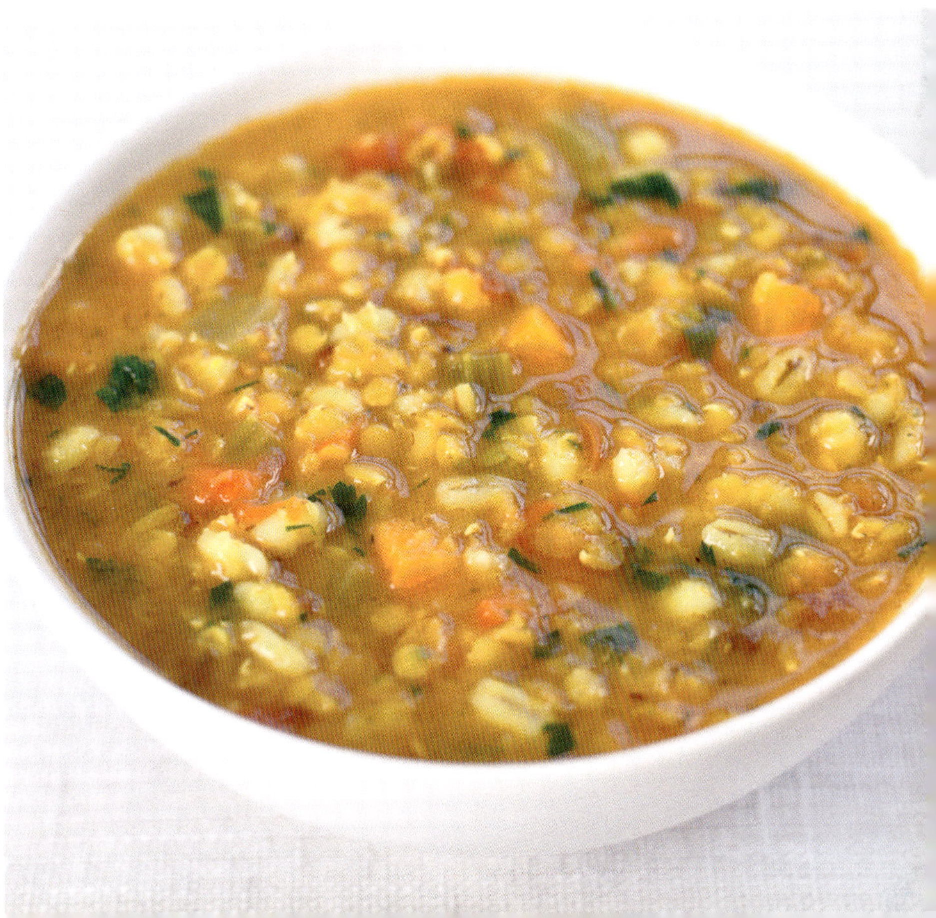

Kicharee

Este ensopado simples é tradicionalmente usado como um prato curativo na dieta iogue, pois é muito equilibrado e fácil de digerir.

4 porções

150 g de feijões-amarelos ou verdes (mung dal)

300 g de arroz basmati branco

2 colheres (chá) de óleo de gergelim ou de manteiga clarificada (ghee)

½ colher (chá) das seguintes especiarias: sementes de mostarda, sementes de cominho, cominho em pó, coentro em pó e açafrão

5 cm de gengibre picado

sal a gosto

coco ralado, coentro picado ou um pouco de limão

1. Deixe o feijão de molho por algumas horas ou de um dia para o outro.

2. Lave 3 vezes o arroz e o feijão juntos, até a água ficar transparente.

3. Aqueça o óleo ou a manteiga com as sementes de mostarda numa panela grande, até as sementes começarem a pular. Junte o restante das especiarias e o gengibre e cozinhe por 2 minutos, mexendo para que as sementes não queimem.

4. Junte 750 ml de água e o arroz, o feijão e o sal. Deixe ferver e cozinhe por 10 minutos.

5. Tampe a panela, diminua o fogo e cozinhe até que o arroz e o feijão fiquem macios (cerca de 10 minutos). Adicione água se preciso.

6. Decore com coco ralado ou coentro ou esprema um pouco de limão.

Risoto de abobrinha e quinua

A abobrinha e a couve-flor ficam ótimas juntas neste prato, mas também é possível substituir a couve-flor por brócolis.

4 porções

200 g de quinua

650 ml de caldo de legumes ou água quente

1 colher (chá) de sementes de coentro

1 colher (chá) de sementes de cominho

2 colheres (chá) de óleo de gergelim

1 colher (sopa) de azeite

1 colher (sopa) de gengibre ralado

1 colher (chá) de açafrão

1 abobrinha grande em cubos

150 g de couve-flor em buquês

2 tomates orgânicos grandes sem pele picados

um pouco de limão

sal e pimenta-do-reino moída na hora

2 colheres (sopa) de pinholes

2 colheres (sopa) de sementes de abóbora

2 colheres (sopa) de coentro fresco ou salsa picados e mais algumas folhas para decorar

1. Lave bem a quinua em água fria, escorra e frite numa panela em fogo médio por 1–2 minutos. Despeje o caldo ou a água, mexa bem e cozinhe em fogo médio por 15 minutos, até ficar macia e o líquido ser absorvido. Reserve.

2. Aqueça uma panela em fogo médio. Frite as sementes de coentro e de cominho por 1 minuto, até liberarem os aromas. Passe para um pilão e amasse-as até virar pó. Aqueça o óleo e o azeite na panela, coloque as especiarias em pó, o gengibre e o açafrão e refogue por 1–2 minutos. Acrescente a abobrinha e deixe por mais 3–4 minutos, até ficar macia.

3. Enquanto isso, cozinhe a couve-flor no vapor por 3–4 minutos, até ficar macia.

4. Enquanto a couve-flor cozinha, aqueça a panela em fogo médio e toste os pinholes e as sementes de abóbora por 1 minuto, mexendo até liberarem os aromas.

5. Junte a couve-flor cozida, os tomates picados e o suco de limão à abobrinha com especiarias, tempere a gosto e cozinhe por 1–2 minutos. Misture também os pinholes e as sementes de abóbora, o coentro ou a salsa picada e a quinua cozida.

Pesto de tofu

Este molho rápido e fácil de fazer fica delicioso com macarrão integral ou com variedades de massa sem glúten, como as de quinua, milho ou arroz.

4 porções

350 g de tofu macio

1 punhado grande de ervas frescas, como manjericão ou salsa sem os talos

1 colher (sopa) de óleo de sementes prensadas a frio ou azeite

1 colher (sopa) de tahine (pasta de gergelim)

um pouco de suco de limão a gosto

pimenta-do-reino moída na hora

1. Bata todos os ingredientes no liquidificador com 3 colheres (sopa) de água, até obter um creme. Não bata demais para não prejudicar o sabor das ervas. Ajuste a consistência a gosto, adicionando mais água se preciso.

Ensopado de abóbora, abobrinha e batata-doce com trigo

A combinação de sabores da abóbora com a abobrinha e a batata-doce define o sabor adocicado deste ensopado.

4 porções

350 g de abóbora ou moranga

350 g de batata-doce

350 g de abobrinha

1–2 colheres (sopa) de manteiga clarificada (ghee)

½ colher (chá) de sementes de cominho

½ colher (chá) de sementes de coentro

½ colher (chá) de sementes de erva--doce

½ colher (chá) de açafrão

1 colher (chá) de ervas da Provença

sal e pimenta-do-reino moída na hora

200 g de trigo seco (para quibe)

1. Tire a casca da abóbora, da abobrinha e das batatas-doces e corte-as em cubos grandes.

2. Aqueça a manteiga numa panela grande e coloque as especiarias. Refogue até que liberem seus aromas.

3. Junte a abóbora e a batata-doce e refogue-as por cerca de 5 minutos, mexendo bem para cobri-las com as especiarias.

4. Acrescente 750 ml de água filtrada, as ervas, cerca de ⅓ de colher (chá) de sal e ¼ de colher (chá) de pimenta. Deixe ferver, diminua o fogo e cozinhe por cerca de 15 minutos.

5. Junte a abobrinha em cubos, deixe ferver de novo e cozinhe em fogo baixo por mais 15–25 minutos, até que tudo esteja cozido.

6. Enquanto o ensopado cozinha, prepare o trigo. Lave bem até a água ficar transparente. Coloque numa panela com 500 ml de água e deixe ferver. Junte o trigo e uma pitada de sal e cozinhe em fogo baixo, com a panela tampada, por 15 minutos.

7. Ajuste o tempero do ensopado e sirva sobre uma porção de trigo.

Sopa básica de legumes

Usando esta receita básica, você pode ir mudando os legumes e os temperos conforme a época do ano e a sua preferência.

4 porções

Base

2 colheres (sopa) de óleo de gergelim ou de manteiga clarificada (ghee)

1 colher (chá) de cominho, 1 de coentro e 1 de erva-doce em pó

1 colher (chá) de ervas variadas ou de açafrão, dependendo do sabor desejado

Para os legumes

300 g de legumes da estação em cubinhos

100 g de batata ou outra raiz para engrossar a sopa em cubinhos

Para o caldo

1 litro de água, caldo de legumes ou água misturada com leite de soja

sal e pimenta-do-reino moída na hora

Para decorar

Escolha entre ervas picadas, creme de leite fresco, gomasio (p. 237), nori em flocos ou algas torradas

1. Aqueça o óleo ou a manteiga numa panela grande em fogo baixo. Coloque os temperos e mexa até liberarem seus aromas.

2. Acrescente os legumes e mexa para cobri-los com o óleo e os temperos. Refogue por 2–3 minutos, até ficarem macios.

3. Acrescente ¾ da água ou do caldo, reservando o restante para deixar mais líquido se quiser, e tempere com sal e pimenta. Deixe ferver e cozinhe em fogo baixo por 20 minutos, até os legumes ficarem macios.

4. Se desejar uma sopa cremosa, bata no liquidificador e depois recoloque na panela. Acrescente mais água se preciso e ajuste o tempero a gosto.

5. Sirva a sopa decorada com as ervas frescas de sua preferência, creme de leite fresco, gomasio, nori ou algas torradas.

Sopa cremosa de batata-doce e cenoura

Use coco desidratado para fazer o leite de coco e experimente o sabor exótico desta sopa perfumada.

4 porções

150 g de coco ralado desidratado
2 colheres (chá) de gengibre ralado
500 g de batatas-doces picadinhas
500 g de cenouras picadinhas
1 litro de caldo de legumes
pimenta-do-reino moída na hora
coentro fresco para decorar

1. O leite de coco pode ser preparado com antecedência e armazenado por 1 dia na geladeira, ou você pode fazê-lo enquanto prepara a sopa. Coloque o coco numa tigela e despeje 500 ml de água fervente por cima. Mexa e deixe de molho por 10 minutos, depois bata no liquidificador em velocidade alta por 1 minuto. Deixe por mais 10 minutos, depois coe numa peneira sobre uma tigela, usando uma colher para pressionar e retirar o excesso de umidade. Descarte o coco que ficar na peneira.

2. Coloque o gengibre, as batatas-doces e as cenouras numa panela de tamanho médio e despeje por cima o caldo de legumes. Deixe ferver, diminua o fogo e cozinhe por cerca de 15 minutos, até as raízes ficarem macias.

3. Bata a sopa no liquidificador com o leite de coco e pimenta a gosto. Sirva decorada com coentro.

Risoto de cevadinha

Uma das fontes mais ricas em fibra solúvel e insolúvel, a cevadinha torna esse risoto muito saudável.

4 porções

- 1 colher (sopa) de azeite ou manteiga clarificada (ghee)
- 3 cm de gengibre
- 200 g de cevadinha
- 600 ml de caldo de legumes quente
- 140 g de ervilhas
- 85 g de aspargos picados (reserve as pontas dos caules e corte os talos em pedaços de ⅔)
- 1 punhado pequeno de folhas de hortelã picadas
- 1 pitada de sal grosso e pimenta-do--reino moída na hora
- queijo parmesão vegetariano ralado
- pontas dos aspargos reservadas fervidas em água por 1 minuto
- folhas de hortelã para decorar

1. Aqueça o azeite ou a manteiga numa panela grande em fogo baixo. Refogue o gengibre e a cevadinha por 2-3 minutos.

2. Aos poucos, acrescente metade do caldo. Deixe ferver e cozinhe por 15 minutos, mexendo até que a maior parte do caldo tenha sido absorvida. Adicione o restante do caldo e repita o processo por mais 15-20 minutos, para que a cevadinha fique macia, mas não mole, e o caldo tenha sido quase todo absorvido. Se a cevadinha ainda estiver muito firme, junte mais caldo ou água e deixe cozinhar por mais 5-10 minutos.

3. Misture as ervilhas e os aspargos picados e cozinhe-os com a cevadinha por 5 minutos, até ficarem macios.

4. Retire o risoto do fogo e misture a hortelã e os temperos, até ficar homogêneo.

5. Para servir, divida o risoto em 4 pratos e decore com as pontas de aspargo no centro. Polvilhe o queijo ralado por cima e decore com mais folhas de hortelã.

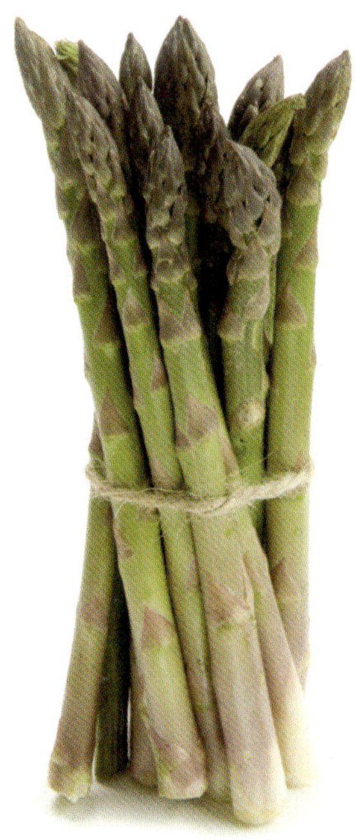

ASPARGO
Esta iguaria do mundo vegetal possui alto teor de folato e vitaminas A e C.

Pães

Pães integrais são boas fontes de fibra, vitamina B e proteína. Se costuma evitar o consumo de trigo, você pode encontrar grãos alternativos em lojas de produtos naturais; além disso, estas receitas não contêm fermento biológico.

Pão de abóbora

Fica delicioso quando servido ainda quente, cortado em fatias e com um pouco de manteiga. Se não conseguir encontrar a farinha de espelta, use farinha de trigo integral.

1 pão grande

175 g de farinha de trigo com fermento
150 g de farinha de espelta
150 g de farinha de trigo integral
1 colher (chá) de bicarbonato de sódio
1 colher (chá) de sal
1 colher (chá) de mel
50 g de abóbora ralada
1 colher (sopa) de sementes de abóbora torradas
2 colheres (sopa) de sementes de gergelim ou de girassol torradas
400 ml de leite integral ou iogurte natural

1. Preaqueça o forno a 200°C. Numa tigela grande, peneire as farinhas e o bicarbonato de sódio, depois misture o sal, o mel, a abóbora e 1 colher (sopa) das sementes misturadas.
2. Abra um buraco no centro dos ingredientes secos e despeje 375 ml do leite ou do iogurte. Misture com uma colher de pau, até obter uma massa mole. Passe para a mesa enfarinhada e amasse até moldar uma bola.
3. Faça uma cruz de leve sobre o pão e salpique o restante das sementes. Coloque numa assadeira untada e asse por 30–35 minutos, até que, ao bater na parte de baixo do pão, saia um som oco. Passe para uma grelha ou uma travessa, embrulhe num pano de prato limpo e deixe esfriar um pouco.

Pães sírios de trigo

Estes pães sem glúten vão bem como acompanhamento de refeições e sopas ou com geleia ou manteiga no café da manhã.

8 pães

150 g de trigo-mouro
1 pitada de sal
¼ de colher (chá) de pimenta-do-reino moída na hora
uma pitada de açafrão em pó (opcional)
manjericão ou sálvia frescos picados (opcional)

1. Coloque a farinha, o sal, a pimenta e o açafrão numa tigela e adicione aos poucos cerca de 250 ml de água filtrada, batendo com o batedor manual para obter uma massa lisa e aerada. A massa deve ficar com consistência um pouco mais grossa do que a da massa de panqueca. Misture as ervas, se for usá-las. Cubra e leve à geladeira por algumas horas ou de um dia para o outro.
2. Aqueça uma panela antiaderente em fogo médio – se ficar quente demais, a massa cozinhará por fora, mas não por dentro. Coloque 1 colher (sopa) de massa. Quando a parte de cima estiver seca, vire do outro lado. Continue virando até o pão ficar firme o suficiente para ser colocado numa torradeira. Leva alguns minutos.
3. Coloque os pães na torradeira por 1 minuto – assim você libera o ar. Mantenha-os aquecidos numa grelha enquanto cozinha os outros. Consuma em 30 minutos.

Chapati

Esta versão indiana do pão-folha pode ser servida como acompanhamento nas refeições ou a qualquer hora do dia.

10 pães

150 g de farinha de trigo especial ou farinha para chapati

½ colher (chá) de sal

1 colher (chá) de ghee ou 2 colheres (chá) de óleo de girassol

1. Numa tigela funda, misture a farinha, o sal e a ghee ou o óleo com as mãos.

2. Adicione 75 ml de água filtrada aos poucos, misturando até obter uma massa levemente pegajosa. Amasse por 5–10 minutos. Cubra a tigela com um pano de prato úmido e deixe descansar na geladeira de um dia para o outro ou pelo menos por 2 horas.

3. Divida a massa em 10 e amasse as porções para moldar bolas. Cubra com farinha antes de abri-las em discos de 12 cm de diâmetro. Coloque um disco por vez numa frigideira antiaderente em fogo médio. Vire após 30 segundos (ou quando formar bolhas) e deixe por mais 30 segundos.

4. Se estiver usando fogão a gás, pegue-os com um pegador ou uma pinça e torre-os sobre o fogo da boca do fogão por alguns segundos. Se for uma grelha, pressione o pão com um pano de prato limpo para torrá-lo um pouco.

5. Para manter os chapatis quentes por algumas horas, embrulhe-os em um pano e coloque-os num saco plástico dentro de uma travessa de cerâmica. Sirva com ghee.

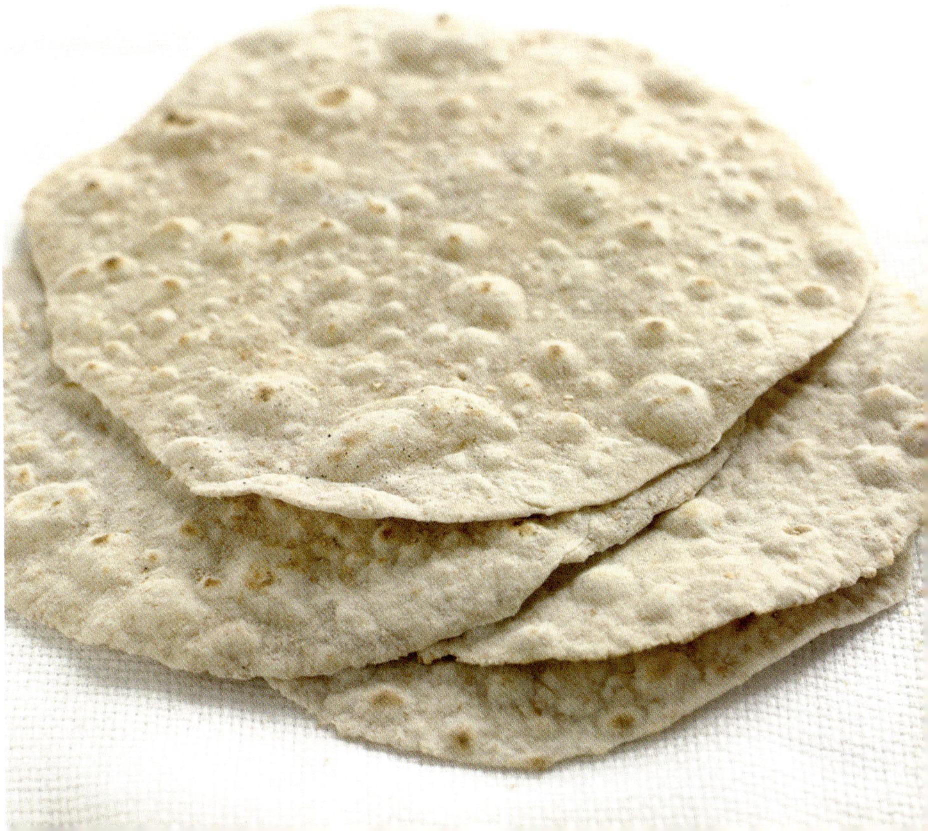

Doces e sobremesas

Doces devem ser considerados delícias ocasionais, e não alimentos básicos do dia a dia. Assim, quando forem servidos em comemorações com amigos e a família, devem ser degustados com alegria, amor e sem peso na consciência! Usando ingredientes não refinados, como canela, mel, melado e coco em vez de açúcar, as receitas ficam mais saborosas e saciam mais, além de fazerem bem para a alma.

Pudim de arroz com açafrão

O pudim de arroz às vezes é considerado sem graça, mas esta versão tem um toque especial.

4 porções

150 g de arroz basmati branco
750 ml de leite de vaca ou de cabra
uma pitada de pistilos de açafrão
sementes de 2 bagas de cardamomo
½ colher (chá) de cravo-da-índia em pó
3 colheres (sopa) de melado ou xarope de arroz marrom
2 colheres (sopa) de coco ralado
raspas de 1 limão para decorar

1. Lave bem o arroz.
2. Junte o arroz, o leite, o açafrão, as sementes de cardamomo e o cravo em pó numa panela grande. Ferva, diminua o fogo e cozinhe por 30 minutos.
3. Torre o coco numa panela em fogo médio, mexendo até dourar.
4. Misture o melado aos ingredientes já cozidos da panela. Sirva coberto com o coco e as raspas de limão. O pudim pode ser servido quente ou frio.

Musse de chocolate com tofu

Esta sobremesa parece boa demais para ser verdade – muito cremosa, mas com baixo teor de gordura e açúcar e alto teor de cálcio e fitoestrogênios.

4 porções

150 g de chocolate meio amargo orgânico (ou versões aromatizadas, como chocolate com laranja)
350 g de tofu macio
raspas de 1 laranja
chocolate ralado ou castanhas picadas para decorar

1. Quebre o chocolate em quadradinhos e coloque num recipiente com 3 colheres (chá) de água filtrada. Posicione o recipiente sobre uma panela de água fervente (banho-maria) e mexa até derreter.
2. Coloque o tofu no liquidificador, acrescente o chocolate e as raspas de laranja e bata até ficar homogêneo.
3. Distribua o creme em tacinhas individuais e deixe na geladeira por 2–6 horas para firmar.
4. Antes de servir, salpique o chocolate ralado ou as castanhas picadas.

Crumble de frutas

Aqui usamos maçãs e amoras, mas você pode utilizar as suas frutas favoritas.

4 porções

Recheio

4 maçãs grandes sem casca em cubos
225 g de amoras
4 colheres (sopa) de uvas-passas (opcional)
1 colher (chá) de canela em pó
raspas de ½ limão

Cobertura

100 g de flocos de aveia
75 g de farinha de trigo integral
50 g de manteiga orgânica
100 ml de glicose de milho ou melado
creme de leite orgânico (opcional)

1. Preaqueça o forno a 190°C. Unte uma fôrma quadrada de 20 cm.

2. Misture todos os ingredientes do recheio e espalhe na assadeira.

3. Para fazer a cobertura, misture a aveia e a farinha. Aqueça a manteiga e a glicose de milho até derreter. Misture com os ingredientes secos e espalhe sobre o recheio na fôrma.

4. Leve ao forno e asse por cerca de 50 minutos – o recheio deve ficar macio, mas não líquido. Sirva com creme de leite se quiser.

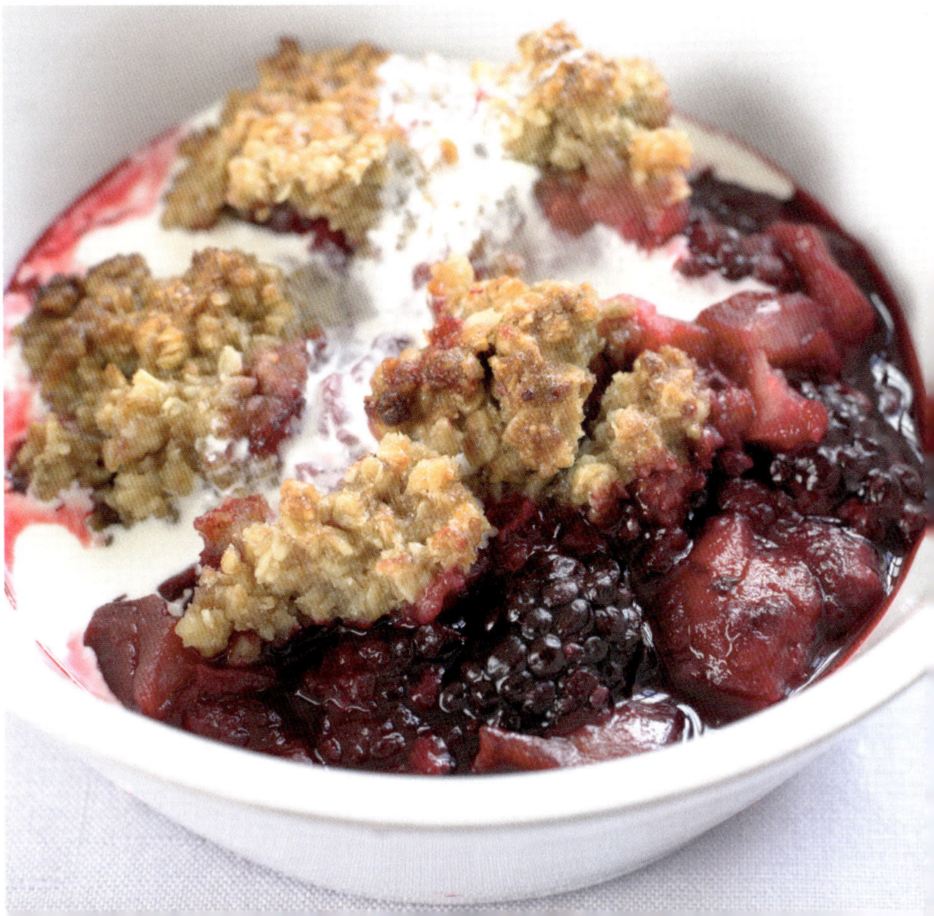

Lanches e bebidas

Lanches não são recomendados pela ioga, pois se acredita que comer entre as refeições diminui a capacidade digestiva e sobrecarrega o corpo desnecessariamente. Apesar disso, podemos recorrer a lanches saudáveis de vez em quando. Para evitar alimentos industrializados, com altos teores de açúcar, sal e gordura, experimente estas alternativas fáceis de preparar ou opte por frutas, castanhas ou sementes.

Grão-de-bico torrado

Por ser substancioso, o grão-de-bico tornou-se popular como petisco. Nesta versão ele é temperado com coentro.

350 g

200 g de grão-de-bico seco deixado de molho de um dia para o outro em 1 litro de água filtrada
1 colher (chá) de coentro em pó
½ colher (chá) de sal
óleo para untar

1. Escorra o grão-de-bico, retirando todo o excesso de água. Coloque numa panela com 750 ml de água e deixe ferver em fogo baixo, com a panela tampada, por 1h30. Escorra de novo.
2. Preaqueça o forno a 160°C.
3. Misture o grão-de-bico cozido com o coentro e o sal e espalhe numa assadeira untada com óleo.
4. Leve ao forno por 45 minutos, até ficar crocante por fora e macio por dentro.

Pasta de abacate e tofu

Se usar tofu macio, talvez não precise de tanto leite de soja para que fique cremoso.

4 porções

300 g de tofu macio ou firme
2 abacates pequenos maduros
6 colheres (sopa) de salsinha picada
2 colheres (chá) de tamari ou shoyu
pimenta-do-reino moída na hora a gosto
150–200 ml de leite de soja
legumes crus para acompanhar

1. Bata todos os ingredientes (menos os legumes) no liquidificador para obter um creme, acrescentando leite até atingir a consistência desejada.
2. Sirva a pasta acompanhada pelos legumes. Cenoura em bastões é uma boa opção, mas você pode usar os legumes que tiver à mão.

Pasta de missô e avelã

Esta pasta vai muito bem com biscoitos ou torradas e pode ser servida no café da manhã ou em lanches. Também pode rechear o sanduíche com agrião.

4 porções

4 colheres (sopa) de avelãs
1 colher (sopa) de missô fresco

1. Torre as avelãs numa panela quente em fogo alto até escurecerem um pouco, mexendo sem parar para não queimarem.
2. Bata as avelãs no liquidificador com o missô e 3 colheres (sopa) de água filtrada, até ficar cremoso.

Chai

Este refresco picante de sabor complexo e agradável é um ótimo substituto para quem está tentando abandonar o café.

4 porções

2 colheres (chá) de gengibre fresco ralado
2 colheres (chá) de sementes de erva-doce
¼ de colher (chá) de pimenta-do-reino
1 folha de louro fresca
15 bagas de cardamomo
6 cravos-da-índia
1 pau de canela
1 colher (chá) de folhas de chá-preto
250 ml de leite de amêndoas
4 colheres (chá) de mel

1. Numa panela, misture 750 ml de água filtrada fria com o gengibre, as sementes de erva-doce, a pimenta, o louro, as bagas de cardamomo, os cravos e a canela. Deixe ferver, tampe e diminua o fogo. Cozinhe por 5 minutos. Retire a panela do fogo, junte as folhas de chá e deixe abafar por 5–10 minutos.
2. Passe o chá pela peneira, misture o leite de amêndoas e o mel e sirva na hora.

Leite de amêndoas

Energético e fonte de cálcio, este refresco possui sabor suave e amendoado e pode ser servido em dias quentes.

4 porções

140 g de amêndoas orgânicas
1 colher (chá) de cardamomo em pó
4 colheres (chá) de mel

1. Primeiro você precisa escaldar levemente as amêndoas para tirar a pele. Coloque as amêndoas numa tigela e despeje água fervente por cima. Cubra e deixe de molho por 4–5 minutos, depois escorra. A pele amolecida sairá facilmente se você esfregá-la com os dedos. Retire toda a pele das amêndoas.
2. Bata as amêndoas, 500 ml de água filtrada, o cardamomo e o mel no liquidificador em alta velocidade, até obter um creme.
3. Passe numa peneira forrada com gaze para separar o líquido da polpa. Deixe o leite de amêndoas na geladeira por até 2–3 dias.

Fontes

Ashrams e centros internacionais de ioga Sivananda Vedanta
Fundador: Swami Vishnudevananda

www.sivananda.org

Ashrams

SEDE: CANADÁ

Sivananda Ashram Yoga Camp
673, 8th Avenue Val Morin
Quebec J0T 2R0,
Canadá
Tel.: +1.819.322.3226
e-mail: HQ@sivananda.org

ÁUSTRIA

Sivananda Yoga Retreat House
Bichlach 40
A- 6370 Reith bei Kitzbühel
Tyrol
Áustria
Tel.: +435.356.674.04
e-mail: tyrol@sivananda.net

BAHAMAS

Sivananda Ashram Yoga Retreat
Caixa postal N7550 Paradise Island
Nassau, Bahamas
Tel.: +1.242.363.2902
e-mail: Nassau@sivananda.org

ESTADOS UNIDOS

Sivananda Ashram Yoga Ranch
Caixa postal 195, Budd Road
Woodbourne, NY 12788, EUA
Tel.: +1.845.436.6492
e-mail: YogaRanch@sivananda.org

Sivananda Ashram Yoga Farm
14651 Ballantree Lane
Grass Valley, CA 95949, EUA
Tel.: +1.530.272.9322
e-mail: yogafarm@sivananda.org

FRANÇA

Château du Yoga Sivananda
26 Impasse du Bignon
45170 Neuville aux bois
França
Tel.: +33.238.918.882
e-mail: orleans@sivananda.net

ÍNDIA

Sivananda Yoga Vedanta
Meenakshi Ashram
Próximo a Pavanna Vilakku Junction,
New Natham Road
Saramthangi Village
Madurai Dist. 625 503
Tamil Nadu, South Índia
Tel.: +91.944.2190.661
e-mail: madurai@sivananda.org

Sivananda Kutir
(Próximo a Siror Bridge)
Caixa postal Netala, Uttar Kashi Dt,
Uttaranchal, Himalayas, 249 193,
North Índia
Tel.: +91.137.4.22.4159
ou +91.9411.330.495
e-mail: Himalayas@sivananda.org

Sivananda Yoga Vedanta
Dhanwantari Ashram
Caixa postal Neyyar Dam
Thiruvananthapuram Dt.
Kerala, 695 572, Índia
Tel.: +91.471.227.3093/2703
e-mail: YogaÍndia@sivananda.org

Centros

ALEMANHA

Sivananda Yoga Vedanta Zentrum
Schmiljanstrasse 24
D-12161 Berlim, Alemanha
Tel.: +49.308.599.9798
e-mail: Berlin@sivananda.net

ARGENTINA

Centro Internacional de Yoga Sivananda
Sánchez de Bustamante 2372 -
(C.P. 1425)
Capital Federal - Buenos Aires -
Argentina
Tel.: +54.114.804. 7813
e-mail: BuenosAires@sivananda.org

ÁUSTRIA

Sivananda Yoga Vedanta Zentrum
Prinz Eugen Strasse 18
A -1040 Viena, Áustria
Tel.: +43.158.63453
e-mail: vienna@sivananda.net

BRASIL

Centro de Yoga e Vedanta Sivananda
Rua Santo Antônio, 374 – Bairro
independência 90220-011
Porto Alegre – RS
Tel.: +55.51.3024.7717
e-mail: portoalegre@sivananda.org

Centro de Yoga e Vedanta Sivananda
Rua das Palmeiras, 13 – Botafogo
22270-070
Rio de Janeiro – RJ
Tel.: +55.21.2266.4896
ou +55.21.8671.4896
e-mail: yogasivananda@gmail.com

CANADÁ

Sivananda Yoga Vedanta Centre
77 Harbord Street
Toronto
Ontário M5S 1G4, Canadá
Tel.: +1.416.966.9642
e-mail: Toronto@sivananda.org

ESPANHA

Centro de Yoga Sivananda Vedanta
Calle Eraso 4
E-28028 Madri
Espanha
Tel.: +34.913.615.150
e-mail: Madrid@sivananda.net

ESTADOS UNIDOS

Sivananda Yoga Vedanta Center
1246 West Bryn Mawr Avenue
Chicago, IL 60660, EUA
Tel.: +1.773.878.7771
e-mail: Chicago@sivananda.org

Sivananda Yoga Vedanta Center
243 West 24th Street
Nova York, NY 10011, EUA
Tel.: +1.212.255.4560
e-mail: NewYork@sivananda.org

Sivananda Yoga Vedanta Center
1200 Arguello Blvd
San Francisco, CA 94122, EUA
Tel.: +1.415.681.2731
e-mail: SanFrancisco@sivananda.org

Sivananda Yoga Vedanta Center
13325 Beach Avenue
Marina del Rey, CA 90292, EUA
Tel.: +1.310.822.9642
e-mail: LosAngeles@sivananda.org

FRANÇA

Centre Sivananda de Yoga Vedanta
140 rue du Faubourg Saint-Martin
F-75010 Paris
França
Tel.: +33.140.267.749
e-mail: Paris@sivananda.net

ÍNDIA

Sivananda Yoga Vedanta Nataraja Centre
A-41 Kailash Colony
Nova Delhi 110 048, Índia
Tel.: +91.112.924.0869
ou +91.112.923.0962
e-mail: Delhi@sivananda.org

Sivananda Yoga Vedanta Dwarka Centre
PSP Pocket, Swami Sivananda Marg,
Sector - 6 (atrás da escola DAV)
Dwarka, Nova Delhi 110075, Índia
Tel.: +91.116.456.8526
ou +91.114.556.6016
e-mail: Dwarka@sivananda.org

Sivananda Yoga Vedanta Centre
TC37/1927 (5), Airport Road
West Fort,
Thiruvananthapuram Kerala, Índia
Tel.: +91.047.124.50942
ou +91.9497.008.432
e-mail: trivandrum@sivananda.org

Sivananda Yoga Vedanta Centre
3/655 Kaveri Nagar, Kuppam Road,
Kottivakkam
Chennai 600 041, Tamil Nadu, Índia
Tel.: +91.442.451.1626
ou +91.442.451.2546
e-mail: Chennai@sivananda.org

Sivananda Yoga Vedanta Centre
Plot # 101 (Old No 23)
Dr Sathar Road
Anna Nagar, Madurai 625 020
Tamil Nadu, Índia
Tel.: +91.452.252.1170
e-mail: maduraicentre@sivananda.org

ISRAEL

Sivananda Yoga Vedanta Centre
6 Lateris St
Tel Aviv 64166, Israel
Tel.: +972.3.691.6793
e-mail: TelAviv@sivananda.org

ITÁLIA

Centro Yoga Vedanta Sivananda Roma
via Oreste Tommasini, 7
00162 Roma
Itália
Tel.: +39.064.549.6529
e-mail: roma@sivananda.org

Centro Yoga Vedanta Sivananda Milano
Milão, Itália
Tel.: +39.334.760.5376
e-mail: Milan@sivananda.org

LITUÂNIA

Šivananda jogos vedantos centras
Vivulskio g. 41
03114 Vilnius
Lituânia
e-mail: vilnius@sivananda.net

REINO UNIDO

Sivananda Yoga Vedanta Centre
51 Felsham Road
Londres SW15 1AZ
Tel.: +44.208.780.0160
e-mail: London@sivananda.net

SUÍÇA

Centre Sivananda de Yoga Vedanta
1 Rue des Minoteries
CH-1205 Genebra, Suíça
Tel.: +41.223.280.3
28
e-mail: Geneva@sivananda.net

URUGUAI

Asociación de Yoga Sivananda
Acevedo Díaz 1523
11200 Montevidéu, Uruguai
Tel.: +598.240.109.29/401.6685
e-mail: Montevideo@sivananda.org

Índice

E

F

G

H

I

J

K

L

M

S

T

U

V

W

Agradecimentos

AGRADECIMENTOS DO AUTOR

Swami Sivadasananda gostaria de agradecer a Swami Kailasananda e a Swami Durgananda, pela ajuda e pelos conselhos; a Prema, Satyadev e Liese, por sua habilidade e pelo entusiasmo em demonstrar as técnicas de ioga; a Anne Razvi, pelo capítulo Dieta; a Hilary Mandleberg, pela edição cuidadosa; e ao dedicado e entusiástico time da DK.

Para saber mais sobre os centros de ioga Sivananda, acesse: www.sivananda.org ou contate Swami Sivadasananda pelo e-mail: sws@sivananda.net.

AGRADECIMENTOS DA EDITORA

A Dorling Kindersley gostaria de agradecer a John Freeman, pelas fotografias; aos modelos Prema (Karina Andrea Arenas Bonansea), Satyadev (Steeve Petteau) e Liese Grillmayer; a Rachel Jones, pelo cabelo e pela maquiagem; a Kevin Boak, do Kevin Boak Studio; ao centro Sivananda Yoga Vedanta, em Londres, pelo empréstimo do material; a William Reavell, pelas fotografias dos pratos; a Cara Hobday, pelo estilo das fotos de culinária; aos designers Nicky Collings, Mandy Earey, Anne Fisher, Ruth Hope e Helen McTeer; a Danaya Bunnag, assistente de arte; a Anna Burges-Lumsden, por testar as receitas; a Susannah Marriott, pelo apoio editorial; a Annelise Evans, pela revisão; a Hilary Bird, pelo índice; ao Peter Bull Arts Studio, pelas ilustrações anatômicas.

Agradecemos a Anne Razvi pelo capítulo Dieta. Anne é terapeuta aiurvédica e nutricionista clínica, com consultórios no Reino Unido e na Espanha. Para mais detalhes sobre Anne Razvi ou para contatá-la, visite www.physicalnutrition.net.

CRÉDITOS DAS FOTOS

p. 9 Sivananda Yoga Vedanta Centre

p. 200 (segunda à esquerda) Dorling Kindersley © Angus Beare

Todas as outras imagens © Dorling Kindersley

Mais informações: www.dkimages.com.